郭霭春白话解丛书

黄帝内经灵枢白话解

第二版

郭霭春　编著

全国百佳图书出版单位

中国中医药出版社

·北京·

图书在版编目（CIP）数据

黄帝内经灵枢白话解 / 郭霭春编著 . —2 版 . —北京：中国
中医药出版社，2022.10
（郭霭春白话解丛书）
ISBN 978 – 7 – 5132 – 7558 – 3

Ⅰ . ①黄…　Ⅱ . ①郭…　Ⅲ . ①《灵枢经》– 研究
Ⅳ . ① R221.2

中国版本图书馆 CIP 数据核字（2022）第 062056 号

中国中医药出版社出版

北京经济技术开发区科创十三街 31 号院二区 8 号楼
邮政编码　100176
传真　010–64405721
保定市中画美凯印刷有限公司印刷
各地新华书店经销

开本 880×1230　1/32　印张 15.5　字数 445 千字
2022 年 10 月第 2 版　2022 年 10 月第 1 次印刷
书号　ISBN 978 – 7 – 5132 – 7558 – 3

定价　61.00 元
网址　www.cptcm.com

服 务 热 线　010–64405510
购 书 热 线　010–89535836
维 权 打 假　010–64405753

微信服务号　zgzyycbs
微商城网址　https://kdt.im/LIdUGr
官 方 微 博　http://e.weibo.com/cptcm
天猫旗舰店网址　https://zgzyycbs.tmall.com

如有印装质量问题请与本社出版部联系（010–64405510）
版权专有　侵权必究

《黄帝内经灵枢白话解》是《郭霭春白话解丛书》之一，是在国家出版基金资助项目《郭霭春全集·黄帝内经灵枢白话解》基础上整理而成。

1.《黄帝内经灵枢》（简称《灵枢》）是中医学最古老的理论著作之一，历来受到医家的重视。由于该书经历年代久远，辗转抄刻，鲁鱼亥豕，加上文义古奥，给学习带来了重重困难。本书原文以明代赵府居敬堂本为底本，对原文进行简要注释，并进行白话解，以期便于学习和阅读。

2.《黄帝内经灵枢白话解》是以《黄帝内经校注语译》为依据，将《灵枢》原文译为白话文。凡疑为原文讹误者，均以"（ ）"符号标出，不再白话解；凡可据补或据改者，在原文中以"〔 〕"符号标出，并据其白话解。

3.本书的白话解，结合校勘、注释采用直译法，译文在词义、句式、词序上尽量与经文一一对应，并注意译文的语气、逻辑和连贯性。同时，避免附会阐述，力求语言通俗晓畅。

4.本书注释，力求简明扼要，与译文参看，相得益彰。

5.本书译文，尽量不在经文外增添译者意见，以信守经文原义。

6.本书对史崧叙不作白话解。

编者

2022年3月

叙

　　昔黄帝作《内经》十八卷，《灵枢》九卷，《素问》九卷，乃其数焉，世所奉行唯《素问》耳。越人得其一二而述《难经》，皇甫谧次而为《甲乙》，诸家之说悉自此始。其间或有得失，未可为后世法，则谓如《南阳活人书》称：咳逆者，哕也。谨按《灵枢经》曰：新谷气入于胃，与故寒气相争，故曰哕。举而并之，则理可断矣。又如《难经》第六十五篇，是越人标指《灵枢·本输》之大略，世或以为流注。谨按《灵枢经》曰：所言节者，神气之所游行出入也，非皮肉筋骨也。又曰：神气者，正气也。神气之所游行出入者流注也，井、荥、输、经、合者本输也，举而并之，则知相去不啻天壤之异。但恨《灵枢》不传久矣，世莫能究。夫为医者，在读医书耳，读而不能为医者有矣，未有不读而能为医者也。不读医书，又非世业，杀人尤毒于梃刃。是故古人有言曰：为人子而不读医书，由为不孝也。仆本庸昧，自髫迄壮，潜心斯道，颇涉其理。辄不自揣，参对诸书，再行校正家藏旧本《灵枢》九卷，其八十一篇，增修音释，附于卷末，勒为二十四卷。庶使好生之人，开卷易明，了无差别。除已具状经所属申明外，准使府指挥依条申转运司选官详定，具书送秘书省国子监。今崧专访请名医，更乞参详，免误将来。利益无穷，功实有自。

时宋绍兴乙亥仲夏望日

锦官史崧题

目录

卷　一

九针十二原第一

【提要】本篇首先说明九针的不同形状和不同用途，以及有关针刺的疾徐手法、迎随补泻的作用，其中"气至有效"的论点，更突出候气在临床上的重要性，对于提高针刺疗效有一定积极意义。

其次，介绍了十二原穴。十二原穴是全身气血、经气汇集之处，与五脏六腑相通。五脏六腑有病，必然反应到十二原穴上，因此它是主治脏腑疾病的重要穴位。

最后，值得注意的是，它提出了针刺治病，犹拔刺、雪污、解结、决闭，言不可治，未得其术的一段议论，那是说任何疾病都是可以治疗、可以被认识的，这是符合辩证唯物主义认识论的。

黄帝问于岐伯曰：余子❶万民，养百姓❷，而收其租税。余哀其不给，而属❸有疾病。余欲勿使被❹毒药❺，无用砭石，欲以微针通其经脉，调其血气，营其逆顺出入❻之会，令可传于后世。必明为之法令，终而不灭，久而不绝，易用难忘；为之经纪❼，异其［篇］章，别其表里❽；为之终始❾，令各有形，先立针经，愿闻其情❿。

【注释】

❶ 子：通"慈"。爱的意思。

❷ 百姓：指百官。

❸ 属：不断之义。

❹ 被：通"服"。

❺ 毒药：指味道辛苦的药。

❻ 逆顺出入：逆顺，承上经脉言；出入，承上血气言。出入，犹言往来。

❼ 经纪：此指微针之进退深浅度数。

❽ 表里：杨上善曰："腑输为表，脏输为里。"

⑨ 终始：杨上善曰："微针之数，始之于一，终之九也。"

⑩ 情：真实。

【白话解】

黄帝问岐伯：我爱万民，养百官，而征收他们的租税。我怜悯他们不能终尽天年，还接连不断地生病。我想叫他们不服药，也不用砭石，只是用细针，刺入肌肤里去，就能够疏通经脉，调和气血，使气血运行在经脉中，起到逆顺往来的相合作用，使这种疗法可以传到后世，这就必须制定出针经大法来。为使针法永远不会磨灭，历久不至于失传，在学习中，容易运用，而难以忘掉，这又必须制定出微针的进退深浅准则，更要分析篇目章句，辨别腑输脏输，并需要制定出针的长短之数，使其各有形态可求，主要是先编成一部《针经》，我希望听到实际内容。

岐伯答曰：臣请推而次之，令有纲纪，始于一，终于九焉。请言其道。小针之要，易陈而难入，粗守形❶，上守神❷，神乎神，客在门，未睹其疾，恶知其原。刺之微在速迟❸，粗守关，上守机，机之动，不离其空❹，空中之机，清静而微，其来不可逢，其往不可追，知机之道者，不可挂以发，不知机道，叩之不发❺，知其往来，要与之期❻，粗之暗乎，妙哉工独有之。往者为逆，来者为顺，明知逆顺，正行无问❼，逆而夺之，恶得无虚，追而济之，恶得无实，迎之随之，以意和❽之，针道毕矣。

【注释】

❶ 粗守形：谓粗工只能拘守形体，在病位上针刺。杨上善曰："守刺规矩之形，故粗。"

❷ 上守神：谓上工能根据精神变化进行针刺。

❸ 速迟：指用针疾徐而言。

❹ 空：通"孔"。

❺ 叩之不发：叩，通"扣"。叩之不发，是说刺不知机，就会针不应手，如同弓弩扣之不发。

❻ 要与之期：与，等待。这是说要等待它的适当时刻。

❼ 正行无问：谓气之逆顺已明，即可直刺，深浅在志，何问之有？

❽ 和：有分析之义。

【白话解】

岐伯回答：我愿意按着次序，有条理地从小针开始，直到九针，说一下其中的道理吧！小针的关键所在，说着好像容易，可是达到精微的境界那是很难啊！粗工拘守形体，仅知在病位上针刺；高明的医工却根据患者的神气变化针治疾病，神啊！神啊！人身经脉，如同门户一样，病邪可从门户侵入体内，医生看不出是什么病，哪能了解病变的原因呢？针刺的巧妙，在于如何运用疾徐手法，粗工拘守四肢关节的穴位治疗，高明的医工却能观察经气机动的变化，经气的机动不会离开孔穴的，这里面所蕴蓄的道理是极精而又微妙的。当邪气盛时，不可迎而补之；在邪气衰时，不可追而泻之，懂得气机变化的道理，就不会有毫发的差失；不懂得气机变化的道理，就像箭扣弦上，不能射出一样，所以针刺必须掌握气的往来顺逆盛衰之机，才能确有疗效。粗工对此昏昧无知，这种妙处，只有高明医工才能有呢！什么是逆顺呀？正气去叫作逆，正气来复叫作顺，明白逆顺之理，就可以放胆直刺，无须四顾欲问了。正气已虚，反而用泻法，怎么不会更虚呢？邪气正盛，反而用补法，怎么不会更实呢？必须迎其邪而泻，随其去而补，对于补泻手法，能用思维去分析运用，那么针刺之道，也就尽于此了。

凡用针者，虚则实之，满则泄之，宛陈❶则除之，邪胜则虚之。大要❷（曰）徐而疾则实，疾而徐则虚。言实与虚，若有若无，察后与先，若存若亡，为虚与实，若得若失。虚实之要，九针最妙，补泻之时，以针为之。泻曰必持内之，放而出之，排阳得针，邪气得泄。按而引针，是谓内温❸，血不得散，气不得出也。补曰随之，随之意若妄之，若行若按，如蚊虻❹止，如留如还，去如弦绝，令左属右❺，其气故止，外门已闭，中气乃实，必无留血，急取诛之❻。持针之道，坚者为宝，正指直刺，无针左右❼，神在秋毫，属意病者，审视血脉者，刺之无殆。方刺之时，必在悬阳，及

卷一 九针十二原第一

与两（卫）［衡］❽，神属勿去❾，知病存亡，血脉者，在腧横居，视之独澄，切之独坚。

【注释】

❶ 宛（yù 玉）陈：宛，通"郁"，积聚，停滞。宛陈，谓积久之瘀血。

❷ 大要：犹"大略"，就是大概的意思。旧注以"大要"为古经篇名，似因原衍"曰"字致误。

❸ 按而引针是谓内温：引针，即出针。温，通"蕴"，蕴藏、蕴积。此言泻法出针，不应按闭针孔，否则，邪气就会蕴积于内而不得泻。

❹ 虻（méng 蒙）：昆虫类，好吸人畜之血。

❺ 令左属右：杨上善曰："左手按穴，右手行针，内气已补，右手出针，左手闭门，使气相续不灭也。属，续也。"

❻ 必无留血急取诛之：此言邪血留者，应速刺除。

❼ 正指直刺无针左右：谓针不偏斜，直刺而下，不可偏左偏右。

❽ 必在悬阳及与两衡：杨上善曰："悬阳，鼻也。鼻为明堂，五脏六腑气色皆见明堂及与眉上两衡之中，故将针者，先观气色，知死生之候，然后刺之。"

❾ 神属勿去：属，有"聚"义。神属勿去，是说方刺之时，精神凝聚而不分散。

【白话解】

凡是针刺时，正气虚用补法，邪气实用泻法，有瘀血的用破除（放血）法，邪气胜的用攻下法。大概是慢进针而快出针，急按针孔的为补法，快进针而慢出针，不按针孔的为泻法。这补和泻的作用，似有感觉又似无感觉；细察气的先至后至，而定留针或去针。总的说来，用补法也好，用泻法也好，要使患者感到补之若有所得，泻之若有所失。补泻的要点，在九针有不同之妙。或补或泻，可用针刺手法来解决。在用泻法时，要持针纳入，得气后，就摇大针孔，转而出针，这可使邪气随针外泄。假如出针随即按闭针孔，这会使邪蕴于内，瘀血不散，邪气不得外泄啊！在用补法时，随时施针，意念里如无其事，如行如止，像有蚊虻叮在皮肤上的感觉，针入皮肤之中；候气之际，有如停留徘徊；得气以后，急速出针，又像箭离弓弦一样，右手出针，左手急闭针孔，经气因而留止，针孔已闭，中气就会充实了。如有皮下出血，不可任其瘀留，应该速予除去。持针的准则，精神坚定是可贵的。对准腧穴，端正直刺，针不偏左偏右，针者精神集中到针端，并注意观察患者，仔细看其血脉，进针时避开它，这样，就不会发生什么危险了。将刺的时候，一定要看患者的鼻和眉目之间，而针者也须聚精会神，毫不疏忽，从而测知疾病的好坏。所谓"审视血脉"，那血脉之所在，横布在腧穴周围，看起来显得很清楚，用手去摸按也会感到坚实。

九针之名，各不同形：一曰镵针❶，长一寸六分；二曰员针，长一寸六分；三曰鍉针❷，长三寸半；四曰锋针，长一寸六分；五曰铍针❸，长四寸，广二分半；六曰员利针，长一寸六分；七曰毫针，长三寸六分；八曰长针，长七寸；九曰大针，长四寸。镵针者，头大末锐，去泻阳气。员针者，针如卵形，揩摩分间，不得伤肌肉，以泻分气。鍉针者，锋如黍粟之锐，主按脉勿陷，以致其气。锋针者，刃三隅，以发痼疾。铍针者，末如剑锋，以取大脓。员利针者，（大）[尖]如氂，且员且锐，中身微大，以取暴气。毫针者，尖如蚊虻喙，静以徐往，微以久留之而养，以取痛痹。长针者，锋利身薄，可以取远痹。大针者，尖如梃，其锋微员，以泻机关❹之水也。九针毕矣。

【注释】

❶ 镵（chán 蝉）针：针形尖锐。镵，锐也。

❷ 鍉（dī 滴）针：针似箭头鍉，镝也，箭镞也。

❸ 铍（pī 批）针：针尖似剑锋。

❹ 机关：关节。

【白话解】

九针之名，各有不同的形状：第一种叫作镵针，长一寸六分；第二种叫作圆针，长一寸六分；第三种叫鍉针，长三寸五分；第四种叫作锋针，长一寸六分；第五种叫作铍针，长四寸，宽二分半；第六种叫作圆利针，长一寸六分；第七种叫作毫针，长三寸六分；第八种叫作长针，长七寸；第九种叫作大针，长四寸。镵针，针头大而针尖锐利，适于浅刺以泻皮肤之热；圆针，锋形如卵，适于摩擦分肉之间，既不会损伤肌肉，又能够疏泄分肉的邪气锓针，其锋像黍粟之粒的微圆，适于按压经脉，以引正气，从而使邪气排除；锋针，三面有刃，用以治疗积久难治之病；铍针，针尖像剑锋一样的锐利，用以刺痈排脓；圆利针，针尖像长毛，圆而锐利，针身稍微粗些，适于治疗暴痹；毫针，针尖像蚊虻的嘴，轻缓地刺入皮内，留针养神，可以治疗痛痹；长针，针锋锐利，针身略长，可以治疗日久不愈的痹证；大针，针尖像折的竹荚，其锋稍圆，可用以泻去关节壅滞的积水。所有九针的情况，大致如此而已。

夫气之在脉也，邪气在上❶，浊气在中❷，清气在下❸。故针陷脉❹则邪气出，针中脉❺则浊气出，针太深则邪气反沉，病益。故曰：皮肉筋脉各有所处，病各有所宜，各不同形，各以任其所宜。无实［实］无虚［虚］，损不足而益有余，是谓甚病，病益甚。取五脉❻者死，取三脉❼者恇❽，夺阴者死，夺阳者狂，针害毕矣。刺之而气不至，无问其数；刺之而气至，乃去之，勿复针。针各有所宜，各不同形，各任其所为。刺之要，气至而有效，效之信，若风之吹云，明乎若见苍天，刺之道毕矣。

【注释】

❶ 邪气在上：风寒暑雨之邪，由风府、风门而入。

❷ 浊气在中：寒温不适，饮食不节，病行肠胃。

❸ 清气在下：寒湿之邪，由足部起。

❹ 陷脉：谓头部穴位，以头部孔穴，多在骨陷之中。

❺ 中脉：谓中焦足阳明之脉。

❻ 五脉：指五脏五输穴。

❼ 三脉：指六腑六输穴，即三阳之脉。手足各有三阳，故三阳谓六腑。

❽ 恇（kuāng 匡）：怯弱的意思。

【白话解】

气在人体经脉之内，阳邪之气常在上部，糟粕之气常停中部，寒湿之气常留下部，因而针刺部位也就不同了。如刺头部骨陷孔穴，就会使阳邪得以外出，刺阳明之脉，就会使浊气得以外出。病在浅表而针刺太深了，能够引邪入里，会使病势加重。因此说，皮肉筋脉各有它的部位，病证各有它的适应孔穴，情况不同，就应该随着病情慎重施针，不要实证用补法，也不要虚证用泻法，损不足而益有余的做法可说是加重患者的苦痛，因而病势也就越发严重了。精气虚的病人，取了五脏五输穴，可以致人于死；阳气不足的病人，取了三阳经的六输穴，可以致人于怯弱。耗伤了阴经，会发厥证；损伤了阳经，会发狂证。这都是用针不当的害处。针刺时，需要候气，如刺后尚未得气，不问息数多少，必须等待经气到来；如果针已得气，就可去针不再刺了。九针各有不同的功能，针形也不一样，在使用时，要根据病情分别选用。总之，针刺的关键，是要得气，针下得气，必有疗效，疗效的可靠，就像风吹云散，很明朗地看到青天那样，这些都是针刺的道理啊！

　　黄帝曰：愿闻五脏六腑所出之处。岐伯曰：五脏五腧❶，五五二十五腧；六腑六腧❷，六六三十六腧。经脉十二，络脉十五❸，凡二十七气以上下❹，所出为井❺，所溜为荥❻，所注为输❼，所行为经❽，所入为合❾，二十七气所行，皆在五输也。节之交，三百六十五会❿，知其要者，一言而终，不知其要，流散无穷。所言节者，神气之所游行出入也，非皮肉筋骨也。

【注释】

❶五脏五腧：腧，是"俞"的借用字，又借用为"输"。古代"腧""俞""输"三字经常通用。五脏五腧，是指每脏各有井、荥、输、经、合之五个特定穴。

❷六腑六腧：是指胆、胃、大肠、小肠、三焦、膀胱每腑各有井、荥、输、原、经、合之六个特定穴。

❸络脉十五：十二经各有络脉，此外又有任脉之络、督脉之络、脾之大络，共计十五。

❹凡二十七气以上下：经脉十二，络脉十五，故云二十七气，此二十七

气，出入于上下手足之间。

❺ 所出为井：杨上善曰："井者，古者以泉源出水之处为井。人之血气出于四肢，故脉出处以为井也。"

❻ 所溜为荣：脉气出后，尚未充盛，犹如流动之小水。

❼ 所注为输：张介宾曰："注，灌注也。输，输运也。脉注于此而输于彼，其气渐盛也。"

❽ 所行为经：脉气大行，如同河水流畅。杨上善曰："经者，通也。"

❾ 所入为合：杨上善曰："脉出指井，至此合于本脏之气，故名为合。"

❿ 节之交三百六十五会：谓人体经络之气所聚之处，即三百六十五个气穴。

【白话解】

黄帝说：我希望听到脏腑脉气所出之处的情况。岐伯说：五脏经脉，各有井、荣、输、经、合五个输穴，五五共二十五个输穴；六腑经脉，各有井、荣、输、原、经、合六个输穴，六六共三十六个输穴；人体脏腑有十二经脉，每经各有一络，加上任督之脉各一络和脾之大络，共十五络。这二十七脉之气循行周身，出入于上下手足之间，它的脉气由微小而趋向旺盛，最后入合于内，这就是所谓"所出为井，所溜为荣，所注为输，所行为经，所入为合"的意思。这二十七气流注于五输穴，昼夜循行不息。人体关节等部位的相交，共有三百六十五个会合处，都是血气游行出入和络脉渗灌诸节的地方，不是指皮肉筋骨说的。知道这些要妙所在，一句话就足以蔽之，否则就会散漫无边际了。

睹其色，察其目，知其散复❶；一其形❷，听其动静❸，知其邪正。右主推之❹，左持而御之❺，气至而去之。凡将用针，必先诊脉，视气之剧易，乃可以治也。五脏之气已绝于内，而用针者反实其外❻，是谓重竭❼，重竭必死，其死也静，治之者辄❽反其气，取腋与膺；五脏之气已绝于外❾，而用针者反实其内，是谓逆厥❿，逆厥则必死，其死也躁，治之者反取四末⓫。刺之害，中而不去，则精泄⓬；害中而去，则致气。精泄则病益甚而恇，致气则生为痈疡。

【注释】

❶ 知其散复：散，谓血气之耗散。复，谓血气之还复。杨上善曰："观其明堂五色，察其目之形色，则病之聚散可知。复，聚也。"

❷ 一其形：一，分也。一其形，是说分别形体之肥瘦强赢。

❸ 听其动静：杨上善曰："调尺寸之脉六变，谓听其动静也。听动静者，谓神思脉意也。"

❹ 右主推之：谓右手主推而进针。

❺ 左持而御之：谓左手佐助而护针身。

❻ 反实其外：外指阳，内指阴。谓反而补益阳经。

❼ 重竭：张介宾曰："脏气已绝于内，阴虚也。反实其外，误益阳也，益阳则愈损其阴，是重竭也。"

❽ 辄（zhé 折）：有"每"义。

❾ 五脏之气已绝于外：杨上善曰："心肺为外，心肺之气已绝，用针者实于肾肝，亦为实实虚虚，所以致死。"

❿ 逆厥：脏气已绝于外，反补脏阴，阳气愈竭，而发逆厥。

⓫ 四末：指四肢。

⓬ 精泄：谓伤气。

【白话解】

在进行针刺之际，时刻察看患者的气色和眼神，可以测知血气的耗散与还复；分别病人形体的强赢，听他的声音动静，可以了解邪正虚实。然后右手推而进针，左手防御针身，等到针下得气，就可出针了。凡是要用针的时候，必先观察脉气的和与不和，然后才可治疗。如五脏之气已绝于内的病人，是阴虚，而用针反补在外的阳经，阳愈盛则阴愈虚，这叫重竭，重竭必死，在死时是安静的，这是因为医生每每违反经气，误取腋和胸的腧穴，促使脏气愈趋虚竭所致。至于五脏之气已虚于外的病人，是阳虚，而用针反补在内的阴经，阴愈盛则阳愈虚，引起四肢厥冷，这叫逆厥，逆厥必死，在死时是烦躁的，这是误取四肢末端穴位，促使阳气衰竭所造成的。针刺的要害，刺已中病而不出针就会伤气，不中病而出针，就会使邪气留滞不散。伤气会使病加重而使人虚弱，气滞很容易发生痈疡。

五脏有六腑❶，六腑有十二原，十二原出于四关❷，四关主治五脏。五脏有疾，当取之十二原，十二原者，五脏之所以禀❸三百六十五节气味也。五脏有疾也，应出十二原，而原各有所出，明知其原，睹其应，而知五脏之害矣。阳中之少阴，肺也，其原出于太渊，太渊二。阳中之太阳，心也，其原出于大陵，大陵二。阴中之少阳，肝也，其原出于太冲，太冲二。阴中之至阴，脾也，其原出于太白，太白二。阴中之太阴，肾也，其原出于太溪，太溪二。膏之原，出于鸠尾，鸠尾一。肓之原，出于脖胦❹，脖胦一。凡此十二原者，主治五脏六腑之有疾者也。

【注释】

❶ 五脏有六腑：脏腑之气，表里相通。

❷ 四关：即两肘两膝，是全身关节之大关。

❸ 禀：通"廪"。《素问·皮部论》王注："廪，聚也。"

❹ 脖胦（yāng 央）：任脉气海穴的别称，在脐下一寸五分。

【白话解】

五脏有在外的六腑，六腑之外有十二原，十二原穴出于四关，四关主治五脏病变。五脏有病，应该取十二原穴。因为十二原穴，是五脏聚三百六十五节经气而集中的地方，因此五脏有了病变，就反应到十二原，而十二原也各有所属之内脏，了解原穴的性质，看透它的反应，就可知五脏的受病情况。心肺居于膈上，属于阳位。肺是阳部的阴脏，为阳中之少阴，它的原穴，是太渊左右二穴。心是阳部的阳脏，为阳中之太阳，它的原穴，是大陵左右二穴。肝、脾、肾位于胸膈以下，属于阴位。肝是阴部的阳脏，为阴中之少阳，它的原穴，是太冲左右二穴。脾是阴部的阴脏，为阴中之至阴，它的原穴，是太白左右二穴。肾是阴部的阴脏，为阴中之太阴，它的原穴，是太溪左右二穴。膏的原穴是鸠尾，属任脉，只有一穴。肓的原穴是气海，属任脉，也只有一穴。这十二原穴，是脏腑经络之气输注相通的关键所在，所以能够治疗五脏六腑的疾病。

胀取三阳，飧泄取三阴❶。

❶ 胀取三阳飧泄取三阴：三阳，指足三阳经，即胃、胆、膀胱。三阴，指足三阴经，即脾、肝、肾。杨上善曰："胀取六腑三阳原也，泄取五脏三阴原也。"

【白话解】

凡患腹胀病，应该取足三阳经；凡是患飧泄病，应该取足三阴经。

今夫五脏之有疾也，譬犹刺也，犹污也，犹结也，犹闭也。刺虽久，犹可拔也；污虽久，犹可雪也；结虽久，犹可解也；闭虽久，犹可决也。或言久疾之不可取者，非其说也。夫善用针者，取其疾也，犹拔刺也，犹雪污也，犹解结也，犹决闭也。疾虽久，犹可毕也。言不可治者，未得其术也。

【白话解】

五脏有病，好比肌肉扎了刺，物体被污染，绳索打了结扣，河水淤塞了一样。但是，扎了刺虽然好多天，还可以拔掉它；污染日子虽久，还可以洗净它；结扣拴了好久，还可以解开它；河道淤塞时间虽然长些，还可以疏开它。有人认为久病就不能针治而愈，这样的说法是不对的。善于用针的医生，就像拔刺、涤污、解扣、疏淤一样，疾病的时间虽然很长，还是可以达到治愈效果的。说久病不能治的，是因为他未掌握针刺的技术啊！

刺诸热者，如以手探汤❶；刺寒清❷者，如人不欲行❸。阴有阳疾者，取之下陵三里，正往无殆❹，气下乃止❺，不下复始也。疾高而内者，取之阴之陵泉；疾高而外者，取之阳之陵泉也。

【注释】

❶ 刺诸热者如以手探汤：杨上善曰："刺热者，决泻热气，不久停针。徐引针使病气疾出，故如手探汤，言其疾也。"

❷ 寒清：同义复词。《吕氏春秋·有度》高注："清，寒。"

❸ 如人不欲行：杨上善曰："刺寒者，久留于针，使温气集补，故如上行，

迟若不行，待气故也。"

❹ 殆：通"怠"。

❺ 气下乃止：下，作"去"解。气下乃止，是说邪气退去就须停针。

【白话解】

针刺热病，好像是手试沸汤，一触就起；针刺寒病，好像人不愿出行的样子。阴分里有了阳邪热象，应当取足三里穴，准确进针，不能懈怠，邪气退了，就应该停针，假如邪气不退，还需要再刺。病出现在上部，而属于内脏的，可取阴陵泉；病出现在上部，而属于外腑的，可取阳陵泉。

本输第二

【提要】本篇主要是论述脏腑腧穴，指出井、荥、输、原、经、合各穴的名称和部位，并脏腑相配合的关系，以及四时取穴常法，由于重点讨论了五输穴，所以以"本输"名篇。

黄帝问于岐伯曰：凡刺之道，必通十二经络之所终始，络脉之所别处，五输之所留 [止]，六腑之所与合，四时之所出入，五脏之所溜处，阔数之度，浅深之状，高下所至。愿闻其解。

【白话解】

黄帝问岐伯：大凡针刺的方法，必须先通晓十二经络的起点和终点，络脉别出的处所，井、荥、输、经、合腧穴留止的部位，脏腑相合的关系，以及四时气候影响人体的出入变化，五脏之气的流行灌注，尤其是经脉、络脉、孙脉的宽窄程度，浅深情况，上至头面，下至足胫的联系，对于这些问题，希望听到你的讲解。

岐伯曰：请言其次也。肺出于少商，少商者，手大指端内侧也，为井木❶；溜于鱼际，鱼际者，手鱼也，为荥；注于太渊，太渊，鱼后一寸陷者中也，为输；行于经渠，经渠，寸口中也，动而不居**❷**，为经；入于尺泽，尺泽，肘中之动脉也，为合，手太阴经也。

【注释】

❶ 井木：十二经之五输穴，井、荥、输、经、合，按五行配属，凡阴经均起于木，会于水，其序是木、火、土、金、水。

❷ 动而不居：太阴之脉，动于寸口不止，故曰"动而不居"。

【白话解】

岐伯说：让我按次序来谈吧！肺经的脉气出于少商穴，少商穴在大指端的内侧，称之为井木；脉气由此流于鱼际穴，鱼际在手鱼之后，称之为荥；脉气由此注于太渊穴，太渊在鱼后下一寸陷者之中，称之为输；脉气由此行于经渠穴，经渠在寸口之陷中，动而不止，称之为经；脉气由此入归于尺泽穴，尺泽是肘中的动脉，称之为合。这就是手太阴肺经所属的五输穴。

按：五输穴，指人体五类孔穴，这些孔穴都在四肢。井、荥、输、经、合，是古人以流水譬喻经脉气血在人体的流行。所谓"所出为井"，是说经脉之气流行分支的起点，如泉水初出之处；所谓"所溜为荥"，是说经脉之气开始四溢，如水已出泉源，势将分流四布；所谓"所注为输"，是说经脉之气注此输彼，如细小水流渐入深处；所谓"所行为经"，是说经脉之气流行的地方，如水流经过之处；所谓"所入为合"，是说经脉之气会合相接，如水流汇合入海。因此杨上善说："脉出指井，至此合于本脏之气。"他说的是恰当的。

心出于中冲，中冲，手中指之端也，为井木；溜于劳宫，劳宫，掌中中指本节之内间也，为荥；注于大陵，大陵，掌后两骨之间方下者也，为输；行于间使，间使之道，两筋之间，三寸之中也，有过则至，无过则止，为经；入于曲泽，曲泽，肘内廉下陷者之中也，屈而得之，为合，手少阴也。

【白话解】

心经的脉气出于中冲，中冲在手中指端，称之为井木；脉气由此流于劳宫穴，劳宫在掌中央中指本节的内间，称之为荥；脉气由此注于大陵穴，大陵在掌后两骨之间陷中，称之为输；脉气由此行于间使穴，间使在掌后三寸两筋间陷中，当本经有病时，就表现出反应，无病就脉气平静，称之为经；脉气由此入归于曲泽，曲泽在肘内侧陷中，屈肘可得其穴，称之为合。这是手少阴心经所属的五输穴。

肝出于大敦，大敦者，足大指之端及三毛之中也，为井木；溜于行间，行间，足大指间也，为荥；注于太冲，太冲，行间上二寸陷者之中也，为输；行于中封，中封，内踝之前一寸（半），陷者之中，使逆则宛，使和则通，摇足而得之，为经；入于曲泉，曲泉，辅骨❶之下，大筋之上也，屈膝而得之，为合，足厥阴也。

【注释】

❶ 辅骨：即腓骨。

【白话解】

肝经的脉气出于大敦穴，大敦在足大趾的外侧和三毛中间，称之为井木；脉气由此流于行间穴，行间在大趾次趾间动脉陷中，称之为荥；脉气由此注于太冲穴，太冲在行间穴上二寸陷中，称之为输；脉气由此行于中封穴，中封在内踝的前一寸陷中，在针刺该穴时，逆之则脉气就会郁滞，和之则脉气就会流畅，伸足可得其穴，称之为经；脉气由此入归于曲泉，曲泉在膝内辅骨之下，大筋上，小筋下，屈膝取穴，称之为合。这是足厥阴肝经所属的五输穴。

脾出于隐白，隐白者，足大指之端内侧也，为井木；溜于大都，大都，本节之后，下陷者之中也，为荥；注于太白，太白，腕骨之下也，为输；行于商丘，商丘，内踝之下，陷者之中也，为经；入于阴之陵泉，阴之陵泉，辅骨之下，陷者之中也，伸而得之，为合，足太阴也。

【白话解】

脾经的脉气出于隐白穴，隐白在足大趾的内侧，称之为井木；脉气由此流于大都穴，大都在足大趾本节后内侧陷中，称之为荥；脉气由此注于太白穴，太白在足内侧核骨之下，称之为输；脉气由此行于商丘穴，商丘在足内踝下微前陷中，称之为经；脉气由此入归于阴陵泉，阴陵泉在膝内侧辅骨下陷中，其穴伸足可取，称之为合。这是足太阴脾经所属的五输穴。

  肾出于涌泉，涌泉者，足心也，为井木；溜于然谷，然谷，然骨之下者也，为荥；注于太溪，太溪，内踝之后，跟骨之上，陷中者也，为输；行于复溜，复溜，上内踝二寸，动而不休，为经；入于阴谷，阴谷，辅骨之后，大筋之下，小筋之上也，按之应手，屈膝而得之，为合，足少阴经也。

【白话解】

  肾经的脉气出于涌泉穴，涌泉在足心，称之为井木；脉气由此流于然谷穴，然谷在足内踝前大骨陷中，称之为荥；脉气由此注于太溪穴，太溪在足内踝后，跟骨上陷中，称之为输；脉气由此行于复溜穴，复溜在足内踝上二寸，有动脉跳动不止，称之为经；脉气由此入归于阴谷穴，阴谷在膝内侧辅骨后，大筋之下，小筋之上，按之脉动应手，屈膝从腘横纹内侧端二筋间取之，称之为合。这是足少阴肾经所属的五输穴。

  膀胱出于至阴，至阴者，足小指之端也，为井金❶；溜于通谷，通谷，本节之前外侧也，为荥；注于束骨，束骨，本节之后，陷者中也，为输；过于京骨❷，京骨，足外侧大骨之下，为原；行于昆仑，昆仑，在外踝之后，跟骨之上，为经；入于委中，委中，腘中央，为合，委而取之，足太阳也。

【注释】

  ❶井金：凡阳经之五输穴（不包括原穴），起于金而会于土，其序为金、水、木、火、土。

  ❷京骨：在足小趾本节后大骨下，赤白肉际陷中。

【白话解】

  膀胱的脉气出于至阴穴，至阴在足小趾的外侧，称之为井金；脉气由此流于通谷穴，通谷在足小趾外侧本节前陷中，称之为荥；脉气由此注于束骨穴，束骨在足小趾外侧本节后陷中，称之为输；脉气由此过于京骨穴，京骨在足外侧大骨下赤白肉际陷中，称之为原；脉气由此行于昆仑穴，昆仑在足外踝跟骨上陷中，称之为经；脉气由此入归于委中穴，委中在膝腘后横纹中央，可以屈而取之，称之为合。这是足太阳膀胱经所属的五输穴和原穴。

　　胆出于窍阴，窍阴者，足小指次指之端也，为井金；溜于侠溪，侠溪，足小指次指之间也，为荥；注于临泣，临泣，上行一寸半陷者中也，为输；过于丘墟，丘墟，外踝之前下，陷者中也，为原；行于阳辅，阳辅，外踝之上，辅骨之前，及绝骨之端也，为经；入于阳之陵泉，阳之陵泉，在膝外陷者中也，为合，伸而得之，足少阳也。

【白话解】

　　胆经的脉气出于窍阴穴，窍阴在足小趾次趾外侧，称之为井金；脉气由此流于侠溪穴，侠溪在足小趾次趾歧骨间，本节前陷中，称之为荥；脉气由此注于临泣穴，临泣上行去侠溪穴一寸五分，在足小趾次趾本节后间陷中，称之为输；脉气由此过于丘墟穴，丘墟在足外踝微前陷中，称之为原；脉气由此行于阳辅穴，阳辅在足外踝上四寸绝骨之端，称之为经；脉气由此入归于阳陵泉穴，阳陵泉在膝下一寸，外辅骨陷中，伸足取之，称之为合。这是足少阳胆经所属的五输穴和原穴。

　　胃出于厉兑，厉兑者，足大指内次指之端也，为井金；溜于内庭，内庭，次指外间也，为荥；注于陷谷，陷谷者，上中指内间上行二寸陷者中也，为输；过于冲阳，冲阳，足跗❶上五寸陷者中也，为原，摇足而得之；行于解溪，解溪，上冲阳一寸半陷者中也，为经；入于下陵，下陵，膝下三寸，胻骨外三里也，为合；复下三里三寸为巨虚上廉，复下上廉三寸为巨虚下廉也，大肠属上，小肠属下，足阳明胃脉也，大肠小肠，皆属于胃，是足阳明也。

【注释】

❶ 足跗（fū 夫）：跗，与"趺"同。有"脚面"之义。

胃经的脉气出于厉兑穴，厉兑在足大趾次趾的外侧，称之为井金；脉气由此流于内庭穴，内庭在足第二趾的外间陷中，称之为荥；脉气由此注于陷谷穴，陷谷在中趾内间，去内庭上行二寸凹陷中，称之为输；脉气由此过于冲阳穴，冲阳在脚面上五寸，骨间动脉处，摇足取穴，称之为原；脉气由此行于解溪穴，解溪在冲阳上一寸五分脚面关节上陷中，称之为经；脉气由此入归于下陵，下陵在膝下三寸胫骨外缘的三里穴，和之为合；从此再下行三寸，就是上巨虚穴，从此再下行三寸，就是下巨虚穴，大肠属于上巨虚穴，小肠属于下巨虚穴，都是和阳明胃脉相关的，同属于这条经脉。这是足阳明胃经所属的五输穴和原穴。

三焦者，上合手少阳，出于关冲，关冲者，手小指次指之端也，为井金；溜于液门，液门，小指次指之间也，为荥；注于中渚，中渚，本节之后陷者中也，为输；过于阳池，阳池，在腕上陷者之中也，为原；行于支沟，支沟，上腕三寸，两骨之间陷者中也，为经；入于天井，天井，在肘外大骨之上陷者中也，为合，屈肘乃得之；三焦下腧，在于足大指之前，少阳之后，出于腘中外廉，名曰委阳，是太阳络也。手少阳经也。三焦者，足少阳（太）[少]阴之所将，太阳之别也，上踝五寸，别入贯腨肠❶，出于委阳，并太阳之正，入络膀胱，约下焦，实则闭癃，虚则遗溺，遗溺则补之，闭癃则泻之。

【注释】

❶ 腨（shuàn 涮）肠：即腿肚子。

【白话解】

三焦的脉气循行，上合于手少阳经，它的脉气，出于关冲穴，关冲在手部小指侧无名指之端，称之为井金；脉气由此流于液门穴，液门在小指与无名指之间，称之为荥；脉气由此注于中渚穴，中渚在小指与无名指本节后两骨间陷中，称之为输；脉气由此过于阳池穴，阳池在手腕上横纹陷中，称之为原；脉气由此行于支沟穴，支沟在腕后三寸，两骨间陷中，称之为经；脉气由此入归于天井穴，天井在肘外大骨之上，屈肘可以得穴，称之为合。三焦的脉气，另通于足部的下腧，在足太阳经之前，足少阳胆经之后，别出于腘中外侧，叫作委阳穴，这也是足太阳经络别出之处。以上就是手少阳三焦经所属的五输穴和原穴及其下腧穴的概况。三焦的脉气，和足少阳、少阴两经相互联系，是足太阳经的别络，它的脉气，从踝上五寸入贯于腿肚，出于委阳穴，由此并入足太阳经的正脉，入内络于膀胱下焦。三焦的实证，会出现小便不通的癃闭病；三焦的虚证，会出现小便失禁的遗尿病。治属虚的遗尿病，当用补法；治属实的癃闭病，当用泻法。

　　手太阳小肠者，上合手太阳，出于少泽，少泽，小指之端也，为井金；溜于前谷，前谷，在手外廉本节前陷者中也，为荥；注于后溪，后溪者，在手外侧本节之后也，为输；过于腕骨，腕骨，在手外侧腕骨之前，为原；行于阳谷，阳谷，在锐骨❶之下陷者中也，为经；入于小海，小海，在肘内大骨之外，去端半寸陷者中也，伸臂而得之，为合，手太阳经也。

【注释】

❶ 锐骨：指手腕背部小指一侧的骨隆起处。

【白话解】

　　小肠的脉气循行，上合于手太阳经。它的脉气，出于少泽穴，少泽在手小指端的外侧，称之为井金；脉气由此流于前谷穴，前谷在手小指外侧本节前陷中，称之为荥；脉气由此注于后溪穴，后溪在手小指外侧本节后陷中，称之为输；脉气由此过于腕骨穴，腕骨在手外侧腕骨前陷中，称之为原；脉气由此行于阳谷穴，阳谷在手外侧腕中，锐骨下陷中，称之为经；脉气由此入归于小海穴，小海在肘内大骨外，去肘端五分陷中，伸臂屈肘取之，称之为合。这就是手太阳小肠经所属的五输穴和原穴。

　　大肠上合手阳明，出于商阳，商阳，大指次指之端也，为井金；溜于本节之前二间，为荥；注于本节之后三间，为输；过于合谷，合谷，在大指歧骨之间，为原；行于阳溪，阳溪，在两筋间陷者中也，为经；入于曲池，在肘外辅骨陷者中，屈臂而得之，为合，手阳明也。

【白话解】

大肠的脉气循行，上合于手阳明经。它的脉气出于商阳穴，商阳在大指次指端的内侧，称之为井金；脉气由此流于二间穴，二间在食指内侧本节前陷中，称之为荥；脉气由此注于三间穴，三间在食指内侧本节后陷中，称之为输；脉气由此过于合谷穴，合谷在手大指次指歧骨间，称之为原；脉气由此行于阳溪穴，阳溪在手腕上侧横纹前，两筋间陷中，称之为经；脉气由此入归于曲池穴，曲池在肘外辅骨曲肘横纹头陷中，屈肘横肱取之，称之为合。这就是手阳明大肠经所属的五输穴和原穴。

是谓五脏六腑之腧，五五二十五腧，六六三十六腧也。六腑皆出足之三阳，上合于手者也。

【白话解】

以上所说五脏六腑的腧穴，五脏各有井荥输经合五个输穴，五五共二十五个输穴；六腑各多一个原穴，六六三十六个输穴，六腑的脉气出于足太阳、足阳明、足少阳，同时又和手三阳经上下相合。

缺盆之中，任脉也，名曰天突。一次任脉侧之动脉，足阳明也，名曰人迎。二次脉手阳明也，名曰扶突。三次脉手太阳也，名曰天窗。四次脉足少阳也，名曰天容。五次脉手少阳也，名曰天牖。六次脉足太阳也，名曰天柱。七次脉颈中央之脉，督脉也，名曰风府。腋内动脉，手太阴也，名曰天府。腋下三寸，手心主也，名曰天池。

【白话解】

在左右缺盆的正中间，属于任脉的叫作天突穴。次于第一行，而近任脉之侧的动脉应手处，属于足阳明胃经的叫作人迎穴。次于第二行，属于手阳明经的叫作扶突穴。次于第三行，属于手太阳经的叫作天窗穴。次于第四行，属于足少阳经的叫作天容穴。次于第五行，属于手少阳经的叫作天牖穴。次于第六行，属于足太阳经的叫作天柱穴。次于第七行，居项中央，属于督脉的叫作风府。腋下动脉，属于手太阴的叫作天府穴。腋下三寸，属于手心主的叫作天池穴。

刺上关者，呿不能欠；刺下关者，欠不能呿。刺犊鼻者，屈不能伸；刺两关者，伸不能屈。

【白话解】

针刺上关穴，应张口而不能合口；刺下关穴，应合口而不能张口。针刺犊鼻穴，应屈足而不能伸足；针刺内关、外关穴，应伸手而不能弯曲。

足阳明挟喉之动脉也，其腧在膺中。手阳明次在其腧外，不至曲颊❶一寸。手太阳当曲颊。足少阳在耳下曲颊之后。手少阳出耳后，上加完骨❷之上。足太阳挟项大筋之中发际。阴尺动脉在五里，五腧之禁也。

【注释】

❶ 曲颊：指下颌角的部位。

❷ 完骨：耳后高骨。

【白话解】

足阳明经的人迎穴位于挟结喉两旁的动脉应手处，它的脉气下行于胸膺、气户等穴。手阳明经的扶突穴，在足阳明经动脉人迎穴之外，还不到曲颊，而离曲颊一寸之处。手太阳经的天窗穴，正在曲颊下面，扶突后一寸。足少阳经的天冲穴在耳下曲颊之后。手少阳经的天牖穴在耳后，在该处有完骨穴加于其上。足太阳经的天柱穴，挟项后发际大筋外侧陷中。属于阴尺动脉处，是手阳明经的五里穴。如误刺该穴，会使五输穴所内通之脏气竭尽，所以禁针。

肺合大肠，大肠者，传道之腑。心合小肠，小肠者，受盛之腑。肝合胆，胆者，中（精）［清］之腑❶。脾合胃，胃者，五谷之腑。肾合膀胱，膀胱者，津液之腑也。少（阳）［阴］属肾，肾上连肺，故将两脏❷。三焦者，中渎之腑也，水道出焉，属膀胱 ❸，是孤之腑 ❹ 也。是六腑之所与合者。

【注释】

❶ 中清之腑：胆藏胆汁，清而不浊。故《难经·三十五难》谓胆为清净之腑，与其他各腑转输浊物不同。

❷ 故将两脏：故，是承递连词，将，有"行"义。这是说少阴经脉，归属于肾而上连于肺，因此，肾之经气行于肺与膀胱两脏。

❸ 属膀胱：三焦疏通水道必须下通膀胱。

❹ 孤之腑：六腑之中唯三焦无脏与之相配，所以说是孤独之腑。

【白话解】

肺和大肠相配合，大肠是转送糟粕之腑。心和小肠相配合，小肠是接受胃部所已腐熟水谷之腑。肝和胆相配合，胆是清净不受秽浊之腑。脾和胃相配合，胃是容纳水谷之腑。肾和膀胱相配合，膀胱是水液所聚之腑。少阴隶属于肾，它的经脉分布，上连于肺，所以肾的经气行于膀胱和肺两脏。三焦这一腑好像是四通的水沟，有疏调水道的功用，下和膀胱联系，但它在这里无脏相配，所以称它是孤独之腑。以上是说明六腑与五脏配合的关系。

春取络脉诸荥 ❶ 大经分肉之间 ❷，甚者深取之，间 ❸ 者浅取之。夏取诸腧孙络 ❹ 肌肉皮肤之上。秋取诸合 ❺，余如春法 ❻。冬取诸井诸腧之分 ❼，欲深而留之。此四时之序，气之所处，病之所舍，藏之所宜。转筋者，立而取之，可令遂已。痿厥者，张而刺之，可令立快也。

【注释】

❶ 络脉诸荥：络脉指十五络穴，如列缺、支正之类。诸荥是指各经的荥穴，如鱼际、劳宫之类。

❷ 分肉之间：分肉，指肌肉间赤白相分；分肉之间，指肌肉与肌肉之间的凹陷处。

❸ 间（jiàn 剑）：谓病轻。

❹ 诸腧孙络：诸腧是指各经的输穴，如太渊、太白之类。孙络是指细小浅表的支络。

❺ 诸合：指各经的合穴，如尺泽、阴陵泉之类。

❻ 余如春法：谓秋除应取合穴外，其余的如同春季的刺法一样。张介宾所谓"亦宜取于大筋分肉之间，而可浅可深也"。

❼ 诸井诸腧之分：张介宾曰："诸井者，十二经之井穴，如手太阴少商之类。诸腧者，脏腑之腧，如肺俞、心俞之类是也。非上文五腧之谓。"

【白话解】

在春天针刺时，应取浅表部位的络脉和各经荥穴以及大筋和肌肉的间隙，病重的可以深刺，病较轻的就应浅刺。夏天针刺时当取十二经的输穴以及肌肉、皮肤之上的浅表部位。秋天针刺时应取十二经的合穴，其余像春天的针刺方法一样。冬天针刺时，应取十二经的井穴和脏腑的腧穴，并且应该深刺留针。这些都是四时气候演变的顺序，经脉之气所聚的处所，疾病在四季发病的部位，针刺最为适宜的地方。至于治疗转筋的病人，要使其直立而取穴针刺，病很快就可以好了。治疗四肢偏废的痿厥病人，可使患者安卧而进行针刺，使他立即有轻快的感觉。

小针解第三

【提要】本篇主要是对首篇九针十二原中有关运用小针的内容，如守神、补泻用法、针害、察色、调脉等问题加以解释，并进而补充说明。

所谓易陈者，易言也。难入者，难著于人❶也。粗守形者，守刺法也。上守神者，守人之血气有余不足，可补泻也。神客者，正邪共会也。神者，正气也。客者，邪气也。在门者，邪循正气之所出入也。未睹其疾者，先知邪正何经之疾也。恶知其原者，先知何经之病，所取之处也。

【注释】

❶ 难著于人：著，明确的意思。难著于人，是说一般人难以明确地理解。

【白话解】

所谓"易陈"，就是说起来很容易。"难入"，就是指它的精微处，一般人很难明确理解。"粗守形"，就是指那粗疏之医仅知拘守刺法。

"上守神"，就是指那高明之医能够掌握病人的血气虚实情况，考虑是可补或可泻。"神客"，就是指正气与邪气共留处于血脉中。"神"指正气而言，"客"指邪气而言。"在门"，就是指邪气循着正气在腠理出入。"未睹其疾"，就是不知道病邪在哪条经里。"恶知其原"，是说哪能预先知道何经有病和应取的穴位呢？

刺之微在数迟者，徐疾之意也。粗守关者，守四肢而不知血气正邪之往来也。上守机者，知守气也。机之动，不离其空中者，知气之虚实，用针之徐疾也。空中之机，清净以微者，针以得气，密意❶守气勿失也。其来不可逢者，气盛不可补也。其往不可追者，气虚不可泻也。不可挂以发者，言气易失也。扣之不发者，言不知补泻之意也，血气已尽而气不下也。

【注释】

❶ 密意：周密无所不至。

【白话解】

"刺之微在数迟"，是说针刺的微妙，在于掌握进针、出针手法的快慢。"粗守关"，是说粗疏的医生在针治时仅仅拘守四肢关节部的穴位，而不知道血气正邪的往来盛衰情况。"上守机"，是说高明的医生在进针补泻时，懂得把握气机变化的规律。"机之动不离其空"，是说了解腧穴中的气机虚实变化，才可以运用疾徐补泻手法。"空中之机，清净以微"，是说针下已经得气，就要周密注意气之往来，而不能失掉应补应泻的时机。"其来不可逢"，是说在邪气正盛时，切不可用补法。"其往不可追"，是说在正气已虚时，切不可用泻法。"不可挂以发"，是说针下得气，这种感应，是很容易消失的。"扣之不发"，是说不懂得补泻的意义，往往误用手法，使患者血气已耗而病不能痊愈。

知其往来者，知气之逆顺盛虚也。要与之期者，知气之可取之时也。粗之暗者，冥冥❶不知气之微密也。妙哉！工独有之者，尽知针意也。往者为逆者，言气之虚而小，小者逆也。来者为顺者，言形气之平，平者顺也。明知逆顺，正行无问者，言知所取之处也。迎而夺之者，泻也。追而济之者，补也。

【注释】

❶ 冥冥：谓昏暗，不明白。

【白话解】

"知其往来"，是说懂得气在运行中的逆顺盛虚。"要与之期"，是说认识了候气的重要性，能够知道及时进行针刺的时刻。"粗之暗者"，是说粗疏的医生昏昧无知，不理解气行的微妙作用。"妙哉工独有之"，是说高明的医生，他完全了解运用针法和候气的重要意义。"往者为逆"，是说邪气已去时，则其气虚而小，小就叫作逆。"来者为顺"，是说正气渐来时，则其气和平，和平就叫作顺。"明知逆顺，正行无问"，是说知道了气行的逆顺关系，就可以无疑问地选取穴位进行针刺了。"迎而夺之"，是说迎着经脉循行方向下针，就是泻法。"随而济之"，是说随着经脉的循行方向下针，就是补法。

所谓虚则实之者，气口❶虚而当补之也。满则泄之者，气口盛而当泻之也。宛陈则除之者，去血脉也。邪胜则虚之者，言诸经有盛者，皆泻其邪也。徐而疾则实者，言徐内而疾出也。疾而徐则虚者，言疾内而徐出也。言实与虚，若有若无者，言实者有气，虚者无气也。察后与先，若亡若存者，言气之虚实，补泻之先后也，察其气之已下与常存也。为虚与实，若得若失者，言补者似❷然若有得也，泻则忾❸然若有失也。

【注释】

❶ 气口：寸口，亦称脉口。

❷ 佖（bì 必）：满足的意思。

❸ 忾（huǎng 恍）：与"恍"同。若有所失的样子。

【白话解】

所谓"虚则实之"，是说气口脉气虚的应该用补的针法。"满则泄之"，是说气口脉气盛的应该用泻的针法。"宛陈则除之"，是说应排去络脉中瘀积之血。"邪胜则虚之",是说凡经脉中邪气盛时,都应该采用泻法,使邪气随针外泄。"徐而疾则实",是说缓进针而速出针的补法。"疾而徐则虚",是说速进针而缓出针的泻法。"言实与虚,若有若无",是说用补法会使正气来复,用泻法会使邪气消失。"察后与先,若亡若存",是说应该诊明气的虚实,再定补泻手法的先后,还必须观察邪气已退,或是邪气还在滞留。"为虚与实,若得若失",是说用补法会使患者感觉充满而似有所得;用泻法会使患者感到不知不觉而似有所失。

夫气之在脉也,邪气在上者,言邪气之中人也高,故邪气在上也。浊气在中者,言水谷皆入于胃,其(精)[清]气上注于肺,浊溜于肠胃,言寒温不适,饮食不节,而病生于肠胃,故命曰浊气在中也。清气在下者,言清湿地气之中人也,必从足始,故曰清气在下也。针陷脉则邪气出者,取之上。针中脉则浊气出者,取之阳明合也。针太深则邪气反沉❶者,言浅浮之病,不欲深刺也,深则邪气从之入,故曰反沉也。皮肉筋脉,各有所处❷者,言经络各有所主也。取五脉者死,言病在中,气不足,但用针尽大泻其诸阴之脉也。取三阳之脉❸者,唯言尽泻三阳之气,令病人怏然不复也。夺阴者死,言取尺之五里五往❹者也。夺阳者狂,正言也。

【注释】

❶ 沉:有"深"的意思。

❷ 皮肉筋脉各有所处:杨上善曰:"经在筋肉,络在皮肤。"

❸ 三阳之脉:指六腑六输穴。手足各有三阳,故三阳谓六腑。

❹ 五往:杨上善曰:"五往者,五泻也。"

【白话解】

"气之在脉,邪气在上",是说邪气侵入经脉后,风热多伤人的头部,所以说"邪气在上"。"浊气在中",是说水谷入于胃后,它的精微之气上注于肺,它的浓浊部分留于肠胃里。如果寒温不适宜,饮食不节制，那么肠胃中就会发病，所以说"浊气在中"。"清气在下"，是说清冷潮湿之气，它使人发病，必从足部开始，所以说"清气在下"。"针陷脉则邪气出"，是指风热邪气伤人上部，要取头部的腧穴治疗。"针中脉则浊气出"，是指肠胃的浊气发病，要取胃经的合穴足三里治疗。"针太深则邪气反沉"，是说邪气浅浮的病，不要用深刺的针法，如误用了，反会使邪气随之深入，所以说为"反沉"。"皮肉筋脉，各有所处"，是说皮肉筋脉各有一定的部位，也就是经络各有主治的所在。"取五脉者死"，是说病在内脏而元气不足的，仅用针竭力大泻五脏的腧穴，是会造成死亡的。"取三阳之脉"，是说竭力泻六腑腧穴之气，就会使病人精神怯弱，不易复元。"夺阴者死"，是说刺尺泽后的五里穴而泻到五次，则脏阴之气必泻尽而死。"夺阳者狂"，是说大泻了三阳之气，会使病人精神变化而成狂证。

睹其色，察其目，知其散复，一其形，听其动静者，言上工知相五色于目，有知调尺寸小大缓急滑涩，以言所病也。知其邪正者，知论虚邪❶与正邪❷之风也。右主推之、左持而御之者，言持针而出入也。气至而去之者，言补泻气调而去之也。调气在于终始一者，持心也。节之交三百六十五会者，络脉之渗灌诸节者也。

【注释】

❶ 虚邪：指四时八节之时乘虚而侵入人体的贼风。

❷ 正邪：指因用力汗出，腠理开泄而遭受的风邪。

【白话解】

"睹其色，察其目，知其散复，一其形，听其动静"，是说高明的医生，懂得观看患者颜面，以及眼睛的色泽变化；又能够细察尺肤和寸口部位所表现出的小大、缓急、滑涩等脉象，从而说明患者所以发病的原因。

"知其邪正"，是说知道患者所感受的是虚邪，还是正邪。"右主推之，左持而御之"，是说进针和出针的两种不同动作。"气至而去之者"，是说运用补泻手法，等到气机调和，就应该停针。"调气在于终始一者"，是说医生在运针调气的时候要把握住心，使神不外驰。"节之交三百六十五会"，是说周身三百六十五穴，乃是脉络中的气血渗灌各部的通会之处。

所谓五脏之气已绝于内❶者，脉口气内绝不至，反取其外之病处与阳经之合，有❷留针以致阳气，阳气至则内重竭，重竭则死矣，其死也无气以动，故静。所谓五脏之气已绝于外者，脉口气外绝不至，反取其四末之输，有❷留针以致其阴气，阴气至则阳气反入，入则逆，逆则死矣。其死也阴气有余，故躁。所以察其目者，五脏使五色循明，循明则声章❸，声章者，则言声与平生❹异也。

【注释】

❶ 五脏之气已绝于内：杨上善曰："肾肝之气为阴在内也，而医之用针，反实心肺，心肺为阳也。阴气虚绝，阳气盛实，是为实实虚虚，故死。"

❷ 有：与"又"同义。

❸ 章：显著。

❹ 平生：平时。

【白话解】

所谓"五脏之气已绝于内"，是说脉口出现浮虚脉象，按之欲无。像这样的阴虚证，在针治时，反取患者体表的病处和阳经的合穴，又留针以引阳气，阳气至则阴气就会更加内竭，竭而再竭，则必死。所谓"五脏之气已绝于外"，是说脉口出现沉微脉象，轻取如无，在针治时，反取用四肢末梢部的输穴，又留针以引阴气，阴气至则阳气内陷，阳气内陷就会发生厥逆，厥逆就会死亡。这是因为阴气有余导致的。察目的原因，主要是五脏的精气能使眼睛和面部反映出五色洁明，这样，发出的声音就会响亮显著，声音响亮显著的意思，是说与平常是不同的。

邪气脏腑病形第四

【提要】本篇讨论了邪气伤人的原因、部位和脏腑受邪后所出现的症状，并提出辨别病形的方法，主要是色诊、脉诊、尺肤诊，以及区别病情应注意小、大、缓、急、滑、涩等脉象。另外介绍荣输各穴和合穴的不同作用与针刺上的不同穴位，强调针刺必须刺中穴位，不可误伤筋肉，更不可误用补泻。

黄帝问于岐伯曰：邪气之中人也奈何？岐伯答曰：邪气之中人高也。黄帝曰：高下有度乎？岐伯曰：身半已上者，邪中之也；身半已下者，湿中之也。故曰：邪之中人也，无有常，中于阴则溜于腑❶，中于阳则溜于经❷。

【注释】

❶ 中于阴则溜于腑：溜，与"流"同。杨上善曰："邪中于臂胻之阴，独伤阴经，流入中脏，脏实不受邪客，故转至于六腑。"

❷ 中于阳则溜于经：杨上善曰："中于头面之阳，循三阳经，下留阳经。"

【白话解】

黄帝问岐伯：外邪伤人的情况怎样呢？岐伯回答：风、雨、寒、暑之邪气伤人，会在人体的上下部。黄帝又问：部位的在上在下，有一定的标准吗？岐伯说：上半身发病的，是受了风寒外邪所致；下半身发病的，是受了湿邪所致。因此说：外邪侵犯人体，也不是固定的。外邪侵犯了阴经，会流传到六腑；外邪侵犯了阳经，也可能流传到本经循行通路而发病。

黄帝曰：阴之与阳也，异名同类，上下相会❶，经络之相贯，如环无端❷。邪之中人，或中于阴，或中于阳，上下左右❸，无有恒常，其故何也？

【注释】

❶ 上下相会：杨上善曰："三阳为表居上，三阴为里居下，表里气通，故曰相会。"

❷ 经络之相贯如环无端：杨上善曰："三阴之经，经脉别走入于三阳，三阳之经，络脉别走入于三阴，阴阳之气旋回，周而复始，故曰无端。"

❸ 上下左右：张志聪曰："上下左右，头面手足也。或在于头面，而中于阳。或在臂胻，而中于阴，故无有恒常也。"

【白话解】

黄帝说：经脉的阴经和阳经，名称虽然不同，其实同属于经络系统，上下互相会合，经络之间彼此联贯，是个整体，像圆环而没有头似的。可是外邪伤人，有的在阴经受病，有的在阳经受病，或上，或下，或左，或右，没有固定，这是什么道理呢？

岐伯曰：诸阳之会，皆在于面。中人也，方乘❶虚时，及新用力，若饮食汗出腠理❷开，而中于邪。中于面则下阳明，中于项则下太阳，中于颊则下少阳，其中于膺背两胁亦中其经。

【注释】

❶ 方乘："就着""趁着"的意思。

❷ 腠理：指肌肤之间隙纹理。

【白话解】

岐伯说：手足的三阳经，都聚合在头面部。邪气伤人，往往趁着体虚的时候，以及刚在劳累用力以后，或热饮热食出了汗，腠理开泄，因而被邪气所侵袭。邪气中了面部，就会下行至足阳明胃经。邪气中了项部，就会下行至足太阳膀胱经。邪气中了颊部，就会下行至足少阳胆经。如果邪气中了胸膺、脊背、两胁，也会分别下行它所属的阳明经、太阳经、少阳经。

黄帝曰：其中于阴奈何？岐伯答曰：中于阴者，常从臂胻❶始。夫臂与胻，其阴，皮薄，其肉淖泽❷，故俱受于风，独伤其阴。

【注释】

❶ 胻（héng 恒）：指人的小腿，即足胫。

❷ 淖（nào 闹）泽：湿润。

【白话解】

黄帝问：如邪气中了阴经是怎么样呢？岐伯回答：邪气中了阴经，往往是从手臂或足胫开始的。因为臂胻的内侧，皮肤较薄，肌肉柔润，所以身体各部同样受了风邪，唯独阴经最易受伤。

黄帝曰：此故伤其脏乎？岐伯答曰：身之中于风也，不必动脏。故❶邪入于阴经，则其脏气实，邪气入而不能客，故❷还之于腑。故中阳则溜于经，中阴则溜于腑。

【注释】

❶ 故：假若的意思。

❷ 故：必定的意思。

【白话解】

黄帝又问：这邪气也会伤那五脏吗？岐伯回答：人身受了风邪，不一定会伤及五脏，假若外邪侵入了阴经，而脏气素来充实，就是邪气入里也留不住，必定还回到六腑。因此阳经受了邪，就流注于本经而发病；阴经受了邪，就会流注于六腑而发病。

黄帝曰：邪之中人脏，奈何？岐伯曰：愁忧恐惧则伤心。形寒寒饮则伤肺，以其两寒相感，中外皆伤，故气逆而上行。有所堕坠，恶血留内；若有所大怒，气上而不下，积于胁下，则伤肝。有所击仆，若醉入房，汗出当风，则伤脾。有所用力举重，若入房过度，汗出浴水，则伤肾。黄帝曰：五脏之中风奈何？岐伯曰：阴阳俱感，邪乃得往。黄帝曰：善哉。

【白话解】

黄帝问：邪气有伤及五脏的，为什么呢？岐伯说：愁忧思虑就会使心脏受伤。形体受寒、又喝了冷水，就会使肺脏受伤，因为两种寒邪，使内外都受到伤害，所以就会发生肺气上逆的病变。如从高处堕坠，瘀血留滞于内；又因大怒的刺激，气上冲而不下，郁结胁下，就会使肝脏受伤。被人打击跌倒，以及饮食不节，过于劳累，就会使脾脏受伤。倘过于用力举重，或房事过度，或出汗以后，浴于水中，就会使肾脏受伤。黄帝又问：五脏为风邪所伤，为什么呢？岐伯说：脏腑都有感受，外来之邪和内起之邪才可以留止为病。黄帝说：说得真好啊！

黄帝问于岐伯曰：首面与身形也，属骨连筋，同血合于气耳。天寒则裂地凌冰❶，其卒寒或手足懈惰，然而其面不衣何也？岐伯答曰：十二经脉，三百六十五络，其血气皆上于面而走空窍，其精阳气上走于目而为（睛）[精]❷，其别气走于耳而为听，其宗气上出于鼻而为臭❸，其浊气❹出于胃，走唇舌而为味。其气之津液皆上熏于面，而皮又厚，其肉坚，故天气甚，寒不能胜之也。

【注释】

❶ 凌冰：指积冰。

❷ 精：明。

❸ 其宗气……臭：宗气，大气。臭，通"嗅"，用鼻子辨别气味。

❹ 浊气：谷气。

【白话解】

黄帝问岐伯：人的头面和全身形体，连着骨头连着筋，同血和气在一起。当天气寒冷的季节，地冻裂了，冰堆起来，如天气再猝然变冷，手足就会显出瑟缩的样子，懒于动作，可是面部却不用衣服之类御寒，这是什么缘故？岐伯回答：周身十二经脉和三百六十五络，所有血气的运行，都是上达于头面部，而分别入于各个孔窍之中。那精阳之气上注于目，使眼睛能够看。那旁行的经气上达于耳，使耳能够听。那大气上出于鼻，使鼻能有嗅觉。那由胃生出来的谷气，上走唇舌，使唇舌能有味觉。所有这些气的津液都上行熏蒸于面部，面部的皮肤又厚，肌肉坚实，因此面上的阳热已极，就是天气寒冷也不能胜过它的。

黄帝曰：邪之中人，其病形何如？岐伯曰：虚邪之中身也，洒淅❶动形。正邪❷之中人也微，先见于色，不知于身，若有若无，若亡若存，有形无形，莫知其情。黄帝曰：善哉。

【注释】

❶ 洒淅：寒貌。

❷ 正邪：杨上善曰："正邪，谓四时风也。四时之风，生养万物，故为

正也。"

【白话解】

黄帝说：外邪侵犯人体，它发生的病态是怎样的呢？岐伯说：虚邪伤了人，患者的形体就会有战栗恶寒的现象。四时正邪伤人，发病比较轻微，先看到气色方面有点异常，身上没有什么感觉，像病已消失了，又像里面还有病；有病的样子，又没有病的样子，不容易知道它的病情。黄帝说：讲得好啊！

黄帝问于岐伯曰：余闻之，见其色，知其病，命曰明；按其脉，知其病，命曰神；问其病，知其处**❶**，命曰工。余愿闻见而知之，按而得之，问而极**❷**之，为之奈何？岐伯答曰：夫色脉与尺**❸**之相应也，如桴鼓影响之相应也，不得相失也，此亦本末根叶之（出）[殊] 候也**❹**，故根死则叶枯矣。色脉形肉**❺** 不得相失也，故知一**❻** 则为工，知二**❼** 则为神，知三**❽** 则神且明矣。

【注释】

❶ 处：所在。

❷ 极：详尽。

❸ 色脉与尺：色，谓面色；脉，谓寸口；尺，谓尺中。

❹ 此亦本末根叶之殊候也：殊候，谓不同一般的诊察方法。杨上善曰："尺地以为根茎，色脉以为枝叶。"

❺ 形肉：指尺肤。

❻ 知一：指仅知问。

❼ 知二：指知问和脉。

❽ 知三：指知问及脉并能察色。

【白话解】

黄帝问岐伯：我听说医生看到病人的气色，就知道病情的，叫作明；按切病人的脉象，就知道病情的，叫作神；询问了病情，就知道病苦所在，叫作工。我希望听一下，望色就能知道病情，切脉就能得到病况，问病就可彻底了解病苦的所在，做这些究竟怎么样呢？岐伯回答：病人的气色、脉象、尺肤与疾病都有相应关系，好像用槌击鼓，声响随之相应，是不会互相错的。这如同本和末、根和叶，是不同于一般诊察方法的。因此，察色、切脉、诊尺肤三者是不能相错的。知其一可称为工，知其二可称为神，知其三的，就可称为神明的医生了。

黄帝曰：愿卒闻之。岐伯答曰：色青者，其脉弦❶也；赤者，其脉钩❷也；黄者，其脉代❸也；白者，其脉毛❹；黑者，其脉石❺。见其色而不得其脉，反得其相胜之脉❻，则死矣；得其相生之脉❼，则病已矣。

【注释】

❶ 脉弦：此谓春令无病之弦脉。脉当端直以长，软弱轻虚而滑。

❷ 脉钩：《素问·玉机真脏论》新校正引越人云："夏脉钩者，万物之所盛，垂枝布叶，皆下曲如钩，故其脉来疾去迟。吕广云：'阳盛者，故来疾，阴虚者，故去迟。脉从下上至寸口疾，还尺中迟也。'"

❸ 脉代：莫文泉《研经言》卷二云："'代'谓脾之平脉，实即乍数乍疏之意，盖有数有疏，则气不调匀。如相更代，故曰代。"

❹ 脉毛：莫文泉曰："浮之轻而重按即无者，为正毛脉。"

❺ 脉石：《素问·玉机真脏论》新校正引越人云："脉来沉濡而滑，故曰石。"

❻ 相胜之脉：相胜，即相克，如当得弦脉，反见毛脉，是金来克木，即为相胜之脉。

❼ 相生之脉：相生，即相互资生。如肝主春季而见石脉，石脉属肾，即为水能生木。

【白话解】

黄帝说：关于色脉方面，希望听到你的详尽解释。岐伯回答：气色青的，它的脉象应该是弦；气色红的，它的脉象应该是钩；气色黄的，它的脉象应该是代；气色白的，它的脉象应该是毛；气色黑的，它的脉象应该是石。这是色和脉相应的正常规律。如果看到气色不和脉象相合，反而诊得相克的脉象，就会死亡。若能诊得相生的脉象，那么疾病也就会痊愈的。

黄帝问于岐伯曰：五脏之所生，变化之病形何如？岐伯答曰：先定其五色五脉之应，其病乃可别也。黄帝曰：色脉已定，别之奈何？岐伯曰：调❶其脉之缓、急、小、大、滑、涩，而病变定矣。

【注释】

❶ 调：诊察的意思。

【白话解】

黄帝问岐伯：五脏所主的疾病，以及它的变化和所表现的形态，是怎样的？岐伯回答：必先确定五色和五脉的相应关系，然后疾病就可以辨别了。黄帝说：气色和脉象已经确定了，怎么就能辨别病情呢？岐伯说：只要诊察出脉的缓、急、小、大、滑、涩等情况，那么病的形态就确定了。

黄帝曰：调之奈何？岐伯答曰：脉急者，尺之皮肤亦急❶；脉缓者，尺之皮肤亦缓；脉小者，尺之皮肤亦减而少气❷；脉大者，尺之皮肤亦贲❸而起；脉滑者，尺之皮肤亦滑；脉涩者，尺之皮肤亦涩。凡此变者，有微有甚。故善调尺者，不待于寸，善调脉者，不待于色。能参❹合而行之者，可以为上工，上工十全九；行二者，为中工，中工十全七；行一者，为下工，下工十全六。

【注释】

❶ 尺之皮肤亦急：杨上善曰："尺之皮肤者，从尺泽至关。尺皮肤下，手太阴脉气，从脏来至指端，从指端还入于脏，故尺下皮肤与尺寸脉，六变同也。"

❷ 减而少气：谓瘦而气不足。

❸ 贲：突起。

❹ 参：读如"三"。

【白话解】

黄帝说：怎样诊察脉象和尺肤的变化呢？岐伯回答：脉急促的，尺肤的皮肤也呈现紧急；脉徐缓的，尺肤的皮肤也呈现弛缓；脉象小的，尺肤的皮肤也呈现瘦而不足；脉象大的，尺肤的皮肤也呈现大而突起；脉象滑的，尺肤的皮肤也呈现滑润；脉象涩的，尺肤的皮肤也呈现涩滞。总起来说：这六种变化，有的不显著，有的很显著。所以善于诊察尺肤的医生，不必等到诊寸口脉；善于诊察脉象的，不必还等到望色。能够察色、辨脉、观察尺肤三者配合起来而进行诊断的，那可以称为上工，这样的医生，十个病人可以治好九个；能够运用两种方法进行诊察的，称为中工，这样的医生，十个病人可以治好七个；仅能运用一种方法进行诊察的，称为下工，这样的医生，十个病人可以治好六个。

黄帝曰：请问脉之缓、急、小、大、滑、涩之病形何如？岐伯曰：臣请言五脏之病变也。心脉急甚者为瘛疭❶；微急为心痛引背，食不下。缓甚为狂笑；微缓为伏梁❷，在心下，上下行，时唾血。大甚为喉吤；微大为心痹引背，善❸泪出。小甚为善哕，微小为消瘅❹。滑甚为善渴；微滑为心疝❺引脐，小腹鸣。涩甚为喑❻；微涩为血溢❼，维厥❽，耳鸣，颠疾❾。

【注释】

❶ 瘛疭（chìzòng 掣纵）：瘛，筋急。疭，筋缓。

❷ 伏梁：在腹部突起大如臂。杨上善曰："心脉微缓，即知心下热聚，以为伏梁之病，大如人臂，从脐上至于心，伏在心下，下至于脐，如彼桥梁，故曰伏梁。"

❸ 善：多的意思。

❹ 消瘅：消，指消瘦，瘅，指内热。

❺ 疝：痛的意思。

❻ 喑：语声不出。

❼ 血溢：指吐、衄血。

❽ 维厥：谓阳维脉上逆。

❾ 颠疾：泛指头顶部疾患。

【白话解】

黄帝说：请问脉象的缓、急、小、大、滑、涩，它出现什么样的病形呢？岐伯说：我从五脏的病变说一下吧，心脉急甚的，会发现筋脉瘛疭；微急的，会发现心痛引脊背，食不能下。心脉缓甚的，会发现神不安而狂笑；微缓的，会发现伏梁病，其气或上行，或下行，有时唾血。心脉大甚的，会发现喉中如有刺物梗塞；微大的，会发现心痹，牵引脊背，常流泪。心脉小甚的，会发现呃逆；微小的，会发现消瘅病。心脉滑甚的，会发现多渴；微滑的，会发现心疝，牵引脐部，小腹里响。脉象涩甚的，会发现哑不能言；微涩的，会发现吐血、衄血以及阳维脉逆，而致耳鸣、头部等病。

肺脉急甚为癫疾❶；微急为肺寒热，怠惰，咳唾血，引腰背胸，若鼻息肉❷不通。缓甚为多汗；微缓为痿瘘、偏风，头以下汗出不可止。大甚为胫肿；微大为肺痹❸，引胸背起，恶日光。小甚为泄，微小为消瘅。滑甚为息贲上气❹，微滑为上下出血❺。涩甚为呕血；微涩为鼠瘘，在颈支腋之间，下不胜其上❻，其应善酸矣。

【注释】

❶ 癫疾：杨上善曰："肺脉毛，脉有弦急，是为冷气上冲，阳瞋发热在上，上实下虚，故为癫疾。"

❷ 鼻息肉：鼻腔内生赘肉肿块。

❸ 肺痹：五脏痹之一。主要症状是烦满、喘、呕。

❹ 滑甚为息贲（bēn 奔）上气：息贲，五积病之一，肺之积。主要症状是右胁下有包块，喘息气急。

❺ 微滑为上下出血：此由阳热微盛，内伤络脉，阳络伤则上出血，阴络伤则下出血。

❻ 下不胜其上：杨上善曰："其脉下虚，不胜上实。"

【白话解】

肺脉急甚的，会发现癫疾；微急的，会发现寒热，倦怠无力，咳唾血，牵引腰背胸部都不舒服，并苦鼻中有赘肉阻塞不通。肺脉缓甚的，会发现多汗；微缓的，会发现痿、瘘、漏风，头部以下汗出不可止的证候；肺脉大甚的，会发现足胫部发肿；微大的，会发现肺痹，牵引胸背不安，厌烦日光。肺脉小甚的，会发现泄泻；微小的，会发现消瘅病。肺脉滑甚的，会发现喘息，肺气上逆；微滑的，会发现口鼻出血、前后阴出血。肺脉涩甚的，会发现呕血；微涩的，会发现鼠瘰，生在颈部或是腋下，呈现下虚不能承受上实的脉象，此外，患者还常常会感到下肢酸软无力。

肝脉急甚者为恶言；微急为肥气❶，在胁下若覆杯。缓甚为善呕，微缓为水瘕痹也。大甚为内痈❷，善呕衄；微大为肝痹❸，阴缩，咳引小腹。小甚为多饮，微小为消瘅。滑甚为癀疝，微滑为遗溺。涩甚为（溢）［淡］❹饮，微涩为瘈挛筋痹。

【注释】

❶ 肥气：五积病之一，肝之积。主要症状是左胁下有肿块突起，伏如覆杯，久则咳嗽喘逆。

❷ 内痈：由于肝气盛热，气结为痈。

❸ 肝痹：症状是夜卧则惊，多饮，数小便。

❹ 淡：与"痰"同。

【白话解】

肝脉急甚的，会发现情绪失常，胡言乱语；微急的，会发现肥气病在肋下，好像扣着杯子一样。肝脉缓甚的，会发现呕逆；微缓的，会发现饮溢为水，或水聚为痹。肝脉大甚的，会发现内部痈肿，经常呕吐，鼻出血；微大的，是肝痹，阴器收缩，咳嗽时牵引小腹作痛。肝脉小甚的，会发现口渴多饮；微小的，会发现善食善饥、肌肉消瘦的病。肝脉滑甚的，会发现阴囊肿大；微滑的，会发现遗尿证。肝脉涩甚的，会发现痰饮；微涩的，会发现筋脉抽搐或筋脉挛急。

脾脉急甚为瘈疭；微急为膈中，食饮入而还出，后沃沫。缓甚为痿厥；微缓为风痿，四肢不用，心慧然❶若无病。大甚为击仆；微大为（疝）［痞］气，腹里大脓血，在肠胃之外。小甚为寒热，微小为消瘅。滑甚为癀癃，微滑为虫毒蛕蝎❷腹热。涩甚为肠癀❸；微涩为内癀，多下脓血。

【注释】

❶ 慧然：明白。

❷ 蛕蝎（hé 何）：蛕，同"蛔"，即蛔虫。蝎，即桑蠹虫。

❸ 瘕：瘕，通"癫"。属妇人带下病。

【白话解】

脾脉急甚的，会发现手足抽搐；微急的，会发现食后又吐出来，大便下厚沫。脾脉缓甚的，会发现四肢软弱，逆冷；微缓的，会发现风痿，四肢活动不便，心里明白好像无病。脾脉大甚的，会发现猝然昏倒；微大的，会发现痞气，内裹许多脓血，在肠胃的外面。脾脉小甚的，会发现寒热往来；微小的，会发现肌肉消瘦。脾脉滑甚的，会发现阴囊肿大，小便不通；微滑的，会发现各种虫病，腹中有热感。脾脉涩甚的，会发现妇人带下病；微涩的，会发现内溃，下脓血。

肾脉急甚为骨癫疾；微急为沉厥（奔豚），足不收，不得前后❶。缓甚为折脊❷；微缓为洞❸，洞者，食不化，下嗌❹还出。大甚为阴痿；微大为石水❺，起脐以下至小腹腄腄❻然，上至胃脘，死不治。小甚为洞泄，微小为消瘅。滑甚为癃㿉；微滑为骨痿，坐不能起，起则目无所见。涩甚为大痈，微涩为不月沉❼痔。

【注释】

❶ 前后：前，指小便。后，指大便。

❷ 折脊：腰脊痛如折。

❸ 洞：古病名，主要症状是食不化，食入还出。它的病因是由于命门气衰，下焦不化。

❹ 嗌：咽。

❺ 石水：水肿病之一，腹满，脉沉。

❻ 腄腄：是指小腹因水肿隆起。

❼ 沉：内。

【白话解】

肾脉急甚的，会发现骨痿和癫疾；微急的，会发现足脚沉重，逆冷，难以屈伸，大小便不通。肾脉缓甚的，会发现脊痛如折；微缓的，会发现洞病，这种病的症状，是食物不能消化，入咽之后，还吐出来。肾脉大甚的，会发现阴痿；微大的，会发现石水这种病，肿胀起于脐下，以至小腹部，肿状隆起，如果上延至胃脘，这是死证，无法治疗。

肾脉小甚的，会发现直泻无度的洞泄；微小的，会发现消瘅之病。肾脉滑甚的，会发现小便癃，阴囊肿大；微滑的，会发现骨痿，坐下不能起来，起来了，则眼睛什么都看不见；肾脉涩甚的，会发现大痈；微涩的，会发现妇女月经不调，内痔等病。

黄帝曰：病之六变者，刺之奈何？岐伯答曰：诸急❶者多寒；缓者多热；大者多气少血❷；小者血气皆少❸；滑者阳气盛，微有热；涩者多血少气，微有寒。是故刺急者，深内❹而久留之。刺缓者，浅内而疾发针❺，以去其热。刺大者，微泻其气，无出其血。刺滑者，疾发针而浅内之，以泻其阳气而去其热。刺涩者，必中其脉，随其逆顺而久留之，必先按而循之，已发针，疾按其痏❻，无令其血出，以和其脉。诸小者，阴阳形气俱不足，勿取以针，而调以甘❼药也。

【注释】

❶ 诸急：诸，有"凡"义。急，指紧脉。

❷ 大者多气少血：张介宾曰："大为阳有余，阳盛则阴衰，故多气少血。"

❸ 小者血气皆少：张介宾曰："小者，近于微细，在阳为阳虚，在阴为阴弱。"

❹ 内：与"纳"同。谓进针入内。

❺ 发针：即出针。

❻ 痏（wěi 尾）：针孔。

❼ 甘：缓和。

【白话解】

黄帝问：关于疾病所出现的六种脉象变化，针刺的方法怎样呢？岐伯回答：凡是脉象紧的多属于寒，脉象缓的多属于热，脉象大的多属于气有余而血不足，脉象小的多属于气血都不足，脉象滑的属于阳气盛而微有热，脉象涩的血少气少而微有寒。因此，针刺紧脉的病变，进针要深些，留针时间要长些。针刺缓脉的病变，进针应该浅，可是发针要快，以泻热。针刺大脉的病变，略微泻其气，不能出血。针刺滑脉的病变，应快发针、浅刺，以泻阳气，排除热邪。针刺涩脉的病变，必须刺中经脉，随着气行的逆顺方向行针，而留针时间长一点，还应该先用手摸循经脉通路，使气舒缓，出针以后，赶快按揉针孔，不能使它出血，以调和经脉。凡是脉象小的，阴阳形气都虚弱，不适宜用针刺，而应该用缓和之药调治。

黄帝曰：余闻（五脏）六腑之气，荥输所入为合，令何道从入，入安连过，愿闻其故。岐伯答曰：此阳脉之别入于内，属于腑者也。黄帝曰：荥输与合，各有名乎？岐伯答曰：荥输治外经，合治内腑。

【白话解】

黄帝说：我听说六腑的脉气，从荥输而进入到合穴，这是从哪条经脉进入合穴的？进入后又怎样从这条经脉和另条经脉相通呢？希望听到这里面的缘故。岐伯回答：这就是手足各阳经，由别络进入内部而又属于六腑的。黄帝说：荥输与合穴，在治疗上怎样分别呢？岐伯说：荥输的气脉浮浅，可以治疗外经的病，合则气脉深入，可以治内腑的病。

黄帝曰：治内腑奈何？岐伯曰：取之于合。黄帝曰：合各有名乎？岐伯答曰：胃合于三里，大肠合入于巨虚上廉，小肠合入于巨虚下廉，三焦合入于委阳，膀胱合入于委中央，胆合入于阳陵泉。

【白话解】

黄帝说：治疗体内的腑病，应该怎样呢？岐伯说：应取合穴。黄帝说：合穴各有它的名称吗？岐伯回答：胃的合穴在三里，大肠的合穴在巨虚上廉，小肠的合穴在巨虚下廉，三焦的合穴在委阳，膀胱的合穴在委中，胆的合穴在阳陵泉。

黄帝曰：取之奈何？岐伯答曰：取之三里者，低跗；取之巨虚者，举足；取之委阳者，屈伸而索之；委中者，屈而取之；阳陵泉者，正竖膝予❶之齐，下至委阳之阳取之；取诸外经者，揄申而从之。

【注释】

❶ 予:《广雅》:"予,与也。"

【白话解】

黄帝说:应怎样取合穴呢?岐伯回答:取三里穴应该足背低平;取巨虚穴应该举足;委阳穴应该用屈股伸足的方式取穴;委中穴应该用屈膝的方式取穴;阳陵泉应该正立竖膝叫两膝比平,至委中的外侧取穴;凡是在外的经脉荣输各穴,应该用或摇或伸的方式取穴。

黄帝曰:愿闻六腑之病。岐伯答曰:**面热者足阳明病,鱼络血**❶**者手阳明病,两跗之上脉(竖)[坚]陷者足阳明病,此胃脉也。**

【注释】

❶ 鱼络血:指掌上手鱼部有郁滞之血络。

【白话解】

黄帝说:希望听一下六腑的病变情况。岐伯回答:面部发热就是足阳明有了病变;手鱼部有了郁滞的血斑,就是手阳明有了病变;两足背的冲阳脉有了坚实而极隐伏的现象,也是足阳明有了病变,这是测候胃气的要脉。

大肠病者,肠中切痛而鸣濯濯❶**,冬日重感于寒即泄,当脐而痛,不能久立,与胃同候**❷**,取巨虚上廉。**

【注释】

❶ 濯濯:水声。

❷ 与胃同候:杨上善曰:"大肠之气,与胃足阳明合巨虚上廉,故同候之。"

【白话解】

大肠病,肠子里面急痛,一阵阵的肠鸣,冬天再感受了寒邪,就会引起泄泻,当脐疼痛,痛时不能久立。因为肠与胃有密切联系,可取胃经的巨虚上廉穴治疗。

胃病者,腹䐜❶**胀,胃脘当心而痛,上支两胁,膈咽不通,食饮不下,取之三里也。**

【注释】

❶ 䐜（chēn 琛）：胀满。

【白话解】

胃病，会出现腹胀满，在胃脘当心部位疼痛，支撑两胁，胸膈和咽喉间不通，饮食不下，可取足三里穴进行治疗。

小肠病者，小腹痛，腰脊控睾而痛，时窘之❶，（後）[復] 当耳前热❷，若寒甚，若独肩上热甚，及手小指次指之间热，若脉陷者，此其候也，手太阳病也，取之巨虚下廉。

【注释】

❶ 时窘之：经常为小腹痛、引睾痛所苦。

❷ 耳前热：小肠手太阳经顿至目锐眦，却入耳中，故肠病有耳前发热症状。

【白话解】

小肠病，少腹作痛，腰脊牵引睾丸发生疼痛，经常为此感到苦恼，又觉得耳前发热，或发冷，仅是肩上有热感，以及手小指与无名间发热，若脉象虚陷不起，这就是小肠经病变的证候，可取巨虚下廉穴治疗。

三焦病者，腹气满，小腹尤坚，不得小便，窘急，溢则水，留即为胀，候在足太阳之外大络，大络在太阳少阳之间，（亦）[赤] 见于脉，取委阳。

【白话解】

三焦病，腹部胀、气满，小腹胀得尤其坚硬，小便不通，感到窘迫难受，水溢于皮肤就成为水肿，留在腹部就成为胀病。三焦病候也会呈现在足太阳外侧的大络上，这络脉在太阳经和少阳经之间，三焦有病，此处脉必现赤色，取委阳进行治疗。

膀胱病者，小腹偏肿❶ 而痛，以手按之，即欲小便而不得，肩上热，若脉陷，及足小指外廉及胫踝后皆热❷，若脉陷，取委中央。

【注释】

❶ 偏肿：是说大腹不肿。

❷ 及足小指外廉及胫踝后皆热：杨上善曰："膀胱足太阳脉，起目内眦，上额下项，循胫踝后，至足小趾外侧。故膀胱病，循脉行处热。"

【白话解】

膀胱病，少腹部偏肿而痛，用手按揉痛处，就要小便，又溺不出来，肩部发热，如发现陷脉，以及足小趾外侧，胫骨和足踝后都显有热象，可取委中穴进行治疗。

胆病者，善太息，口苦，呕宿汁，心下澹澹❶，恐人将捕之，嗌中吤吤然❷，数唾，在足少阳之本末，亦视其脉之陷下者灸之❸；其寒热者，取阳陵泉。

【注释】

❶ 澹澹："澹"与"憺"同。澹澹，跳动。

❷ 嗌中吤吤然：是说咽喉中如有物作梗，咳吐不舒。

❸ 亦视其脉之陷下者灸之：汪机曰："陷下者，阳气下陷入阴血之中，是阴反居其上，而覆其阳，脉证俱见寒在外者，则灸之。"

【白话解】

胆病，经常叹气，口苦，呕出清水来，心里跳动，好像怕人逮捕他一样，咽喉里像有东西梗塞，频频地咳嗽、吐唾沫，这应该始终观察足少阳经脉循行通路。也要看一下那络脉出现阳陷于阴的现象，就必用灸法；如出现寒热往来的情况，应取阳陵泉穴进行治疗。

黄帝曰：刺之有道乎？岐伯答曰：刺此者，必中气穴❶，无中肉节，中气穴则针游于巷❷，中肉节即皮肤痛。补泻反则病益笃❸。中筋则筋缓，邪气不出，与其真相搏，乱而不去，反还内著，用针不审，以顺为逆也。

【注释】

❶ 气穴：指经气所至。

❷ 针游于巷：杨上善曰："巷，谓街巷空穴之处。"这是说刺中气穴，则针气行于孔穴，逐渐出现针感，气脉相通。

❸补泻反则病益笃：杨上善曰："虚而泻之，实而补之，故曰反也。"笃，谓病重。

【白话解】

黄帝说：针刺以上各穴，有一定的规律吗？岐伯回答：针刺这些穴位，一定要刺中气穴，不可刺中肉或刺中节。因为刺中气穴，则针气行于孔穴之内，经脉就相通了。如果误中肉节，只能损伤好肉，叫皮肤疼痛。当用补法的，反而用了泻法，当用泻法的反而用了补法，像这样，就会使疾病更加沉重。至于误刺中筋，则筋就会弛缓，邪气也出不去，而和真气相争，由于邪气扰乱不去，反而回到内里为病，这都是用针不审慎，由顺到逆的后果。

卷　二

根结第五

【提要】本篇主要说明经络的根结与治疗的关系，论述了三阴三阳经的根结的部位、穴名，以及开阖枢的不同作用；另外列举了六阳经根溜注入的穴位；提出针治疾病要注意人的体质不同，而手法的疾徐，进针的深浅，取穴的多少，亦要相应有所区别；至于用针之要，在调阴阳，更是医者所当认真玩索的内容。

岐伯曰：天地相感❶，寒暖相移，阴阳之道，孰少孰多❷？阴道偶，阳道奇❸。发❹于春夏，阴气少，阳气多，阴阳不调，何补何泻？发于秋冬，阳气少，阴气多，阴气盛而阳气衰，故茎叶枯槁，湿雨下归，阴阳相移，何泻何补？奇邪离经❺，不可胜数，不知根结❻，五脏六腑，折关败枢，开阖而走❼，阴阳大失，不可复取❽。九针之玄，要在终始，故能知终始，一言而毕，不知终始，针道咸绝。

【注释】

❶ 天地相感：天气和地气相互感应，也就是自然界的气候变化。

❷ 阴阳之道孰少孰多：张介宾曰："天地阴阳之道，有相感则有相移，有相移则有相胜，而孰多孰少，斯不齐矣。"

❸ 阴道偶阳道奇：偶，指双数，如二、四、六、八、十。奇，指单数，如一、三、五、七、九。《周易》以"—"象阳、象天，以"--"象阴、象地。

❹ 发：谓发病。

❺ 奇邪离经：奇邪，指不正之气。离，有"罹"义，引申为"侵入"之义。

❻ 根结：即"终始"之意。盖经气之始生终止，有如树木之根结，始为根，终为结。结，即有节生之意，又兼有结集之意。杨上善曰："根，本也。结，系也。人之不知根结，是脏腑之要。"

❼ 开阖而走：是说开阖失司，使精气走泄。

❽ 取：有"聚"义。

【白话解】

岐伯说：天地之气交相感应，寒暖亦交相推移，阴阳变化的规律，哪边偏衰而少，哪边偏盛而多？是很难明白的。阴道为双数，阳道为单数，发病在春夏之季，阴气少而阳气多，对于这种阴阳不能调和的病变，应该怎样用补法，或怎样用泻法呢？发病在秋冬之季，阳气少而阴气多，对这种阴阳相易的病变，应该怎样用泻法，或怎样用补法呢？不正的邪气，侵入了经络，哪些病变的发生就很难算清，主要是不知道经穴根结是脏腑关键所在。等到机关折损，枢纽败坏，开阖失常，其气走泄，阴阳大伤，那精气就不可复聚了。至于运用九针的紧要所在，就在明了经脉根结的情况，能知道经脉根结的道理。针刺的原则一说就明白了。不知道经脉根结的重要性，针刺的道理就等于绝灭。

太阳根于至阴，结于命门，命门者目也。阳明根于厉兑，结于颡大，颡大者钳耳也。少阳根于窍阴，结于窗笼，窗笼者耳中也。太阳为开❶，阳明为阖❷，少阳为枢❸。故开折则肉节渎❹而暴病起矣，故暴病者取之太阳，视有余不足，渎者皮肉宛膲❺而弱也。阖折则气无所止息而痿疾起矣❻，故痿疾者，取之阳明，视有余不足，无所止息者，真气稽留❼，邪气居之也。枢折即骨繇❽而不安于地，故骨繇者取之少阳，视有余不足，骨繇者，节缓而不收也，所谓骨繇者，摇故也，当穷其本也。

【注释】

❶ 太阳为开：开，应作"关"，"关"的意思是说关主禁，膀胱足太阳脉主禁津液及于毛孔。

❷ 阳明为阖：杨上善曰："阖谓门扉，主关闭也。胃足阳明脉，令真气止息，复无留滞，故名为阖。"

❸ 少阳为枢：杨上善曰："枢主转动。胆足少阳脉主筋，纲维诸骨，令其转动，故为枢也。"

❹ 肉节渎：肉节，肌肉组织的间隙。渎，是"殰"的误字。殰，肉败。

❺ 宛膲：瘦小憔悴。膲，与"燋"通。

❻ 阖折则气无所止息而痿疾起矣：杨上善曰："阳明主肉主气，故肉气折损，则正气不能禁用，即身痿厥，痿而不收，则知阳明阖折也。"

❼ 真气稽留：真气，谓正气。稽留，谓运行滞留。

❽ 骨繇：杨上善曰："少阳主筋，筋以约束骨节，骨节气弛，无所约束，故骨繇。"

【白话解】

　　足太阳经脉起于足小趾外侧的至阴穴，归结于面部内眼角睛明穴。足阳明经脉起于足大趾侧次趾端的厉兑穴，归结于额角部位的头维穴。足少阳经脉起于足小趾侧次趾之端的窍阴穴，归结于耳部的听宫穴。太阳经在人身上，好像外门的门栓；阳明经在人身上，好像外门的门扇；少阳经在人身上，好像外门的转轴。假如太阳之关失掉了功能，就会肉节溃缓而发生暴病，因此诊治暴病，可取用足太阳膀胱经，观察病的情况，泻有余，补不足。所谓"渎"就是皮肉瘦小憔悴的意思。阳明之合失掉了功能，阳气就会无所止息，而发生痿疾，因此诊治痿疾，可取用足阳明胃经，观察病的情况，泻有余，补不足。所谓"无所止息"是说正气运行不畅，而邪气就留在里边了。少阳之枢失掉了功能，就会发生骨摇，不能在地上安然行走，因此诊治骨摇病，可取用足少阳胆经，观察病的情况，泻有余，补不足。所谓"骨摇"，就是骨节缓纵不收的意思。以上所说的，应该探索一下它的根源。

　　太阴根于隐白，结于太仓❶。少阴根于涌泉，结于廉泉❷。厥阴根于大敦，结于玉英❸，络于膻中。太阴为开，厥阴为阖，少阴为枢。故开折则仓廪无所输❹膈洞❺，膈洞者取之太阴，视有余不足，故开折者气不足而生病也。阖折即气绝而喜悲，悲者取之厥阴，视有余不足。枢折则脉有所结而不通❻，不通者取之少阴，视有余不足，有结者皆取之不足。

【注释】

❶ 太仓：中脘穴。

❷ 廉泉：指舌下两脉者。

③玉英：玉堂穴。

④仓廪无所输：杨上善曰："太阴主水谷，以资身肉。太阴脉气关折，则水谷无由得行，故曰仓无输也。"

⑤膈洞：指胸膈阻塞，洞泄。

⑥枢折则脉有所结而不通：杨上善曰："少阴主骨，骨气有损，则少阴之脉不流，故有所结不通。结，即少阴络结也。"

【白话解】

足太阴经脉起于足大趾内端的隐白穴，归结于上腹部的太仓。足厥阴经脉起于足大趾外端的大敦穴，归结于胸部的玉英而下络于膻中穴。足少阴经脉起于足心的涌泉穴，归结于颈喉的廉泉穴。太阴在人身上，好像内门的门栓；厥阴在人身上，好像内门的门扇；少阴在人身上，好像内门的转轴。假如太阴之关失掉了功能，就会脾失运化之职，水谷无所转输，而发生胸膈阻塞、洞泄的病变，有了胸膈阻塞、洞泄之病，可取用足太阴脾经穴，观察病的情况，泻有余，补不足。本来么，太阴之关失掉了功能，主要是由于气不足而发病的。厥阴之合失掉了功能，就会发生气机弛缓，而多悲哀的病变，治疗善悲的病，可取用足厥阴肝经穴，观察病的情况，泻有余，补不足。少阴之枢失掉了功能，则肾经脉气结滞不通，治疗结滞不通的病，可取用足少阴肾经穴，观察病的情况，泻有余，补不足，凡是经脉有结滞的，都应该取用上法针刺治疗。

足太阳根于至阴，溜于京骨，注于昆仑，入于天柱、飞扬也。

足少阳根于窍阴，溜于丘墟，注于阳辅，入于天容、光明也。

足阳明根于厉兑，溜于冲阳，注于下陵，入于人迎、丰隆也。

手太阳根于少泽，溜于阳谷，注于小海，入于天窗、支正也。

手少阳根于关冲，溜于阳池，注于支沟，入于天牖、外关也。

手阳明根于商阳，溜于合谷，注于阳溪，入于扶突、偏历也。

此所谓十二经者❶，盛络皆当取之。

【注释】

❶ 十二经者：指六阳经手足左右而言。

【白话解】

足太阳膀胱经脉起于本经井穴至阴，流于原穴京骨，注于经穴昆仑，上入于项部天柱穴，下入于足部的络穴飞扬。

足少阳胆经脉起于本经井穴窍阴，流于原穴丘墟，注于经穴阳辅，上入于颈部天容穴，下入络穴光明。

足阳明胃经脉起于本经井穴厉兑，流于原穴冲阳，注于经穴解溪，上入于颈部的人迎穴，下入于足部的络穴丰隆。

手太阳小肠经脉起于本经井穴少泽，流于经穴阳谷，注于合穴小海，上入于头部的天窗穴，下入于臂部的络穴支正。

手少阳三焦经起于本经井穴关冲，流于原穴阳池，注于经穴支沟，上入于头部天牖穴，下入于络穴外关。

手阳明大肠经脉起于本经井穴商阳，流于原穴合谷，注于经穴阳溪，上入于颈部扶突穴，下入于络穴偏历。

这就是十二经根流注入的部位，有络脉盛满的现象，应当酌取这些穴位去泻它。

一日一夜五十营，以营五脏之精，不应数❶者，名曰狂生❷。所谓五十营者，五脏皆受气。持其脉口，数其至也，五十动而不一代者❸，五脏皆受气；四十动一代者，一脏无气❹；三十动一代者，二脏无气❺；二十动一代者，三脏无气❻；十动一代者，四脏无气❼；不满十动一代者，五脏无气❽。予之短期，要在终始。所谓五十动而不一代者，以为常也，以知五脏之（期）〔气〕。予之短期者，乍数❾乍疏也。

【注释】

❶ 不应数：是说不合于五十营之数。

❷ 狂生：生病。此谓不至五十营者，就能致病，故曰狂生。

❸ 五十动而不一代者：杨上善曰："五十动者，肾脏第一，肝脏第二，脾脏第三，心脏第四，肺脏第五，五脏各为十动，故曰从脉。十动以下，次第至肾。满五十动，即五脏皆受于气也。"张介宾曰："代，更代之义。谓于平脉之中，而忽见奥弱，或乍数乍疏，或断而复起。盖其脏有所损，则气有所亏，故变易若此，均名为代。若五十动而不一代者，五脏受气皆足，乃为和平之脉。"

❹ 一脏无气：谓肾脏无气。

❺ 二脏无气：谓肝脏无气。

❻ 三脏无气：谓脾脏无气。

❼ 四脏无气：谓心脏无气。

❽ 五脏无气：谓肺脏无气。

❾ 数（shuò 朔）：频数。

【白话解】

经脉之气在体内运行，一日一夜是五十周，因而使五脏精气循环往来。如果太过或不及，不合乎周行五十次的次数，就会生病，这叫作"狂生"。所谓"五十营"的作用，是保证五脏受气的充实，这可以从切寸口脉象，去计算脉的搏动次数，而测知人的强弱。脉跳动五十次而不歇止的，这是五脏精气旺盛的象征；脉跳动四十次而有一次歇止的，是一脏无气的象征；脉跳动三十次而有一次歇止的，是二脏无气的象征；脉跳动二十次而有一次歇止的，是三脏无气的象征；脉跳动十次而有一次歇止的，是四脏无气的象征；脉跳动不满十次就歇止的，这是五脏精气不足，在短期内就有死亡的可能，所以诊察精细，主要在于先通晓了经脉的起止。所谓脉跳动五十次而不歇止，是五脏正常的脉象，借以测知五脏精气的状况。至于说一个人短期内可能死亡，是从脉象忽快忽慢断定的。

黄帝曰：逆顺五体❶者，言人骨节之小大，肉之坚脆，皮之厚薄，血之清浊，气之滑涩，脉之长短，血之多少，经络之数，余已知之矣，此皆布衣匹夫之士也。夫王公大人，血食之君，身体柔脆，肌肉软弱，血气慓悍❷滑利，其刺徐疾浅深多少，可得同之乎？岐伯答曰：膏粱菽藿❸之味，何可同也。气滑即出疾，其气涩则出迟，气（悍）［滑］则针小而入浅，气涩则针大而入深，深则欲留，浅则欲疾。以此观之，刺布衣者深以留之，刺大人者微以徐之，此皆因气慓悍滑利也。

【注释】

❶ 逆顺五体：孙鼎宜曰："逆顺五体，是古经篇名。"近人刘衡如曰："逆顺五体乃本书第三十八篇篇名，今本作《逆顺肥瘦》。"

❷ 慓悍：同义复词，有"急"的意思。

❸ 膏粱菽藿：膏，指肉之肥者。粱，指食之精者。菽，指豆。藿，指豆叶。

【白话解】

黄帝说：人的形体异常和正常有五种，是说这五种形体的人，骨节有大有小，肌肉有坚有脆，皮肤有厚有薄，血液有清有浊，气的运行有滑有涩，经脉有长有短，血分有多有少，以及经络的数目，这些我已经都知道了。但这都指的是一般劳苦人民说的。至于那些王公大人终日肉食的人，他们身体柔脆，肌肉软弱，血气运行急滑，那么在针刺时，手法的快慢，进针的浅深，取穴的多少，它和一般劳苦人民能够一样吗？岐伯回答：吃肉食细粮的人和吃粗粮豆叶的人，在治病针刺时，怎能会一样呢？针刺的原则是，气滑的出针快，气涩的出针慢，气滑的用小针浅刺，气涩的用大针深刺；深刺的就要留针，浅刺的要快出针。从以上这些情况来看，针刺劳苦人民要深刺并且要留针，针刺王公大人要浅刺并且要进针慢些，因为他们的气行急滑，很容易发生异常的感觉啊！

黄帝曰：形气❶之逆顺奈何？岐伯曰：形气不足，病气有余，是邪胜也，急泻之❷。形气有余，病气不足，急补之。形气不足，病气不足，此阴阳气俱不足也，不可刺之，刺之则重❸不足，重不足则阴阳俱竭，血气皆尽，五脏空虚，筋骨髓枯，老者绝灭，壮者不复矣。形气有余，病气有余，此谓阴阳俱有余也，急泻其邪，调其虚实。故曰有余者泻之，不足者补之，此之谓也。

【注释】

❶ 形气：形，谓皮肤筋骨血脉。气，谓神气。

❷ 急泻之：杨上善曰："急泻邪气，补形气也。"

❸ 重：有"更"的意思。

【白话解】

黄帝说：形气出现了有余或不足，怎样治疗呢？岐伯说：形气不足，病气有余的，是邪气实，应该急泻其邪；形气有余，病气不足的，赶紧用补法。形气不足，病气不足的，这是阴阳都不足了，对这样的病人，不能用针刺治疗，误刺后，正气更加不足，就会导致阴阳俱竭，血气皆尽，五脏空虚，筋髓枯槁，这样，老年人要死亡，壮年人也很难康复。若形气有余，病气也有余的，这是阴阳都有余了，对这样的病人，应该立即泻其实邪，调和虚实，使它别发生偏盛。所以说，病有余的，应该用泻法；病不足的，应该用补法，就是这个道理。

故曰刺不知逆❶顺，真邪相搏。满而补之，则阴阳四溢❷，肠胃充郭❸，肝肺内膜，阴阳相错。虚而泻之，则经脉空虚，血气竭枯，肠胃偏辟❹，皮肤薄著❺，毛腠夭膲，予之死期。故曰用针之要，在于知调（阴与阳），调阴与阳，精气乃光，合形与气，使神内藏。故曰上工平气，中工乱❻脉，下工绝气危生。（故曰下工）不可不慎也。必审五脏变化之病，五脉❼之应，经络之实虚，皮之柔粗❽，而后取之也。

【注释】

❶ 逆：谓应补反泻，应泻反补。

❷ 四溢：谓俱盛。

❸ 充郭：谓胀满。

❹ 偏辟：杨上善曰："攝辟，肠胃无气也。"

❺ 皮肤薄著：谓皮肤紧贴近骨上。

⑥乱：治。

⑦五脉：此指五脏之脉。

⑧皮之柔粗：杨上善曰："柔粗，谓调尺之皮肤柔弱粗强也。"

【白话解】

所以说，运用针刺不懂得补泻逆顺的道理，就可以导致正邪相争。邪气实的误用了补法，就会阴阳都太盛了，因而肠胃大满，肝肺内胀，阴阳之气互相错乱。正气虚的误用了泻法，就会经脉空虚，血气衰竭，肠胃松弛无气，瘦得皮肤包骨，毛发短了，腠理干了，这可说离死期不远了。因此说，运用针法的关键在于懂得调和的道理。调和了阴阳，精气就可以充沛，形气合一，而使神气内藏。所以说上工能够平气，中工能够治脉，下工则耗气危害生命。所以说，用针不可不慎重啊！一定要审察五脏的变化，五脏脉象与病的相应情况，经络的属虚属实，皮肤上是柔是粗，然后取用适当经穴进行治疗。

寿夭刚柔第六

【提要】本篇主要说明人体的生长，有强弱、阴阳、刚柔的不同，进而说明生理病理方面所属阴阳刚柔与寿夭的关系。另外根据阴阳内外的规律与疾病的变化过程，作出风、痹、风痹的疾病分类，从而提出选取针刺的穴位和治疗法则，病人体质不同，病情不同，因而在刺法上有"三变"和火针、药熨之异。

黄帝问于少师曰：余闻人之生也，有刚有柔，有弱有强，有短有长，有阴有阳，愿闻其方❶。少师答曰：阴中有（阴）[阳]，阳中有（阳）[阴]，审知阴阳，刺之有方，得病所始，刺之有理，谨度病端，与时相应，内合于五脏六腑，外合于筋骨皮肤。是故内有阴阳，外亦有阴阳。在内者，五脏为阴，六腑为阳；在外者，筋骨为阴，皮肤为阳。故曰病在阴之阴❷者，刺阴之荥输；病在阳之阳❸者，刺阳之合；病在阳之阴❹者，刺阴之经；病在阴之阳❺者，刺络脉。故曰病在阳者命曰风，病在阴者命曰痹，阴阳俱病命曰风痹。病有形而不痛者，阳之类也❻；无形而痛者，阴之类也❼。无形而痛者，其阳完❽而阴伤之也，急治其阴，无攻其阳；有形而不痛者，其阴完❾而阳伤之也，急治其阳，无攻其阴。阴阳俱动❿，乍有形，乍无形，加以烦心，命曰阴胜其阳，此谓不表不里，其形不久。

【注释】

❶ 方：道理。

❷ 病在阴之阴：指病变部位在脏。因内为阴，五脏又为内中之阴，故云"阴之阴"。

❸ 病在阳之阳：指病变部位在皮肤。因外为阳，皮肤为外之阳，故云"阳之阳"。

❹ 病在阳之阴：指病变部位在筋骨。因外为阳，筋骨为外之阴，故云"阳之阴"。

❺ 病在阴之阳：指病变部位在腑。因内为阴，六腑为内之阳，故云"阴之阳"。

❻ 病有形而不痛者阳之类也：张志聪曰："有形者，皮肉筋骨之有形，病有形而不痛者，病在外之阳也。"

❼ 无形而痛者阴之类也：张志聪曰："无形者，五脏六腑之气也，病无形而痛者，气伤痛也。"

❽ 阳完：指阳分未受病。

❾ 阴完：指阴分未受病。

❿ 阴阳俱动：谓表里皆病。动，与"痛"通。

【白话解】

黄帝问少师：我听说人体的生长，性情有刚有柔，体质有强有弱，身形有长有短，并有阴阳两方面的区别，希望听一下其中的道理。少师回答：阴当中还有阳，阳的当中还有阴，果然了解了阴阳的规律和它相互之间的关系，才能很好地运用针刺的方法，知道疾病起始时的情况，才能在针刺时作出适当的手法，同时要认真地揣度发病的经过与四时季节变化的相应关系。人体的阴阳，里面合于五脏六腑，外面合于筋骨皮肤，所以人体里面有阴阳，外面也有阴阳。在里面的五脏为阴，六腑为阳；在外面的，筋骨为阴，皮肤为阳。因此，病在阴中

之阴的，当刺阴经的荥输；病在阳中之阳的，当刺阳经的合穴；病在
阳中之阴的，当刺阴经的经穴；病在阴中之阳的，当刺阳经的络穴。
这是以阴阳内外与疾病的关系，而作出选取针刺穴位的基本法则。也
可以阴阳作为疾病的分类，病在阳经的叫作风，病在阴经的叫作痹，
阴阳两经都有病的叫作风痹。病有形态变化而不疼痛的，属于阳经的
一类疾病，病无形态变化而疼痛的，属于阴经的一类疾病。没有形态
变化而觉得疼痛的，这是阳经未受侵害，只是阴经有病，赶快在阴经
方面取穴治疗，不要攻他的阳经。有了形态变化而不觉得疼痛的，这
是阴经未受侵害，只是阳经有病，赶快在阳经方面取穴治疗，不要攻
他的阴经。至于阴阳表里都有了病，忽然形态有了变化，忽然现象又
隐没了，更加上心中烦躁的，叫作阴病甚于阳，这是所谓不表不里，
在治疗上是困难的，预示着病人的形体不能久存了。

　　黄帝问于伯高曰：余闻形气病❶之先后，外内之应奈
何？伯高答曰：风寒伤形，忧恐忿怒伤气。气伤脏，乃病
脏；寒伤形，乃（应）[病]形；风伤筋脉，筋脉乃（应）
[病]。此形气外内之相应也。

【注释】

❶ 形气病：指形病、气病。形病谓皮肤筋骨的病变。气病谓五脏六腑精气
的病变。

【白话解】

　　黄帝问伯高：我听说形气与病有先后内外相应的关系，这是什么
道理？伯高回答：风寒外袭，先伤形体，那是应之于外；忧恐愤怒的
精神激动，先伤内气，那是应之于内。因为气失协调，伤了五脏之和，
就会使五脏有病。寒邪侵袭，使形体受了伤害，就会在肌表皮肤方面
发病。风邪伤了筋脉，它是居于外内之间的，就会在筋脉有病。这就
是形气与疾病外内相应的关系。

　　黄帝曰：刺之奈何？伯高答曰：病九日者，三刺而已。
病一月者，十刺而已。多少远近，以此衰之❶。久痹不去身
者，视其血络，尽出其血❷。黄帝曰：外内之病，难易之治
奈何？伯高答曰：形先病而未入脏者，刺之半其日；脏先病

而形乃应者，刺之倍其日。此（月）［外］内难易之应也。

【注释】

❶ 以此衰之：衰，有"差"字之义。以此衰之，是说以此标准作等差也。

❷ 尽出其血：马莳曰："久痹则视其血络，尽出其血，不必拘于三日一刺之法。"

【白话解】

黄帝说：针刺的疗程是怎样定呢？伯高回答：病九天的，刺三次可以好，病一个月的，刺十次可以好。病程时日的多少远近，都可以根据三日一刺的标准来做等差。如果痹病的时间已很长了，病邪留滞不去，就应该诊看他的血络，尽力去掉恶血。黄帝又说：人体有内外的疾病，针刺有难治易治的不同，这怎样区别呢？伯高回答：形体先有病还未传入内脏，这是浅表的病，针刺的次数，可以减少一日半期；内脏先有病而形体也有病的，这是内外都有病了，针刺的日数就要加倍，这就是疾病有内外，针治有难易，它们之间互应的道理。

黄帝问于伯高曰：余闻形有缓急，气有盛衰，骨有大小，肉有坚脆，皮有厚薄，其以立❶寿夭奈何？伯高答曰：形与气相任则寿，不相任则夭。皮与肉相果则寿，不相果则夭。血气经络胜形则寿，不胜形则夭。

【注释】

❶ 立：确定的意思。

【白话解】

黄帝问伯高：我听说人的形态有缓有急，正气有盛有衰，骨骼有大有小，肌肉有坚有脆，皮肤有厚有薄，那么用这些来定人的寿夭要怎样认识呢？伯高回答：形与气之间平衡相称的就会长寿，不平衡、不相称的就会夭亡，皮肤与肌肉相包很紧的就会长寿，不相包的就会夭亡，血气经络充盛胜过形体的就会长寿，血气经络衰退不能胜过形体的就会夭亡。

黄帝曰：何谓形之缓急？伯高答曰：形充而皮肤缓❶者则寿，形充而皮肤急❷者则夭。形充而脉坚大者顺也，形充而脉小以弱者气衰，衰则危矣。若形充而颧不起^❸者骨小，骨小则夭矣。形充而大肉䐃坚^❹而有分者肉坚，肉坚则寿矣；形充而大肉无分理^❺不坚者肉脆，肉脆则夭矣。此天之生命，所以立形定气而视寿夭者。必明乎此，立形定气，而后以临病人，决死生。

【注释】

❶ 皮肤缓：谓皮肤柔软。

❷ 皮肤急：谓皮肤坚紧而少弹性。

❸ 颧不起：颧即面颧骨。颧不起是指颧骨小，其突起不明显。

❹ 大肉䐃（jiǒng 窘）坚：大肉，指腿臂之肉。䐃，指肌肉之突起部分。

❺ 分理：指肌肉的纹理。

【白话解】

黄帝说：什么叫作形体的缓急？伯高回答：形体充实而皮肤柔软的人，就是长寿的；形体充实而皮肤坚紧的人，就是短寿的。形体充实而脉气坚大的人，称为顺；形体充实而脉气弱小的人，属于气衰，气衰是危殆的现象。如果形体充实而面部颧骨不突起的人，骨骼必小，骨骼小的属于短寿一类。形体充实而臂腿臀部肌肉突起坚实而有肤纹的，称为肉坚，肉坚的人是长寿的。形体充实而臂腿臀部肌肉没有肤纹的，称为肉脆，肉脆的人是短寿的。这是自然界维持生命的原则，所以确立形体的刚柔强弱，决定气之属阴属阳，而观察人的寿命长短。医者，必须了解这一点以立形定气，然后可以临床治病，看出预后怎样，判断死生。

黄帝曰：余闻寿夭，无以度^❶之。伯高答曰：墙基^❷卑，高不及其地者，不满三十而死；其有因加疾者，不及二十而死也。黄帝曰：形气之相胜，以立寿夭奈何？伯高答曰：平人而气胜形者寿^❸；病而形肉脱，气胜形者死，形胜气者危^❹矣。

【注释】

❶ 度（duó 夺）：推测。

❷ 墙基：面部四旁骨骼。

❸ 气胜形者寿：张介宾曰："人之生死由乎气，气胜则神全，故平人以气胜形者寿。设外貌虽充而中气不足者，必非寿器。"

❹ 气胜形者死形胜气者危：张介宾曰："病而至于形肉脱，虽其气尚胜形，亦所必死。盖气为阳，形为阴，阴以配阳，形以寓气，阴脱则阳无所附，形脱则气难独留，故不免于死。或形肉未脱，而元气衰竭者，形虽胜气，不过阴多于阳，病必危矣。"

【白话解】

黄帝说：我听说人有寿夭，可是无法去推测它。伯高回答：衡量人的寿夭，可从面部观察，耳边四周的骨骼平陷，高度还不及耳前肉的，这样的人，不满三十岁就会死的；如再加上外感内伤而患了疾病的，不到二十岁，就会有死亡的可能了。黄帝说：形气的相胜，怎样用它去定长命或短寿呢？伯高回答：一般没有病的人，其气胜过形体的可以长寿；有病的人，形体肌肉很消瘦，即使其气胜过形体，但由于形肉已脱，也是要死的。倘若形体并不是太消瘦的，而元气已衰，像这样虽然是形体胜过元气，它的病也是危险的。

黄帝曰：余闻刺有三变，何谓三变？伯高答曰：有刺营者，有刺卫者，有刺寒痹❶之留经者。黄帝曰：刺三变者奈何？伯高答曰：刺营者出血❷，刺卫者出气❸，刺寒痹者内热。黄帝曰：营卫寒痹之为病奈何？伯高答曰：营之生病也，寒热少气❹，血上下行。卫之生病也，气痛时来时去，怫忾贲响❺，风寒客于肠胃之中❻。寒痹之为病也，留而不去，时痛而皮不仁❼。黄帝曰：刺寒痹内热奈何？伯高答曰：刺布衣者，以火焠之。刺大人者，以药熨之。

【注释】

❶ 有刺营者有刺卫者有刺寒痹：张介宾曰："刺营者，刺其阴，刺卫者，刺其阳，刺寒痹者，温其经，三刺不同，故曰三变。"

❷ 出血：出恶血。

❸ 出气：出邪气。

❹ 寒热少气：寒热，指寒热往来。少气，谓气短而不通畅。

⑤ 怫忾（fú kǎi 弗楷）贲响：杨上善曰："怫忾，气盛满貌。贲响，腹胀貌。"

⑥ 风寒客于肠胃之中：张介宾曰："风寒外袭，而客于肠胃之间，以六腑属表而阳邪归之，故病亦生于卫气。"

⑦ 不仁：不知风热痛痒。

【白话解】

黄帝说：我听说刺法有三种区别，是怎样呢？伯高说：这三种刺法是刺营、刺卫、刺寒痹。黄帝说：这三种刺法是怎样的？伯高说：刺营是刺静脉出血，刺卫是疏泄卫气，刺寒痹是针后药熨。黄帝说：营、卫、寒痹这三种病的症状是怎样的？伯高说：营病的症状，主要是寒热往来，气短，血上下妄行。卫病的症状，主要是气痛，时来时去，忽痛忽止，并且腹部郁满，膨胀，这是由于风寒外袭，邪客于肠胃之中所致的。寒痹的症状，是寒邪留于经络之间，日久不除，肌肉经常感觉疼痛，或皮肤麻木不仁。黄帝说：刺寒痹，针后药熨是怎样的？伯高说：针刺须要根据病人体质的差别，对一般人，可用火针法；对尊贵人，就要用针后药熨之法。

黄帝曰：药熨奈何？伯高答曰：用淳酒二十升，蜀椒一升，干姜一斤，桂心一斤，凡四种，皆㕮咀，渍❶酒中。用绵絮一斤，细白布四丈，并内酒中。置酒马矢煴❷中，盖封涂❸，勿使泄。五日五夜，出布绵絮，曝干之，干复渍，以尽其汁，每渍必晬❹其日，乃出干。干，并用滓与绵絮，复布为复巾❺，长六七尺，为六七巾。则用之生桑炭炙巾，以熨寒痹所刺之处，令热入至于病所，寒复炙巾以熨之，三十遍而止。汗出，以巾拭身，亦三十遍而止。起步内中，无见风。每刺必熨，如此病已矣，此所谓内热也。

【注释】

❶ 渍：浸。

❷ 煴（yūn 晕）：无焰的火。

❸ 涂：泥。

❹ 晬（zuì 醉）：一日一夜叫作晬。

⑤复布为复巾：复布，双层布。复巾，是用双层布制成夹袋。

【白话解】

黄帝说：药熨怎样去做呢？伯高回答：这种药熨法，是用醇酒二十升，蜀椒一升，干姜、桂各一斤，这四种药，都用口咬成粗粒，浸在酒中，再用丝绵一斤，细白布四丈，一起浸在酒中，把酒器放在燃烧的马粪上面，酒器用泥涂封，不叫它泄气。经过五天五夜，取出白布及丝绵晒干，再浸入酒内，直到把酒汁吸完。每浸一次，需要一天一夜时间，才取出晒干。晒干后，并将药滓和丝绵放在布袋内。这种布袋，是用双层布做的双层夹袋，长六七尺，一共制成六七个夹袋备用。使用时，先将夹袋在桑炭上烤热，在寒痹较重的地方进行温熨。使温热直接传入里面的病所，夹袋冷了，仍在桑炭上烤热再熨，共熨三十次而止。熨后，汗出来了，用手巾拭干身体，也是三十次而止。熨后在室内散步，不要见风。每次针刺必须配合药熨，这样，病就好了，这就是所讲的药熨方法。

官针第七

【提要】本篇以阐述针刺的方式方法为主，在"病不同针""针不同法"的意义上，指出九针的长短大小和它们的性能效用各异，应当合理地施用，并具体地提出"应九变""应十二经""应五脏"的各种刺法，从而说明它们的不同用途，以期达到针有专用，任其所长，刺有定法，得其所宜的效果。

凡刺之要，官❶针最妙。九针之宜，各有所为，长短大小，各有所施❷也，不得其用，病弗能移❸。（疾）[病]浅针深，内伤良肉，皮肤为痛❹；病深针浅，病气不泻❺，支为大脓❻。病小针大，气泻太甚，疾必为害；病大针小，气不泄泻，亦复为败。失针之宜，大者泻，小者不移，已言其过，请言其所施。

【注释】

❶官：有"用"义，是动词。

❷ 施：应用。

❸ 病弗能移：谓病不能去。

❹ 痈：指化脓感染，疮疡。

❺ 病气不泻：谓病气不能排除。

❻ 大脓：张介宾曰："伤其支络，故为大脓。"

【白话解】

针刺的重要所在，以用针为最关键了，九针的应用，各有它们适用的范围，长的、短的、大的、小的，各有不同的使用方法。如果用不得法，那么病就不能去掉。譬如病证浅而针刺深，会损伤了内部良肉，引起皮肤上化脓成痈；病证深而针刺浅，病气就得不到排除，反而造成大的疮疡；病证轻却用了大针，气泻得过甚，病情一定会更严重；病证重却用了小针，邪气得不到疏泄，以后也是要坏事的。因此，针刺要适当施用，过用了大针就会伤了正气，误用了小针病就不会排除。上面已经说了针刺的过错，再讲一下它的合理施用。

病在皮肤无常处者，取以镵针于病所，肤白勿取。病在分肉间，取以员针❶于病所。病在经络痼痹者，取以锋针。病在脉，气少当补之者，取以锭针于井荥分输❷。病为大脓者，取以铍针。病痹气暴发者，取以员利针。病痹气痛而不去者，取以毫针。病在中者，取以长针。病水肿不能通关节者，取以大针。病在五脏固居❸者，取以锋针，泻于井荥分输，取以四时❹。

【注释】

❶ 员针：锋如卵形，用它揩摩肌肉或肌腱之间，达到流通气血而不伤肌肉的目的。

❷ 取锭针于井荥分输锭针，尖端如黍粟之锐。井荥分输是指四肢肘膝以下各经的井、荥、输、经、合等特定腧穴。锭针按压各经的井、荥、输、经、合等特定腧穴。

❸ 固居：久留不去的意思。

❹ 取以四时：是指取用这些腧穴时，须根据四季时令的不同，分别使用。如"春取络脉诸荥，夏取诸输孙络，秋取诸合，冬取诸井诸输之分"。

【白话解】

病在皮肤浅表而无固定的地方，可以用镵针治疗有病的地方。如患部皮肤苍白，就不能够用镵针了。病在肌肉或肌腱之间，可以用圆针治疗。病在经络，痹阻已久的，可以用锋针治疗。病在经脉，气不足当用补法的，可以鍉针按压井荥分输各穴。患较重脓疡的，可以用铍针排脓治疗。患急性发作痹证的，可以用圆利针治疗。患痹证疼痛而不止的，可以用毫针治疗。病已入里的，可以用长针治疗。患水肿而关节不通利的，可以用大针治疗。病在五脏痼留而不愈的，可以用锋针治疗，在井荥等腧穴施行泻法，于取穴时，根据时令的不同，分别使用。

凡刺有九，以应九变。一曰输刺，输刺者，刺诸经荥输脏腧也。二曰远道刺，远道刺者，病在上，取之下，刺腑腧❶也。三曰经刺，经刺者，刺大经之结络经分❷也。四曰[小]络刺❸，[小]络刺者，刺小络之血脉也。五曰分刺，分刺者，刺分肉之间也。六曰大泻刺❹，大泻刺者，刺大脓以铍针也。七曰毛刺❺，毛刺者，刺浮痹皮肤也❻。八曰巨刺❼，巨刺者，左取右，右取左。九曰焠刺❽，焠刺者，刺燔针❾则取痹也。

【注释】

❶ 腑腧：指足太阳膀胱经、足阳明胃经、足少阳胆经的腧穴。

❷ 大经之结络经分：大经，指深部经脉；结络经分，是指在病人体表能触及的一些硬结或压痛等。

❸ 小络刺：小络，指浅部小静脉，刺之可泻瘀血。

❹ 大泻刺：谓针刺脓疡，排脓放血，今属外科。

❺ 毛刺：皮肤浅刺。

❻ 刺浮痹皮肤也：谓刺皮肤表层的痹证，宜浅刺皮毛，无伤肌肉。

❼ 巨刺：此与缪刺不同，是指刺大经而深，缪刺是刺其支络而浅。但交叉取穴则相同。

❽ 焠（cuì 翠）刺：烧热后刺入。焠针，火针。张介宾曰："焠针者，用火赤其针，而后刺之，寒毒固结，非此不可。"

❾ 燔（fán 凡）针：即火针，烧针。

【白话解】

针刺方法有九种，用来应对九种不同的病情。第一种叫作输刺，输刺，就是针刺十二经在四肢的井、荥、输、经、合各穴，以及背部两侧的脏腑腧穴。第二种叫作远道刺，远道刺，就是病在上部的，从下部取穴，针刺三阳经的腧穴。第三种叫作经刺，经刺，就是在深部经脉触到的硬结或压痛，随其所在施针。第四种叫作小络刺，小络刺，就是刺皮下浅部的小静脉。第五种叫作分刺，分刺，就是针刺肌肉和肌肉间隙处。第六种叫作大泻刺，大泻刺，就是针刺脓疡，使用铍针。第七种叫作毛刺，毛刺，就是针刺皮肤浅层痹证，刺皮而不伤肉。第八种叫作巨刺，巨刺，就是左取右、右取左的交叉刺法。第九种叫作焠刺，焠刺，就是用烧热的针来治疗痹病。

凡刺有十二节，以应十二经。一曰偶刺❶，偶刺者，以手直心若背，直痛所，一刺前，一刺后，以治心痹，刺此者旁针❷之也。二曰报刺❸，报刺者，刺痛无常处也，上下行者，直内无拔针，以左手随病所按之，乃出针复刺之也。三曰恢刺❹，恢刺者，直刺旁之，举之前后，恢筋急，以治筋痹❺也。四曰齐刺❻，齐刺者，直入一，旁入二，以治寒〔热〕气小深者。或曰三刺，三刺者，治痹气小深者也。五曰（扬）〔阳〕刺❼，（扬）〔阳〕刺者，正内一，旁内四，而浮之，以治寒气之博大者也。六曰直针刺，直针刺者，引皮乃刺之，以治寒气之浅者也。七曰输刺❽，输刺者，直入直出，稀发针而深之，以治气盛而热者也。八曰短刺，短刺者，刺骨痹❾，稍摇而深之，致针骨所，以上下摩骨也。九曰浮刺❿，浮刺者，旁入而浮之，以治肌急而寒者也。十曰阴刺⓫，阴刺者，左右率刺之，以治寒厥⓬，中寒厥，足踝后少阴也。十一曰旁（针）刺⓭，旁（针）刺者，直刺旁刺各一，以治留痹久居者也。十二曰赞刺，赞刺者，直入直出，数发针而浅之出血，是谓治痈肿也。

【注释】

❶ 偶刺：偶，谓配对。偶刺，是前后相对的配穴法。

❷ 旁针：指针要偏斜，不可正对直刺，以防伤及内脏。

❸ 报刺：报，复也。报刺是随痛之所在，重复施针的一种刺法。

❹ 恢刺：恢，恢廓，二字是双声，引申有宽畅的意思。

❺ 筋痹：谓筋挛节痛，不可以行。

❻ 齐刺：是直一旁二，三针齐下的刺法。

❼ 阳刺：当中一针，旁加四针，仅浮刺于表，有主外之意。

❽ 输刺：输，泻。刺之以泻气盛而热，故曰"输刺"。

❾ 骨痹：谓寒气在骨，骨重难举，骨髓酸痛。

❿ 浮刺：徐大椿曰："卧针之法，即浮刺之法，卫在外，欲其浅，故侧卧其针，则针锋横达，不及营也。"

⓫ 阴刺：阴，股内侧。左右都刺。

⓬ 寒厥：因阳气衰微而引起的厥证。

⓭ 旁刺：旁刺是直刺一针，旁加一针的刺法。张介宾曰："正者刺其经，旁者刺其络。"

【白话解】

针刺方法有十二节，以对应十二经不同病证的治疗。第一种叫作偶刺。偶刺是用手对着胸部和背部，当痛之所在，一针刺前胸，一针刺后背，用这样的方法，治疗心气闭塞一类疾病，这种刺法针要偏斜。第二种叫作报刺。报刺是治痛无固定部位，时上时下，直刺，不立即拔针，而用左手随着病痛所在，按其痛处，这才出针，然后再如前法进针。第三种叫作恢刺。恢刺是直刺在筋的旁边，提插捻运，或前或后，这样的方法，可以舒缓筋急的症状，治疗筋痹的疾病。第四种叫作齐刺。齐刺是在当中直刺一针，左右两旁各刺一针，这样的方法，可以治疗寒热较小而深的一类疾病，又叫三刺。三刺是治疗痹病较小而深的方法。第五种叫作阳刺。阳刺是在病变正中刺一针，在周围刺四针，都用浅刺，这样的方法，可以治疗寒气比较广泛的疾病。第六种叫作直针刺。直针刺是用手捏起皮来，将针沿皮直刺，这样的方法，可以治疗寒气较浅的痹证。第七种叫作输刺。输刺是直入直出，发针快而刺入较深，这样的方法，可以治疗气盛而有热的病证。第八种叫作短刺。短刺可以治骨痹病。它是进针后，稍稍摇针而再深入，使针尖直达骨的附近，用上下提插的方法以治骨痹的病。第九种叫作浮刺。浮刺是从旁斜刺浮浅的肌表，这样的方法，可以治疗肌肉挛急而属寒的病证。第十种叫作阴刺。阴刺是左右都刺，可以治疗寒厥病，应该取足内踝后面足少阴经的太溪穴。第十一种叫作旁刺。旁刺是直刺一针，旁刺一针，这样的方法，可以治疗日久不愈的痹证。第十二种叫作赞刺。赞刺是直入直出，发针较快，在患处浅刺出血，这可说是治疗痈肿的一种刺法。

脉之所居深不见者，刺之微内针而久留之，以致其空脉气也。脉浅者勿刺❶，按绝其脉乃刺之，无令精出，独出其邪气耳。所谓三刺❷则谷气❸出者，先浅刺绝皮❹，以出阳邪❺；再刺则阴邪❻出者，少益深，绝皮致肌肉，未入分肉间也；已入分肉之间，则谷气出。故《刺法》曰：始刺浅之，以逐邪气而来血气❼；后刺深之，以致阴气之邪❽，最后刺极深之，以下谷气❾。此之谓也。故用针者，不知年之所加❿，气之盛衰，虚实之所起，不可以为工也。

【注释】

❶ 脉浅者勿刺：脉在浅部，有血络显现的，不要急刺。

❷ 三刺：以刺入浅深分三阶段。一刺透皮肤；二刺入皮下组织；三刺入肌肉之中。

❸ 谷气：指施针感应。

❹ 绝皮：绝，指透过。绝皮，是说浅刺仅透过皮肤。

❺ 阳邪：卫分的邪气。

❻ 阴邪：营分的邪气。

❼ 以逐邪气而来血气：杨上善曰："逐邪气者，逐阳邪；来血气，引正气也。"

❽ 以致阴气之邪：致，运转、宣散。以致，是说以宣散阴分的邪气。

❾ 下谷气：指使谷气得至，达致补虚泻实的效果。

❿ 年之所加：杨上善曰："人七岁已上，次第加九，至一百六，名曰年加。不知年加气之衰盛虚实，为不知也。"

【白话解】

经脉所在，是居于深部不能见到的，针刺时，就应该轻微刺入其内，留针时间可以长些，这样，是为了引导那孔穴里的脉气。经脉浅的不要急刺，必须先按绝其脉，避开血管，才可以进针，不叫精气外泄，仅是除去邪气而已。所谓三刺的针法，就是最后要产生针感。它的做法是，首先浅刺透过皮肤，以宣泄卫分的邪气，再刺是宣泄营分的邪气，稍微深刺一点，透过皮肤，接近肌肉，而不到分肉之间，最后到了分肉之间，就会出现了针的感应。所以《刺法》曾说：开始浅刺皮肤，可以祛逐卫分的邪气，使正气通畅；又再深刺，以宣散阴分的邪气，最后刺到极深，就可以发生感应，达到补虚泻实的目的，也就是这个说法。因此用针的医生，不知道年加的道理和血气盛衰虚实所引起的疾病情况，就不可以叫作好的医生。

凡刺有五，以应五脏。一曰半刺❶，半刺者，浅内而疾发针，无针伤肉，如拔毛状，以取皮气，此肺之应也。二曰豹文刺❷，豹文刺者，左右前后，针之中脉为故❸，以取经络之血者，此心之应也。三曰关刺❹，关刺者，直刺左右❺，尽筋❻上，以取筋痹，慎无出血，此肝之应也。或曰渊刺，一曰岂刺。四曰合谷刺❼，合谷刺者，左右鸡足❽，针于分肉之间，以取肌痹❾，此脾之应也。五曰输刺，输刺者，直入直出，深内之至骨，以取骨痹，此肾之应也。

【注释】

❶ 半刺：是言其浅，浅入而迅速发针。

❷ 豹文刺：是言其多，前后左右都刺，刺点分布像豹的斑纹。

❸ 针之中脉为故：针以刺中络脉为标准。

❹ 关刺：关，指关节。关刺是在关节附近的针刺法。

❺ 左右：指四肢。

❻ 尽筋：谓肌肉附着于关节处。

❼ 合谷刺：是刺在人身的分肉部分的刺法。

❽ 左右鸡足：正入一针，左右斜入二针，如鸡之足。

❾ 肌痹：是感受了寒湿之气，而皮肤肌肉发生疼痛的一种痹病。

【白话解】

刺法有五种，以应对与五脏有关的病变。第一种叫作半刺，半刺是浅刺，但出针要快，不损伤肌肉，好像拔去毫毛一样，可以疏泄皮气，这是和肺脏相应的刺法。第二种叫作豹文刺，豹文刺是刺左右前后，用针以刺中络脉为标准，可以消散经络中的瘀血，这是和心脏相应的刺法。第三种叫作关刺，关刺是直刺四肢关节的附近，可以治疗筋痹，在刺时，千万不可出血。这是和肝脏相应的刺法。这种刺法，或叫作渊刺，又叫作岂刺。第四种叫作合谷刺，合谷刺是正入一针，左右斜入二针，像鸡足一样，刺在分肉之间，可以治疗肌痹之证，这是和脾脏相应的刺法。第五种叫作输刺，输刺是直入直出，刺入深到骨的附近，可以治疗骨痹之证，这是和肾脏相应的刺法。

本神第八

【提要】本篇主要是研究情志致病的情况，具体指出七情内伤的病机和病证，并推论了五脏虚实也可影响情志的变化，在用针刺时，"必须观察病人之态，以知精神魂魄之存亡"，才可以相应地进行治疗。

黄帝问于岐伯曰：凡刺之法，先必本于神。血、脉、营、气、精（神），此五脏之所藏❶也，至其淫泆❷，离藏则精失❸、魂魄飞扬、志意（恍）[悗]乱❹、智虑去身者，何因而然乎？天之罪与？人之过乎？何谓德气❺，生精、神❻、魂、魄❼、心❽、意、志、思、智、虑❾？请问其故。

【注释】

❶ 五脏之所藏：肝藏血，心藏神，脾藏营，肺藏气，肾藏精。

❷ 淫泆：泆，与"佚"通用。引申有失常之意。

❸ 离藏则精失：谓离开所藏，则五脏的精气就会失掉。

❹ 悗乱：即"烦乱"之意。

❺ 德气："德"与"气"是同义词。指构成宇宙的本原物质。

❻ 精神：人的生命。

❼ 魂魄：人的生理本能。

❽ 心：人的思维器官。

❾ 意志思智虑：人的精神活动的高级形式。

【白话解】

黄帝问岐伯：针刺的法则，必须先详察并根据病人的精神活动情况。因为血、脉、营、气、精，这都是五脏所藏的。等到失了正常，离开所藏之脏，那五脏的精气就会失掉，魂魄也飞扬了，志意也烦乱了，本身也就失去智慧和思考的能力，因为什么会这样呢？是天然的病态呢，还是人为的过失呢？还有，什么叫作德气？能够产生精、神、魂、魄、心、意、志、思、智、虑？希望听到这其中的道理。

岐伯答曰：天之在我者德也，地之在我者气也❶，德流气薄而生者也。故生之来谓之精，两精相搏谓之神，随神往来者谓之魂，并精而出入者谓之魄，所以任❷物者谓之心，心有所忆谓之意，意之所存谓之志，因志而存变谓之思，因思而远慕谓之虑，因虑而处物谓之智。

【注释】

❶ 天之在我者德也地之在我者气也：在，"生"的意思。这是说人是承受天地（自然界）的本原物质"德""气"而产生的。

❷ 任：使。引申有支配的意思。

【白话解】

岐伯回答：天生我的是德，地生我的是气，这德气的本原物质交流搏击，才会使人化生成形。所以，演化成人体的原始物质，叫作精；阴阳两精相结合而产生的生命活动，叫作神；随着神的往来活动而出现的知觉机能，叫作魂；跟精气一起出入而产生的运动机能，叫作魄；可以支配外来事物的，叫作心；心里有所忆念而留下的印象，叫作意；意念所在，形成了认识，叫作志；根据认识而反复研究事物的变化，叫作思；因思考而有远的推想，叫作虑；因思虑而能定出相应的处理事物方法，叫作智。

故智者之养生也，必顺四时而适寒暑❶，和喜怒而安居处，节阴阳而调刚柔❷，如是则僻邪不至，长生久视❸。

❶ 必顺四时而适寒暑：杨上善曰："智者养生，要有之道，春夏养阳，使适于暑；秋冬养阴，使适于寒。"

❷ 节阴阳而调刚柔：杨上善曰："阴以致刚，阳以起柔，两者有节，则刚柔得矣。"

❸ 长生久视：不老之意。

【白话解】

因此，智者养生的方法，必定顺着四时来适应寒暑的气候，协调喜怒而安定起居动静，节制阴阳的偏胜，以调和刚柔，像这样，虚邪贼风就不会侵袭，自然可以延寿，不易衰老了。

是故怵惕思虑者则伤神，神伤则恐惧流淫而不止。因悲哀动中者，竭绝而失生。喜乐者，神惮散❶而不藏。愁忧者，气闭塞而不行❷。盛怒者，迷惑而不治❸。恐惧者，神荡惮而不收❹。

【注释】

❶ 惮散：谓过喜，是说过喜不知检束。杨上善所谓"喜乐志达气散，伤于肺魄，故精不守藏"是也。

❷ 愁忧者闭塞而不行：杨上善曰："愁忧气结，伤于脾意，故闭塞不行也。"

❸ 盛怒者迷惑而不治：杨上善曰："盛怒气聚，伤于肾志，故迷惑失理也。"

❹ 荡惮而不收：谓动荡恐惧而不能自持。杨上善曰："右肾命门藏精气，恐惧惊荡，则精气无守，而精自下，故曰不收。"

【白话解】

所以过分恐惧思考，神气就会受伤，神气受伤，就会使阴气流失而不能固摄。悲哀过度伤了内脏，就会使气机竭绝而丧失生命。喜乐过度，就会致喜极气散不能收藏。愁忧过度，就会使气机闭塞不能流畅。大怒，就会使神志昏迷，失去常态。恐惧过度，就会由于精神动荡而精气不能收敛。

心怵惕思虑则伤神，神伤则恐惧自失❶，破䐃脱肉❷，毛悴色夭，死于冬。

【注释】

❶ 自失：控制不住自己。

❷ 破䐃脱肉：䐃，肉之突起部分，如肘膝后肉如块者。破䐃，谓耗伤䐃肉。

【白话解】

过度恐惧思虑，就会伤神，神被伤，就会害怕得控制不住自己，时间久了，䐃肉伤坏，肌肉脱消，再进一步，到了毛发憔悴，容色异常的状态，就会在冬季死亡了。

脾愁忧而不解则伤意，意伤则悗乱，四肢不举❶，毛悴色夭，死于春。

【注释】

❶ 不举：谓不起。

【白话解】

过度忧愁而得不到解除，就会伤意，意被伤，就会苦闷烦乱，手足乏力，不愿抬起来，再进一步，到了毛发憔悴，容色异常的状态，就会在春季死亡了。

肝悲哀动中则伤魂，魂伤则狂（忘）[妄]❶不精❷，不精则不正，当人阴缩而挛筋，两胁骨（不）举❸，毛悴色夭，死于秋。

【注释】

❶ 妄：乱。

❷ 不精：作"其精不守"为是。这是说魂伤可导致肝失去藏血作用。

❸ 举：有"动"义，"动"与"痛"义通。

【白话解】

过度悲哀影响到内脏，就会伤魂，魂被伤，就会出现精神紊乱症状，导致肝脏失去藏血作用，使人阴器萎缩，筋脉挛急，两胁骨痛，再进一步，到了毛发憔悴，容色异常的状态，就会在秋季死亡了。

肺喜乐无极❶则伤魄，魄伤则狂，狂者意不存❷人，皮革❸焦，毛悴色夭，死于夏。

【注释】

❶ 无极：不止。

❷ 狂者意不存：狂者善忘、善怒、善恐、善笑、善骂詈，其意识活动已失正常，对于周围事物，不能仔细观察。

❸ 革：皮肤。

【白话解】

过度喜乐，就会伤魄，魄被伤，就会形成狂病，狂病发展到意识活动失去观察能力，其人皮肤枯槁，再进一步，到了毛发憔悴，容色异常的状态，就会在夏季死亡了。

肾盛怒❶而不止则伤志，志伤则喜忘其前言，腰脊不可以俯仰屈伸，毛悴色夭，死于季夏。

【注释】

❶ 肾盛怒：张介宾曰："怒本肝之志，而亦伤肾者，肝肾为子母，其气相通也。"

【白话解】

大怒不能遏止，就会伤志，志被伤，就会屡次忘记自己从前所说过的话，腰脊痛得不能随意俯仰屈伸，再进一步，到了毛发憔悴，容色异常的状态，就会在季夏死亡了。

恐惧而不解则伤精，精伤则骨酸痿厥，精时自下。是故五脏主藏精者也，不可伤，伤则失守而阴虚，阴虚则无气，无气则死矣。是故用针者，察观病人之态，以知精神魂魄之存亡得失之意，五者以伤，针不可以治之也。

【白话解】

过度恐惧而解除不了，就会伤精，精被伤，就会发生骨节酸痛和痿厥的病，并常有遗精的症状。因此，五脏是主藏精气的，所藏的精气不可被损伤，伤了，就会使精气失其所守，形成了阴虚，阴虚就一定缺少气化活动作用，那就距离死亡不远了。所以运用针刺的人，必定要观察病人的状态，从而了解他的精、神、魂、魄等精神活动的旺盛或衰亡，如果五脏精气已经损伤，就不是针刺所能治疗的了。

肝藏血，血舍魂，肝气虚则恐，实则怒。脾藏营，营舍意，脾气虚则四肢不用，五脏不安，实则腹胀经溲不利。心藏脉，脉舍神，心气虚则悲，实则笑不休。肺藏气，气舍魄，肺气虚则鼻塞不利少气，实则喘喝❶，胸盈仰息❷。肾藏精，精舍志，肾气虚则厥，实则胀，五脏不安。必审五脏之病形，以知其气之虚实，谨而调之也。

【注释】

❶喘喝：气促声粗。

❷胸盈仰息：胸盈，谓胸部胀满。仰息，谓仰面而喘。

【白话解】

肝贮藏血，魂是依附于血液的。肝气虚了，就会产生恐惧的情绪，肝气盛了，就容易发怒。脾贮藏营气，意念是依附于营气的。脾气虚了，就会使四肢的运用不灵，五脏不能调和，脾气壅实，就会使腹部胀满，月经及大小便不利。心藏神，神是寄附在血脉之中的。心气虚了，就会产生悲伤的情绪，心气太盛，就会笑而不止。肺藏气，魄是依附在人身元气之中的。肺气虚了，就会感到鼻塞，呼吸不便，气短，肺气壅实，就会大喘，胸满，甚至仰面而喘。肾藏精，人的意志是依附于精气的。肾气虚了，就会手足厥冷，肾有实邪，就会出现腹胀，并连及五脏不能安和。因此说，治病必须审察五脏病的症状，借以了解元气的虚实，从而谨慎地加以调治。

终始第九

【提要】本篇列举三阴三阳经在生理、病理、诊断、治疗各方面的不同性质、作用等等，因而指出在针刺治疗时，首先要从脏腑阴阳、经脉气血运行的终始及脉象的变化加以认识，然后定出补泻治法。并说明循经取穴原则，指出针刺的深浅先后。最后，提出了针刺的十二禁。

凡刺之道，毕于终始❶，明知终始，五脏为纪，阴阳定矣。阴者主脏，阳者主腑，阳受气于四末，阴受气于五脏。故泻者迎之，补者随之❷，知迎知随，气可令和。和气之方❸，必通阴阳❹，五脏为阴，六腑为阳。（传之后世，以血为盟，敬之者昌，慢之者亡，无道行私，必得天殃。）

【注释】

❶ 毕于终始：杨上善曰："凡刺之道，其要须穷阴阳气之终始。"

❷ 泻者迎之，补者随之：泻法是迎着经脉循行方向转针，补法是随着经脉循行方向转针。

❸ 方：道也。

❹ 必通阴阳：杨上善曰："故补泻之道，阴阳之气。实而来者，迎而泻之，虚而去者，随而补之。人能知此随迎补泻之要，则阴阳气和，有疾可愈也。"

【白话解】

大凡针刺的法则，全在终始篇里，明确了解终始的意义，就可以确定阴经阳经的关系。阴经是与五脏相通，阳经是与六腑相通。阳经承受四肢的脉气，阴经承受五脏的脉气。所以泻法是迎而夺之，补法是随而济之，知道迎随补泻的方法，可以使脉气调和，而调和脉气的关键，更一定要明白阴阳的规律，五脏在内为阴，六腑在外为阳。

谨奉天道，请言终始，终始者，经脉为纪，持其脉口人迎❶，以知阴阳有余不足，平与不平，天道毕矣❷。所谓平人者不病，不病者，脉口人迎应四时也，上下❸相应而俱往来也，六经之脉不结动也，本末之寒温之相守司也❹，形肉血气必相称也，是谓平人。少气者，脉口人迎俱（少）[小]而不称尺寸也。如是者，则阴阳俱不足，补阳则阴竭，泻阴则阳脱❺。如是者，可将以甘药❻，不可，饮以至剂❼。如此者，弗（灸）[久]，不已者，因而泻之，则五脏气坏矣。

【注释】

❶ 脉口人迎：脉口，亦称气口或寸口，属手太阴经。人迎，在颈部两侧，属足阳明经。

❷ 天道毕矣：张介宾曰："脉口可候五脏之阴，人迎可候六腑之阳。人之

血气经脉，所以应天地阴阳之盛衰者，毕露于此，故曰天道毕矣。"

❸ 上下：上，谓人迎。下，谓脉口。

❹ 本末之寒温相守司也：杨上善曰："春夏是阳用事，时温，人迎为本也，秋冬是阴用事，时寒，脉口为本也，其二脉不来相乘，复共保守其位，故曰相守司也。"

❺ 补阳则阴竭，泻阴则阳脱：杨上善曰："阳实阴虚，可泻阳补阴；阴实阳虚，可泻阴补阳。今阴阳俱虚，补阳，其阴益以竭，泻阴之虚，阳无所依，故阳脱。"

❻ 将以甘药：将，是"养"的意思。甘药，指缓剂。

❼ 至剂：指急剂。

【白话解】

慎重地遵着天地阴阳盛衰的道理，谈一谈针刺的终始意义吧！所谓终始，是以十二经脉为纲纪，从人体上的脉口、人迎两部位，以了解人体的阴阳虚实是否保持平衡，这样，阴阳盛衰的道理，也就大致掌握了。所谓平人，就是没有疾病的人，无病人的脉口和人迎的脉象是和四时相应的，脉口、人迎互相呼应，都是往来不息的，六经的脉搏是动而不止的，四时寒温虽有变化，脉口、人迎都能各自发挥本能而不相犯的，形肉和血气也能够协调一致的，这就是没有病的人。气短的病人，脉口、人迎都呈现细小的脉象，而尺肤又和脉象不能相称，这是阴阳都不足的象征。对于这种阴阳两虚的病患，补阳就会使阴气衰竭，泻阴就会使阳气亡脱。像这样的病人，只可以用缓剂补养他。如果不好，也可酌服急剂之类的药品。像这种病证，不经过相当时间，是不能痊愈的。不这样治疗，而用了针刺的泻法，那就会伤了五脏的真气。

人迎一盛，病在足少阳，一盛而躁❶，病在手少阳❷。人迎二盛，病在足太阳，二盛而躁，病在手太阳。人迎三盛，病在足阳明，三盛而躁，病在手阳明。人迎四盛，且大且数❸，名曰溢阳❹，溢阳为外格❺。脉口一盛，病在足厥阴，厥阴一盛而躁，在手心主。脉口二盛，病在足少阴，二盛而躁，在手少阴。脉口三盛，病在足太阴，三盛而躁，在手太阴。脉口四盛，且大且数者，名曰溢阴❻，溢阴为内关❼，内关不通死不治。人迎与太阴脉口俱盛四倍以上，命名关格❽，关格者，与之短期。

【注释】

❶ 躁：有动、扰的意思。

❷ 病在手少阳：张介宾曰："人迎，足阳明脉也。阳明主表，而行气于三阳。故人迎一盛，病在足经之少阳，若大一倍而加以躁动，则为阳中之阳，而上在手经之少阳矣。凡二盛、三盛，病皆在足，而躁则皆在手也。"

❸ 且大且数（shuò 朔）：且，有"又"义。数，加快之意。

❹ 溢阳：溢，满而外流的意思。溢阳，谓六阳偏盛盈溢之意。

❺ 外格：格，是格拒的意思。外格，谓六阳偏盛与阴格拒，有阴阳离绝之意。

❻ 溢阴：六阴偏盛，则阳气不能与阴气相交。

❼ 内关：杨上善曰："阴气盈溢，在内关闭，阳气不得复入，名曰内关。"

❽ 关格：表里阴阳否绝之候。

【白话解】

人迎脉大于寸口一倍，病在足少阳胆经。大一倍而且躁动，病在手少阳三焦经。人迎脉大于寸口二倍，病在足太阳膀胱经。大二倍而且躁动，病在手太阳小肠经。人迎脉大于寸口三倍，病在足阳明胃经。大三倍而躁动，病在手阳明大肠经。人迎脉大于寸口四倍，又大又快，叫作溢阳。溢阳是六阳偏盛，不能与阴气相交，称为外格。寸口脉大于人迎一倍，病在足厥阴肝经。大一倍而且躁动，病在手厥阴心包络经。寸口脉大于人迎二倍，病在足少阴肾经。大二倍而且躁动，病在手少阴心经。寸口脉大于人迎三倍，病在足太阴脾经。大三倍而且躁动，病在手太阴肺经。寸口脉大于人迎四倍，又大又快，叫作溢阴。溢阴是六阴偏盛，不能与阳气相交，称为内关。由此发现表里不通的情况，这是不治的死证。人迎与寸口的脉，都大于平常的四倍以上，叫作关格。有关格的脉象，可说是接近死期了。

人迎一盛，泻足少阳而补足厥阴，二泻一补，日一取之，必切而验之❶，（疏）［躁］取之上❷，气和乃止❸。人

迎二盛，泻足太阳，补足少阴，二泻一补，二日一取之，必
切而验之，（疏）[躁]取之上，气和乃止。人迎三盛，泻足
阳明而补足太阴，二泻一补，日二取之，必切而验之，（疏）
[躁]取之上，气和乃止。

脉口一盛，泻足厥阴而补足少阳，二补一泻，日一取之，
必切而验之，（疏）[躁]而取之上，气和乃止。脉口二盛，
泻足少阴而补足太阳，二补一泻，二日一取之，必切而验
之，（疏）[躁]取之上，气和乃止。脉口三盛，泻足太阴而
补足阳明，二补一泻，日二取之，必切而验之，（疏）[躁]
而取之上，气和乃止。所以日二取之者，太阳主胃，大富于
谷气，故可日二取之也。

人迎与脉口俱盛三倍以上，命曰阴阳俱溢，如是者不开，
则血脉闭塞，气无所行，流淫于中，五脏内伤。如此者，因
而灸之，则变易而为他病矣。

【注释】

❶必切而验之：杨上善曰："必须切诊人迎脉口，以取验也。"

❷躁取之上：杨上善曰："人迎躁而上行，皆在手脉。上取者，取于此经
所发穴也。"

❸气和乃止：气和，指人迎脉口之气和言。人迎脉口偏盛则病，有刺而即
和者，有数刺始和者，和则止针，是谓气和乃止。

【白话解】

人迎脉大于寸口一倍，应该泻足少阳胆经，补足厥阴肝经。泻法
取二穴，补法取一穴，每日针刺一次，还必须切按人迎与寸口，以测
验病势的进退，如果出现躁动不安的情况，就取上部的经脉，脉气和
了再止针。人迎脉大于寸口二倍，应该泻足太阳膀胱经，补足少阴肾
经。泻法取二穴，补法取一穴，每两天针刺一次，还必须切按人迎与
寸口，以测验病势的进退，如果出现躁动不安情况，就取上部的经脉，
脉气和了再止针。人迎脉大于寸口三倍，应该泻足阳明胃经，补足太
阴脾经，泻法取二穴，补法取一穴，每日针刺两次，还必须切按人迎

与脉口，以测验病势的进退，如果出现躁动不安情况，就取上部的经脉，脉气和了再止针。

寸口脉大于人迎一倍，应该泻足厥阴肝经，补足少阳胆经，补法取二穴，泻法取一穴，每日针刺一次，还必须切按寸口与人迎，以测验病势的进退，如果出现躁动不安情况，就取上部的经脉，脉气和了再止针。寸口脉大于人迎二倍，应该泻足少阴肾经，补足太阳膀胱经。补法取二穴，泻法取一穴，每二日针刺一次，还必须切按寸口与人迎，以测验病势的进退，如果出现躁动不安情况，就取上部的经脉，脉气和了再止针。寸口脉大于人迎三倍，应该泻足太阴脾经，补足阳明胃经，补法取二穴，泻法取一穴，每日针刺两次，还必须切按寸口与人迎，以测验病势的进退，如果出现躁动不安情况，就取上部的经脉，脉气和了再止针。为什么每日要针刺两次呢？这是因为阳明经主胃，谷气充盛，多气多血，因此可以每日针刺两次。

人迎和寸口都大于三倍以上，叫作溢阴溢阳。像这样的病变，如不加以疏通，血脉就会闭塞，气机的运行也会受到阻碍，而气血不得畅行，五脏的内里就会受到损伤，在这种情况下，如果妄用了灸法，那就要发生变异而出现其他疾病了。

凡刺之道，气调而止，补阴泻阳❶，音（气）［声］益彰，耳目聪明，反此者血气不行。

【注释】

❶补阴泻阳：杨上善曰："夫泻阴为易，补阴为难，补阳为易，泻阳为难。刺法，补阴泻阳。二气和者，即可停止。"

【白话解】

大凡针刺的原则，阴阳之气达到了调和，就要止针。另外，要注意补阴泻阳，这样才会产生语音清朗，耳聪目明的效果。相反地，如果泻阴补阳，那么血气就不能正常运行。

所谓气至而有效者❶，泻则益虚，虚者脉大如其故而不坚也，坚如其故者，适❷虽言故，病未去也。补则益实，实者脉大如其故而益坚也，（夫）［大］如其故而不坚者，适虽言快，病未去也。故补则实，泻则虚，痛虽不随针［减］，病必衰去。必先通十二经脉之所生病，而后可得传于终始矣。故阴阳不相移❸，虚实不相倾❹，取之其经。

【注释】

❶ 气至而有效者：杨上善曰："针入肤肉，转而待气，气至行补泻而得验者，谓有效也。"

❷ 适：刚才。

❸ 移：改变。

❹ 相倾：相反。

【白话解】

所谓针下气至而获得疗效，是说实证用了泻法，就会由实转虚。这虚的情况，是脉象仍旧大，却不坚实。如果脉象坚实照旧，虽说一时觉得舒服，其实病况并没有减轻。虚证用了补法，就会由虚转实，这实的情况，是脉象仍旧大些，并且更坚实了。如果脉象大虽照旧而并不坚实，虽说一时觉得舒服，其实病情并没有减轻。所以准确地运用补法，会使正气充实；准确地运用泻法，会使病邪衰退。即使病不随着针立即除去，但病势必定是减轻的。必须先通晓十二经脉所发生的病证，然后才可以领会终始的奥义。阴经和阳经不能混淆，虚证和实证不能错乱，所以针治疾病，就要取其所属的经脉。

凡刺之属❶，三刺至谷气❷，邪僻妄合，阴阳易居，逆顺相反，沉浮异处❸，四时不得，稽留淫泆，须针而去。故一刺则阳邪出，再刺则阴邪出，三刺则谷气至，谷气至而止❹。所谓谷气至者，已补而实，已泻而虚，故以知谷气至也。邪气独去者，阴与阳未能调，而病知愈也。故曰补则实，泻则虚，痛虽不随针［减］，病必衰去矣。

【注释】

❶ 属（zhǔ 主）：注意。

❷ 谷气：正气。

❸ 沉浮异处：杨上善曰："春脉或沉，冬脉或浮，故曰异处。"

❹ 止：出针。

【白话解】

大凡针刺所应该注意的是采用三刺法使正气徐徐而来。邪僻不正之气与血气混合，内阴僭越到外面，而外阳沉陷到里面，气血运行的逆顺颠倒，脉象沉浮异常，脉气与四时不相应合，患者或血气留滞，或血气妄行，所有这许多病变，都有待用针刺去排除。因此要注意三刺法：初刺能使阳分的病邪排出；再刺会使阴分的病邪排出；三刺就会使正气徐徐而来，这时就应该出针了。所谓谷气至，是说已经用了补法，就觉得气充实些，已经用了泻法，就觉得病邪衰退些，从这些表现就知道谷气已至。起初，仅是邪气排除了，阴与阳之间的血气还没有调和，但是已能知道病要痊愈了。所以说"补则实，泻则虚，痛虽不随针减，病必衰去矣"。

阴盛而阳虚，先补其阳，后泻其阴而和之。阴虚而阳盛，先补其阴，后泻其阳而和之。

【白话解】

阴经的邪气盛，阳经的正气虚，应该先补阳经的正气，后泻阴经的邪气，从而调和它们的有余和不足。阴经的正气虚，阳经的邪气盛，应该先补阴经的正气，后泻阳经的邪气，从而调和它们的有余和不足。

三脉动于足大指之间❶，必审其实虚。虚而泻之，是谓重虚，重虚病益甚。凡刺此者，以指按之，脉动而实且疾者疾泻之，虚而徐者则补之，反此者病益甚。其动也，阳明在上，厥阴在中，少阴在下。

【注释】

❶ 三脉动于足大指之间：马莳曰："阳明动于大趾次趾之间，凡厉兑、陷谷、冲阳、解溪皆在足跗上也。厥阴动于大趾次趾之间，正以大敦、行间、太冲、中封在足跗内也。少阴则动于足心，其穴涌泉，乃足跗之下也。"

【白话解】

足阳明经、足厥阴经、足少阴经三条经脉，都有动脉散布于足大趾之间，在针刺时，必定审察它们是属于虚证，或是属于实证，假如虚证误用了泻法，这叫作重虚，虚而更虚，病就更厉害了。大凡针刺这些病证时，先用手指去按动脉，脉的搏动实而快的就用泻法，脉的搏动虚而缓的就用补法。如所用的补泻之法与此相反，那么病就会加重。至于动脉的所在，足阳明经在足跗之上，足厥阴经在足附之内，足少阴经在足跗之下。

膺腧中膺❶，背腧中背。肩膊虚者，取之上❷。

【注释】

❶ 膺腧中膺：谓取胸部腧穴而必中其膺。膺部腧穴，如中府、天池等。

❷ 取之上：杨上善曰："补肩髃、肩井等穴，曰取之上。"

【白话解】

取胸部腧穴，必中其胸。取背部腧穴，必中其背。肩膊出现酸胀麻木的虚证，应取上肢经脉的腧穴。

重舌❶，刺舌柱❷以铍针也。

【注释】

❶ 重舌：舌下生重肉。

❷ 舌柱：舌下的大筋，其形如柱。

【白话解】

对于重舌的患者，应该用铍针，刺舌下根柱使之出血。

手屈而不伸❶者，其病在筋，伸而不屈❷者，其病在骨，在骨守骨，在筋守筋❸。

【注释】

❶ 屈而不伸：指筋拘挛。

❷ 伸而不屈：指骨废弛。

❸ 在骨守骨，在筋守筋："守"有"求、探、索"等义。杨上善谓："肾足少阴脉主骨，可守足少阴脉发会之穴，以行补泻；肝足厥阴脉主筋，可守足厥阴脉发会之穴，以行补泻也。"

【白话解】

手指弯曲而不能够伸直，那病在筋上；伸直了而不能够弯曲，那病在骨上。病在骨，应该求之于主骨的各个穴位去治疗它；病在筋，应该求之于主筋的各个穴位去治疗它。

补（须）[泻]：一方①实，深取之，稀按其痏，以极出其邪气；一方虚，浅刺之，以养其脉②，疾按其痏，无使邪气得入。邪气来也紧而疾，谷气来也徐而和。脉实者，深刺之，以泄其气；脉虚者，浅刺之，使精气无得出，以养其脉，独出其邪气。刺诸痛者，其脉皆实③。

【注释】

❶ 方：处也。

❷ 以养其脉：杨上善曰："留针养其所取之经。"

❸ 其脉皆实：脉象实满必出现痛证。

【白话解】

补泻的大法在于：泻的时候要注意哪一方面的脉气实，就用深刺的针法，出针后，缓按针孔，以尽量泄去邪气；补的时候要注意哪一方面脉气虚，就用浅刺的方法，以保养所取的经脉，出针后，急按针孔，不叫邪气侵入。邪气来了，针下会感到拘急，谷气来了，针下会感到徐和。脉气盛实的，用深刺的针法，以排泄邪气，脉气虚弱的，用浅刺的针法，使精气不致外泄，以养其经脉，而仅让邪气排出。对于各种疼痛的病证，要一律深刺，那痛证的脉象都是实的。

故曰：从腰以上者，手太阴阳明皆主之①；从腰以下者，足太阴阳明皆主之②。病在上者下取之，病在下者高取之③，病在头者取之足④，病在（足）[腰]者取之腘⑤。病生于头者头重，生于手者臂重，生于足者足重，治病者先刺其病所从生者也。

【注释】

❶ 从腰以上者手太阴阳明皆主之：张介宾曰："腰以上者，天之气也，故当取肺与大肠二经，盖肺经自胸行手，大肠经自手上头也。"

❷ 从腰以下者足太阴阳明皆主之：张介宾曰："腰以下者，地之气也，故当取脾胃二经，盖脾经自足入腹，胃经自头下足也。"

❸ 病在上者下取之病在下者高取之：杨上善曰："手太阴下接手阳明，手阳明下接足阳明，足阳明下接足太阴。以其上下相接，故手太阴阳明之上有病，

宜疗足太阴阳明，故曰下取之。足太阴阳明之下有病，宜疗手太阴阳明，故曰高取之也。"

❹ 病在头者取之足：杨上善曰："足之三阴三阳之脉，从头至足。故病在头，取之足也。"

❺ 病在腰者取之腘：杨上善曰："足太阳脉，循腰入腘，故病在腰以取腘也。"

【白话解】

所以说：腰以上的病，都在手太阴肺经、手阳明大肠经的主治范围；腰以下的病，都在足太阴脾经、足阳明胃经的主治范围。病在上部的，可以取下部的穴位；病在下部的，可以取上部的穴位；病在头部的，可取足部的穴位；病在腰部的，可取腘部的穴位。病患于头部的，头必觉得重；病患于手部的，臂必觉得重；病生于足部的，足必觉得重，在治疗时，先要细心分析为什么发生这样的病，再进行针刺。

春气在毛，夏气在皮肤，秋气在分肉，冬气在筋骨，刺此病者各以其时为齐❶。故刺肥人者，以秋冬之齐；刺瘦人者，以春夏之齐。病痛者阴也，痛而以手按之不得者阴也，深刺之。病在上者阳也，病在下者阴也。痒者阳也，浅刺之。

【注释】

❶ 各以其时为齐：齐，与"剂"通。"剂"指针刺的深浅和补泻。本句是说分别四时季节的不同，酌用针刺的深浅补泻之法。

【白话解】

春天的邪气在毫毛处，夏天的邪气在皮肤处，秋天的邪气在分肉处，冬天的邪气在筋骨处。治疗这些与时令有关的病证，针刺的浅深，应该根据季节的变化有所不同。刺肥胖的人，要用适于秋冬的深刺法；刺瘦弱的人，就用适于春夏的浅刺法。感到疼痛的病人，多属阴证，疼痛时用手按压，不能缓解的，也是属于阴证，这要用深刺的针法。病在上部的属阳，病在下部的属阴。患者身上发痒，是病邪在外，这要用浅刺的针法。

病先起阴者，先治其阴而后治其阳；病先起阳者，先治其阳而后治其阴。刺热厥❶者，留针反为寒；刺寒厥❷者，留针反为热。刺热厥者，二阴一阳；刺寒厥者，二阳一阴。所谓二阴者，二刺阴也；一阳者，一刺阳也。久病者邪气入深，刺此病者，深内而久留之，间日❸而复刺之，必先调其左右，去其血脉，刺道毕矣。

【注释】

❶ 热厥：多由于邪热过盛，津液受伤，见证为胸胁有灼热感，口渴，烦躁等。

❷ 寒厥：多因内脏虚寒，或寒凝血脉。

❸ 间日：隔日。

【白话解】

病的发生，先起于阴经的，应该先治疗阴经，然后再治疗阳经；病的发生，先起于阳经的，应该先治疗阳经，然后再治疗阴经。针刺热厥的病，留针可以由热转寒。针刺寒厥的病，留针可以由寒转热。针刺热厥，当刺阴经二次，刺阳经一次，针刺寒厥，当刺阳经二次，阴经一次。所谓二阴的意思，就是在阴经针刺二次。一阳的意思，就是在阳经针刺一次。患病的时间长了，病邪深入脏腑。针治这类宿疾，应该深刺并且长时间地留针，每隔一日，再继续针刺，一定要首先查明病邪在左在右的偏盛情况，去掉血脉中的郁滞。针刺的原则无非就是这些。

凡刺之法，必察其形气。形肉未脱，少气而脉又躁，躁厥者，必为缪刺之，散气可收，聚气可布❶。深居静处，占神往来，闭户塞牖，魂魄不散，专意一神，精气之分，毋闻人声，以收其精，必一其神，令志在针，浅而留之，微而浮之，以移其神，气至乃休。男（内）[外]女（外）[内]❷，坚拒勿出，谨守勿内，是谓得气。

【注释】

❶ 布：散。

❷ 男外女内：滑寿曰："候气，男子则浅其针而候之卫气之分，女子则深

其针而候之荣气之分。"

【白话解】

大凡针刺的法则，必定要诊察患者的形气。形肉虽然不显消瘦，但是气短，脉又躁动而快，出现了躁而且快的脉象，就应当采用缪刺法，使耗散的真气可以收住，积聚的邪气可以散去。在针刺时，医生就好像深居静处，只有与神往来，又像闭户塞窗，意识不乱，念头单纯，心神一贯，精气不分，听不到旁人的声音，从而使精神内守，专一地集中在针刺上。要用浅刺留针的方法，或用微捻提针的方法，以转移病人的精神恐惧，直到针下得气为止。针刺之时，男子浅刺候气于外，女子深刺候气于内，坚拒正气不使之出，严防邪气不使之入，这叫作得气。

凡刺之禁：新内勿刺，新刺勿内。已醉勿刺，已刺勿醉。新怒勿刺，已刺勿怒。新劳勿刺，已刺勿劳。已饱勿刺，已刺勿饱。已饥勿刺，已刺勿饥。已渴勿刺，已刺勿渴。大惊大怒，必定其气，乃刺之。乘车来者，卧而休之，如食顷❶乃刺之。出行来者，坐而休之，如行十里顷乃刺之。凡此十二禁者，其脉乱气散，逆其营卫，经气不次，因而刺之，则阳病入于阴，阴病出为阳，则邪气复生，粗工勿察，是谓伐❷身，形体淫（泆）[泺]，乃消脑髓，津液不化，脱其五味，是谓失气❸也。

【注释】

❶ 食顷：一顿饭的时间。

❷ 伐：败也。

❸ 脱其五味是谓失气：张志聪曰："五味入口，藏于肠胃，味有所藏，以养五气，气和而生，津液相成，神乃自生。针刺之道，贵在得神致气，犯此禁者，则脱其五味所生之神气，是谓失气也。"

【白话解】

关于针刺的禁忌：行房不久的不可针刺，刚针刺不久的不可行房；已经酒醉了，不可针刺，针刺之后，也不应该醉酒；刚发过怒，不可针刺，针刺之后，也不应该发怒；刚刚劳累了，不可针刺，针刺之后，也不适于劳累；刚吃饱饭以后，不可针刺，针刺之后，也不宜饱食；饿了之后，不可针刺，针刺之后，也不宜饥饿；渴了之后，不可针刺，针刺之后，也不要受渴；如果病人正大惊大怒，必得等他的气调和了，才可以针刺。乘车来的病人，要叫他卧在床上休息一下，过一顿饭的工夫，才可以针刺。步行来的病人，要叫他坐着休息一下，经过走十里地的工夫，才可以针刺。凡是犯了这些禁忌的患者，一般是脉象紊乱，正气耗散，营卫运行失常，经脉气血不足，如果草率地针刺，就会阳经的病流入到内脏，阴经的病浸淫到阳经，那么病邪就又要滋生了。粗陋的医生毫不体察这些禁忌，可以说他是在损伤患者的身体，致使患者形体酸痛无力，骨髓耗损，津液不输布，失去了饮食五味化生的精微，从而导致真气消亡，这叫作失气。

太阳之脉，其终也，戴眼，反折，瘛疭，其色白，绝皮乃绝汗，绝汗则终矣。少阳终者，耳聋，百节尽纵❶，目［裹］系绝❷，目系绝一日半则死矣，其死也，色青白乃死。阳明终者，口目动作❸，喜惊，妄言❹，色黄，其上下之经盛而不行则终矣。少阴终者，面黑，齿长而垢，腹胀闭塞，上下不通而终矣。厥阴终者，中热嗌干，喜溺心烦，甚则舌卷，卵上缩而终矣。太阴终者，腹胀闭不得息，气噫，善呕，呕则逆，逆则面赤，不逆则上下不通，上下不通则面黑皮毛（燋）［焦］而终矣。

【注释】

❶ 百节尽纵：王冰曰："少阳主骨，故气终则百节纵缓。"

❷ 目裹系绝：目裹，是说目睛突瞪，如驼背之肉隆然。临终病人，出现目裹，就是目珠脉络深入脑部之气已经断绝。

❸ 口目动作：谓口眼牵引㖞斜。

❹ 妄言：指骂詈不避亲疏。

【白话解】

手足太阳经脉，在它将绝的时候，患者的眼睛上视，角弓反张，手足抽搐，面色苍白，汗暴出，而暴汗一出，就死了。手足少阳经脉，在它将绝的时候，患者耳聋，周身骨节都松缓无力，眼珠圆瞪，入脑处的脉气断绝，出现了这样的情况，一日半就会死的。临死的时候，面色由青转白，然后就死了。手足阳明经脉，在它将绝的时候，患者口眼㖞斜，多惊恐，胡言乱语，面色发黄，那上下手足二经的动脉，表现出躁动现象，然后就死了。手足少阴经脉将绝的时候，患者面现黑色，牙齿变得长，而且垢污，腹部胀闷，上下的气机不通，然后就死了。手足厥阴经脉将绝的时候，患者胸中发热，咽喉干，多小便，心里烦躁，甚至于出现舌卷及睾丸上缩的症状，然后就死了。手足太阴经脉将绝的时候，腹部胀闷，呼吸不利，多嗳气，多呕吐，呕吐时气就上逆，气上逆就会面色发赤，如气不上逆，就会上下不通，上下不通就会面现黑色，终至皮毛憔悴而死。

卷 三

经脉第十

【提要】本篇讨论了经脉的理论，肯定经脉有"决死生，处百病，调虚实"的作用，详述有关十二经脉的循行径路，各经的"是动病""所生病"的虚实证候；另外讲了五阴经气所出现的特征，并说明十五经脉的作用，综上各点，可说这是一篇针刺经脉的重要文献。

雷公问于黄帝曰：禁（脉）[服]之言，凡刺之理，经脉为始❶，营其所行❷，（制）[知]其度量，内次五脏，外别六腑，愿尽闻其道。黄帝曰：人始生，先成精，精成而脑髓生❸，骨为干，脉为营❹，筋为纲，肉为墙，皮肤坚而毛发长，谷入于胃，脉道以通❺，血气乃行。雷公曰：愿卒闻经脉之始生。黄帝曰：经脉者，所以能决死生，处百病，调虚实，不可不通。

【注释】

❶ 经脉为始：杨上善曰："人之十二经脉，奇经八脉，十五络脉，经络于身，营卫阴阳，气之经隧，生之夭寿，莫不由之，故为始也。"

❷ 营其所行：营，度也，揣度。本句是说能够揣度经脉运行终始。

❸ 精成而脑髓生：张介宾曰："精藏于肾，肾通于脑，脑者阴也。髓者骨之充也，诸髓皆属于脑，故精成而后脑髓生。"

❹ 脉为营：指脉周于身，如同营房地方，彼此相连。

❺ 谷入于胃脉道以通：张介宾曰："前言成形始于精，此言养形在于谷。"

【白话解】

雷公问黄帝：禁服篇说过，针刺的道理，首先是经脉，揣度它运行的终始，知道它的长短，向里和五脏相联系，向外和六腑有分别，希望详细地听一下它的道理。黄帝说：人的最初生成，首先形成于精，由精发育而生脑髓，此后就逐渐形成人体，骨骼像是墙两头的木柱，经脉像是营房，彼此相连，筋像是绳索，肉像是墙壁，卫护骨脉筋肉的，有皮肤毛发。五谷入于胃，化生精微，脉道借着它贯通，血气也就运行不息。雷公说：我希望听到经脉最初发生的情况。黄帝说：经脉的作用，可以决断死生，处理百病，察明虚实，作为指导临床来说，不可不明白它。

肺手太阴之脉，起于中焦，下络大肠❶，还循胃口，上膈属肺，从肺系❷横出腋下，下循臑❸内，行少阴心主之前❹，下肘中，循臂内上骨下廉，入寸口，上鱼，循❺鱼际，出大指之端❻；其支者❼，从腕后直出次指内廉，出其端❽。是动❾则病肺胀满，膨膨而喘咳，缺盆中痛，甚则交两手而瞀❿，此为臂厥⓫。是主肺所生病⓬者，咳，上气喘（渴）［喝］，烦心胸满⓭，臑臂内前廉痛厥，掌中热。气盛有余，则肩背痛，风寒，汗出中风，小便数而欠。气虚则肩背痛寒，少气不足以息，溺色变。为此诸病⓮，盛则泻之，虚则补之，热则疾之，寒则留之，陷下则灸之，不盛不虚，以经取之。盛者寸口大三倍于人迎，虚者则寸口反小于人迎也。

【注释】

❶ 下络大肠：张介宾曰："十二经相通，各有表里，凡在本经者皆曰属，以此通彼者皆曰络。故在手太阴则曰属肺络大肠，在手阳明则曰属大肠络肺，彼此互更，皆以本经为主。"

❷ 肺系：指气管。

❸ 臑（nào 闹）：肩部以下、肘部以上的部位。

❹ 行少阴心主之前：张介宾曰："手之三阴，太阴在前，厥阴在中，少阴在后也。"

❺ 循：依傍而行也。

❻ 端：谓指尖。

❼ 其支者：张介宾曰："支者，如木之有枝，此以正经之外而复有旁通之

络也。"

❽ 从腕后直出次指内廉出其端：滑寿曰："本经终于出大指之端矣，此则从腕后列缺穴，达次指内廉出其端，而交于手阳明。"

❾ 是动：是动病，系从经气发生之病理变化而言。

❿ 瞀（mào 冒）：烦乱。

⓫ 此为臂厥：为，因也。臂厥，臂部经脉之气厥逆上行。这是说喘咳，缺盆痛，交两手而瞀的症状，是因为臂部经气逆行所致的。

⓬ 所生病：系从经穴所主之病证而言。是动病与所生病二者相辅相成，不可强分。

⓭ 胸满：赵术堂曰："胸满亦与胀满相同。胀满专以肺言，胸满则兼诸气之膹郁也。"

⓮ 诸病：谓他经合病，或由本经而累及他经，或由他经而干犯本经，均属之。

【白话解】

肺手太阴的经脉，从中焦腹部起始，下绕大肠，返回循着胃的上口，上膈膜，属于肺。再从气管横走而出腋下，沿着上膊内侧，行在手少阴与手厥阴两经的前面，下至肘内，沿着臂的内侧和掌后高骨下缘，入寸口，沿着鱼际，出拇指尖端；它的支脉，从手腕后，直出食指尖端内侧，与手阳明大肠经相接。从本经脉气所发生的病变，肺部感觉胀满，气不宣畅，喘咳，缺盆部位疼痛，厉害了，病人就会交叉两手按着胸部，心里烦乱，这是由于臂部经脉之气上逆所致的。从本经所主之疾病来说，容易发生咳嗽上气，喘促，心烦，胸满，臑臂部的内侧前缘作痛，厥冷，手掌心发烧。邪气盛，则肩背痛，出汗，小便频数而尿量减少。如果正气虚，也会感到肩背痛，怕冷，气短，小便颜色发生变化。像这些病证，实证就用泻法，虚证就用补法，热证就用速刺法，寒证就用留针法，脉虚陷下的要用灸法，至于不实不虚的病证，就从本经取治。本经的实证，是寸口脉比人迎脉大三倍，本经的虚证，是寸口脉反小于人迎脉。

大肠手阳明之脉，起于大指次指之端**❶**，循指上廉，出合谷两骨之间，上入两筋之中**❷**，循臂上廉，入肘外廉，上臑外前廉，上肩**❸**，出髃骨之前廉，上出于柱骨之会上，下入缺盆，络肺，下膈，属大肠；其支者，从缺盆上颈，贯颊，入下齿中，还出挟口，交人中，左之右，右之左，上挟鼻孔。是动则病齿痛颈肿。是主津液所生病者，目黄口干，鼽衄，喉痹❹，肩前臑痛，大指次指痛不用。气有余则当脉所过者热肿，虚则寒栗不复。为此诸病，盛则泻之，虚则补之，热则疾之，寒则留之，陷下则灸之，不盛不虚，以经取之。盛者人迎大三倍于寸口，虚者人迎反小于寸口也。

【注释】

❶ 起于大指次指之端：杨上善曰："手阳明与手太阴合。手太阴从中焦至手大指次指之端，阴极即变为阳，如此阴极阳起，阳极阴起，起行手头至足，如环无端也。"

❷ 上入两筋之中：阳溪穴。

❸ 上肩：至肩端之肩髃穴。

❹ 喉痹：王肯堂曰："凡经云喉痹者，谓喉中呼吸不通，言语不出。云咽痛，云嗌痛者，谓咽喉不能纳唾与食。盖病喉痹者，必兼咽嗌痛，病咽嗌痛者，未必兼喉痹也。"

【白话解】

大肠手阳明的经脉，起始于食指的尖端，沿食指上侧，出合谷穴拇指、食指歧骨之间，上入腕上两筋凹陷处，沿前臂上方，入肘外侧，再沿上臂外侧前缘，上肩，出肩端的前缘，上出于肩胛上，与诸阳经会合于大椎。向下入缺盆络肺，下贯膈，会属于大肠；它的支脉，从缺盆上走颈部，通过颊部，下入齿缝中，回转过来绕至上唇，左右两脉交会于人中，左脉向右，右脉向左，上行挟于鼻孔两侧，与足阳明胃经相接。从本经脉所发生的病变，是齿痛，颈部肿。本经是主津液所生的疾病，目黄、口干，鼻流清涕或鼻出血，喉头肿痛，肩前与上臂作痛，食指疼痛，动弹不灵活。本经经气有余的实证，当经脉所过处，就会发热而肿；本经经气不足的虚证，就会恶寒战栗，不易回复温暖。像这样的病证，实证就用泻法，虚证就用补法，热证就用速刺，寒证就用留针，脉虚陷下的就用灸法，至于不实不虚的病证，就从本经取治。本经的实证，是人迎脉比寸口脉大三倍，本经的虚证，是人迎脉反而比寸口脉小。

胃足阳明之脉，起于鼻之交頞中❶，旁纳太阳之脉❷，下循鼻外，入上齿中，还出挟口环❸唇，下交❹承浆，却循颐❺后下廉，出大迎，循颊车，上耳前，过客主人，循发际❻，至额颅❼；其支者，从大迎前下人迎，循喉咙，入缺盆，下膈，属胃，络脾；其直者，从缺盆下乳内廉，下挟❽脐，入气街中；其支者，起于胃口，下循腹里，下至气街中而合，以下髀关，抵❾伏兔，下膝膑❿中，下循胫外廉，下足跗，入中指内间；其支者，下廉三寸而别，下入中指外间；其支者，别跗上，入大指间，出其端。是动则病洒洒⓫振寒，善（呻）〔伸〕数欠，颜黑，病至则恶人与火，闻木声则惕然而惊，心欲动，独闭户塞牖而处，甚则欲上高而歌，弃衣而走，贲响⓬腹胀，是为骭厥⓭。是主血所生病者⓮，狂疟温淫汗出⓯，颧衄，口㖞唇胗，颈肿喉痹，大腹水肿，膝膑肿痛，循膺、乳、气街、股、伏兔、骭外廉、足跗上皆痛，中指不用。气盛则身以前皆热，其有余于胃，则消谷善饥，溺色黄。气不足则身以前皆寒栗，胃中寒则胀满。为此诸病，盛则泻之，虚则补之，热则疾之，寒则留之，陷下则灸之，不盛不虚，以经取之。盛者人迎大三倍于寸口，虚者人迎反小于寸口也。

【注释】

❶ 頞（è饿）中：頞，指鼻梁凹处，左右目内眦之间的部位。滑寿曰頞，鼻茎也，鼻山根頞。足阳明起于鼻两旁迎香穴，由是而上，左右相交于頞中。"

❷ 旁纳太阳之脉：张介宾曰："纳，入也。足太阳起于目内眦，睛明穴与相近，阳明由此下行，故入之也。"

❸ 环：谓经脉循绕于四周。

❹ 交：本经左右两脉相交，或与他经相交。

❺ 颐：位于颏部外上方，口角外下方，腮部的下方。

⑥ 发际：头发的边际处。

⑦ 额颅：前额骨部，发下眉上处。

⑧ 挟：并乎两旁。

⑨ 抵：至。

⑩ 膝膑：膝盖骨，髌骨。

⑪ 洒洒：恶寒。

⑫ 贲响：谓腹胀肠鸣，如沸起有声也。

⑬ 是为骭厥：骭，足胫骨。贲响腹胀，是由于足胫部之气上逆所致，故谓为骭厥。

⑭ 是主血所生病者：张介宾曰："中焦受谷，变化而赤为血，故阳明为多气多血之经，而主血所生病者。"

⑮ 狂疟温淫汗出：阳明热胜则狂，风胜则疟，温气淫泆则汗出。

【白话解】

　　胃足阳明的经脉，起于鼻孔两旁的迎香穴，旁入足太阳的经脉，下沿鼻外侧，入上齿缝中，回过来环绕口唇，下交于承浆穴处，再沿腮下后方，出大迎穴，沿颊车穴，上至耳前，通过客主人穴，沿发际，至额颅部；它的支脉，从大迎穴的前面，向下至人迎穴，沿喉咙入缺盆，下贯膈，会于胃腑，与脾脏联系；它另有一支直行经脉，从缺盆下至乳房的内侧，再向下挟脐，入毛际两旁气街部；另一支脉，起胃下口，下循腹里，至气街前与直行的经脉相合，循髀关穴，至伏兔部，下至膝盖，沿胫骨前外侧，下至足背，入中趾内侧；另一支脉，从膝下三寸处别行，下至足中趾外侧；它另一支脉，从足背面，进入足大趾，直出大趾尖端，与足太阴脾经相接。从本经脉气所发生的病变，就会感到冷得发抖，频频伸腰呵欠，额部色黑，病发时讨厌见人和火光，听到木器音就会害怕，心跳动，喜欢关闭门窗独自居住。病剧时，就会登高而歌，脱衣而走，且有腹胀肠鸣的症状，这是由于足胫部的经气上逆所致的病。由于本经主血，所发生的病证，是发狂、疟疾、温热过甚，汗出，鼻流清涕或出血，口唇生疮，颈肿喉痹，脐以上的腹部肿胀，膝膑部肿痛，沿侧胸乳部、气街、大腿前缘、伏兔、足胫外侧、足背上都发痛，足中趾不能动弹。本经气盛的实证，身前胸腹部发热，胃热，消化快，时感饥饿，小便色黄；本经气不足的虚证，身前胸腹部都感觉寒冷，胃里有寒，发生胀满。像这些病证，实证就用泻法，虚证就用补法，热证就用速刺法，寒证就用留针法，脉虚陷下的就用灸法，至于不实不虚的病证，就从本经取治。本经的实证，是人迎脉比寸口脉大三倍，本经的虚证，是人迎脉反而比寸口脉小。

脾足太阴之脉，起于大指之端，循指内侧白肉际❶，过核骨后，上内踝❷前廉，上（踹）[腨]内，循胫骨后，交出厥阴之前。上膝股内前廉，入腹属脾络胃，上膈，挟咽，连舌本❸，散舌下❹；其支者，复从胃，别❺上膈，注心中。是动则病舌本强，食则呕，胃脘痛，腹胀善噫❻，得后与气，则快然如衰❼，身体皆重。是主脾所生病者，舌本痛，体不能动摇，食不下，烦心，心下急痛，溏、瘕❽、泄、水闭❾，黄疸，不能卧，强立❿，股膝内肿厥，足大指不用。为此诸病，盛则泻之，虚则补之，热则疾之，寒则留之，陷下则灸之，不盛不虚，以经取之。盛者寸口大三倍于人迎，虚者寸口反小于人迎也。

【注释】

❶ 白肉际：沈又彭曰："白肉，三阴脉所经。赤肉，三阳脉所经。际，乃白肉尽处。"

❷ 踝：踝者，近足之突骨。

❸ 连舌本：《图经》卷二注云："舌本与会厌相连，发泄声音之所也。"

❹ 舌下：《图经》卷二注云："舌下有泉焉，乃脾之灵津也。"

❺ 别：一支而歧。

❻ 噫：饱食息也。

❼ 得后与气则快然如衰：杨上善曰："谷入胃已，其气上为营卫及膻中气。后有下行，与糟粕俱下者，名曰余气。余气不与糟粕俱下，壅而为胀，今得之泄之，故快然腹减也。"

❽ 溏、瘕：溏，水泄；瘕，痢疾。

❾ 水闭：指小便不利。

❿ 强立：谓勉强站起。

【白话解】

脾足太阴的经脉，起于足大趾的尖端，沿着大趾的内侧白肉处，经过核骨，上行至内踝前面，再上小腿肚，沿胫骨后方，与厥阴肝经交叉出于其前，上行膝股内侧的前缘，入腹，属脾，络胃，上过膈，挟行咽喉部，连于舌根，并散布于舌下；它的支脉，又从胃腑分出，上贯膈，注入心中，与手少阴心经相接。从本经脉气所发生的病变，就会发生舌根强硬，食后就呕吐，胃脘疼痛，腹内发胀，常常嗳气，解了大便，余气与糟粕都下来了，就觉得腹胀减轻了。但身体都感觉沉重。本经主脾脏所发生的病证，舌根痛，身体不能动摇，吃不下食物，心里烦躁，心下痛得厉害，大便溏泄，痢疾，小便不通，黄疸，不能安睡，勉强站起，就会沿着股膝内侧发肿以致厥冷，足大趾不能动弹。像这些病证，实证就用泻法，虚证就用补法，热证就用速刺法，寒证就用留针法，脉虚陷下的就用灸法，至于不实不虚的病证，就从本经取治。本经的实证，寸口脉比人迎脉大三倍，本经的虚证，寸口脉反而比人迎脉小。

心手少阴之脉，起于心中，出属心系❶，下膈络小肠；其支者，从心系上挟咽，系目系❷，其直者，复从心系却上肺，下出腋下❸，下循臑内后廉❹，行太阴心主之后，下肘内，循臂内后廉，抵掌后锐骨之端，入掌内后廉，循小指之内出其端。是动则病嗌干心痛，渴而欲饮，是为臂厥。是主心所生病者，目黄胁痛，臑臂内后廉痛厥，掌中热痛。为此诸病，盛则泻之，虚则补之，热则疾之，寒则留之，陷下则灸之，不盛不虚，以经取之。盛者寸口大再倍于人迎，虚者寸口反小于人迎也。

【注释】

❶ 心系：指心脏与其他脏器相联系的脉络。

❷ 目系：杨上善曰："筋骨血气四种之精，与脉合为目系，心脉系于目系，故心病闭目。"

❸ 下出腋下：张介宾曰："直者，经之正脉也。此自前心系复上肺，由足少阳渊腋之次出腋下，上行极泉穴，手少阴经行于外者始此。"

❹ 臑内后廉：青灵穴处。

【白话解】

心手少阴的经脉，起于心脏里，出属于心的脉络，下贯膈，联络小肠；它的支脉，从心系的脉络上行，挟于咽喉，关联到目珠连于脑的脉络；它另有直行的经脉，又从心脏的脉络上行于肺部，向下横出腋下，再向下沿上臂内侧的后缘，行于手太阴肺经和手厥阴心包络经的后面，下行肘内，沿着前臂内侧的后缘，到掌后小指侧高骨的尖端，入掌内后侧，沿着小指的内侧至指端。从本经脉气所发生的病变，就会发生喉干，心痛，口渴想喝水，这是由于臂内经脉之气厥逆所致的。本经主心脏所发生的疾病，如目黄，胁痛，上臂和下臂内侧后缘疼痛、厥冷，掌心发热。像这些病证，实证就用泻法，虚证就用补法，热证就用速刺法，寒证就用留针法，脉虚陷下的就用灸法，至于不实不虚的病证，就从本经取治。本经的实证，寸口脉比人迎脉大两倍，本经的虚证，寸口脉反比人迎脉小。

小肠手太阳之脉，起于小指之端，循手外侧❶上腕，出踝❷中，直上循臂骨下廉，出肘内侧两筋之间❸，上循臑外后廉，出肩解❹，绕肩胛，交肩上，入缺盆，络心，循咽下膈，抵胃属小肠；其支者，从缺盆循颈上颊，至目锐眦，却入耳中；其支者，别颊上䪼❺抵鼻，至目内眦，斜络于颧。是动则病嗌痛颔❻肿，不可以顾，肩似拔，臑似折。是主液所生病者❼，耳聋，目黄，颊肿，颈、颔、肩、臑、肘、臂外后廉痛。为此诸病，盛则泻之，虚则补之，热则疾之，寒则留之，陷下则灸之，不盛不虚，以经取之。盛者人迎大再倍于寸口，虚者人迎反小于寸口也。

【注释】

❶ 手外侧：杨上善曰："人之垂手，大指著身之侧，名手内侧；小指后，名手外侧。"

❷ 踝：指锐骨，即尺骨茎突。

❸ 出肘内侧两筋之间：小海穴。

❹ 肩解：肩贞穴。杨上善曰："肩臂二骨相接之处，名为肩解。"

❺ 頄（zhuō 拙）：指眼眶下缘的骨。

❻ 颔（hàn 汗）：位于颈的前上方，相当于颏部的下方，结喉的上方软肉处。

❼ 是主液所生病者：张介宾曰："小肠主泌别清浊。病则水谷不分，而流行无制，是主液所生病也。"

【白话解】

小肠手太阳的经脉，起于手小指的尖端，循行手外侧，上入腕部，出小指侧的高骨，直上沿臂骨下缘，出肘侧两筋之间，再上沿上臂外侧后缘，出肩后骨缝，绕行肩胛部，交于肩上，入缺盆，联络心脏，再沿咽部下穿膈，至胃，再向下属于小肠；它的支脉，从缺盆沿颈部上抵颊部，至眼外角，回入耳中；另有支脉，从颊部上眼眶下，至鼻，再至眼内角，斜行与颧部联络。从本经气所发生的病变，就会发生咽痛，颔部肿，不能回头，肩痛得像被拉拽，臂痛得像折断。本经主液体所发生的疾病，如耳聋，目黄，颊颔肿，沿颈、肩、肘、臂等部的外侧后缘发痛。像这些病证，实证就用泻法，虚证就用补法，热证就要用速刺法，寒证就用留针法，脉虚陷下的就用灸法，至于不实不虚的病证，就从本经取治。本经的实证，人迎脉比寸口脉大两倍，本经的虚证，人迎脉反比寸口脉小。

膀胱足太阳之脉，起于目内眦，上额❶，交巅❷；其支者，从巅至耳上角❸；其直者，从巅入络脑❹，还出别下项，循肩膊❺内，挟脊，抵腰中，入循膂❻，络肾，属膀胱；其支者，从腰中下挟脊，贯臀，入腘中；其支者，从膊内左右，别下贯胛，挟脊内，过髀枢❼，循髀❽外，从后廉，下合腘中，以下贯踹内，出外踝❾之后，循京骨❿，至小指外侧。是动则病冲头痛⓫，目似脱，项如拔，脊痛，腰似折，髀不可以曲，腘如结⓬，踹如裂，是为踝厥。是主筋所生病⓭者，痔，疟，狂，癫疾，头囟项痛，目黄，泪出，鼽衄，项、背、腰、尻、腘、踹、脚皆痛，小指不用。为此诸病，盛则泻之，虚则补之，热则疾之，寒则留之，陷下则灸之，不盛不虚，以经取之。盛者人迎大再倍于寸口，虚者人迎反小于寸口也。

【注释】

❶ 额：头发边缘以下，两眉以上的部分。

❷ 巅：《图经》卷二注云："巅，顶也。顶中央有旋毛，可容豆，乃三阳五会也。"

❸ 从巅至耳上角：张介宾曰："由百会旁行至耳上角，过足少阳之曲鬓、率谷、天冲、浮白、窍阴、完骨，故此六穴者，皆为足太阳少阳之会。"

❹ 脑：顶后。

❺ 肩膊：在肩后的下面。

❻ 膂：夹脊两旁之肉。

❼ 髀（bì 必）枢：即股骨大转子部位。

❽ 髀：股部。

❾ 外踝：即腓骨下端之外踝骨。

❿ 京骨：杨上善曰："京骨，谓外踝下近前高骨也。"

⓫ 冲头痛：王冰曰："谓脑后眉间痛也。"张介宾曰："本经脉上额交巅入络脑，故邪气上冲而为头痛。"

⓬ 结：痛不可伸。

⓭ 是主筋所生病：张介宾曰："周身筋脉，惟足太阳为多为巨，其下者，结于踵，结于腨，结于腘，结于臀；其上者，挟腰脊，络肩项，上头为目上纲，下结頄，故凡为瘛，为弛，为反张，戴眼之类，皆足太阳之水亏，而主筋所生病者。"

【白话解】

膀胱足太阳的经脉，起于眼内角，向上过额部，会于头顶之上；它的支脉，从头顶至耳上角；它的直行经脉，从头顶入络于脑，还出，另下行过项，沿肩膊内侧，夹脊椎两旁，直至腰部，沿脊肉深入，联系肾脏，会于膀胱；它另有支脉，从腰中，通过臀部，直入腘窝中；它又有支脉，从左右肩膊内侧，另向下行，穿过脊内，过髀枢部，沿大腿外侧后缘，向下行合于腘窝内，又向下通过小腿肚，出外踝骨的后边，沿着京骨，至小趾外侧尖端，与足少阴肾经相接。从本经脉气所发生的病变，就会苦于脑后及眉骨间疼痛，眼珠像要脱出，颈项像被拉拽，脊部痛，腰像折断了，大腿不能弯曲，腘部像被拴住，小腿肚像裂开，这是本经脉气从外踝部向上厥逆所致。本经主筋所生的病证，如痔疮，疟疾，狂病，癫病，头、囟和颈项疼痛，目黄，流泪，鼻流清涕或鼻出血，项、背、腰、臀、腘、小腿肚、脚等部都发生疼痛，足小趾也不能动弹。像这些病证，实证就用泻法，虚证就用补法，热证要用速刺法，寒证要用留针法，脉虚陷下的就用灸法，至于不实不虚的病证，就从本经取治。本经的实证，人迎脉比寸口脉大两倍，本经的虚证，人迎脉反比寸口脉小。

肾足少阴之脉，起于小指之下，邪走足心，出于然（谷）〔骨〕之下，循内踝之后，别入跟❶中，以上踹内，出腘内廉，上股内后廉，贯脊，属肾，络膀胱；其直者，从肾上贯肝膈，入肺中，循喉咙，挟舌本；其支者，从肺出络心，注胸中。是动则病饥不欲食❷，面如漆柴❸，咳唾则有血，喝喝而喘，坐而欲起目䀮䀮如无所见，心如悬，若饥状，气不足则善恐，心惕惕如人将捕之，是为骨厥。是主肾所生病者，口热舌干，咽肿上气，嗌干及痛，烦心心痛，黄疸❹，肠澼❺，脊股内后廉痛，痿厥嗜卧，足下热而痛。为此诸病，盛则泻之，虚则补之，热则疾之，寒则留之，陷下则灸之，不盛不虚，以经取之。

灸则强食生肉❻，缓带❼，披发❽，大杖❾，重履❿而步。盛者寸口大再倍于人迎，虚者寸口反小于人迎也。

【注释】

❶ 跟：足后曰跟，又谓之踵。

❷ 饥不欲食：杨上善曰："少阴脉病，阴气有余，不能消食，故饥不能食也。"

❸ 面如漆柴：杨上善曰："以阴气盛，面黑如地色也。"

❹ 黄疸：杨上善曰："谓肾脏内热发黄。"

❺ 肠澼：杨上善曰："肾主下焦少阴为病，下焦大肠不和，故为肠澼。"

❻ 灸则强食生肉：杨上善曰："豕肉温肾补虚，脚腰轻健，人有患脚风气，食生猪肉，得愈者众，故灸肾病，须食助之。"

❼ 缓带：杨上善曰："带若急，则肾气不适，故须缓带，令腰肾通畅，火气宣行。"

❽ 披发：杨上善曰："足太阳脉，从顶下腰至脚。今灸肾病，须开顶被发，阳气上通，火气宣流。"

❾ 大杖：杨上善曰："足太阳脉循于肩髆，下络于肾。今疗肾病，可策大杖而行，牵引肩髆，火气通流。"

❿ 重履：杨上善曰："燃磁石，疗肾气，重履引腰脚。故为履重者，可用磁石，分著履中，上弛其带令重，履之而行。以为轻者，可渐加之令重，用助火气。若得病愈，宜渐去之，此为古之疗肾要法。"

【白话解】

肾足少阴的经脉，起于足小趾之下，斜向足掌心，出于然骨之下，沿着内踝骨的后方，另入足跟，上小腿肚内侧，出腘内侧，上行大腿内侧后缘，贯通腰脊，穿过肾脏，与膀胱联系；其直行的经脉，从肾脏向上经过肝和膈肌，进入肺脏，沿着喉咙，归结于舌根；它的支脉，从肺联系心脏，注于胸中，与手厥阴心包络经相接。从本经脉气所发生的病变，是虽然觉着饿而不想吃，面容毫无光华。咳唾就带血，喘得都出了声，烦躁不安，坐下就想起来，眼睛看不见东西，心像悬着似的，又像有饥饿感，气虚则常有恐惧感，心里不安像怕有人抓自己一样，这都是由于骨间经脉之气厥逆所致的。本经主肾脏所发生的病证，口热，舌干，咽肿，气向上逆，喉咙干燥作痛，心烦，心痛，黄疸，下痢，脊及股内侧后面疼痛，足部无力，厥冷，嗜睡，足心发热而痛。像这些病证，实证就用泻法，虚证就用补法，热证就用速刺法，寒证就可留针法，脉虚陷下的就用灸法，至于不实不虚的病证，就从本经取治。如果使用灸法，就该勉强吃生肉，松缓衣带，散开头发，扶着大杖，穿着重履，缓步而走，这是古代治疗肾病的五个做法。凡本经的实证，寸口脉比人迎脉大两倍，本经的虚证，寸口脉反比人迎脉小。

心主手厥阴心包络之脉❶，起于胸中，出属心包络，下膈，历络三焦，其支者，循胸出胁，下腋三寸，上抵腋，下循臑内，行太阴少阴之间❷，入肘中，下臂，行两筋之间❸，入掌中，循中指出其端；其支者，别掌中，循小指次指出其端。是动则病手心热，臂肘挛急，腋肿，甚则胸胁支满，心中憺憺大动，面赤目黄，喜笑不休。是主脉所生病者，烦心心痛，掌中热。为此诸病，盛则泻之，虚则补之，热则疾之，寒则留之，陷下则灸之，不盛不虚，以经取之。盛者寸口大一倍于人迎，虚者寸口反小于人迎也。

【注释】

❶ 心主手厥阴心包络之脉：杨上善曰："心神为五脏六腑之主，故曰心主。心外有脂包裹其心，名曰心包。心有两经，心中起者，名手少阴；属于心包，名手厥阴。"

❷ 行太阴少阴之间：杨上善曰："循胸出胁之处，当腋下三寸，然后上行抵腋下，方下循臂也。太阴少阴既在前后，故心主厥阴行中间也。"

❸ 两筋之间：间使穴。

【白话解】

心主手厥阴的经脉，起于胸中，出属于心包络，下穿膈肌，全面地和三焦联系；它的支脉，循行胸中，横出胁下，当腋缝下三寸处，又向上行至腋部，沿着上臂内侧，行于手太阴肺经与手少阴心经的中间，入肘中，下循臂，行掌后两筋之间，入手掌之中，循中指，至指端；它另有支脉，从掌内分出，沿无名指直达指端，与手少阳三焦经相接。从本经脉气所发生的病变，是手心热，肘部拘挛，腋下肿胀，甚则胸胁满闷，心里摇动不安，面赤，目黄，笑个不停。本经是心主脉所生的病证，如心中烦躁，心痛，掌心发热。像这些病证，实证就用泻法，虚证就用补法，热证就用速刺法，寒证就可留针法，脉气陷下的就用灸法，至于不实不虚的病证，就从本经取治。本经的实证，寸口脉比人迎脉大一倍，本经的虚证，寸口脉反而比人迎脉小。

三焦❶手少阳之脉，起于小指次指之端，上出两指之间❷，循手表腕，出臂外两骨之间❸，上贯肘，循臑外，上肩，而交出足少阳之后❹，入缺盆，布膻中，散落心包，下膈，循属三焦；其支者，从膻中上出缺盆，上项，（系）[侠]耳后直上，出耳上角，以屈下颊至䪼；其支者，从耳后入耳中，出走耳前，过客主人前，交颊，至目锐眦。是动则病耳聋浑浑焞焞，嗌肿喉痹。是主气❺所生病者，汗出，目锐眦痛，颊痛，耳后、肩、臑、肘、臂外皆痛，小指次指不用。为此诸病，盛则泻之，虚则补之，热则疾之，寒则留之，陷下则灸之，不盛不虚，以经取之。盛者人迎大一倍于寸口，虚者人迎反小于寸口也。

【注释】

❶ 三焦：杨上善曰："上焦在心下下膈，在胃上口，主内而不出，其理在膻中；中焦在胃中口，不上不下，主腐熟水谷，其理在脐旁；下焦在脐下，当膀胱上口，主分别清浊，主出而不内，其理在脐下一寸。"

❷ 上出两指之间：中渚穴。

❸ 两骨之间：指支沟部位。

❹ 上肩而交出足少阳之后：滑寿曰："上肩，循臑会、肩髎、天髎、交出足少阳之后。"

❺ 气：杨上善曰："气，谓三焦气液。"张介宾曰："三焦为水渎之府，水病必由于气也。"

【白话解】

三焦手少阳的经脉，起于无名指的尖端，上出无名指与小指之间，沿着手背，出前臂外侧两骨的中间，向上穿过肘，沿上臂外侧，上肩，而交出于足少阳胆经之后，入缺盆，分布于膻中，散布络于心包，下过膈肌，依次会属于上中下三焦；它的支脉，从膻中上出缺盆，上颈项，夹耳后，直上出耳上角，由此屈而下行颊部，至眼眶下；它另有支脉，从耳后进入耳中，再出走耳前，通过客主人穴的前方，与前支脉会于颊部，而至眼外角，与足少阳胆经相接。从本经脉气所发生的病变，是耳聋，听不清楚。咽肿，喉咙闭塞不通。本经主气所生的病证，如汗出，眼外角痛，颊痛，耳后、肩、臑、肘、臂的外缘等处都发生疼痛，无名指不能活动。像这些病证，实证就用泻法，虚证就用补法，热证就用速刺法，寒证就可留针法，脉虚陷下的就用灸法，至于不实不虚的病证，就从本经取治。本经的实证，是人迎脉比寸口脉大一倍，本经的虚证，人迎脉反而比寸口脉小。

胆足少阳之脉，起于目锐眦，上抵头角，下耳后，循颈，行手少阳之前，至肩上，却交出手少阳之后❶，入缺盆；其支者，从耳后入耳中，出走耳前，至目锐眦后；其支者，别锐眦，下大迎，合于手少阳，抵于㓱❷下，加颊车，下颈，合缺盆以下胸中，贯膈络肝属胆，循胁里，出气街，绕毛际，横入髀厌❸中；其直者，从缺盆下腋，循胸过季胁❹，下合髀厌中，以下循髀阳❺，出膝外廉，下外辅骨❻入前，直下抵绝骨❼之端，下出外踝之前，循足跗上，入小指次指之间；其支者，别跗上，入大指之间，循大指歧骨内出其端，还贯爪甲，出三毛❽。是动则病口苦❾，善太息，心胁痛不能转侧❿，甚则面微有尘⓫，体无膏泽⓬，足外反热，是为阳厥⓭。是主骨所生病者，头痛，颔痛，目锐眦痛，缺盆中肿痛，腋下肿，马刀侠瘿⓮，汗出振寒，疟，胸、胁、肋、髀、膝外至胫、绝骨、外踝前及诸节皆痛，小指次指不用。为此诸病，盛则泻之，虚则补之，热则疾之，寒则留之，陷下则灸之，不盛不虚，以经取之。盛者人迎大一倍于寸口，虚者人迎反小于寸口也。

【注释】

❶ 循颈行手少阳之前至肩上却交出手少阳之后：杨上善曰："项前曰颈，足少阳脉，从耳后下颈向前，至缺盆，屈回向肩。至肩屈向后，复回向颈，至颈始入缺盆，是则手少阳上肩，向入缺盆肩上，自然交足少阳也。足少阳从颈前下至缺盆向肩，即是行手少阳前也。至肩交手少阳已，向后回入缺盆，即是行手少阳之后也。"

❷ 㓱：指眼眶下缘之骨。

❸ 髀厌：髀枢部，即股骨大转子的部位。

❹ 季胁：即胸肋下两侧的肋软骨部分。

❺ 髀阳：指髋关节的外侧部分。

❻ 外辅骨：即腓骨，位于小腿部的外侧。

❼ 绝骨：指绝骨穴的部位。

❽ 三毛：指足大趾爪甲后方。

❾ 口苦：杨上善曰："胆热，苦汁循脉入颊，故口苦。名曰胆痹。"

❿ 转侧：辗转。

⓫ 甚则面微有尘：杨上善曰："甚，谓阳厥热甚也。足少阳起面，热甚则头颅前热，故面尘色也。"

⓬ 膏泽：谓肥润。

⓭ 阳厥：杨上善曰："少阳厥也。"

⓮ 马刀侠瘿：指瘰疬。生于腋下，类似马刀形的，叫马刀；生于颈部的，叫侠瘿。

【白话解】

胆足少阳的经脉，起于眼外角，上至额角，向下绕到耳后，沿着颈部，行于手少阳三焦经的前面，至肩上，又交叉到手少阳三焦经的后面，而进入缺盆；它的支脉，从耳后进入耳内，走出到耳前，到眼外角之后；它的支脉，另从眼外角，下行至大迎穴附近，与手少阳三焦经相合，至眼眶下，走向颊车，下颈，与前入缺盆的支脉相合，然后下行胸中，贯膈，络肝，属胆，沿着胁里，出少腹两侧的气街，绕过阴毛际，横入环跳部；它的直行经脉，从缺盆下走腋，沿胸部过季胁，与前支脉合于环跳部，再下沿髋关节外侧，出阳陵泉，下行于腓骨之前，直下抵阳辅穴，下出外踝之前，沿着足背，出足小趾与第四趾之间；它的另一支脉，由足背走向足大趾间，沿着大趾的骨缝，到它的尖端，又返回穿入爪甲，出三毛与足厥阴肝经相接。从本经脉气所发生的病变，就是感到口苦，常常叹气，心胁作痛，身体不能转动，甚至于面有灰尘之色，全身的肌肤失去了润泽，足外侧反觉得发热，这是少阳厥逆之气所致的。本经主骨所生的病证，是头痛，颌痛，眼外角痛，缺盆中肿痛，腋下肿，马刀侠瘿，汗出，寒战，疟疾，胸、胁、肋、髀、膝以至胫骨、绝骨、外踝前及诸关节皆痛，足的第四趾不能活动。像这些病证，实证就用泻法，虚证就用补法，热证就用速刺法，寒证就可留针法，脉虚陷下的就用灸法，至于不实不虚的病证，就从本经取治。本经的实证，是人迎脉比寸口脉大一倍，本经的虚证，是人迎脉反比寸口脉小。

肝足厥阴之脉，起于大指丛毛之际，上循足跗上廉，去内踝一寸，上踝八寸，交出太阴之后，上腘内廉，循股阴 ❶，入毛中,(过)[环]阴器,抵小腹,挟胃属肝络胆,上贯膈,布胁肋,循喉咙之后,上入颃颡❷,连目系,上出额,与督脉会于巅;其支者,从目系下颊里,环唇内;其支者,复从肝别贯膈,上注肺。是动则病腰痛不可以俯仰,丈夫癀疝❸,妇人少腹肿❹,甚则嗌干,面尘脱色。是肝所生病者,胸满,呕逆,飧泄❺,狐疝❻,遗溺,闭癃❼。为此诸病,盛则泻之,虚则补之,热则疾之,寒则留之,陷下则灸之,不盛不虚,以经取之。盛者寸口大一倍于人迎,虚者寸口反小于人迎也。

【注释】

❶ 股阴:大腿的内侧。

❷ 颃颡(hángsǎng 杭嗓):指喉咙上孔。

❸ 癀疝:阴囊肿大,疼痛或肿结坚硬。

❹ 少腹肿:妇人疝病。

❺ 飧泄:完谷不化。致病之因,有风邪、木胜、寒气、脾虚、伏气之异。而此则指木胜致病。所谓"厥阴之胜肠鸣飧泄也"。

❻ 狐疝:卧则入少腹,行立则出少腹入囊中,出入上下,与狐相类。

❼ 闭癃:王肯堂曰:"闭癃,合而言之一病也,分而言之,有暴久之殊。盖闭者,暴病而为溺闭,点滴不出;癃者,久病为溺癃,淋漓点滴而出,一日数十次。"

【白话解】

肝足厥阴的经脉,起于足大趾丛毛上的大敦穴,沿着足背上侧,至内踝前一寸处,向上至踝骨上八寸处,交叉于足太阴脾经的后方,上腘窝内缘,沿大腿内侧,入阴毛中,环绕阴器一周,至小腹,夹行于胃的两旁,属肝,络胆,上通膈肌,散布于胁腋部,沿喉咙的后侧,入喉咙的上孔,联系眼球深处的脉络,向上通过额部,与督脉会合于巅顶的百会;它的支脉,从眼球深处脉络,向下行于颊部内侧,环绕口唇之内;它另有一支脉,又从肝脏通过膈肌,上注于肺脏,与手太阴肺经相接。从本经脉气所发生的病变,为腰痛,不能前后俯仰,男子患阴囊肿大,妇女患少腹部肿胀。甚至于喉干,面部没有光泽。本经主肝脏所发生的病证，如胸满、呕逆、飧泄、狐疝、遗尿、小便不通。像这些病证，实证就用泻法，虚证就用补法，热证就用速刺法，寒证就用留针法，脉虚陷下的就用灸法，至于不实不虚的病证，就从本经取治。本经的实证，寸口脉比人迎大一倍，本经的虚证，寸口脉反比人迎小。

手太阴气绝则皮毛焦，太阴者行气温❶于皮毛者也，故气不荣❷则皮毛焦，皮毛焦则津液去皮节，津液去皮节者，则爪枯毛折❸，毛折者则毛先死。丙笃丁死，火胜金也。

【注释】

❶温：柔和，润泽。

❷故气不荣：故，有"若"义。荣，当作"营"。"营"有"调"义。这是说气不调。

❸折：有"损"义。

【白话解】

手太阴肺经的脉气衰竭，皮毛就会焦枯。手太阴肺，是能够行气柔和皮毛的。假如气不畅调，就会使皮毛干枯。皮毛干枯，就是津液耗损的表现，津液耗损，就会伤害了肌表，使皮干毛脱，毫毛脱落，那是肺经脉气先死的征象。这种病证，逢丙日危重，逢丁日死亡，这是由于肺在五行属金，丙丁属火，火能胜金的缘故。

手少阴气绝则脉不通，脉不通则血不流；血不流，则毛色不泽，故其面黑如漆柴者，血先死，壬笃癸死，水胜火也。

【白话解】

手少阴心经的脉气衰竭，脉道运行就不通畅，脉道运行不通畅，血液就不周流，血不周流，面色就无光泽，面色无光泽，便是血已先死的征象。这种病证，逢壬日危重，逢癸日死亡，这是由于心在五行属火，壬癸属水，水能胜火的缘故。

足太阴气绝者，则脉不荣肌肉，唇舌者肌肉之本也，脉不荣则肌肉软，肌肉软则舌萎人中满，人中满则唇反，唇反者肉先死。甲笃乙死，木胜土也。

【白话解】

足太阴脾经的脉气衰竭，经脉就不能滋养肌肉。唇舌是肌肉的根本，经脉不能滋养肌肉，肌肉就不滑润，肌肉不滑润了，就会出现舌体萎缩，人中部肿满，人中部肿满则口唇外翻，口唇外翻是肌肉先死的征象。这种病证，逢甲日危重，逢乙日死亡，这是由于脾在五行属土，甲乙属木，木能胜土的缘故。

足少阴气绝则骨枯，少阴者冬脉也，伏行而濡骨髓者也，故骨不濡则肉不能著也，骨肉不相亲则肉软却，肉软却故齿长而垢，发无泽，发无泽者骨先死，戊笃己死，土胜水也。

【白话解】

足少阴肾经的脉气衰竭，就会骨枯。因为足少阴是肾脉，它是深伏运行而具有濡髓泽骨的作用，如骨髓得不到肾气的濡养，那肌肉也就不能与骨贴附了；骨肉既然不能相近，肌肉就会软缩，肌肉软缩，牙齿像变长了而多垢污，头发也没有光泽，头发没有光泽，便是骨已先死的征象。这种病证，逢戊日危重，逢己日死亡，这是由于肾在五行属水，戊己属土，土能胜水的缘故。

足厥阴气绝则筋绝，厥阴者肝脉也，肝者筋之合也，筋者聚于阴（气）[器]，而脉络于舌本也，故脉弗荣则筋急，筋急则引舌与卵，故唇青、舌卷、卵缩则筋先死。庚笃辛死，金胜木也。

【白话解】

足厥阴肝经的脉气衰竭，就会使筋的活力断绝。因为足厥阴经，是属于肝脏的脉，肝脏外合于筋，它和各经的经筋，聚合在阴器，向上联系到舌根。如果肝脏不能养筋，就会出现筋缩挛急；筋缩挛急，就会牵引舌头和睾丸，引起舌卷与睾丸上缩。所以口唇色青黑、舌卷与睾丸上缩，便是筋已先死的征象。这种病证，逢庚日危重，逢辛日死亡，这是由于肝在五行属木，庚辛属金，金能胜木的缘故。

五阴气俱绝，则目系转，转则目运❶，目运者为志先

死 ❷，志先死则远一日半死矣。

【注释】

❶ 运：与"晕"通。

❷ 为志先死：虞庶曰："人之五志，皆属于阴。谓肝志怒，心志喜，脾志思，肺志忧，肾志恐。今三阴已绝，五脏皆失其志，故无喜怒忧思恐，五志俱亡，故曰失志也。"

【白话解】

五脏阴经脉气都衰竭了，就会目系转动，目系转动便觉得眼晕；眼晕便是五志先死的危象，五志既然失掉，那么一天半必然死亡了。

六阳气绝，则阴与阳相离，离则腠理发泄，绝汗❶乃出，故旦占夕死，夕占旦死。

【注释】

❶ 绝汗：汗暴出，如珠而不流，旋复干也。

【白话解】

六腑阳经的脉气都衰竭了，就会阴阳两相分离，阴阳分离，则腠理不固，精气外泄，绝汗就必然流出，早上发现这样危象，可以断定当夜必死，在夜间发现这样危象，可以断定次日早上必死。

经脉十二者，伏行分肉之间，深而不见；其常见者，足太阴过于（外）[内]踝之上，无所隐故也。诸脉之浮而常见者，皆络脉❶也。六经络手阳明少阳之大络❷，起于五指间❸，上合肘中。饮酒者，卫气先行皮肤，先充络脉❹，络脉先盛，故卫气已平，营气乃满，而经脉大盛。脉之卒然动者，皆邪气居之，留于本末，不动则热，不坚则陷且空，不与众同，是以知其何脉之动也。

【注释】

❶ 络脉：是由经脉分出来的大小分支，可分为别络、浮络、孙络。

❷ 手阳明少阳之大络：张介宾曰："手六经之络，惟阳明、少阳之络为最大，手阳明之络名偏历，手少阳之络名外关。"

❸ 起于五指间：张介宾曰："阳明出合谷之次，分络于大指二指。少阳出

阳池之次，散络于中无名小三指，故起于五指间。"

❹ 饮酒者……充络脉：张志聪曰："酒者，水谷之悍液。卫者，水谷之悍气。故饮酒者，液随卫气而先行皮肤，此血气之从皮肤而络，络而脉，脉而经，盖从外而内也。"

【白话解】

十二经脉，隐伏在体内而行于分肉之间，其深不能看到，经常可以见到的，只是足太阴脾经在经过内踝之上的时候，是由于无所隐蔽的缘故。诸脉在浅表而经常可见到的，都是络脉。在手足六经络脉中，手阳明大肠经、手少阳三焦经的大络，分别起于手五指之间，上合于肘中。饮酒的人，酒气随着卫气先行于皮肤，先充溢络脉，首先使络脉满盛。就会使卫气均平，营气满盛，那经脉也就很充盛了。人的经脉突然充盛，这都是邪气侵袭于内，留在经脉本末里，聚而不动，可以化热。如浮络不坚实，就是病邪深入，经气虚空，不与一般相同，所以知道那是哪条经脉发病了。

雷公曰：何以知经脉之与络脉异也？黄帝曰：经脉者常不可见也，其虚实也以气口知之，脉之见者皆络脉也。雷公曰：细子❶无以明其然也。黄帝曰：诸络脉皆不能经大节之间，必行绝道❷而出入，复合于皮中，其会皆见于外。故诸刺络脉者，必刺其结上，甚血者虽无结❸，急取之，以泻其邪而出其血，留之发为痹也。凡诊❹络脉，脉色青则寒且痛，赤则有热。胃中寒，手鱼❺之络多青矣；胃中有热，鱼际络赤；其（暴）[鱼]黑者，留久痹也。其有赤有黑有青者，寒热气也；其青短者，少气也。凡刺寒热❻者皆多血络，必间日而一取之，血尽而止，乃调其虚实；其小而短者少气，甚者泻之则闷❼，闷甚则仆❽，不得言，闷则急坐之也。

【注释】

❶ 细子：谦称。

❷ 绝道：间道。

❸ 结：有"聚"的意思。

❹ 诊：有"视"的意思。

❺ 手鱼：张介宾曰："手鱼者，大指本节间之丰肉也。鱼虽手太阴之部，而胃气至于手太阴，故可以候胃气。"

❻ 寒热：杨上善曰："寒热，胃中寒热也。"

❼ 闷：烦。

❽ 仆：跌倒。

【白话解】

雷公说：怎样能够知道经脉和络脉的不同呢？黄帝说：经脉在平常是看不到的，它的虚实情况，可以从气口切脉部位来测知。那些显露在外可见到的脉，都是络脉。雷公说：我不明白它们的这种区别。黄帝说：所有络脉，都不能经过大关节之间，而行于经脉所不到之处，出入流注，再结合皮部的浮络，共同会合而显现在外面。所以针刺所有络脉的病变，必须刺中它的聚结的地方。病重的，虽然没有瘀血聚结，也应该急刺，以泻去它的病邪，而放出瘀血，如果把瘀血留在里面，就能成为痹证。凡是察看络脉的病变，脉现青色，是寒邪凝滞并有疼痛现象；脉现赤色，是有热的现象。胃里有寒，在手鱼部的络脉多现青色；胃里有热，在鱼际的络脉会出现赤色；那鱼际络脉出现黑色的，就是日久不愈的痹病。如兼有赤、黑、青三色出现的，这是寒热错杂的病变。如青色而短，是属于气弱的征象。凡是针刺胃里或寒或热的病变，都是多刺血络，必须间日一刺，把瘀血泻完就止针，然后应该察明病证的虚实，如脉小而短，那是气衰的病人，过用泻法，就会使病人感到心里烦乱，烦乱极了，就会跌倒，不能说话。对于这种发生烦乱的病人，应赶快扶他坐下，以免跌倒。

手太阴之别 ❶，名曰列缺，起于腕上分间，并太阴之经直入掌中，散入于鱼际。其病实则手锐掌 ❷ 热，虚则欠，小便遗数，取之去腕（半）寸［半］，别走阳明 ❸ 也。

【注释】

❶ 手太阴之别：马莳曰："不曰络而曰别者，以此穴由本经而别走邻经也。"张志聪曰："经别者，五脏六腑之大络也。别者，谓十二经脉之外，别有经络，阳络之走于阴，阴络之走于阳，与经脉缪处，而各走其道。"

❷ 锐掌：掌后高骨。

❸ 别走阳明：张介宾曰："此太阴之络别走阳明，而阳明之络曰偏历，亦入太阴，以其相为表里，故互为注络以相通也，他经皆然。"

【白话解】

手太阴肺经的别出络脉，名叫列缺。起于腕上分肉之间，与手太阴的经脉并行，直入手掌内侧，散布于鱼际处，如本络脉发生病变，属实的，就会在腕上的锐骨部和手掌发热；属虚的就出现张口呵欠，小便不禁或频数。治疗这些病证，取腕后一寸半的列缺穴，本络由此别走手阳明大肠经。

手少阴之别，名曰通里，去腕一寸（半），别而上行，循经入于（心）［咽］中，系舌本，属目系。其实则支膈，虚则不能言，取之（掌）［腕］后一寸，别走太阳也。

【白话解】

手少阴心经的别出络脉，名叫通里。从腕上一寸处，别出上行，循着本经经脉入于咽中，系于舌根，属于目系。如本络脉发生病变，属实的，就会使胸膈间支撑不舒；属虚的，就会不能说话。治疗这些病证，取腕后一寸的通里穴，本络由此别走手太阳小肠经。

手心主之别，名曰内关，去腕二寸，出于两筋之间，循经以上，系于心包络，心系实则心痛，虚则为（头强）［烦心］，取之两筋间也。

【白话解】

手厥阴心包络经的别出络脉，名叫内关，在腕上二寸处，别出于两筋的中间，循着本经经脉上行，连系于心包络。如发生了病变，属于心系的实证，就会心痛；属于虚证，就会心烦，可取腕上二寸两筋之间的内关穴以治疗这些病证。

手太阳之别，名曰支正，上腕五寸，内注少阴；其别者，上走肘，络肩髃。实则节弛肘废，虚则生肬❶，小者如指痂疥，取之所别也。

【注释】

❶ 肬（yóu 由）：与"疣"通，赘肉。

【白话解】

手太阳小肠经的别出络脉，名叫支正。它起于腕上五寸，向内注于手少阴心经；其别出之脉，上走肘部，再上行络于肩髃。如本络脉发病，属于实的，就会筋力松缓，肘部拘挛；属于虚的，就会发现赘疣，小的就像指间痂疥那样。治疗这些病证，可取本经别出的络穴支正。

手阳明之别，名曰偏历，去腕三寸，别入太阴；其别者，上循臂，乘肩髃，上曲颊偏齿；其别者，入耳，合于宗脉❶。实则龋聋，虚则齿寒痹隔，取之所别也。

【注释】

❶ 合于宗脉：杨上善曰："宗，总也。耳中有手太阳、手少阳、足少阳、足阳明络四脉总会之处，故曰宗脉。"

【白话解】

手阳明大肠经的别出络脉，名叫偏历。在腕上三寸处，别走而入于手太阴经络；它的别出之脉，上行于臂，乘肩髃，上曲颊，偏络于齿根；它另有别出之脉，入耳中，与手太阳、手少阳、足少阳、足阳明四脉会合。如本络脉发生病变，属实的，是龋齿、是耳聋；属虚的，是牙齿发冷，膈间闭塞。治疗这些病证，可取本经别出的络穴偏历。

手少阳之别，名曰外关，去腕二寸，外绕臂，注胸中，合心主。病实则肘挛，虚则不收，取之所别也。

【白话解】

手少阳三焦经的别出络脉，名叫外关。在腕上二寸处，向外绕行于臂部，注入胸中，与心包络经相合。如本络脉发生病变，属实的，就会肘关节拘挛；属虚的，就会肘关节弛缓不收。治疗这些病证，可取本经别出的络穴外关。

足太阳之别，名曰飞阳，去踝七寸，别走少阴。实则（鼽）[鼻]窒头背痛，虚则鼽衄❶，取之所别也。

【注释】

❶ 鼽衄：鼽，谓鼻中水出。衄，谓鼻中血出。

【白话解】

足太阳膀胱经的别出络脉，名叫飞扬。在外踝上七寸，别走足少阴肾经的经络。如本络脉发生病变，属实的，是鼻塞不通，头背部疼痛；属虚的，是鼻流清涕或鼻出血。治疗这些病证，可取本经别出的络穴飞扬。

足少阳之别，名曰光明，去踝五寸，别走厥阴，下络足跗。实则厥 ❶，虚则痿躄 ❷，坐不能起，取之所别也。

【注释】

❶ 实则厥：杨上善曰："少阳之络，腰以上实，多生厥逆病也。"

❷ 虚则痿躄：杨上善曰："腰以下脉虚，则痿躄，跛不能行也。"

【白话解】

足少阳胆经的别出络脉，名叫光明。在外踝上五寸，别走足厥阴肝经的经络，并经下行绕络于足背之上。如本络脉发生病变，属实的，就会发生厥逆；属虚的，就会难以行走，坐不能起。治疗这些病证，可取本经别出的络穴光明。

足阳明之别，名曰丰隆，去踝八寸，别走太阴；其别者，循胫骨外廉，上络头项，合诸经之气，下络喉嗌 ❶。其病气逆则喉痹（瘁）［卒］瘖，实则狂癫，虚则足不收，胫枯，取之所别也。

【注释】

❶ 下络喉嗌：张介宾曰："胃为五脏六腑之海，而喉嗌缺盆为诸经之孔道，故合诸经之气下络喉嗌。"

【白话解】

足阳明胃经的别出络脉，名曰丰隆。在外踝上八寸处，别走足太阴脾经的经络；它的别出之脉，沿着胫骨的外缘，上行络于头颈部，与该处其他诸经经气会合，向下行，络于喉咽。如本络脉发生病变，气向上逆，就会出现喉中肿闭，突然失音不语。属实的，就会癫狂；属虚的，就会足缓不收，胫骨的肌肉枯萎。治疗这些病证，可取本经别出的络穴丰隆。

足太阴之别，名曰公孙，去本节之后一寸，别走阳明；其别者，入络肠胃。厥气上逆则霍乱，实则肠中切痛，虚则鼓胀，取之所别也。

【白话解】

足太阴脾经的别出络脉，名叫公孙。在足大趾本节后的一寸处，别走足阳明胃经的经络；它的别行之脉，上行入腹络于肠胃。如本络脉发生病变，厥气上逆至于肠胃，必然出现霍乱证。属实的，就会腹中痛如刀切；属虚的，就会腹胀如鼓。治疗这些病证，可取本经别出的络穴公孙。

足少阴之别，名曰大钟，当踝后绕跟，别走太阳；其别者，并经上走于心包下，外贯腰脊。其病气逆则烦闷，实则闭癃，虚则腰痛，取之所别者也。

【白话解】

足少阴肾经的别出络脉，名叫大钟。在足内踝后绕足跟，别走足太阳膀胱经的经络；它的另支别络，与足少阴肾经并行，走上于心包之下，贯通腰脊。如本络脉发生病变，就出现气逆烦闷。属实的，就会小便不通；属虚的，就会腰痛。治疗这些病证，可取本经别出的络穴大钟。

足厥阴之别，名曰蠡沟，去内踝五寸，别走少阳；其别者，（径）［循］胫，上睾，结于茎。其病气逆则睾肿卒疝，实则挺长，虚则暴痒，取之所别也。

【白话解】

足厥阴肝经的别出络脉，名叫蠡沟。在内踝上五寸处，别走足阳胆经的经络；它的别行之脉，经过小腿，沿着足厥阴经上至睾丸，归于阴茎。如本络脉发生病变，由于气逆的原因，就会睾丸肿大，突然疝气暴痛。属实的，阴茎勃起；属虚的，则阴部暴痒。治疗这些病证，可取本经别出的络穴蠡沟。

任脉之别，名曰尾翳❶，下鸠尾，散于腹。实则腹皮痛，虚则痒搔❷，取之所别也。

【注释】

❶ 尾翳：即鸠尾。

❷ 痒搔：指谷道瘙痒。

【白话解】

任脉的别出络脉，名叫尾翳，由鸠尾别出下行，散于腹部。如果本络脉发生病变，属实的是腹皮痛，属虚的是谷道瘙痒。治疗这些病证，可取本经别出的络穴尾翳。

督脉之别，名曰长强，挟膂上项，散头上，下当肩胛左右，别走太阳，入贯膂。实则脊强，虚则头重。（高摇之，挟脊之有过者）取之所别也。

【白话解】

督脉的别出络脉，名叫长强。挟脊上行至项，散于头上，又向下行于肩胛部的左右，别走足太阳膀胱经的经络，深入贯穿在脊柱的两旁。如果本络脉发生病变，属实的，是脊柱强直，属虚的，是头部沉重。治疗这些病证，可取本经别出的络穴长强。

脾之大络，名曰大包，出渊腋下三寸，布胸胁。实则身尽痛，虚则百节（尽）皆纵❶，此脉若罗络之血者，皆取之脾之大络脉也。

【注释】

❶ 虚则百节皆纵：杨上善曰："虚则谷气不足，所以百节缓纵。"

【白话解】

脾脏的大络，名叫大包。在渊腋下三寸，散布于胸胁。如本络脉发生病变，属实的，就会周身都觉得疼痛；属虚的，就会全身关节缓纵无力，这支络脉能包罗各络脉之血。治疗这些病证，可取本经别出的络穴大包。

凡此十五络❶者，实则必见，虚则必下，视之不见，求之上下❷，人经不同，络脉异所别也。

【注释】

❶ 十五络：楼英曰："十五络病，至浅在表也。至于络又各不同，十五络

之络，乃阴经别走阳经，阳经别走阴经，而横贯两经之间。所谓横者，为络与经相随上下者也。"

❷ 求之上下：杨上善曰："人之禀气得身，百体不可一者，岂有经络而得同乎？故须上下求之，方得见也。"张介宾曰："当求上下诸穴，以相印证而察之。何也？盖以人经有肥瘦长短之不同，络脉亦异其所别，故不可执一而求也。"

【白话解】

以上十五络脉，邪气实则血满脉中而明显可见，正气虚则脉络陷下而不易看见。这就应该在络脉的上下诸穴去寻求，由于每个人的经脉不同，络脉也一定有所差异。

经别第十一

【提要】本篇主要介绍十二经脉别出的支脉，也就是所谓经别，它们的循行路线，由四肢深入内脏，而后出于头颈。其出入离合，和经脉同样在人身上起着重要作用。五脏六腑能与天道相应，不独是指经脉而言，同时也反映了经别的特点。

黄帝问于岐伯曰：余闻人之合于天（道）［地］也，内有五脏，以应五音、五色、五时、五味、五位❶也；外有六腑，以应六律❷，六律建阴阳诸经而合之十二月、十二辰❸、十二节❹、十二经水❺、十二时❻、十二经脉者，此五脏六腑之所以应天道。夫十二经脉者，人之所以生，病之所以成，人之所以治，病之所以起❼，学之所始，工之所止❽也，粗之所易，上之所难也。请问其离合出入❾奈何？岐伯稽首再拜曰：明乎哉问也！此粗之所过，上之所息也，请卒言之。

【注释】

❶ 五位：即五方，指东、南、中央、西、北。

❷ 六律：古代音乐，在校定各乐器音调上，制定十二律吕，此六律指阳律

言，是黄钟、太簇、姑洗、蕤宾、夷则、无射。

❸十二辰：古人以十二地支纪月，即正月建寅，二月建卯，三月建辰，四月建巳，五月建午，六月建未，七月建申，八月建酉，九月建戌，十月建亥，十一月建子，十二月建丑。

❹十二节：立春、惊蛰、清明、立夏、芒种、小暑、立秋、白露、寒露、立冬、大雪、小寒。

❺十二经水：指清、渭、海、湖、汝、渑、淮、漯、江、河、济、漳十二条大河流，是比喻经脉在人身上的流通。

❻十二时：古人以十二地支纪日，就是把一天分作十二个时辰：夜半子时，鸡鸣丑时，平旦寅时，日出卯时，食时辰时，隅中巳时，日中午时，日昳未时，晡时申时，日入酉时，黄昏戌时，人定亥时。

❼起：谓病愈。

❽止：谓留心。

❾离合出入：离、出，是指经别从经脉分出来；合、入，是指阳经经别最后归于本经，阴经经别最后与阳经相合。

【白话解】

黄帝问岐伯：我听说人身合于自然界的现象，内有属阴的五脏分别相应着五音、五色、五时、五味、五方；外有属阳的六腑以应六律，六律的建立是属于阳的，各条经脉配合了十二月、十二辰、十二节气、十二经水、十二时、十二经脉。这就是五脏六腑所以适应自然界现象的概况。十二经脉在人体是气血运行的通路，对人所以生存，疾病所以形成，人所以健康，疾病所以痊愈，都有密切的关系。初学者开始时一定要学习经脉理论，就是高明医生也要留心经脉；平庸医生认为经脉容易学懂，而高明医生却认为难以学精。请问一下，经脉在人体内的离合出入是怎样呢？岐伯很恭敬地行礼说：问得很高明，这经脉问题是粗率医生所忽略过去的，而高明医生却尽心研究的，让我详尽地说一下吧。

足太阳之正❶，别❷入于腘❸中，其一道❹下尻五寸❺，别入于肛，属于膀胱，散之肾，循膂当心入散；直者，从膂上出于项，复属于太阳，此为一经❻也。足少阴之正，至腘中，别走太阳而合❼，上至肾，当十四椎，出属带脉；直者，系舌本，复出于项，合于太阳，此为一合❽。成以诸阴之别，皆为正也❾。

【注释】

❶ 足太阳之正：张志聪曰："正者，谓经脉之外，别有正经，非支络也。"

❷ 别：是说从十二经脉循行道路之外的一条通路，虽别出而仍属正经。

❸ 腘：膝部的后面，正中处是委中穴。

❹ 一道：张志聪曰："一道者，经别之又分两歧也。"

❺ 下尻（kāo 考平声）五寸：承扶穴处。

❻ 一经：经，谓经脉之别经。如足太阳从经别行，入于腰，入于肛，复属于太阳之经脉，故谓之一经。

❼ 别走太阳而合：是说别走于太阳之部分，而与太阳之正相合。

❽ 一合：十二经表里相互配合，共六合，此足太阳与足少阴是为一合。

❾ 成以诸阴之别皆为正也：张介宾曰："有表必有里，有阳必有阴，故诸阳之正，必成于诸阴之别，此皆正脉相为离合，非旁通交会之谓也。"

【白话解】

足太阳膀胱经别行的正经，起始别入于腘窝中，另一道至尻下五寸处，别行入于肛门，内行腹中，属于膀胱本腑，再散行至肾脏，沿脊内上行，当心部而分散；其直行的，从脊上出于项部，再入属于足太阳本经经脉，这就是足太阳本经之外别行的一经。足少阴肾经别行的正经，开始到膝部腘窝中，别行与足太阳经相会合，上行至肾脏，当十四椎处，外出属于带脉；其直行的经脉，系于舌根，复出于项部，与足太阳膀胱经相合，这就是足太阳与足少阴表里相配的第一合。各阳经的正经与各阴经的经别相配合，都属于正经。

足少阳之正，绕髀入毛际，合于厥阴❶；别者，入季胁之间，循胸里属胆，散之上肝，贯心，以上挟咽，出颐颔中，散于面，系目系，合少阳于外眦也。足厥阴之正，别跗上，上至毛际，合于少阳，与别俱行，此为二合也。

【注释】

❶ 合于厥阴：杨上善曰："足少阳正，上行至髀，绕髀入阴毛中。厥阴大经，环阴器，故即与合也。"

【白话解】

足少阳胆经别行的正经，绕大腿入于阴毛中，与足厥阴肝经相合。其别行者，入于季肋之间，沿着胸里，入属于本经的胆腑，散行至肝脏，通过心部，上挟于咽喉，出于腮部与下巴颏的中间，散布于面部，系于目系，与足少阳胆经会合于眼外角处。足厥阴肝经别行的正经，从足背上别行，上行至阴毛中，与足少阳胆经相合，与胆经别行的正经偕行，这就是足少阳与足厥阴表里相配第二合。

足阳明之正，上至髀，入于腹里❶，属胃，散之脾，上通于心，上循咽出于口，上頞頞，还系目系，合于阳明也。足太阴之正，上至髀，合于阳明，与别俱行，上结于咽，贯舌中，此为三合也。

【注释】

❶ 腹里：腹腔里。

【白话解】

足阳明胃经别行的正经，上行至髀部，进入腹里，入属于胃腑，散行至脾脏，上通于心，沿咽喉，出于口部，上行鼻头鼻根，还绕目系，合于足阳明胃经脉。足太阴别行的正经，亦上行至髀部，合于足阳明胃经，和胃经的别行正经向上偕行，上络于咽喉部，通舌本，这就是足阳明和足太阴表里相配合的第三合。

手太阳之正，指地❶，别于肩解❷，入腋走心，系小肠❸也。手少阴之正，别入于渊腋两筋之间，属于心，上走喉咙，出于面，合目内眦，此为四合也。

【注释】

❶ 指地：自上至下谓之指地。

❷ 肩解：即肩关节。

❸ 系小肠：杨上善曰："小肠即太阳也。手之六经，唯此一经下行，余并上行向头也。"

【白话解】

手太阳小肠经别行的正经，是自上而下的，从肩后关节别行，入于腋下，走入心脏，系于小肠本腑。手少阴心经别行的正经，别入于腋下渊腋穴两筋之间，属于心主，上走喉咙，出于面部，与手太阳经的一条支脉会合于内眼角，这就是手太阳和手少阴表里相配的第四合。

手少阳之正，指天❶，别于巅❷，入缺盆，下走三焦，散于胸中也。手心主之正，别下渊腋三寸，入胸中，别属三焦，出循喉咙，出耳后，合少阳完骨之下，此为五合也。

【注释】

❶ 指天：天，指"上"说，谓三焦经别始于头顶部。

❷ 巅：头顶。

【白话解】

手少阳三焦经别行的正经，是自上而下的，从巅部开始，而别下入于缺盆，向下走入三焦本腑，散行于胸中。手厥阴心包络经别行的正经，别行于腋下三寸，入于胸中，别走属于三焦，上沿喉咙，出于耳后，与手少阳三焦经会合于完骨之下。这就是手少阳和手厥阴表里相配的第五合。

手阳明之正，从手循膺乳❶，别于肩髃，入柱骨❷，下走大肠，属于肺，上循喉咙，出缺盆，合于阳明也。手太阴之正，别入渊腋少阴之前，入走肺，散之（太阳）[大肠]，上出缺盆，循喉咙，复合阳明❸，此六合也。

【注释】

❶ 膺乳：侧胸和乳部之间。

❷ 柱骨：即锁骨。

❸ 复合阳明：杨上善曰："至喉咙更合，故云复也。"

【白话解】

手阳明大肠经别行的正经，从手上行沿侧胸乳部之间，别行出于肩髃穴处，入于锁骨，复向下走至于大肠本腑。上属于肺脏，再向上沿喉咙，入缺盆，与手阳明经脉相合。手太阴肺经别行的正经，别入于渊腋穴手少阴经的前方，入走肺脏，散行至于大肠，上行出缺盆，沿喉咙，再与手阳明大肠经相合。这就是手阳明与手太阴表里相配的第六合。

经水第十二

【提要】本篇以经水名篇，是说人体十二经脉的营周不休，就像十二经水的川流不息；十二经水有大小、深浅、广狭、远近的不同，而十二经脉的循行部位，也有深浅、长短、气血多少的差别，因此在施行针灸时，必须注意"经脉之大小，肤之厚薄，肉之坚脆，刺之深浅，灸之壮数"等等情况，"取其中度"，这是应该经常揣摩而切实掌握的。

黄帝问于岐伯曰：经脉十二者，外合于十二经水，而内属于五脏六腑。夫十二经水者，其有大小、深浅、广狭、远近各不同，五脏六腑之高下、大小、受谷之多少亦不等，相应奈何？夫经水者，受水而行之；五脏者，合神气魂魄而藏之❶；六腑者，受谷而行之❷，受气而扬之❸；经脉者，受血而营之❹。合而以治❺奈何？刺之深浅，灸之壮数，可得闻乎？

【注释】

❶ 五脏者合神气魂魄而藏之：杨上善曰："五脏合五神之气，心合于神，肝合于魂，肺合于魄，脾合于营，肾合于精，五脏与五精神气，合而藏之也。"

❷ 受谷而行之：杨上善曰："胃受五谷成熟，传入小肠，小肠盛受也；小肠传入大肠，大肠传导也；大肠传入广肠，广肠传出也；胃下别汁，出膀胱之胞，传阴下泄也；胆为中精，有木精三合，藏而不泻，此即腑受谷行之者也。"

❸ 受气而扬之：杨上善曰："五腑与三焦共气，故六腑受气，三焦行之为原，故曰扬之。"

❹ 受血而营之：杨上善曰："营气从中焦，并胃口，出上焦之后，所谓受气泌糟粕，蒸津液，化津液精微，注之肺脉之中而为血，流十二脉中，以奉生身，故生身之贵，无过血也，故营气独行于十二经，经中血者，如渠中水也，故十二经受血各营也。"

❺ 合而以治：谓用经水比喻经脉以治病。

【白话解】

黄帝问岐伯：十二经脉散布全身，从外说，像十二条河流，从内说，连属五脏六腑。这十二条河流，有大小、深浅、宽窄、远近，各不相同，五脏六腑有高低、大小和受纳水谷多少的差别，它们是怎样相应的呢？这十二条河流，从其源受水而通行各处。五脏结合神气魂魄的精神意识而藏于内；六腑受纳水谷而传导变化，汲取精微之气以输布于全身内外；经脉是受血而营运全身的通路。把以上这些情况相应地配合起来，运用在治疗上，是怎样的？针刺的深浅，施灸壮数的多少，可以说给我听吗？

岐伯答曰：善哉问也！天至高，不可度，地至广，不可量，此之谓也。且夫人生于天地之间，六合之内，此天之高、地之广也，非人力之所能度量而至也。若夫八尺之士，皮肉在此，外可度量切循而得之，其死可解剖而视之，其脏之坚脆❶，腑之大小，谷之多少❷，脉之长短❸，血之清浊❹，气之多少❺，十二经之多血少气，与其少血多气，与其皆多血气，与其皆少血气，皆有大数。其治以针艾，各调其经气，固其常有合乎❻！

【注释】

❶ 脏之坚脆：五脏器质的坚韧与脆弱。

❷ 腑之大小谷之多少：六腑容量的大小，受盛水谷的多少。

❸ 脉之长短：各条经脉的不同长度。

❹ 血之清浊：人体血气有轻清与稠浊的区别。

❺ 气之多少：谓脏腑、经脉之气的强弱。

❻ 固其常有合乎：固，本来的意思。合，有"应"义。杨上善曰："夫人禀气受形，既有七种不同，以针艾调养，固有常契，不可同乎天地无度量也。"

【白话解】

岐伯回答：问得很好啊！天很高，而它的高度难以计算，地很广阔，而它的广度也难以测量。这就是历来的说法。人生存在天地之间，四方上下之内，但对于这天的高度，地的广度，不是用人力能够度量准确的。如从八尺长的躯体来说，它有皮肉色脉，对活着的人，可观察探摸，对死了的人，可以解剖详细看看，那五脏的坚弱。六腑的大小，受谷的多少，经脉的长短，血液的清浊，气分的强弱，以及十二经脉中有的多血少气，有的少血多气，有的血气都多，有的血气都少，皆有一定的标准。如果发生病变，以针灸治疗，分别调和经气的虚实，那针灸的深浅多少，本来和十二经水的深浅多少是相应的嘛！

黄帝曰：余闻之，快于耳，不解于心，愿卒❶闻之。岐伯答曰：此人之所以参天地而应阴阳也，不可不察。足太阳外合（清）［泾］水，内属膀胱，而通水道焉。足少阳外合于渭水，内属于胆。足阳明外合于海水，内属于胃。足太阴外合于湖水，内属于脾。足少阴外合于汝水，内属于肾。足厥阴外合于（渑）［沔］水，内属于肝。手太阳外合淮水，内属小肠，而水道出焉。手少阳外合于漯水，内属三焦。手阳明外合于江水，内属于大肠。手太阴外合于河水，内属于肺。手少阴外合于济水，内属于心。手心主外合于漳水，内属于心包。凡此五脏六腑十二经水者，外有源泉而内有所禀❷，此皆内外相贯，如环无端，人经亦然。故天为阳，地为阴，腰以上为天，腰以下为地。故海以北者为阴❸，湖以北者为阴中之阴❹，漳以南者为阳❺，河以北至漳者为阳中之阴❻，漯以南至江者为阳中之太阳❼，此一隅之阴阳也，所以人与天地相参也。

【注释】

❶卒：详尽。

❷禀：承受。

❸海以北者为阴：张介宾曰："海合于胃，湖合于脾，脾胃居于中州，腰之分也。海以北者为阴，就胃腑言，自胃而下，则小肠、胆与膀胱皆属腑，居胃之北而为阴也。"

❹湖以北者为阴中之阴：张介宾曰："就脾脏言，自脾而下，则肝肾皆属脏，居脾之北，而为阴中之阴。"

❺漳以南者为阳：张介宾曰："腰以上者，如漳合于心主，心主之上，惟

心与肺，故漳以南者为阳也。"

❻ 河以北至漳者为阳中之阴：张介宾曰："河合于肺，肺之下亦惟心与心主，故河以北至漳者为阳中之阴也。"

❼ 漯以南至江者为阳中之太阳：张介宾曰："凡此皆以上南下北言阴阳耳。然更有其阳者，则脏腑之外为三焦，三焦之外为皮毛。今三焦合于漯水，大肠合于江水，故曰漯以南至江者，为阳中之太阳也。"

【白话解】

黄帝说：我听了你的话，耳里觉得顺畅，但心里仍然是不了解，希望详尽地听你讲一下。岐伯回答：这是人身配合天地而适应阴阳的一种道理，不可以不明白。足太阳膀胱经外可配合泾水，内则连属膀胱本腑，而与周身运行水液的道路相通。足少阳胆经外可配合渭水，内则连属胆腑。足阳明经外可配合海水，内则连属胃腑。足太阴脾经外可配合湖水，内则连属脾脏。足少阴肾经外可配合汝水，内则连属肾脏。足厥阴肝经外可配合沔水，内则连属肝脏。手太阳小肠经外可配合淮水，内则连属小肠，小肠腑主分别清浊从水道以出。手少阳三焦经外可配合漯水，内则连属三焦本腑。手阳明大肠经外可配合江水，内则连属大肠本腑。手太阴肺经外可配合河水，内则连属肺脏。手少阴心经外可配合济水，内则连属心脏。手心主心包络经外可配合漳水，内则连属心包络。总之，这五脏六腑十二经水，外面分别有源泉，在内地各有所受之水，这都是内外相互贯通，像圆环一样周而复始。人的经脉也是这样。所以天在上为阳，地在下为阴，人的腰部以上为天，属阳，腰部以下为地，属阴，因此在海水以北的称为阴，在湖水以北的称为阴中之阴；在漳水以南的称为阳，在河水以北至漳水的部位称为阳中之阴，在漯水以南至江水的部位称为阳中之太阳，这是从一部分区域河流举例说的，也就是人与天地相应的道理。

黄帝曰：夫经水之应经脉也，其远近浅深，水血之多少各不同。合而以刺之奈何？岐伯答曰：足阳明，五脏六腑之海也❶，其脉大血多，气盛热壮，刺此者不深弗散，不留不泻也。足阳明刺深六分，留十呼❷。足太阳深五分，留七呼。足少阳深四分，留五呼。足太阴深三分，留四呼。足少阴深二分，留三呼。足厥阴深一分，留二呼。手之阴阳，其受气之道近，其气之来疾，其刺深者皆无过二分，其留皆无过一呼。其少长大小肥瘦，以心撩之，命曰法天之常。灸之亦然。灸而过此者得恶火❸，则骨枯脉涩；刺而过此者，则脱气❹。

【注释】

❶ 足阳明五脏六腑之海也：杨上善曰："胃受水谷，化成血气，为足阳明脉，滋润五脏六腑，五脏六腑禀成血气，譬之四海，滋泽无穷，故名为海也。"

❷ 留十呼：张介宾曰："出气曰呼，入气曰吸，曰十呼、七呼之类，则吸在其中矣，盖一呼即一息也。"

❸ 恶火：杨上善曰："火无善恶，火壮伤多，故名恶火。"

❹ 脱气：损伤正气。

【白话解】

黄帝说：经水与经脉相应，它们两者之间的远近浅深以及水和血的多少，却各不相同，把两者相合起来，应用在针刺方面，应该怎样呢？岐伯回答：足阳明胃，在五脏六腑里，像海一样的。它在十二经中，是脉大、血多、气盛、热壮的一条经脉，因此刺这一经时，不刺深则邪不能散，不留针则邪不能泻。足阳明经，针刺六分深，留针的时间是十呼。足太阳经，针刺五分深，留针的时间是七呼。足少阳经，针刺四分深，留针的时间是五呼。足太阴经，针刺三分深，留针的时间是四呼。足少阴经，针刺二分深，留针的时间是三呼。足厥阴经，针刺一分深，留针的时间是二呼。至于手之阴经、阳经，它受气于心肺较近，气的运行也快，针刺的深度，一般都不超过二分，留针的时间，都不超过一呼。但人有长幼、大小、肥瘦的不同，还必须用心考虑，使它合乎自然之理。灸法也是这样的。灸而过度，损害人体，叫作恶火，就会骨髓枯槁，血脉涩滞。刺而过度，就会伤害正气。

黄帝曰：夫经脉之小大，血之多少，肤之厚薄，肉之坚脆，及（胭）[腘]之大小，可为（量度）[度量]❶乎？岐伯答曰：其可为度量者，取其中度❷也，不甚脱肉而血气不衰也。若失度之人，痟瘦❸而形肉脱者，恶可以度量刺乎❹。审切循扪按❺，视其寒温盛衰而调之，是谓因适而为

之真也 ❻。

【注释】

❶ 可为度量：为，作"以"解。度量，是说测量。

❷ 中度：适中。

❸ 痟瘦：痟，是"消"的假借字。痟瘦，其义与"消瘦"同。

❹ 恶（wū 乌）可以度量刺乎：恶，作"何"解。本句是说怎能用失度之人而确定针刺的浅深呢？

❺ 审切循扪按：审，即审察。扪，即抚摸。丹波元简曰："切谓诊寸口。循谓循尺肤。盖经脉之大小，肤之厚薄，当寸尺度之；如肉之坚脆腘之大小，非一一扪按，不能知之。故举此四字，以见其义。"

❻ 是谓因适而为之真也：真，慎也。本句是说切循扪按，各适其宜，而慎重地去运用针刺。

【白话解】

黄帝说：这经脉的大小，血的多少，皮肤的厚薄，肌肉的坚脆，以及肌肉突起部位的大小等，可以确定一种衡量的标准吗？岐伯回答：那可以度量的，是取那身材适中，肌肉不很消瘦，而血气也不衰败的中等人。不合标准的人，身体消瘦，形肉已脱，怎么可用他确定针刺的浅深呢？应该通过审察，切寸口，循尺肤，摸按皮肤肌肉，然后再看他的寒热虚实，给予适当的调治，这叫作各适其宜而慎重地去运用针刺治疗。

卷 四

经筋第十三

【提要】十二经筋是附属于十二经脉的筋膜系统，它起于爪甲，结于四肢关节，总司周身运动。如果经筋有病，就会发生掣引、疼痛、转筋以及涉及十二个月的痹病。篇内就根据这样的特点，讨论了十二经筋的循行、病候和治疗方法等问题。

足太阳之筋❶，起于足小指，上结于踝，邪上结于膝，其下循足外踝，结于踵❷，上循跟，结于腘；其别者，结于（端）[腨]外，上腘中内廉，与腘中并上结于臀，上挟脊上项❸；其支者❹，别入结于舌本；其直者，结于枕骨❺，上头下颜❻，结于鼻；其支者，为目上（网）[纲]❼，下结于頄；其支者，从腋后外廉，结于肩髃；其支者，入腋下，上出缺盆，上结于完骨；其支者，出缺盆，邪上出于頄。其病小指支跟（肿）[踵]痛，腘挛，脊反折，项筋急，肩不举，腋支缺盆中纽痛，不可左右摇。治在燔针劫刺❽，以知❾为数，以痛为输❿，名曰仲春痹⓫也。

【注释】

❶ 足太阳之筋：张介宾曰："经筋联缀百骸，故维络周身，各有定位，虽经筋所行之部，多与经脉相同，然其所结所盛之处，则惟四肢谿谷之间为最，以筋会于节也。十二经筋皆起于四肢指爪之间，而后盛于辅骨，结于肘腕，系于膝关，联于肌肉，上于颈项，终于头面，此人身经筋之大略也。筋有刚柔，刚者所以束骨，柔者所以相维，故手足项背直行附骨之筋皆坚大，而胸腹头面支别横络之筋皆柔细也。"

❷ 踵：足跟的突出部位。

❸ 上挟脊上项：张介宾曰："夹脊背，分左右上项，会于督脉之陶道、大

椎，此皆附脊之刚筋也。"

❹ 其支者：张介宾曰："其支者，自项别入内行，与手少阳之筋结于舌本，散于舌下。自此以上，皆柔软之筋而散于头面。"

❺ 结于枕骨：杨上善曰："筋行回曲之处谓之结。"枕骨，在头顶部的后方。

❻ 颜：指额部的中央部位。

❼ 目上纲：指睑上的细筋，纲维目窠者。

❽ 燔针劫刺：张志聪曰："燔针，烧针也。劫刺者，如劫夺之势，刺之即去，无迎随出入之法。"

❾ 知：病见效。

❿ 以痛为输：杨上善曰："输谓孔穴，以筋之所痛之处，即为孔穴，不必要依诸输也。"

⓫ 仲春痹：马莳曰："此证当发于二月之时，故名之曰仲春痹也。"

【白话解】

足太阳膀胱经的筋，起于足小趾，上结于足外踝，再斜上结于膝部；它在下面的那支，沿着足外踝，结于踵部，上沿足跟，结于腘窝部；它别行的另一支，结于腿肚外侧，上至膝腘窝内缘，与前在腘中一支并行，上结于臀部，上从脊柱两旁，到项部；它由此又分出一支，别行入内，结于舌根；它的直行的那支，上结于枕骨，上行头顶，下至眉上，结于鼻的两旁；它从这里又分出一条支筋，是上眼胞的纲维，下行结于颧骨部；它又分支出的筋，从腋后外缘，上行结于肩髃穴处；另一条支筋，入腋窝下方，上出到缺盆部，再上行结于耳后完骨部；再有一条支筋，从缺盆部别出，斜上出于颧骨部。本经筋所发生的病证，为小趾及跟踵部疼痛，膝腘部拘挛，脊柱反张，项筋发紧，肩不能举，腋部及缺盆部辗转疼痛，肩部不能左右摇动。治疗的方法采取火针，不用迎随手法，以病见效作为针刺次数，以痛处作为腧穴，这叫作仲春痹。

足少阳之筋，起于小指次指，上结外踝，上循胫外廉，结于膝外廉；其支者，别起外辅骨，上走髀，前者结于伏兔之上，后者结于尻；其直者，上乘眇❶季胁，上走腋前廉，系于膺乳❷，结于缺盆；直者，上出腋，贯缺盆，出太阳之前，循耳后，上额角，交巅上，下走颔，上结于顺；支者，结于目眦为外维❸。其病小指次指支转筋，引膝外转筋，膝不可屈伸，腘筋急，前引髀，后引尻，即上乘䏚季胁痛，上引缺盆膺乳颈，维筋❹急，从左之右，右目不开，上过右角，并跷脉而行❺，左络于右，故伤左角，右足不用，命曰维筋相交❻。治在燔针劫刺，以知为数，以痛为输，名曰孟春痹也。

【注释】

❶ 䏚：季胁下之空软处。

❷ 膺乳：胸旁两乳。

❸ 外维：杨上善曰："太阳为目上纲，阳明为目下纲，少阳为目外维。"张介宾曰："此支者，从颧上斜趋结于目外眦，而为目之外维，凡人能左右盼视者，正以此筋为之伸缩也。"

❹ 维筋：维，连结。此谓筋之连结于颈者。

❺ 并跷脉而行：张介宾曰："并跷脉而行者，阴跷阳跷，阴阳相交，阳入阴，阴出阳，交于目锐眦。"

❻ 维筋相交：杨上善曰跷脉至于目眦，故此筋交颠，左右下于目眦，与之并行。筋既交于左右，故伤左额角，右足不用，伤右额角，左足不用，以此维筋相交故也。"

【白话解】

足少阳胆经的筋，起于足的第四趾端，上结于外踝。上沿胫骨外缘，结于膝部外侧的阳陵泉穴；其支出之筋，别走外辅骨，上走髀部，前支结于伏兔处，后支结于尻部；其直行之筋，上行至胁下空软处，再向上走到腋部的前缘，夹胸旁乳部，上结于缺盆部；又一支直行之筋，上出于腋部，过缺盆，出足太阳经筋之前，沿着耳后，上抵额角，会于巅顶，再下行到下巴颏，上结于颧骨部；另有一条支筋，结于眼外角，为眼之外维。本经筋所发生的病证，是足的第四趾抽筋，牵引膝外侧也抽筋，因之膝关节不可屈伸，膝窝里的筋拘紧，前面牵引髀部，后面牵引尻部，向上牵及胁下空软处和软肋部疼痛，再向上牵引缺盆部、胸旁乳部、颈部等处，所有连结的筋都感到拘急。如从左侧向右侧的筋感到拘急，则右眼就不能睁开，本筋上过右头角，跷脉并行，左侧的筋与右侧相连结，伤了左侧的筋，右脚就不能动，这种现象，叫作维筋相交。治疗的方法，采取火针，不用迎随手法，以病见效作为针刺次数，以痛处作为腧穴，这叫作孟春痹。

　　足阳明之筋，起于中三指，结于跗上，邪外上加于辅骨，上结于膝外廉，直上结于髀枢，上循胁，属脊，其直者，上循骭，结于膝；其支者，结于外辅骨，合少阳；其直者，上循伏兔，上结于髀，聚于阴器，上腹而布，至缺盆而结，上颈，上挟口，合于頄，下结于鼻，上合于太阳，太阳为目上（网）［纲］，阳明为目下网［纲］；其支者，从颊结于耳前。其病足中指支胫转筋，脚跳坚，伏兔转筋，髀前肿，㿉疝，腹筋急，引缺盆及颊，卒口（僻）［噼］，急者目不合❶，热则筋纵，目不开❷。颊筋有寒，则急引颊移口；有热则筋弛纵缓，不胜收，故僻，治之以马膏❸，膏其急者，以白酒和桂，以涂其缓者，以桑钩钩之❹，即以生桑（灰）［炭］置之坎中❺，高下以坐等❻，以膏熨急颊，且饮美酒，啖美炙肉，不饮酒者，自强也，为之三拊❼而已。治在燔针劫刺，以知为数，以病为输，名曰季春痹也。

【注释】

❶ 急者目不合：杨上善曰："寒则目纲上下拘急，故开不得合也。"

❷ 目不开：杨上善曰："热则上下缓纵，故合不得开。"

❸ 马膏：即马脂。李时珍曰："马膏甘平柔缓，摩急、润痹、通血脉。"

❹ 以桑钩钩之：张介宾曰："桑之性平，能利关节，除风寒湿痹诸痛，故以桑钩钩之者，钩正其口也。"

❺ 坎中：地坑之中。

❻ 高下以坐等：张介宾曰："高下以坐等者，欲其深浅适中，便于坐而得其熨也。"

❼ 拊：抚摩。

【白话解】

足阳明胃经的筋，起于足中趾，结于足背，斜行外侧上方而至辅骨，上结于膝外侧，直上结于髀枢部，上沿胁部，联属于脊柱；其直行的一支，上沿胫骨，结于膝部；由此所分出的支筋，结于外辅骨，与足少阳的筋相合；其直行的筋，上沿伏兔再向上结于髀部，会于阴器，再向上至腹部而分散，至缺盆而复结聚，上颈部，上夹口吻两旁，合于颧骨，下结于鼻，上与足太阳的筋相合，足太阳是上眼胞的纲维；足阳明是下眼胞的纲维；另有一支，从颊部结于耳前。本经筋所发生的病证，为足中趾及胫部抽筋，足背拘急，伏兔部抽筋，大腿前部肿，阴囊肿大，腹筋拘急，牵引缺盆和面颊，嘴猝然㖞斜，因寒而筋拘急的，眼就不能闭合；因热而筋弛缓的，眼就不能睁开。颊筋有寒，就牵引颊部，使口张不能合；颊筋有热，就会筋力弛缓无力，所以口角㖞斜。治疗这样的病是用马脂，那发病急的，以白酒和桂末涂在松弛的一侧；那发病缓的，用桑钩钩于口角，再以桑木的炭火，置于地坑中，地坑的高低与病人坐的高低相等。再用马脂熨那拘急的颊部，而且饮点美酒，吃点烤羊肉，不会喝酒的人，也要勉强喝一点，并在患部再三抚摩就可以啦。至于治疗患筋的病人，应采取火针，不用迎随手法，以病见效作为针刺次数，以痛处作为腧穴，这叫作季春痹。

足太阴之筋，起于大指之端内侧，上结于内踝；其直者，（络）［结］于膝内辅骨❶，上循阴股，结于髀，聚于阴器，上腹，结于脐，循腹里，结于（肋）［胁］，散于胸中；其内者，著于脊，其病足大指支内踝痛，转筋痛，膝内辅骨痛，阴股引髀而痛，阴器纽痛，（下）［上］引脐两胁痛，引膺中脊内痛。治在燔针劫刺，以知为数，以痛为输，命曰（孟）［仲］秋痹也。

【注释】

❶膝内辅骨：杨上善曰："膝内下小骨辅大骨者，长三寸半，名为内辅骨也。"

【白话解】

足太阴脾经的筋，起于足大趾之端的内侧，上行结于内踝；其直行的一支，上结于膝内侧辅骨，再上沿大腿内缘，结于髀部，聚于阴器，又上行腹部，结于脐中，沿着腹里，结于胁，散布于胸中；其在内部的支筋，附着于脊柱。本经筋所发生的病证，为足大趾及内踝痛，抽筋，膝内侧辅骨疼痛，大腿内侧牵引髀部作痛，阴器辗转痛，在上方牵引脐部和两胁作痛，并牵引胸的两旁和脊内痛。治疗的方法，应采取火针，不用迎随手法，以病见效作为针刺次数，以痛处作为腧穴，这叫作仲秋痹。

足少阴之筋，起于小指之下，并足太阴之筋，邪走内踝之下，结于（踵）[踝]，与太阳之筋合，而上结于内辅之下，并太阴之筋而上循阴股，结于阴器，循脊内挟膂，上至项，结于枕骨，与足太阳之筋合。其病足下转筋，及所过而结者皆痛及转筋。病在此者，主痫瘛及痉，在外者不能俯❶，在内者不能仰❷。故阳病者腰反折不能俯，阴病者不能仰。治在燔针劫刺，以知为数，以痛为输，在内者熨引饮药❸。此筋折纽，纽发数甚者，死不治，名曰（仲）[孟]秋痹也。

【注释】

❶ 在外者不能俯：杨上善曰："背为外为阳也，故病在背筋，筋急故不得低头也。"

❷ 在内者不能仰：杨上善曰："腹为内为阴也，病在腹筋，筋急不得仰身也。"

❸ 在内者熨引饮药：杨上善曰："病在皮肤筋骨外者，可疗以燔针，病在腹胸内者，宜用熨法及导引并饮汤液药等也。"

【白话解】

足少阴肾经的筋，起于足小趾的下面，合足太阴脾经之筋，斜走内踝骨的下方，结于内踝，和足太阳膀胱经的筋相合而上结于内辅骨的下面，跟着足太阴脾经的筋上沿大腿内侧，结于阴器，沿脊内，夹脊柱骨，上至项部，结于枕骨，与足太阳膀胱经的筋相合。本经筋所发生的病证，为足部转筋，和本经筋所过而结聚处都感觉到疼痛和抽筋。病在这方面的，以痫病、拘挛、痉病为主，若是背筋有病，其身就不能前俯，若是腹筋有病，其身就不能后仰，所以背部苦于拘急，腰就反折而不能俯，腹部苦于拘急，身体就不能仰。治疗的方法，采取火针，不用迎随手法，以病见效为针刺次数，以痛处作为腧穴。病在内的，可用熨法，导引，饮服汤药。这条经筋反折扭结作痛，发作次数过多而太甚的，死不治，这叫作孟秋痹。

足厥阴之筋，起于大指之上，上结于内踝之前，上循胫，上结内辅之下，上循阴股，结于阴器，络诸筋。其病足大指支内踝之前痛，内辅痛，阴股痛转筋，阴器不用，伤于内则不起，伤于寒则阴缩入，伤于热则纵挺不收。治在行水清阴气。其病转筋者，治在燔针劫刺，以知为数，以痛为输，命曰季秋痹也。

【白话解】

足厥阴肝经的筋，起于足大趾之上，上行结于内踝骨之前的中封穴，上沿胫骨，再上结于膝内辅骨的前方，上沿大腿内侧，结于阴器，与其他经筋相联络。本经筋所发生的病证，为足大趾牵引内踝前疼痛，内辅骨痛，大腿内侧痛并且抽筋，前阴失去功能，如伤于房室，就要阳痿；伤于寒则阴器缩入；伤于热则阴器挺长不缩。治疗的方法，应该行水以治厥阴之气。如属于抽筋病证，就用火针，不用迎随手法，以病见效为针灸次数，以痛处作为腧穴，这叫作季秋痹。

手太阳之筋，起于小指之上，结于腕，上循臂内廉，结于肘内锐骨❶之后，弹之应小指之上❷，入结于腋下；其支者，（后）［别］走腋后廉，上绕肩胛，循颈出（走）［足］太阳之前，结于耳后完骨；其支者，入耳中；直者，出耳上，下结于颔，上属目外眦。其病小指支肘内锐骨后廉痛，循臂阴入腋下，腋下痛，腋后廉痛，绕肩胛引颈而痛，应耳中鸣痛，引颔目瞑，良久乃得视，颈筋急则为筋瘘颈肿❸。寒热在颈者，治在燔针劫刺之，以知为数，以痛为输，其为肿者，复而锐之❹。（本支者，上曲牙，循耳前，属目外眦，上颔，结于角。其痛当所过者支转筋。治在燔针劫刺，以知为数，以痛为输，）名曰仲夏痹也。

【注释】

❶ 肘内锐骨：肘内骨突之处。

❷ 弹之应小指之上：张介宾曰："于肘尖下两骨罅中，以指捺其筋，则酸麻应于小指之上。"

❸ 筋瘘颈肿：即鼠瘘之属。

❹ 复而锐之：张介宾曰："刺而肿不退者，复刺之，当用锐针，即镵针也。"

【白话解】

手太阳小肠经的筋，起于手小指之上端，结于腕部，上沿臂内缘，结于肘内高骨的后方，以手指弹之，小指会有感觉，再上行入结于腋下；其支筋，别走腋窝后缘，上绕肩胛，沿颈部，出走足太阳经筋之前，结于耳后完骨；由此分出的支筋，入于耳中；其直行的筋，出耳上，下行结于颔部，又上行属于眼外角。本经筋所发生的病证，为手小指及肘内侧高骨后缘疼痛，沿臂内侧入腋下也痛，腋后方痛，绕肩胛引颈部疼痛，并引得耳中鸣痛，痛引颔部要闭眼，经过许久才能看东西；颈筋拘急，寒热发生在颈部的，就是鼠瘘、颈肿一类病证。治疗的方法，采用火针，不用迎随手法，以病见效为针灸次数，以痛处作为腧穴，如刺后肿不消的，再用锐针刺治，这叫作仲夏痹。

手少阳之筋，起于小指次指之端，结于腕，上循臂，结于肘，上绕臑外廉，上肩走颈，合手太阳；其支者，当曲颊❶入系舌本；其支者，上曲牙❷，循耳前，属目外眦，上乘颔，结于角❸，其病当所过者即支转筋，舌卷。治在燔针劫刺，以知为数，以痛为输，名曰季夏痹也。

【注释】

❶ 曲颊：在颊曲骨端。

❷ 曲牙：齿左右势转微曲者。

❸ 角：指额之上角。

【白话解】

手少阳三焦经的筋，起于手小指侧的无名指端，结于腕部，上沿臂结于肘部，向上绕臑的外侧，上行至肩部，走到颈部，与手太阳小肠经的筋相合；其支筋，当曲颊部深入，系于舌本；又有一条支筋，上走曲牙，沿耳前，连属于眼外角，向上过额部，结于额角。本经筋所发生的病证，就是在经筋所过之处发生疼痛、抽筋、舌卷等证。治疗的方法，采取火针，不用迎随手法，以病见效作为针刺次数，以痛处作为腧穴，这叫作季夏痹。

手阳明之筋，起于大指次指之端，结于腕，上循臂，上结于肘外，上臑，结于髃；其支者，绕肩胛，挟脊；直者，从肩髃上颈；其支者，上颊，结于頄；直者，上出手太阳之前，上左角，络头，下右颔。其病当所过者支痛及转筋，肩不举，颈不可左右视。治在燔针劫刺，以知为数，以痛为输，名曰孟夏痹也。

【白话解】

手阳明大肠经的筋，起于手大指侧的食指之端，结于腕部，沿臂上行，结于肘部，上行臑部，结于肩髃；其支筋，绕过肩胛，挟脊柱两侧；其直行的筋，从肩髃上至颈部；另一支筋，上行颊部，结于颧骨部；其直行的筋，上行出手太阳小肠经筋的前方，上至左额角，络于头部，下行到右颔。本经筋所发生的病证，在其筋所经过的部位发生疼痛、抽筋、肩不能抬、脖颈不能左右回顾。治疗的方法，采取火针，不用迎随手法，以病见效为针刺次数，以痛处作为腧穴，这叫作孟夏痹。

手太阴之筋，起于大指之上，循指上行❶，结于鱼后，行寸口外侧，上循臂，结肘中，上臑内廉，入腋下，出缺盆，结肩前髃，上结缺盆，下结胸里，散贯贲❷，合贲下，抵季胁。其病当所过者支转筋痛，甚成息贲❸，胁急吐血。治在燔针劫刺，以知为数，以痛为输，名曰仲冬痹也。

【注释】

❶ 上行：杨上善曰："循手向胸为上行。"

❷ 散贯贲：分散贯穿贲门。

❸ 息贲：谓肺积。《难经·五十六难》："肺之积，名曰息贲，在右胁下，

覆大如杯。久不已，令人洒淅寒热，喘咳，发肺壅。"

【白话解】

手太阴肺经的筋，起于手大指之端，沿指向胸，结于鱼际部之后，行于寸口的外侧，上沿臂内，结于肘中，上行臑部内侧，入于腋下，上出缺盆，结于肩髃前方，再上结于缺盆，下行络于胸里，分散贯穿贲门下面，在贲门下方会合，下到软肋部。本经筋所生的病证，在它循行经过的部位，上肢抽筋、疼痛，如发展成为息贲之病，就会胁急，吐血。治疗的方法采取火针，不用迎随手法，以病见效为针刺次数，以痛处作为腧穴，这叫作仲冬痹。

手心主之筋，起于中指，与太阴之筋并行，结于肘内廉，上臂阴，结腋下，下散前后挟胁；其支者，入腋，散胸中，结于（臂）[贲]。其病当所过者，支转筋，前及胸痛、息贲。治在燔针劫刺，以知为数，以痛为输，名曰孟冬痹也。

【白话解】

手厥阴心包络经的筋，起于中指，与手太阴肺经的筋并行，结于肘内侧，上行臂内侧，结于腋下，下行前后分散而夹胁肋；其支筋，入于腋下，散布胸中，结于贲门。本经筋所生的病证，在其循行所经过的部位，抽筋和胸部作痛，成为息贲病。治疗的方法，采取火针，不用迎随手法，以病见效为针刺次数，以痛处作为腧穴，这叫作孟冬痹。

手少阴之筋，起于小指之内侧，结于锐骨，上结肘内廉，上入腋，交太阴，（挟）[伏]乳里，结于胸中，循（臂）[贲]，下系于脐。其病内急，心承伏梁❶，下为肘（网）[纲]❷。其病当所过者支转筋，筋痛。治在燔针劫刺，以知为数，以痛为输。其成伏梁唾血脓者，死不治。经筋之病，寒则反折筋急，热则筋弛纵不收，阴痿不用。阳急则反折阴急则俯不伸❸。焠刺者，刺寒急也，热则筋纵不收，无用燔针。名曰季冬痹也。

【注释】

❶ 心承伏梁：杨上善曰："心之积名曰伏梁，起脐上如臂，上至心下，其筋循膈下脐，在此痛下，故曰承也。"

❷ 下为肘纲：杨上善曰："人肘屈伸，以此筋为纲维，故曰肘纲。"

❸ 阳急则反折阴急则俯不伸：杨上善曰："人背为阳，腹为阴，故在阳之筋急者反折也，在阴之筋急则俯而不伸也。"

【白话解】

手少阴心经的筋，起于手小指的内侧，结于锐骨，上行结于肘部内侧，再上行入腋下，与手太阴肺经的筋相交叉，伏行于乳里，结于胸中，沿着贲门，向下与脐部相连。本经筋所发生的病证，为胸内拘急，心下有积块坚伏名曰伏梁。这条筋是肘部屈伸的纲维，所有本经筋循行经过的部位，都会发生抽筋、疼痛的病证。治疗的方法，是采取火针，不用迎随手法，以病见效为针刺次数，以痛处作为腧穴。如果已成为伏梁之证而吐血脓的，死不治，这叫作季冬痹。凡是经筋所发生的病，属寒的筋会拘急，属热的就会纵缓不能收缩，阳痿不用。背部的筋拘急就会向后反张，腹部的筋拘急就会前俯而不能伸直。火针是刺治因寒以致筋急为病的。若因热而经筋弛缓，那就不能用火针了。

足之阳明，手之太阳，筋急则口目为僻，眦急不能卒视，治皆如右方也❶。

【注释】

❶ 治皆如右方也：杨上善曰："皆用前方寒急焠刺也。"王肯堂曰："口目㖞斜者，有筋脉之分：'口目为僻，眦急不能卒视'，此胃土之筋为㖞斜也；'口㖞唇斜'，此胃土之脉为㖞斜也。筋急㖞斜，药之可愈；脉急㖞斜，非灸不愈。"

【白话解】

至于足阳明胃经和手太阳小肠经的筋拘急时，就会出现口眼㖞斜，眼角拘急，视物不能全面看到，治疗这种症状，可以像上面所说采用火针那样。

骨度第十四

【提要】本篇系统地介绍人体各部骨骼的标准分寸，"度其骨节之大小、广狭、长短，而脉度定矣"。就是通过骨度的测定，藉以知道经脉的长短和脏腑的大小，为针灸取穴提供了依据。

黄帝问于伯高曰：脉度❶言经脉之长短，何以立❷之？伯高曰：先度其骨节之大小、广狭、长短❸，而脉度定矣。

【注释】

❶脉度：杨上善曰："脉度，谓三阴三阳之脉所起之度。"

❷立：确定。

❸先度其骨节之大小、广狭、长短：杨上善曰："人之皮肉，可肥瘦增减。骨节之度，不可延缩，故欲定脉之长短，先言骨度也。"

【白话解】

黄帝问伯高：脉度讲经脉的长短，怎样才能确定呢？伯高说：先量度那骨节的大小、广狭、长短，就可以测定经脉的长短了。

黄帝曰：愿闻众人之度，人长七尺五寸者，其骨节之大小长短各几何？伯高曰：头之大骨围❶二尺六寸，胸围❷四尺五寸，腰围❸四尺二寸。发所复者颅至项❹尺二寸；发以下至颐❺长一尺，君子（终）[参]折❻。

【注释】

❶头之大骨围：即头围，前平眉、后平枕骨一周。

❷胸围：与两乳平胸之一周。

❸腰围：与脐相平腰之一周。

❹发所复者颅至项：指额上发际至项部发际。

❺发以下至颐：指前额发际下至腮部之外下方。

❻君子参折：本句是说上述数据，明达的人（谓君子）还要根据人的肥瘦高矮的不同，参校计算。

【白话解】

黄帝说：我希望听到一般人的骨度。以人高七尺五寸为标准，那么，全身骨节的大小长短各有几何呢？伯高说：头盖骨周围长二尺六寸，胸围是四尺五寸，腰围是四尺二寸，头发所覆盖的部位，从头颅的前发际到颈项后发际长一尺二寸，从前发际下至颐端长一尺，明达的人还要参校计算。

结喉❶以下至缺盆中长四寸，缺盆以下至䯏骭❷长九寸，过则肺大，不满则肺小❸，䯏骭以下至天枢❹长八寸，过则胃大，不及则胃小❺。天枢以下至横骨❻长六寸半，过则回肠❼广长，不满则狭短。横骨长六寸半，横骨上廉以下至内辅❽之上廉长一尺八寸，内辅之上廉以下至下廉长三寸半，内辅下廉下至内踝❾长一尺三寸，内踝以下至地长三寸，膝腘以下至跗属❿长一尺六寸，跗属以下至地长三寸，故骨围大则太过，小则不及。

【注释】

❶ 结喉：喉头之甲状软骨处。

❷ 䯏骭（hé yú 合于）：指胸骨剑突部分。

❸ 过则肺大，不满则肺小：杨上善曰："心肺俱在胸中，心在肺间，故不言大小。"张介宾曰："缺盆之下，鸠尾之上，是为胸，肺脏所居，故胸大则肺亦大，胸小则肺亦小也。"

❹ 天枢：此指平脐的部位。

❺ 过则胃大，不及则胃小：张介宾曰："自䯏骭之下，脐之上，是为中焦，胃之所居。故上腹长大者，胃亦大；上腹短小者，胃亦小也。"

❻ 横骨：即耻骨。

❼ 回肠：指大肠。

❽ 内辅：此指膝之内侧大骨隆起处。

❾ 内踝：足跟前两旁起骨为踝，在外为外踝骨，在内为内踝骨。

❿ 跗属：外侧近踝处。

【白话解】

喉头隆起下至左右缺盆穴的中间长四寸。缺盆以下至胸骨剑突长九寸，超过九寸的则肺脏大，不满九寸的则肺脏就小。从胸骨剑突下至天枢穴的部位，长八寸，超过八寸的则胃大，不满八寸的则胃小。从天枢下至耻骨，长六寸半，超过的，回肠就会宽而且长，不满六寸半的，就会狭而且短。横骨长六寸半，横骨上缘到股骨内侧的上缘长一尺八寸，股骨内侧的上缘至下缘长三寸半，膝骨下缘下至内踝骨，长一尺三寸。内踝以下到地，长三寸。膝腘以下到跗属，长一尺六寸。跗属以下到地，长三寸。所以头骨围大的则身骨也大，头骨围小的则身骨也小。

角以下至柱骨 ❶ 长一尺，行腋中不见者长四寸，腋以下至季肋长一尺二寸，季肋以下至髀枢长六寸，髀枢以下至膝中 ❷ 长一尺九寸，膝以下至外踝长一尺六寸，外踝以下至京骨长三寸，京骨以下至地长一寸。

【注释】

❶ 角以下至柱骨：角，额角。柱骨，肩胛上颈骨隆起处。

❷ 膝中：即膝盖骨外侧中点。

【白话解】

从额角到柱骨，长一尺。行于腋中看不见的，为从柱骨向下到腋横纹处，长四寸。腋下到季肋，长一尺二寸。季肋以下至髀枢，长六寸。髀枢以下至膝中，长一尺九寸。膝盖骨外侧中点到外踝，长一尺六寸。外踝以下到京骨，长三寸。京骨以下到地，长一寸。

耳后当完骨者广九寸，耳前当耳门者广一尺三寸，两颧 ❶ 之间相去七寸，两乳之间广九寸半，两髀之间广六寸半。

【注释】

❶ 两颧：目下高骨。

【白话解】

耳后当两高骨间，宽九寸。耳前当两听宫部位，宽一尺三寸。两颧骨的距离宽七寸。两乳之间，宽九寸半。两股之间，宽六寸半。

足长一尺二寸，广四寸半。肩至肘长一尺七寸，肘至腕长一尺二寸半，腕至中指本节❶长四寸，本节至其末❷长四寸半。

【注释】

❶ 本节：杨上善曰："指有三节，此为下节，故曰本节。"

❷ 末：指端。

【白话解】

足的长度是一尺二寸，宽四寸半。肩端至肘长一尺七寸，肘至腕长一尺二寸半，腕至中指末节根部长四寸，手指末节根部至指端，长四寸半。

项发以下至背骨❶长二寸半，膂骨❷以下至尾骶二十一节长三尺，上节长一寸四分分之一，奇分在下，故上七节至于膂骨九寸八分分之七，此众人骨之度也，所以立经脉之长短也。是故视其经脉之在于身也，其见浮而坚，其见明而大者，多血；细而沉者，多气也。

【注释】

❶ 项发以下至背骨："项发"指项后发际。"背骨"指第一节大椎骨而言。

❷ 膂骨：脊骨。

【白话解】

项后发际到大椎，长二寸半；脊骨到尾骶骨，有二十一节，共长三尺；上节的每一节各长一寸四分一厘，所有奇零分数就分配在七节以下折算，所以从上七节到膂骨，共长九寸八分七厘。这就是一般人的骨度，也就是确立经脉长短的依据。因此观察经络在人身体的情况，那呈现浮浅而坚实的是络脉，那呈现明显而粗大的，是多血之征；细小而沉伏的，是多气之征。

五十营第十五

【提要】本篇通过研究天体运行和人的脉搏至数，以及呼吸息数同气行的长度、周次与日行分数之间的关系，阐发了营气在人身经脉中一昼夜运行五十周次的道理，因此篇名叫作"五十营"。

黄帝曰：余愿闻五十营^❶奈何？岐伯答曰：天周二十八宿^❷，宿三十六分，人气行一周，千八分。日行^❸二十八宿，人经脉上下、左右、前后二十八脉^❹，周身十六丈二尺，以应二十八宿。

【注释】

❶ 五十营：张介宾曰："即营气运行之数，昼夜凡五十度也。"

❷ 二十八宿：古代天文学星名，周天四方各有七宿，即：东方苍龙七宿：角、亢、氐、房、心、尾、箕。北方玄武七宿：斗、牛、女、虚、危、室、壁。西方白虎七宿：奎、娄、胃、昴、毕、觜、参。南方朱雀七宿：井、鬼、柳、星、张、翼、轸。

❸ 日行：指地球绕日运转。

❹ 二十八脉：马莳曰："十二经有十二脉，而左右相同，则为二十四脉，加以跷、跷、督脉、任脉，共计二十八脉。"按：跷、跷左右有四，而本文仅作两脉来算，此《脉度篇》所谓"男子数其阳，女子数其阴，当数者为经，其不当数者为络也"。

【白话解】

黄帝说：我希望听到经脉之气在人体运行五十周的情况是怎样的？岐伯回答：周天有二十八宿，各宿的间距是三十六分，人体的经脉之气，一昼夜运行五十周，合一千零八分。在一昼夜中日行周历了二十八宿，人体的经脉分布在上下、左右、前后，共二十八脉，脉气在全身运转一周共十六丈二尺，恰好相应于二十八宿。

漏水下百刻^❶，以分昼夜。故人一呼，脉再动，气行三寸，一吸，脉亦再动，气行三寸，呼吸定息，气行六寸。十息气行六尺，[二十七息，气行一丈六尺二寸，]日行二分。二百七十息，气行十六丈二尺，气行交通于中，一周于身，下水二刻，日行二十（五分）[分有奇]。五百四十息，气行再周于身，下水四刻，日行四十分。二千七百息，气行十周于身，下水二十刻，日行五宿二十分。一万三千五百息^❷，气行五十营于身，水下百刻，日行二十八宿，漏水皆尽，脉终矣。所谓交通者，并行一数也，故五十营备，得尽天地之寿❸矣，凡行八百一十丈也。

【注释】

❶ 漏水下百刻：《说文·水部》："漏，以铜受水，刻节，昼夜百节。"段注："《文选》注引司马彪曰：'孔壶为漏，浮箭为刻，下漏数刻，以考中星、昏明星焉。'按昼夜百刻，每刻为六小刻，每小刻又十分之，故昼夜六千分，每大刻六十分也。其散于十二辰，每辰八大刻，二小刻，共得五百分，此是古法。"

❷ 一万三千五百息：按气行一周，呼吸二百七十息，五十周计呼吸总数为一万三千五百息。

❸ 寿：与"筹"通。筹，算也。算，有"数"义。

【白话解】

用漏水下百刻作标准，以划分昼夜。所以人在一呼时，脉跳动二次，气行三寸；一吸时，脉也跳动二次，气行又是三寸；一呼一吸，叫作一息，气行共六寸。十息，气行共六尺。以二十七息，气行一丈六尺二寸计算，适为日行二分；二百七十息，共气行十六丈二尺，气行交流贯通于经脉之中，循转全身一周，漏水下注二刻，日行二十分有零；五百四十息，气行在全身循转了两周，此时当漏水下注四刻，日行四十分有零；二千七百息，气行在全身循转了十周，此时当漏水下注二十刻，日行五宿二十分有零；一万三千五百息，气行在全身循转五十周，正是漏水下注百刻，日行二十八宿，漏水都滴尽了，经脉之气也走完了五十周。所谓'交通'，是指手足经脉一致贯通的意思。所以昼夜五十周经脉循转不已，也就是详尽指出了天地之数了。共运行了八百一十丈。

营气第十六

【提要】本篇说明营气主要是由饮食精微化生而成。篇内"纳谷为宝"一语，已括尽它的含义。营气在人体中的循行，首先从肺开始，按顺序流注于大肠、胃、脾、心、小肠、膀胱、肾、心包、三焦、胆、肝，再由肝注肺；其支别

又行于督任二脉，复出太阴，由此就可以认识营气的终而复始，常营不已的生理功能和规律。

黄帝曰：营气❶之道，内❷谷为宝。谷入于胃，乃传之肺，流溢于中，布散于外，精专❸者行于经隧❹，常营❺无已，终而复始，是谓天地之纪❻。故气从太阴出，注❼手阳明，上行注足阳明，下行至跗上，注大指间，与太阴合，上行抵髀。从脾注心中，循手少阴，出腋下臂，注小指，合❽手太阳，上行乘腋出䪼内，注目内眦，上巅下项，合足太阳，循脊下尻，下行注小指之端，循足心注足少阴，上行注肾，从肾注心，外散于胸中，循心主脉，出腋下臂，出两筋之间，入掌中，出中指之端，还注小指次指之端，合手少阳，上行注膻中，散于三焦，从三焦注胆，出胁注足少阳，下行至跗上，复出跗注大指间，合足厥阴，上行至肝，从肝上注肺，上循喉咙，入颃颡之窍，（究）[别]于畜门❾。其支别者，上额循巅下项中，循脊入骶，是督脉也，络阴器，上过毛中，入脐中，上循腹里，入缺盆，下注肺中，复出太阴。此营气之所行也，逆顺之常也❿。

【注释】

❶营气：马莳曰："此言营气之运行，一如宗气之所行也。宗气者，大气也，始于手太阴肺经，终于肝经。营阴气者，阴气也，由中焦之气，阳中有阴者，随中焦之气，以降于下焦，而生此阴气，故气之清者为营。"

❷内：与"纳"同。"纳"谓食入。

❸专：任也。

❹经隧：泛指气血运行的通道。

❺营：有"周行"之义。

❻是谓天地之纪：这是借着宇宙间的日月出入交会规律，说明营气运行，也是有规律的。

❼注：灌注，谓经脉之气灌注，流入脏腑、器官之中。

❽合：指经脉相互交合。

❾ 别于畜门：畜门，指鼻孔。此言足厥阴脉与督脉有所不同，当于畜门别之。杨上善曰："足厥阴脉，从肝上注肺，上循喉咙，上至于颠与督脉会。督脉自从畜门上额至颠，下项，入骶，与厥阴不同。"

❿ 逆顺之常也：杨上善曰："逆顺者，在手循阴而出，循阳而入；在足循阴而入，循阳而出，此为营气行，逆顺常也。"

【白话解】

黄帝说：营气之理，以受纳饮食谷物为最可贵。水谷入胃，它化生的精微，就传于肺脏，流溢于五脏，布散于六腑，任其精华部分流行于经隧之中，常常营运而不休止，终而复始，这可说是和天地间的规律是一样的。所以营气首先从手太阴肺经出发，流注于手阳明大肠经，上行流注于足阳明胃经，下行到足背，流注足大趾间，与足太阴脾经相合，上行抵达脾经，从脾的支脉，上注于心中，由此沿着手少阴心经，出腋窝，下沿臂内侧后缘，流注到手小指之端，与手太阳小肠经相合，由此上行越过腋外，出于眼眶下的内侧，流注到眼内角，然后再上至巅顶，下行于颈项，与足太阳膀胱经相合，又沿脊柱向下经臀部，下行流注于足小趾之端，再沿着足心，流注到足少阴肾经，循经上行而注入肾脏，从肾注于心包络，外散于胸中，再沿心包络脉，出腋窝，下行前臂，入两筋的中间，入掌中，直出手中指之端，再转回来流注到无名指的尖端，与手少阳三焦经相合，由此上行注于膻中，散布于上中下三焦，再从三焦流注到胆腑，出胁部，注于足少阳胆经，下行到足背，又从足背流注到足大趾间，与足厥阴肝经相合，循肝经上行至肝脏，再从肝脏上注于肺中，向上沿喉咙后面，入鼻的内窍，从鼻外孔分清足厥阴与督脉的不同。其分支别行的，上行额部，沿头顶中央，下行项中，沿脊柱，入骶骨部，这是督脉的循行的通路，由此再通过任脉，络绕阴器，上过毛际，入于脐中，向上沿腹内，入缺盆，复向下流注到肺中，又从手太阴肺经开始循环周流。这就是营气运行的路径，手足两经逆顺而行的常规。

脉度第十七

【提要】 本篇重点讨论二十八脉的长度。在讨论脉度的基础上，进一步说明经脉在人体中的重要作用，"阴脉荣其脏、阳脉荣其腑"，就是其中的主要观点。尤其值得注意的，是指出跷脉的起止点与其通路，以及男子以阳跷为经，阴跷为络，女子以阴跷为经，阳跷为络的道理。

黄帝曰：愿闻脉度。岐伯答曰：手之六阳❶，从手至头，长五尺，五六三丈。手之六阴，从手至胸中❷，三尺五寸，三六一丈八尺，五六三尺，合二丈一尺。足之六阳，从足上至头，八尺，六八四丈八尺。足之六阴，从足至胸中，六尺五寸，六六三丈六尺，五六三尺，合三丈九尺。跷脉❸从足至目，七尺五寸，二七一丈四尺，二五一尺，合一丈五尺。督脉任脉各四尺五寸，二四八尺，二五一尺，合九尺。凡都合一十六丈二尺，此气之大经隧也。经脉为里，支而横者为络，络之别者为孙，盛而血者疾诛之❹，盛者泻之，虚者饮药以补之❺。

【注释】

❶ 手之六阳：杨上善曰："手阳明大肠脉也，手太阳小肠脉也，手少阳三焦脉也，三脉分在两手，故有六脉，余仿此。"

❷ 从手至胸中：廖平《营卫运行考》云："按经言手之三阴，从心去手。此乃云'从手至胸中'者，此用《根结篇》说，以四肢为根，头胸为结，一为顺行，一为逆行，所以不同。"

❸ 跷脉：马莳曰："阳跷自足申脉行于目，阴跷自足照海行于目，阳跷、阴跷左右相同，则跷脉宜乎有四，今曰'二七一丈四尺二五一尺，则止于二脉者，何也？盖男子数左右阳跷，女子数左右阴跷。"

❹ 盛而血者疾诛之："血"指瘀血。此谓瘀血盛满时，当急治之。

❺ 虚者饮药以补之：杨上善曰："凡大小络虚，皆须饮药补之，不可去血，去血虚虚，不可不禁。"

【白话解】

黄帝说：我希望听一下经脉的长度。岐伯回答：手的左右六条阳经，从手至头，每条经脉各长五尺，五六得三丈。手的左右六条阴经，从手至胸，每条经脉各长三尺五寸，三六得一丈八尺，五六得三尺，共计二丈一尺。足的左右六条阳经，从足至头，每条经脉各长八尺，六八共得四丈八尺。足的左右六条阴经，从足至胸，每条经脉各长六尺五寸，六六得三丈六尺，五六得三尺，共计三丈九尺。左右跷脉从足至目，各长七尺五寸，二七得一丈四尺，二五得一尺，共计一丈五尺。督脉、任脉各长四尺五寸，二四得八尺，二五得一尺，共计九尺。总共长一十六丈二尺，这就是脉气流行的较大的经脉通路。经脉是在里的，从经脉分出的横行的支脉是络脉，络脉别出的分支，称为孙络。孙络盛满而有瘀血的，应该赶快去治；对于邪气盛的，可用泻法；正气虚的，就应该服药进行调补。

五脏常内阅于上七窍❶也，故肺气通于鼻❷，肺和则鼻能知臭香矣；心气通于舌❸，心和则舌能知五味矣；肝气通于目❹，肝和则目能辨五色矣；脾气通于口❺，脾和则口能知五谷矣；肾气通于耳，肾和则耳能闻五音矣。五脏不和则七窍不通，六腑不和则留为痈。故邪在腑则阳脉不和，阳脉不和则气留之，气留之则阳（气）［脉］盛矣。（阳气太盛）［邪在五脏］则阴［脉］不利，阴脉不利则（血）［气］留之，（血）［气］留之则阴（气）［脉］盛矣。阴气太盛，则阳气不能荣也，故曰关。阳气太盛，则阴气弗能荣也，故曰格。阴阳俱盛，不得相荣，故曰关格❻。关格者，不得尽期而死也。

【注释】

❶ 五脏常内阅于上七窍：阅，经历。五脏藏于内，而其精气经历所属经脉通于七窍。

❷ 肺气通于鼻：杨上善曰："肺脉手太阴正别及络，皆不至于鼻，而别之入于手阳明脉中，上侠鼻孔，故得肺气通于鼻也。"

❸ 心气通于舌：杨上善曰："舌虽非窍，手少阴别脉，循经入心中，上系舌本，故得心气通舌也。"

❹ 肝气通于目：杨上善曰："肝脉足厥阴上颃颡，连目系，故得通于目系。"

❺ 脾气通于口：杨上善曰："脾足太阴脉，上膈侠咽，连舌本，散舌下，故得气通口也。"

❻ 关格：阴阳俱盛，脏腑同病，而表里内外失去了相互依存的正常关系，称为关格。

【白话解】

五脏的精气，常从体内经历于面部之上，它的表现在七窍。肺气通于鼻窍，肺气和，鼻就能辨别香臭；心气通于舌，心气和，舌就能辨别五味；肝气通于眼窍，肝气和，眼就能辨别五色；脾气通于口窍，脾气和，口就能辨别五谷之香；肾气通于耳窍，肾气和，耳就能听清五音。如果五脏不和，就会导致七窍不通；六腑不和，就会气血留滞而发为痈疽。所以邪在六腑，那属阳的经脉就不和，阳脉不和，气就会留滞，气一留滞，阳脉就会偏盛。邪在五脏，那属阴的经脉就会不利，阴脉不利，气就会留滞，气一留滞，阴脉就会偏盛。阴气太盛，使阳气不能运行，这叫作关；阳气太盛，使阴气不能运行，这叫作格。阴阳都偏盛，不能相互营运，这叫作关格。出现了关格，就不能活到应该活到的年岁而早死。

黄帝曰：跷脉安起安止？何气荣也❶？岐伯答曰：跷脉者，少阴之别，起于然骨之后❷，上内踝之上，直上循阴股入阴，上循胸里入缺盆，上出人迎之前，入頄，属目内眦，合于太阳、阳跷而上行，气并相还❸，则为濡目❹，气不荣则目不合❺。

【注释】

❶ 何气荣也：是跷脉借何经之气而营运不休。荣，与"营"通。

❷ 然骨之后：即照海穴。

❸ 气并相还：气，指阴跷脉之气。还，与"环"通。本句是说阴阳二跷之气并行相绕于目。

❹濡目：杨上善曰："阴阳二气，相并相还，阴盛故目中泪出濡湿也。"

❺气不荣则目不合：杨上善曰："若二气不相营者，是则不和，阳盛故目不合。"

【白话解】

黄帝说跷脉从哪里起，到哪里止，它是借助哪条经脉之气而运行呢？岐伯回答：跷脉，是足少阴肾经的别脉，起始于照海穴之后，上行于内踝的上面，直上沿大腿内侧，入阴器，循腹内，再上沿胸内，入于缺盆，向上出人迎的前面，入颧骨部，连于眼内角，与足太阳膀胱经脉和跷脉会合而上行。阴跷脉二气并行环绕于目，如阴盛，就会目中泪出濡湿；若阳气偏胜，就会使眼不能闭合。

黄帝曰：气独行五脏，不荣六腑，何也？岐伯答曰：气之不得无行也，如水之流，如日月之行不休，故阴脉荣其脏，阳脉荣其腑❶，如环之无端，莫知其纪❷，终而复始。其流溢❸之气，内溉脏腑，外濡腠理。

【注释】

❶阴脉荣其脏，阳脉荣其腑：杨上善曰："三阴之脉，营脏注阳，三阳之脉，营腑注阴，阴阳相注如环。"

❷纪：头绪。

❸流溢：张介宾曰："流者流于内，溢者溢于外。"

【白话解】

黄帝说：阴脉之气，独行于五脏，没有营运到六腑，是什么道理呢？岐伯回答：脉气的流行，它好像是水的流动，好像日月运行不止，是没有停息的。所以阴脉营运五脏的精气，阳脉营运六腑的精气，内外贯通，好像圆环一样，无从知道它的起头，老是终而复始地循环着，那流溢的脉气，在内是渗灌五脏六腑，在外是濡润肌表皮肤。

黄帝曰：跷脉有阴阳，何脉当其数？岐伯答曰：男子数其阳，女子数其阴❶，当数者为经，其不当数者为络也。

【注释】

❶男子数其阳，女子数其阴：男子以阳跷当其数，故阳跷为经，阴跷为络；女子以阴跷当其数，故阴跷为经，阳跷为络。

【白话解】

黄帝说：跷脉有阴跷、阳跷的区别，究竟哪跷脉相当于以前所说的一丈五尺的数值呢？岐伯回答：男子的数值，是指阳跷，女子的数值，是指阴跷，相当于脉度总数之内的，称为经，不包括在内的，称为络。

营卫生会第十八

【提要】本篇论述了营卫的生成、分布与运行规律。"营在脉中"有着营养体内的作用，"卫在脉外"有着捍卫体外的作用。而营卫的功能，又和三焦有着密切关系，所以篇末又论及了三焦的部位和功能。

黄帝问于岐伯曰：人焉受气？阴阳焉会❶？何气为营？何气为卫？营安从生？卫于焉会？老壮不同气，阴阳异位，愿闻其会。岐伯答曰：人受气于谷，谷入于胃，以传与肺，五脏六腑，皆以受气，其清者为营，浊者为卫，营在脉中❷，卫在脉外❸，营周不休，五十而复大会。阴阳相贯，如环无端❹。卫气行于阴二十五度，行于阳二十五度，分为昼夜，故气至阳而起，至阴而止。故曰：日中而阳陇为重阳，夜半而阴陇为重阴❺。故太阴主内，太阳主外❻，各行二十五度❼，分为昼夜。夜半为阴陇，夜半后而为阴衰，平旦阴尽而阳受气矣。日中为阳陇，日西而阳衰，日入阳尽而阴受气矣。夜半而大会，万民皆卧，命日合阴，平旦阴尽而阳受气，如是无已❽，与天地同纪❾。

【注释】

❶ 会：合也。

❷ 营在脉中：喻昌曰："营气精专，必随上焦之宗气经隧，始于手太阴肺经太渊穴，而行手阳明大肠经，足太阳膀胱经，足少阴肾经，手厥阴心包络，手少阳三焦经，足少阳胆经，足厥阴肝经，而又始于手太阴肺经，故谓太阴主内，营行脉中也。"

❸ 卫在脉外：喻昌曰："人身至平旦，阴尽而阳独治，目开则其气上行于头，出于足太阳膀胱经之睛明穴，故卫气昼日外行于足手六阳经，所谓阳气者一日而主外，循太阳之经穴，上出为行次，又谓太阳主外也。卫气剽悍，不随上焦之宗气同行经隧，而自行各经皮肤之间，故卫行脉外。"

❹ 阴阳相贯如环无端：喻昌曰："卫气昼行于阳二十五度，当其王即自外而入交于营；营气夜行于阴二十五度，当其王即自内而出交于卫，其往来贯注，并行不悖，无时或息，营中有卫，卫中有营。"

❺ 日中而阳陇为重阳夜半而阴陇为重阴：陇，有"盛"意。张介宾曰："昼为阳，日中为阳中之阳，故曰重阳。夜为阴，夜半为阴中之阴，故曰重阴。"

❻ 太阴主内太阳主外：张介宾曰："太阴，手太阴；太阳，足太阳。内言营气，外言卫气。营气始于手太阴，而复会于太阴，故太阴主内。卫气始于足太阳，而复会于太阳，故太阳主外。"

❼ 各行二十五度：张介宾曰："营气周流十二经，昼夜各二十五度；卫气昼则行阳（阳指表和腑言），夜则行阴（阴指里和脏言），亦各二十五度，营卫各为五十度以分昼夜也。"

❽ 如是无已：指人体阴阳、营卫之运行，永无休止。

❾ 纪：道也。

【白话解】

黄帝问岐伯：人从哪里受的精气？阴和阳在哪里会合？什么气叫作营？什么气叫作卫？营气是从哪里产生的？卫气在哪里与营气会合？老年和壮年气的盛衰不同，昼夜气行的位置也不一样，我希望听到它会合的道理。岐伯回答：人的精气，是食物所化生的精微，当食物入于胃，它的精微就传给了肺脏，五脏六腑都因此得到了营养，其中清的称为营气，浊的称为卫气，营气流行于脉中，卫气流行于脉外，在周身运行而不休止，营卫各循行五十周次又再会合。阴阳相互贯通，如圆环一样并无起头。卫气行于阴分二十五周次，又行于阳分二十五周次，分为昼夜各半，由此看，卫气的循行，从属阳的头部起始，到手足阴经为止。所以说，卫气行于阳经，中午是阳气最盛的时候，称为重阳；夜半行于阴经，是阴气最盛的时候，称为重阴。因此手太阴肺经主管脉内的营气，足太阳膀胱经主管脉外的卫气。营卫各自循行脏腑表里各二十五度，分为昼夜两个时段。夜半是阴气最盛的时候，夜半以后阴气就逐渐衰退，黎明阴气衰退而阳气继之以起，中午是阳气最盛的时候，日西斜而阳气衰退，日落时，阳气已尽而阴气继之以起，到夜半的时候，营卫之气始相会合，这时人们都在卧睡，这叫作合阴，到黎明阴气衰尽，而阳气又继起了。像这样的循行不止，和自然界日月运动的规律是一致的。

黄帝曰：老人之不夜瞑者，何气使然？少壮之人不昼瞑者，何气使然？岐伯答曰：壮者之气血盛，其肌肉滑，气道通，荣卫之行，不失其常，故昼精❶而夜瞑。老者之气血衰，其肌肉枯，气道涩，五脏之气相搏，其营气衰少而卫气内伐❷，故昼不精，夜不瞑。

【注释】

❶ 精：指精神清爽。

❷ 伐：衰败。

【白话解】

黄帝说：老人在夜里睡不着，是什么气使他这样呢？少壮的人白天不瞌睡，又是什么气使他这样呢？岐伯回答：壮年人的气血充盛，肌肉滑润，气道通畅，营气卫气的运行不离正常情况，所以，他们白天神气清爽，夜里也能熟睡。老人的气血衰退，肌肉枯瘦，气道涩滞，五脏之气相搏不能调和，因此营气衰少，卫气内败，所以他们白天神不清爽，夜里也不能熟睡。

黄帝曰：愿闻营卫之所行，皆何道从来？岐伯答曰：营出于中焦❶，卫出于（下）[上]焦。黄帝曰：愿闻（三）[上]焦之所出。岐伯答曰：上焦出于胃上口，并咽❷以上贯膈而布胸中❸，走腋，循[手]太阴之分而行，还至阳明，上至舌❹，下足阳明，常与营俱行于阳二十五度，行于阴亦二十五度，一周也，故五十度而复大会于手太阴矣。黄帝曰：人有热，饮食下胃，其气未定❺，汗则出，或出于面，或出于背，或出于身半，其不循卫气之道而出何也？岐伯曰：此外伤于风，内开腠理，毛蒸理泄❻，卫气走之，固不得循其道，此气慓悍滑疾，见开而出，故不得从其道，故命曰漏泄。

【注释】

❶ 营出于中焦：杨上善曰："上焦在胃上口，主内而不出，其理在膻中；中焦在胃中口，不上不下，主腐熟水谷，其理在脐旁；下焦在脐下，当膀胱上口，主分别清浊，主出而不内，其理在脐下一寸，故营出中焦者，出胃中口也。"

❷ 咽：此指食管。

❸ 胸中：即膻中。

❹ 上至舌：杨上善曰："胃之上口出气，即循咽上布于胸中，从胸中之腋，循肺脉手太阴，行至大指之端，注手阳明脉，循指上廉，上至下齿中，气至于舌，故曰上至舌也。"

❺ 其气未定：谓饮食精微之气，尚未化成。

❻ 毛蒸理泄：毛蒸，谓皮毛为风热之邪所蒸。理泄，谓腠理开泄。

【白话解】

黄帝说：我希望听到营卫二气的运行，都是从哪里发出来的？岐伯回答：营气是从中焦发出来的，卫气是从上焦发出来的。黄帝说：希望听一下上焦发出的情况。岐伯回答：上焦之气出于胃上口，并食管上行，穿过膈肌，散布胸中，横走腋下，沿手太阴肺经范围下行，返回到手阳明大肠经，上行至舌，又下流注于足阳明胃经，常与营气俱行，在阳位循行二十五度，在阴位也循行二十五度，形成一周，所以循行五十度又会合于手太阴肺了。黄帝说：人在有热的时候，就会饮食刚入胃，其精微之气还未化成，汗就先出来了，或出于面，或出于背，或出于半身，它并不沿着卫气运行的通路而出，这是什么道理呢？岐伯回答：这是由于外为风邪所伤，以致在内的腠理舒张，皮毛为风热所蒸，腠理因之开泄，卫气行至肌表疏松的地方，当然就不沿着它的流行道路走了，这卫气的性质慓悍滑利，见到开泄的地方就走，所以不能从它正常运行之道而出，这叫漏泄。

黄帝曰：愿闻中焦之所出。岐伯答曰：中焦亦并胃中，出上焦之后，此所受气者，泌糟粕，（蒸）[承] 津液，化其精微，上注于肺脉，乃化而为血，以奉生身，莫贵于此 ❶，故独得行于经隧，命曰营气。黄帝曰：夫血之与气，异名同类，何谓也？岐伯答曰：（营）卫者精气也，（血）[营]者神气也，故血之与气，异名同类焉。故夺血者无汗，夺汗者无血，故人生有（两）[一]死而无两生。

【注释】

❶ 莫贵于此：杨上善曰："人眼受血，所以能视，手之受血，所以能握，足之受血，所以能步。身之所贵，莫先于血。"

【白话解】

黄帝说：希望听到中焦是怎样活动的？岐伯回答：中焦也是合在胃中的，在上焦之后，这里主化生水谷之味，滤出糟粕，承受津液，向上传注于肺，然后化生而为血液，以养人体，没有什么再比它宝贵的了，所以独能行于经脉，就叫作营。黄帝说：血和气，名称虽不一样，而其实却属于一类，这是为什么？岐伯回答：卫是水谷精气化成，营也是水谷精微的变化，因此血和气，名虽不同，却是属于同类。因此脱血的，不可发汗；伤气的，不可耗血。所以人生有一死，不可能死而再生。

黄帝曰：愿闻下焦之所出。岐伯答曰：下焦者❶，别回肠❷，注于膀胱而渗入焉。故水谷者，常并居于胃中，成糟粕，而俱下于大肠，而成下焦，渗而俱下，济泌别汁❸，循下焦而渗入膀胱焉。黄帝曰：人饮酒，酒亦入胃，谷未熟而小便独先下何也？岐伯答曰：酒者熟谷之液也，其气悍以清，故后谷而入，先谷而液出焉。黄帝曰：善。余闻上焦如雾❹，中焦如沤❺，下焦如渎❻，此之谓也。

【注释】

❶ 下焦者：杨上善曰："下焦在脐下，当膀胱上口，主分别清浊而不内。"

❷ 回肠：指大肠。

❸ 济泌别汁：济，与"挤"通。泌，指水。汁，指液。本句是说谷物在吸收消化中，挤去其水，另留清液，分别清浊，循下焦而渗入膀胱。

❹ 上焦如雾：上焦散布水谷精微之气，其升化蒸腾，像雾一样弥漫。

⑤ 中焦如沤：沤，疑为"枢"之误字。中焦消化谷物，升清降浊，其开阖之机，像枢轴一样。

⑥ 下焦如渎：下焦泌别清浊，排泄糟粕，像沟道排水一样。

【白话解】

黄帝说：我希望听到下焦是怎样活动？岐伯回答：下焦可另将糟粕输送给大肠，又将水液注入膀胱，却是逐渐渗泄的。所以水谷一类物质，平常都贮存在胃里面，经过消化，形成糟粕的部分，就向下输送到大肠，成为下焦主要活动之一。至于水液，也都是向下渗灌，挤去其水，另留清液，其中浊秽部分，就沿着下焦而入膀胱。黄帝说：人喝了酒，酒也是入于胃中，谷物未经腐熟消化，而酒液先从小便排泄，这是什么缘故？岐伯回答：酒是谷类发酵而酿成的液汁，其气慓悍清纯，所以比食物后入，反比食物先从小便排出。黄帝说：好。我听说三焦的功能，上焦像雾一样，中焦像枢轴一样，下焦像水沟一样。

四时气第十九

【提要】 本篇论述了针刺治疗必须结合季节时令，运用不同的刺法，以取得相应的疗效，并且论及杂病的刺法和针刺时必先察色按脉的重要意义。

黄帝问于岐伯曰：夫四时之气，各不同形❶，百病之起，皆有所生❷，灸刺之道，何者为定❸？岐伯答曰：四时之气，各有所在，灸刺之道，得气（穴）为定。故春取（经）[络]血脉分肉之间，甚者深刺之，间者浅刺之；夏取盛经孙络，取分间绝皮肤❹；秋取经输，邪在腑，取之合❺；冬取井荥，必深以留之。

【注释】

❶ 各不同形：分别有不同的表现。

❷ 皆有所生：四时都各有所发之病。

❸ 何者为定：杨上善曰："一则四时不同，二则病生有异，灸刺总而要之，何者为贵。"

❹取分间绝皮肤：分间，指分肉间的经脉；绝皮肤，指透过皮肤的浅刺法。

❺合：指手足阳明经的合穴。

【白话解】

黄帝问岐伯：四时的气候，各有不同的表现，百病的发生，都受气候的影响，灸刺的原则，怎样来确定呢？岐伯回答：四时之气影响人的身体，各有所在的发病部位，灸刺的原则，以合四时之气来决定。所以在春天针刺，就取用络脉分肉的间隙，病较重的深刺，病较轻的浅刺；在夏天针刺，就取用阳经、孙络，或取分肉之间，以及透过皮肤的浅刺；在秋天针刺，就取用各经的经穴和输穴，如病邪在六腑的，可以取用合穴；在冬天针刺，就取用各经的井穴和荥穴，并且深刺和较长时间地留针。

温疟汗不出，为五十九痏❶。风㾫❷肤胀，为五十七痏，取皮（肤）[腹] 之血者，尽取之。

【注释】

❶痏：此指腧穴。

❷㾫（shuì 税）：肿病。

【白话解】

患温疟不出汗的，治疗它有五十九个穴位。患风水病皮肤浮肿，治疗它有五十七个穴位。若腹皮有血络的，也完全可以取而刺之。

飧泄，补三阴（之）[交]，上补阴陵泉，皆久留之，热行乃止。

【白话解】

患飧泄证，补三阴交穴，上刺阴陵泉，都作较长时间的留针，等针下有了热感才可以止针。

转筋于阳治其阳❶，转筋于阴治其阴❷，皆卒刺❸之。

【注释】

❶阳：手足之外廉曰阳。

❷阴：手足之内廉曰阴。

❸ 卒刺：为"焠针"。

【白话解】

患转筋在外侧部位的，取它手足外廉的阳经；患转筋在内侧部位的，取它手足内廉的阴经，都是用火针。

徒疥，先取环谷下三寸，以铍针针之，已刺而筒❶之，而内之，入而复之，以尽其疥，必坚［束之］，来缓则烦悗，来急则安静，间日一刺之，疥尽乃止。饮（闭）［禅］药❷，方刺之时徒❸饮之，方饮无食，方食无饮，无食他食❹百三十五日。

【注释】

❶ 筒（tǒng 筒）：竹管。

❷ 饮禅药：禅，补也。盖以针去其水，复饮补药以补气，此是正治。

❸ 徒：然后。

❹ 无食他食：孙鼎宜曰："药食不可混淆，一也；有食已充其身，无需饮以补药，二也；脾胃气弱，杂进则伤，三也。"

【白话解】

患水肿病，先取脐下三寸关元之处，用铍针去刺它，刺后于针处用竹管，以吸收其水，反复去做，以消尽其水。值得注意的，在针治时，必急刺之，刺得慢就会使病人烦闷，刺得快就会使病人安静，隔一天一刺，直到水尽才止。还需要服补药，在刚进行针治时，才服补药。正服补药，不吃食物；正吃食物，不服补药，并且不吃对水肿病治疗无益的食物，还要禁忌一百三十五日。

著痹❶不去，久寒不已，卒取其三里（骨为干）。肠中不便，取三里，盛泻之，虚补之。

【注释】

❶ 著痹：《素问·痹论》："湿气胜者为著痹。"王注："湿则皮肉筋脉受之，故为痹著而不去也。"

【白话解】

患着痹，寒湿长久不愈，用火针刺足三里穴。腹中感觉不快，应取用足三里穴针治，邪气盛的就用泻法，正气虚的就用补法。

疬风❶者，素❷刺其肿上，已刺，（以锐针针其处）[以吮其处]，按出其恶气[血]，肿尽乃止，常食方食，无食他食。

【注释】

❶ 疬风：现称为麻风。

❷ 素：与"索"通。"索"有"数"义。

【白话解】

患麻风病的，多次针刺其肿起的地方。已经刺过，以手循其针刺的部位，按压出恶毒之气（或瘀血），肿消了才停止。患者经常吃些适宜的食物，别吃其他不利于调理的食物。

腹中（常）[肠]鸣，气上冲胸，喘不能久立，邪在大肠，刺肓之原❶、巨虚上廉、三里❷。

【注释】

❶ 刺肓之原：气海穴。

❷ 巨虚上廉三里：杨上善曰："巨虚上廉与大肠合，以足阳明上连手阳明，故取巨虚上廉并取三里也。"

【白话解】

腹中肠鸣，气上逆而冲向胸部，身体不能久立，这是病邪在大肠的症状，应该刺肓的原穴和上巨虚穴以及足三里穴。

小腹控睾、引腰脊，上冲心，邪在小肠者，连睾系，属于脊，贯肝肺，络心系，气盛则厥逆，上冲肠胃，熏肝，散于肓，结于（脐）[厌]。故取之肓原以散之，刺太阴以予之，取厥阴以下之，取巨虚下廉以去之，按其所过之经以调之。

【白话解】

小腹部控引睾丸，牵及腰脊，痛势上冲心胸，这是邪在小肠的症状。小肠连着睾系，属于脊椎，通于肝肺，绕心系。因此在邪气盛时，就会厥气上逆，上冲肠胃，动肝脏，分布于肓膜，结聚于咽。所以治小肠病，应当取用肓原以散邪气，针刺手太阴以升之，取足厥阴以降之，取下巨虚穴以去小肠的病邪，并且按它所过的经脉，取穴调治。

善呕，呕有苦，长太息，心中憺憺❶，恐人将捕之，邪在胆，逆在胃，胆液泄则口苦，胃气逆则呕苦，故曰呕胆❷。取三里以下胃气逆，则刺少阳血络以闭胆逆，却调其虚实以去其邪。饮食不下，膈塞不通，邪在胃脘，在上脘则刺抑而下之，在下脘则散而去之。

【注释】

❶ 憺憺：憺，与"澹"通。憺憺，水摇貌，借以形容心中跳动。

❷ 呕胆：杨上善曰："邪在胆者，热邪在于胆中，溢于苦汁，胃气因逆，遂呕胆口苦，名曰胆瘅。"

【白话解】

病人时常呕吐，夹有苦水，常叹气，心里恐惧不安，怕有人要逮他似的，这是病邪在胆的症状。因为气机犯胃，胆液外泄，就会口觉苦味，胃气上逆，就会呕出苦水，所以叫作呕胆。治疗当取三里穴以降胃气之逆，刺足少阳的血络，以抑止胆逆，并且要察病的虚实，以排除病邪。另有一种病人，饮食不进，胸膈阻塞不通，这是病邪在胃脘的症状。病在上脘，就刺上脘之穴以抑制胃气之逆；病在下脘，就刺下脘之穴，以散去停积之滞。

小腹痛肿，不得小便，邪在三焦约，取之太阳大络❶，视其络脉与厥阴小络结而血者❷，肿上及胃脘，取三里。

【注释】

❶ 大络：指经脉。太阳大络，是说委阳穴。

❷ 视其络脉与厥阴小络结而血者：张志聪曰："小络，孙络也。足太阳、厥阴之络，交络于跗腘之间，视其结而血者去之。盖肝主疏泄，结在厥阴之络，亦不得小便矣。"

【白话解】

患少腹部肿痛，小便不通，这是邪在膀胱，下焦约而不通的症状。应当取用足太阳经的大络，并观察足太阳经的大络与足厥阴经的小络有聚血现象，而肿势又向上延及胃脘，这就应取三里穴刺治。

睹其色，察其（以）[目]，知其散复^❶者，视其目色，以知病之存亡也。一其形，听其动静^❷者，持气口人迎以视其脉，坚且盛且滑者病日进，脉软者病将下^❸，诸经实者，病三日已^❹。气口候阴，人迎候阳也。

【注释】

❶ 散复：散，谓病退。复，谓病存。

❷ 听其动静：杨上善曰："移神在脉，则听动静也。"

❸ 下：落也。引申为退义。

❹ 诸经实者病三日已：张介宾曰："凡邪气未解者，最忌脉弱无力。若病在诸经，而脉实有力者，邪将外达也，故可三日而已也。"

【白话解】

在针刺时，看病人的气色，观察病人的眼睛，知道他病的好坏是怎样的，这是说看病人的目和色，就可以了解病的轻重。在诊病时，医生要形神一致，听候脉的动静是怎样的，这是说持按病者的气口人迎以察他的脉象，如脉坚并盛而滑的，病就要日益加重；如脉来软的，就是病势将退的现象，如病在诸经，而脉实有力的，像这样，经过三日，病就会好的。上边所说的气口人迎，怎样了解它们的作用呢？气口属于脏脉，可以候阴；人迎属于腑脉，可以候阳。

卷 五

五邪第二十

【提要】本篇主要讨论邪在五脏的症状及其针刺方法。

邪在肺，则病皮肤痛，寒热，上气喘，汗出，咳动肩背。取之膺中外腧❶，背三节（五脏）之旁，以手疾按之，快❷然，乃刺之，取之缺盆中以越之❸。

【注释】

❶ 取之膺中外腧：杨上善曰："膺中内腧，在膺前也。膺中外腧，肺俞也。"按：此指云门、中府等穴。

❷ 快：舒快。

❸ 取之缺盆中以越之：缺盆，锁骨上缘的凹陷处，其中有缺盆穴，属足阳明胃经。越之，即治之。

【白话解】

邪在肺脏，就会皮肤疼痛，发寒热、气逆、发喘、出汗、咳嗽引起肩背不适。治疗可取胸部中府、云门穴，以及背部第三椎旁的肺俞穴，先用手极力按之，如果病人感觉到舒快，就进行针刺，并可取缺盆穴进行针治。

邪在肝，则两胁中痛，寒中，恶血在内，行善掣❶，节时（脚）肿，取之行间以引胁下❷，补三里以温胃中，取血脉以散恶血，取耳间青脉❸，以去其掣。

【注释】

❶ 掣（chè 彻）：与"瘛"义同。引申为痉挛的意思。

❷ 以引胁下：张介宾曰："以引去肝邪，而止胁痛。"

❸ 耳间青脉：张志聪曰："耳间青脉，乃少阳之络，循于耳之前后，入耳中。"

【白话解】

邪在肝脏，就会发生两胁内疼痛，中焦虚寒，瘀血在里边，胫节经常肿大，容易发生痉挛，治疗可取行间穴，以引胁下之气下行，补三里穴，以温中焦，刺本经血络以散恶血，又取耳间青脉，以消除他的痉挛症状。

邪在脾（胃），则病肌肉痛❶。阳气有余，阴气不足❷，则热中善饥；阳气不足，阴气有余，则寒中肠鸣腹痛；阴阳俱有余，若俱不足，则有寒有热。皆调于三里。

【注释】

❶ 肌肉痛：脾主肌肉，故邪气在脾，则肌肉感觉疼痛。

❷ 阳气有余，阴气不足：杨上善曰："阳气，即足阳明也。阴气，即足太阴也。"按："有余"指邪盛。"不足"指正虚。

【白话解】

邪在脾脏，就会发生肌肉疼痛。若阳气有余，阴气不足，就会有胃热，常常感觉饥饿的症状；若阳气不足，阴气有余，就有胃寒、肠鸣、腹痛等症状；如阴阳都有余，或阴阳都不足，这就是病证有属于寒的，有属于热的，都取足三里穴进行调治。

邪在肾，则病骨痛阴痹❶。阴痹者，按之而不得，腹胀腰痛，大便难，肩背颈项痛，时眩。取之涌泉、昆仑❷，视有血者尽取之。

【注释】

❶ 阴痹：痛无定所，按之而不可得，即《痹论》之所谓以寒胜者为痛痹。

❷ 涌泉、昆仑：张介宾曰："涌泉为足少阴之井，昆仑为足太阳之经。《经脉篇》以腰脊肩背颈项痛为足太阳病，故当取昆仑，余为少阴病，故当取涌泉，二经表里，凡有血络者，皆当取之。"

【白话解】

邪在肾脏，就会发生骨痛阴痹。阴痹这种病，用手按之，找不着痛之所在。并且有腹胀，腰痛，大便难，肩背颈项强痛及经常眩晕等症状。治疗可取用涌泉穴、昆仑穴，如果察有瘀血现象，也可在这两经的血络上进行针刺。

邪在心，则病心痛喜悲❶，时眩仆❷，视有余不足而调之其输也❸。

【注释】

❶ 喜悲：心气虚则悲。

❷ 时眩仆：心主神，神伤则易发生眩晕仆倒。

❸ 视有余不足而调之其输也：张介宾曰："邪在心者，皆在心之包络，其应补应泻，皆当取手厥阴心主之输。"

【白话解】

邪在心脏，就会发生心痛，常有悲伤感，经常眩晕仆倒。治疗应观察病证的属实属虚，取用本经的输穴进行调治。

寒热病第二十一

【提要】本篇名寒热病，而其实不限于这个范围，它另外介绍了寒厥、热厥及多种杂病的症状和针刺方法；又介绍了天牖五部腧穴的位置与不同的主治作用和四时取穴的常则。

皮寒热者，不可附席❶，毛发焦，鼻槁腊❷，不得汗。取三阳之络❸，以补手太阴❹。

【注释】

❶ 不可附席：附，近也。杨上善曰："肺主皮毛，风盛为寒热，寒热之气在皮毛，故皮毛热，不可近席。"

❷ 槁腊（xī 昔）：同义复词，即"干"的意思。

❸ 取三阳之络：张介宾曰："当泻足太阳之络穴飞扬，太阳即三阳，主在表之热。"

❹ 以补手太阴：手太阴外合皮毛。皮寒热为在表之邪，故取足太阳络穴以疏其表，然后补手太阴经太渊、鱼际二穴以益肺气。

【白话解】

外邪侵入皮毛而发寒热，皮肤不可着席，皮毛枯燥，鼻孔发干，不出汗，治疗当取足太阳经的络穴，再用补的手法刺手太阴经穴。

肌寒热者，肌痛❶，毛发焦而唇槁腊，不得汗。取三阳于下以去其血者，补足太阴以出其汗。

【注释】

❶肌痛：《五邪篇》云："邪在脾胃，则病肌肉痛。"徐大椿曰："肌肉之邪，由皮肤而入，故痛。"

【白话解】

外邪侵入肌肉而发生寒热，就感到肌肉痛，毛发焦枯，唇舌干燥，没有汗。治疗当取足太阳经在下肢的络穴以放出瘀血，然后，再用针补足太阴经，就可以出汗了。

骨寒热者，（病）［痛］无所安，汗注不休❶。齿未槁，取其少阴于阴股之络❷；齿已槁，死不治❸。骨厥亦然❹。

【注释】

❶汗注不休：汗淋漓不止。

❷齿未槁取其少阴于阴股之络：张介宾曰："齿为骨之余，若齿未槁者，阴气尚充，尤为可治，当取足少阴之络穴大钟以刺之。"

❸齿已槁死不治：张介宾曰："齿有枯色，则阴气竭，其死无疑。"

❹骨厥亦然：骨厥是肾脏阴伤之病，故其针刺治法与骨寒热同。《本神篇》云："精伤则骨酸痿厥。"

【白话解】

外邪深入于骨而发寒热病，疼痛导致全身没有安适的地方，出汗淋漓不止。若是牙齿还没有枯燥的现象，当取足少阴下肢内侧的络穴；如果牙齿已经枯燥，便是不治的死证。关于骨厥病的诊断治疗也是这样。

骨痹❶，举节不用而痛❷，汗注烦心。取三阴之经补之❸。

【注释】

❶骨痹：《素问·长刺节论》："病在骨，骨重不可举，骨髓酸痛，寒气至，名曰骨痹。"

❷ 举节不用而痛：举，有"尽"义。举节不用，犹云全身肢节不用而痛。

❸ 取三阴之经补之：杨上善曰："手足三阴皆虚，受诸寒湿，故留针补之，令湿痹去之矣。"按：《五邪篇》云："邪在肾则病骨痛阴痹。取之涌泉、昆仑。"与此可互参。

【白话解】

患骨痹的，全身的骨节不能活动自如而疼痛，汗出如流，心烦，取三阴经的穴位，并用补的针法。

身有所伤❶，血出多，及中风寒，若❷有所堕坠，四肢懈惰不收，名曰体惰。取其小腹脐下三结交。三结交者，阳明、太阴也，脐下三寸关元也。

【注释】

❶ 伤：谓金刃伤。

❷ 若：作"或"解。

【白话解】

身体有被金刃所伤之处，血流出的很多，并且又受了风寒。或有从高处坠下过，以致四肢瘦弱，懒得活动，这叫作体惰，治疗取小腹肚脐下的三结交穴。三结交，是阳明胃经、太阴脾经在脐下三寸相交的任脉关元穴。

厥痹者，厥气上及腹❶。取阴阳之络，视主病也，泻阳补阴经也❷。

【注释】

❶ 厥气上及腹：杨上善曰："失逆之气，从足上行及于少腹。"

❷ 泻阳补阴经也：张介宾曰："厥必起于四肢。厥而兼痹，其气上及于腹者，当取足太阴之络穴公孙，足阳明之络穴丰隆，以腹与四肢，治在脾胃也。然必视其主病者或阴或阳而取之。阳明多实，故宜泻；太阴多虚，故宜补。"

【白话解】

厥逆而且患痹病的，厥逆之气上及腹部，当取阴经或阳经的络穴，但必须查明主病的所在，在阳经用泻法，在阴经用补法。

颈侧之动脉人迎❶。人迎，足阳明也，在婴筋❷之前。

婴筋之后，手阳明也，名曰扶突。次脉，（足）[手]少阳脉也，名曰天牖。次脉，足太阳也，名曰天柱。腋（下）[内]动脉，（臂）[手]太阴也，名曰天府。

【注释】

❶ 颈侧之动脉人迎：杨上善曰："膺前当中任脉，谓之天突。任脉之侧动脉足阳明，在婴筋之前人迎也。"

❷ 婴筋：即颈筋。

【白话解】

颈侧的动脉正当人迎穴。人迎属于足阳明胃经，在颈筋的前面。在颈筋后面是手阳明大肠经的穴，叫作扶突穴。再次，是手少阳经的穴，叫作天牖穴。再次，是足太阳膀胱经的穴，叫作天柱穴。腋内动脉，是手太阴肺经的穴，叫作天府穴。

阳（迎）[逆]头痛，胸满不得息，取之人迎。暴瘖气鞭❶，取扶突与舌本❷出血。暴聋气蒙❸，耳目不明，取天牖。暴挛痫眩❹，足不任身，取天柱。暴瘅内逆❺，肝肺相搏，血溢鼻口，取天府。此为（天）[大]牖五部❻。

【注释】

❶ 气鞭：杨上善曰："气在咽中，如鱼鲠之状，故曰气鲠。"

❷ 舌本：指风府穴，项后入发际一寸。

❸ 气蒙：犹云气盛。

❹ 暴挛痫眩：杨上善曰："足太阳脉病暴脚挛，小儿痫，头眩，足痿，可取天柱。"

❺ 暴瘅内逆：张志聪曰："暴瘅，暴渴也。肝脉贯肺，故手太阴之气逆，则肝肺相搏，肺乃水之生源，搏则津液不生而暴瘅矣，皆当取天府，以疏其搏逆。"

❻ 大牖五部：人迎、扶突、天牖、天柱、天府为颈项之间脏腑五部大腧。张志聪曰："牖，窗也。头面之穴窍，如楼阁之大牖，所以通气者也。气厥于下，以致在上之经脉不通，而为耳目不明，暴瘖痫眩诸证，盖言三阳之气由下而生，从上而出，故总结曰此为大牖五部。"

【白话解】

阳邪逆于阳经而发生头痛、胸满、呼吸不利等症状，取人迎穴。突然失音，气梗，刺扶突穴和风府穴出血。突然耳聋，气盛，耳目听、看都不清楚，取天牖穴。突然发生拘挛、癫痫或眩晕，足部支撑不住身体，取天柱穴。突然热渴，腹内之气上逆，肝肺火邪相搏，以致血逆妄行，上溢鼻口，取天府穴。这是颈项大牖五个腧穴的位置。

臂阳明有入頄遍齿者，名曰大迎，下齿龋❶取之。臂恶寒补之，不恶寒泻之。足太阳有入頄遍齿者，名曰角孙，上齿龋取之，在鼻与頄前❷。方病之时其脉盛，盛则泻之，虚则补之。一曰取之出鼻外。

【注释】

❶ 龋（qǔ取）：蛀牙。

❷ 取之在鼻与頄前：张志聪曰："此足太阳之气，贯于手少阳之经。故上齿痛者，取之鼻与頄前，乃太阳之络脉也。"

【白话解】

手阳明经，上入颧骨遍于齿根，穴位叫作大迎。下牙有龋齿的取大迎穴。臂恶寒的，用补法；不恶寒的，用泻法。足太阳经入颊遍于齿根，穴位叫作角孙，上牙有龋齿的取角孙穴，并在鼻和颧骨前面取穴治疗。在刚发病的时候，如果脉盛，脉盛就用泻法，脉虚就用补法。另有一种说法，可取鼻孔外侧的穴位。

足阳明有挟鼻入于面者，名曰悬颅，属口，对入系目本，视有过者取之，损有余，益不足，反者益甚❶。足太阳有通项入于脑者❷，正属目本❸，名曰眼系❹，头目苦痛，取之在项中两筋间，入脑乃别阴跷阳跷❺，阴阳相交，阳入阴，阴出阳，交于目锐眦，阳气盛则瞋目❻，阴气盛则瞑目❼。

【注释】

❶ 反者益甚：谓补泻反用，则病必益甚。

❷ 足太阳有通项入于脑者：玉枕穴。

❸ 正属目本：正，直也。此谓由脑直系目。

❹ 眼系：眼系，天柱别号，以其能治目痛故名。

❺ 入脑乃别阴跷阳跷：太阳经自项入脑，乃别属阴跷阳跷，而交合于目内眦之睛明穴。

❻ 瞋目：睁大眼睛。

❼ 瞑目：合着眼睛。

【白话解】

足阳明经有挟行于鼻旁而入于面部的，穴位叫作悬颅。其经脉下行的属口，上行的对口入系目本，观察到有不正常的地方进行诊治，损有余，补不足。如果治法搞反，病情就会加重。足太阳经有行到项部入于脑部的，此处直属目本，叫作眼系。头目感到疼痛的病，可在项中两筋间取穴治疗。足太阳经的循行，深入脑部，就分别属于阴跷和阳跷脉，这两脉阴阳相交，阳入于阴，阴出于阳，交会于眼的内角，阳气偏盛则目瞋张，阴气偏盛则目常合。

热厥❶取足太阴、少阳，皆留之，寒厥❷取足阳明、少阴于足，皆留之。

【注释】

❶ 热厥：《素问·厥论》："阴气衰于下，则为热厥。"张介宾曰："热厥者，阳邪有余，阴气不足也。故当取足太阴而补之，足少阳而泻之。"

❷ 寒厥：《素问·厥论》："阳气衰于下，则为寒厥。"张介宾曰："寒厥者，阴邪有余，阳气不足也。故当取足阳明而补之，足少阴而泻之。补者，补脾胃二经以实四肢；泻者，泻水火二经以泻邪气，然必久留其针，则泻者可去，补者乃至矣。"

【白话解】

热厥证，取足太阴脾经，足少阳胆经进行治疗，都应该留针；寒厥证，取足阳明胃经，足少阴肾经进行治疗，并在足部取穴，也都应该留针。

舌纵涎下，烦悗❶，取足少阴。振寒❷洒洒，鼓颔❸，不得汗出，腹胀烦悗，取手太阴。刺虚者，刺其去也❹；刺实者，刺其来也❺。

【注释】

❶ 舌纵涎下烦悗：悗，义与"闷"同。张志聪曰："舌纵涎下，烦闷者，肾气不上资心火也，故当取足少阴，以通少阴之气。"

❷ 振寒：即发冷。

❸ 鼓颔：即鼓腮。

❹ 刺虚者刺其去也：杨上善曰："营卫气已过之处为去，故去者虚也，补之令实。"

❺ 刺实者刺其来也：杨上善曰："营卫气所至之处为来，故来者为实，泻之使虚也。"

【白话解】

舌无力收卷，口涎自流，心胸烦闷，当取足少阴肾经穴。发冷，两腮像打鼓一样地颤抖，不出汗，腹胀烦闷，当取手太阴肺经穴。针刺虚证，应刺营卫虚处而用补法。针刺实证，应刺营卫实处而用泻法。

春取络脉❶，夏取分腠❷，秋取气口❸，冬取经输❹，凡此四时，各以时为齐❺。络脉治皮肤，分腠治肌肉，气口治筋脉，经输治骨髓、五脏。

【注释】

❶ 春取络脉：络脉浮而浅，春气将升未升，其气在中，故当取络脉。

❷ 夏取分腠：分腠，指肌肉皮肤。夏令阳浮于外，气在盛经孙络之间，故治在阳分，当取分腠。

❸ 秋取气口：气口，指手太阴肺脉。杨上善曰："秋时肺气将敛，阳气在合，阴气初胜，湿气及体，阴气未盛，故取气口，以疗筋脉之病。气口即合也。"

❹ 冬取经输：丹波元简曰："经输者，总言经穴，非诸经之经穴腧穴。盖《水热穴论》以五输言，故云秋取经输，冬取井荥。此以内外言，故云'络脉治皮肤，经输治骨髓也'。"

❺ 各以时为齐（jì剂）：齐，范围也。此是谓四时取穴各有范围。

【白话解】

在春季针刺时，取络脉间的穴位；夏季针刺时，取肌肉与皮肤间的穴位；秋季针刺时，取气口的穴位；冬季针刺时，取经脉的穴位，这四时各有取穴的范围。取络脉可治皮肤病，取肌肉皮肤可治肌肉病，取气口可治筋脉病，取经脉可治骨髓和五脏的病。

身有五部：伏兔**❶**一；腓**❷**二，腓者腨也；背**❸**三；五脏**❹**之腧四；项**❺**五。此五部有痈疽者死**❻**。病始手臂者，先取手阳明、太阴而汗出**❼**；病始头首者，先取项太阳而汗出**❽**；病始足胫者，先取足阳明而汗出**❾**。臂太阴可汗出，足阳明可汗出。故取阴而汗出甚者，止之于阳；取阳而汗出甚者，止之于阴**❿**。

【注释】

❶ 伏兔：在膝上六寸起肉间。杨上善曰："伏兔足阳明气发，禁不可灸，又不言得针，此要禁为第一部，故生痈疽者死也。"张志聪曰："伏兔，肾之街也。"

❷ 腓：即小腿肚。杨上善曰："腓脉在腨中央陷中，足阳明太阳气所发，禁不可刺。"张志聪曰："腓者，脾之部也。"

❸ 背：杨上善曰："自腰俞已上二十一椎两箱称背，去脏腑甚近，皮肉至薄。"张志聪曰："背者，肺之俞也。"

❹ 五脏：杨上善曰："五脏，手足二十五腧，当于腧穴生痈疽者死也。"张志聪曰："五脏腧者，谓五椎之心俞也。"

❺ 项：杨上善曰："三阳督脉在项。"张志聪曰："项者，肝之俞也。"

❻ 此五部有痈疽者死：张志聪曰："五部之有痈疽者，乃五脏渐积之郁毒，外应于血气之不和而为痈疽，故五部有此者死。"

❼ 先取手阳明太阴而汗出：杨上善曰："病起两手者，可取手阳明井商阳及手太阴郄孔最。"

❽ 先取项太阳而汗出：杨上善曰："病起于头者，可取于项足太阳脉天柱之穴。"

❾ 先取足阳明而汗出：杨上善曰："病起足者，可取阳明合三里穴。"

❿ 取阴而汗出甚者止之于阳；取阳而汗出甚者止之于阴：杨上善曰："取阴经出汗不止，可取阳脉所主之穴止。若取阳脉出汗不止，可取阴脉所主之穴止之也。"

【白话解】

身体有五个重要部位，就是伏兔部、腓部、背部、五脏的腧穴、项部。在这五个部位上患有痈疽的，都可能死亡。疾病起于手臂的，取手阳明、手太阴两经穴位使其出汗；疾病起于头首的，取项部足太阳经穴位使其出汗；疾病起于足部胫部的，取足阳明经穴位使其出汗。针刺手太阴经穴可以出汗；针刺足阳明经穴也可以出汗。由于阴阳两经相通，所以取阴脉而出汗多的，可取阳经穴来止汗；取阳脉而出汗多的，可取阴经穴来止汗。

凡刺之害，中而不去则精泄❶，不中而去则致气❷；精泄则病甚而恇，致气则生为痈疽也。

【注释】

❶ 中而不去则精泄：杨上善曰："凡行针要害，刺中于病，补泻不以时去针，则泄人精气。"

❷ 不中而去则致气：杨上善曰："刺之不中于病，即便去针，以伤良肉，故致气聚。气聚不散为痈为疡也。"

【白话解】

一般来说，针刺的害处是，当刺中了病所以后，仍不出针，就会泄病人的精气；如果没刺中病所就出针，就会使邪气凝聚不散。精气耗泄，会使病加重而产生恇怛；邪气凝聚不散，会生痈疽。

癫狂第二十二

【提要】本篇论述癫狂病的始生、始作的症状和针法、灸法的应用。值得注意的是，篇首提出目眦的问题，是因为"人身脏腑之神，以目为主"。对于癫狂这类精神疾患，首先查目，是有其必要的。至于篇末所说的风逆证，是因为它和癫狂在发病上都有暴发的特点，但是二者在致病原因及治疗方法等方面，绝不相同，在篇内提出来，是为使人加以鉴别。

目眦外决于面者，为锐眦❶；在内近鼻者为内眦；上❷为外眦，下❷为内眦。

❶ 锐眦：眼之外角。

❷ 上、下：上下指阴阳，内眦属阴，外眦属阳。

【白话解】

眼角在面的外方的，叫作锐眦；眼角靠近鼻侧的，叫作内眦。上属外眦，下属内眦。

癫疾始生，先不乐，头重痛，视举❶目赤，（甚）[其]作极，已而❷烦心，候之于颜❸，取手太阳、阳明、太阴❹，血变而止。

【注释】

❶ 视举：目上视。

❷ 已而：已，有"且"义。而，语词。

❸ 颜：眉目之间。

❹ 取手太阳、阳明、太阴：张介宾曰："太阳，支正、小海；阳明，偏历、温溜；太阴，太渊、列缺。"

【白话解】

癫疾在初起时，先不乐，头重而痛，两眼向上看，眼睛红，当病发作较严重时，并且有心烦不安。这可观察病人眉目之间的表现，就可以预知病之将发。治疗可取手太阳、阳明、太阴的穴位，等到面部的血色转变为正常之色，然后止针。

癫疾始作，而引❶口啼呼喘悸者，候之手阳明、太阳，左强❷者攻❸其右，右强者攻其左，血变而止。癫疾始作，先反僵❹，因而脊❺痛，候之足太阳、阳明、太阴、手太阳，血变而止。

【注释】

❶ 引：随。

❷ 强：坚硬。

❸ 攻：有"治"义。

❹ 反僵：僵，与"强""疆"通。反僵，即角弓反张。

❺脊：脊椎，此指背言。

【白话解】

癫疾开始发作，随口发出啼叫的声音，应诊察手阳明、手太阳两经循行通路并取穴，采用缪刺的方法，左侧坚硬的，针治其右侧；右侧坚硬的，针治其左侧，等到面部的血色转变为正常之色后止针。癫疾开始发作，先是角弓反张，因而觉得脊背疼痛，诊察足太阳、阳明、太阴、手太阳各经并取穴治疗，等到面部的血色转变为正常之色，然后止针。

治癫疾者，常与之居，察其所当取之处。病至，视之有过者泻之，置其血于瓠❶壶之中，至其发时，血独动矣。不动，灸穷骨二十壮。穷骨者，骶骨❷也。

【注释】

❶瓠（hù户）：瓢。

❷骶骨：指长强穴。

【白话解】

治疗患癫疾的人，应该常和病人同住，观察他该用何经何穴进行治疗。病发作时，看他有病的经脉就进行放血，并将放出的血藏到葫芦里面，到再发病时，葫芦里的血就会动的。如果不动，可灸穷骨二十壮。穷骨，就是尾骶骨。

骨癫疾者，顑齿诸腧、分肉皆满而骨居❶，汗出烦悗。呕多（沃）[涎]沫，气下泄，不治。

【注释】

❶顑齿诸腧分肉皆满而骨居：谓腮齿诸腧分肉皆胀满，而骨骼僵直。"顑"指两腮。

【白话解】

骨癫疾，腮齿诸腧分肉之间都感到胀满，骨骼僵直，出汗、烦闷，呕吐多涎沫，肾气下泄，出现这些现象的病人，就是不治之证。

筋癫疾者，身倦❶挛急大，刺项大经之大杼脉。呕多沃沫，气下泄，不治。

【注释】

❶ 身倦：身曲不伸。

【白话解】

筋癫疾，身体弯曲不伸，拘挛发紧，脉大，可针刺项后的大杼穴进行治疗；假如出现呕吐很多涎沫，肾气下泄等现象，就是不治之证。

脉癫疾❶者，暴仆❷，四肢之脉皆胀而纵。脉满，尽刺之出血；不满，灸之挟项太阳❸，灸带脉于腰相去三寸，诸分肉本输。呕多沃沫，气下泄，不治。

【注释】

❶ 脉癫疾：指病在血脉。

❷ 暴仆：突然仆倒于地。

❸ 挟项太阳：挟颈项灸足太阳经的穴位，如天柱、大杼等。

【白话解】

脉癫疾，发病时会突然晕仆倒地，四肢的脉，都胀而纵缓；如脉现胀满，都可以针刺出血，如不胀满，可在挟项两旁的足太阳经用灸法治疗，并灸带脉于腰间相去三寸许的穴位和分肉之间及四肢腧穴。但若出现呕吐很多白沫，肾气下泄等现象，就是不治之证。

癫疾者，疾发如狂❶者，死不治。

【注释】

❶ 狂：杨上善曰："驰走善妄等谓之狂。"

【白话解】

患癫病者，如果发作时像狂病的症状，就是不治之症。

狂始生，先自悲也，喜忘、（苦）[喜]怒、善恐者，得之忧饥❶，治之取手太阴、阳明，血变而止，及取足太阴、阳明。狂始发❷，少卧不饥，自高贤也❸，自辩智也❹，自尊贵也❺，善骂詈，日夜不休，治之取手阳明、太阳、太阴、舌下少阴❻，视之盛者，皆取之；不盛，释之也。

【注释】

❶ 得之忧饥：杨上善曰："人之狂病，先因忧结之甚，不能去解于心；又

由饥虚，遂神志失守，则自悲、喜忘喜怒。"

❷ 始发：谓病已成而发。

❸ 自高贤也：自认为高洁，贤良，优于他人。

❹ 自辩智也：自认为能言有才，胜于他人。

❺ 自尊贵也：自认为名高望重，过于他人。

❻ 舌下少阴：王冰曰："足少阴舌下二穴，在人迎前陷中动脉前，是日月本，左右二也。"（见《素问·气府论》）

【白话解】

狂病在初起时，先是自己有悲哀的情绪，爱忘事，爱发火，多恐惧，而忧愁、饥饿是致病之因。治疗可先取手太阴、阳明两经的穴位，等血色变为正常而止；后取足太阴、阳明两经的穴位。狂病在开始发作时，少睡眠，不饥饿，自认为高贤，自认为能言有才，自认为尊贵，好骂人，日夜不休止。治疗的方法，取手阳明、太阳、太阴，以及舌下少阴等穴位。观察有脉盛的，都可以取用；脉不盛的，就不用它了。

狂（言）[喜]、惊、善笑、好歌乐、妄❶（行）[作] 不休者，得之大恐，治之取手阳明、太阳、太阴。狂，目妄见、耳妄闻、善呼❷者，少气之所生也，治之取手太阳、太阴、阳明、足太阴、头两颞。狂者多食，善见鬼神，善笑而不发于外者，得之有所大喜，治之取足太阴、太阳、阳明，后取手太阴、太阳、阳明。狂而新发，未应如此者，先取曲泉左右动脉❸，及盛者见血，有顷已，不已，以法取之❹，灸骨骶二十壮。

【注释】

❶ 妄：登高而歌，弃衣而走等。

❷ 妄见、妄闻、善呼：张介宾曰："气衰则神怯，所以妄见妄闻而惊呼也。"

❸ 曲泉左右动脉：曲泉，膝内辅后两筋间，阴谷穴之前上方凹陷中。足厥阴肝经穴。

❹ 以法取之：张介宾曰："如不已，则当照前五节求法以取之。"

【白话解】

狂喜，吃惊，多笑，好歌乐，胡乱动作而日夜不休止的，这是由于受了惊恐所致。治疗的方法，可取手阳明、太阳、太阴施行针刺。患狂病的，眼会幻视，耳会幻听，时常地惊叫，这是由于气衰神怯所发生的精神失常状态。治疗的方法，可取手太阳、太阴、阳明、足太阴以及头部两腮的穴位施行针刺。患狂病的人吃得多，时常像看到鬼神，多笑，但不在人前表露，这是由于大喜伤神所致。治疗的方法，可取足太阴、太阳、阳明，后取手太阴、太阳、阳明施行针刺。狂病在初起时，还未曾出现像以上各节症状的时候，可先取曲泉穴左右动脉刺之，若经脉盛满，放了血，不久病可痊愈；假如不能治愈，就用以上治癫病的办法，在骶骨上灸二十壮。

风逆❶暴四肢（肿）［痛］，身漯漯❷，唏然时寒❸，饥则烦，饱则善变，取手太阴表里，足少阴、阳明之经，肉清取荥❹，骨清取井❺、经也。

【注释】

❶ 风逆：张介宾曰："风感于外，厥气内逆，是为风逆。"

❷ 漯（tà 踏）：汗出貌。

❸ 唏然时寒：唏，与"欷"同，有鼻息出气之意，为"时寒"之状词。

❹ 肉清取荥：清，有"寒"义。杨上善曰："肉者土也，荥者火也，火以生土，故取荥温肉。"

❺ 骨清取井：杨上善曰："骨者水也，井者木也，水以生木，以子实母，故取井温骨。"

【白话解】

风逆这种病，突然四肢疼痛，身上出汗，有时冷得鼻里出气发声，在饥饿时就感到烦躁，吃饱了就会动而不安。治疗可取手太阴肺和手阳明大肠表里二经，及足少阴肾经、足阳明胃经。肉觉寒凉的，取上述四经的荥穴刺之；骨里觉寒凉的，取上述四经的井穴和经穴刺之。

厥逆❶为病也，足暴清，胸若将裂，肠若将以刀切之❷，烦而不能食，脉大小皆涩，暖取足少阴，清取足阳明，清则补之，温则泻之。厥逆腹胀满，肠鸣，胸满不得息，取之下

胸二胁 ❸，咳而动手者，与背腧以手按之立快者是也。

【注释】

❶ 厥逆：盖重笃之病发厥，均由手足而起，渐及臂胫胸腹。所谓厥逆之证指危证，即气血败乱。

❷ 以刀切之：切，谓刮摩。以刀切之，是说像以刀刮摩其肠。

❸ 下胸二胁：张介宾曰："谓胸之下左右二胁之间，即足厥阴之章门、期门。"

【白话解】

厥逆病所表现的症状，脚突然发冷，胸部像要裂开，肠子像用刀刮摩，烦满而不能进食，脉来的大小都现涩象。如病人身体还温暖的，就取用足少阴经的穴位；身体冰冷的，就取用足阳明胃经的穴位。冰冷的用补法，温暖的用泻法。厥逆病，腹部胀满，肠鸣，胸满，呼吸不利，当取用胸下两胁的穴位，让病人咳嗽，该处动而应手的位置就是穴；另外取用背俞穴，用手指按之而有舒快之感的地方，也就是穴之所在。

内闭不得溲，刺足少阴、太阳与骶上以长针，气逆则取其太阴、阳明、厥阴 ❶，甚取（少）[太]阴、阳明动者之经也 ❷。

【注释】

❶ 厥阴：应无"阴"字。"厥"字连下"甚"断句。

❷ 动者之经也：谓动脉的经穴。

【白话解】

内闭而小便不通的，可取用足少阴、足太阳两经的穴位和骶骨上的长强穴，以长针刺之。气逆，可取用足太阴、足阳明两经的穴位。厥逆发作严重的，取用足太阴、足阳明两经动脉的穴位。

少气，身漯漯也，音吸吸 ❶ 也，骨酸体重，懈 ❷ 惰不能动，补足少阴。短气，息短不属 ❸，动作气索 ❹，补足少阴，去血络也。

【注释】

❶ 吸吸：是有入息而无出息的意思。所以说话时，气息若断若续，不能连接。

❷ 懈：懒怠。

❸ 属：连接。

❹ 索：散尽。

【白话解】

少气的病人，身体出汗，说话时，语声断续像连接不上，骨节酸，身体重，懒怠不愿意动，治疗可在足少阴肾经施行补法。短气的病人，呼吸短促而不能连续，稍为动作，气就像没了一样，治疗可在足少阴肾经施行补法，并用针刺去其血络。

热病第二十三

【提要】本篇提出了各种热病的针刺方法和禁刺原则，以及治热病五十九穴的具体位置和分布，并叙述了偏枯、痱、喘息、心疝、喉痹、目中赤痛、风痉、癃、男子如蛊、女子如怚等杂证的刺法和要穴。

偏枯❶，身偏不用而痛，言不变，志不乱，病在分腠之间❷，巨针刺之，益其不足，损其有余，乃❸可复也。痱❹为病也，身无痛者，四肢不收，智乱不甚，其言微知，可治；甚则不能言，不可治也。病先起于阳，后入于阴者，先取其阳❺，后取其阴，浮而取之❻。

【注释】

❶ 偏枯：病名，属于中风病的一种，因久病则患肢比健侧枯瘦，不能随意运动，故名偏枯。

❷ 病在分腠之间：谓病在分肉腠理之间，不在于脏。

❸ 乃：犹"能"也。

❹ 痱（fèi 费）：又名风痱。楼英曰："痱即偏枯之邪气深者，痱与偏枯是二疾，以其半身无气营运，故名偏枯。以其手足废而不收，或名痱，或偏废，或

全废，皆曰痱也。"

⑤ 先取其阳：先刺其表。

⑥ 浮而取之：浅刺。杨上善曰："不可深取。"

【白话解】

偏枯的症状，半身不遂、疼痛，说话比寻常没有改变，神志没有错乱，这是病邪在分肉腠理之间，治疗可用大针刺之。如病属不足的用补法，属有余的就用泻法，是可以恢复的。痱病的症状，身体不觉疼痛，四肢弛缓不收。意识错乱不很严重，说话语声细微，但可以听明白，这样，可以治疗。严重的，就不能说话，不可以治疗。病先起于阳分，再深入于阴分的，应当先刺其阳经，然后刺其阴经，用浅刺的方法。

热病三日，而气口静、人迎躁❶者，取之诸阳，五十九刺，以泻其热而出其汗，实其阴以补其不足者。身热甚，阴阳皆静者，勿刺也；其可刺者，急取之，不汗出则泄❷。所谓勿刺者，有死征❸也。

【注释】

❶ 气口静人迎躁：杨上善曰："三阳受病、未入于阴至三日也。未入于阴，故气口静也；三阳已病，故人迎躁也。人迎，谓是足阳明脉结喉左右人迎脉者也。"

❷ 不汗出则泄：张志聪曰："邪在阳分，即出其汗。在阴分即从下泄。"

❸ 征：征兆、迹象。

【白话解】

得热病三日了，气口脉象平静，人迎脉出现躁动的，可随证取用各阳经，治热病的五十九个穴，以泻在表的热邪，而发其汗，仍应配用充实阴经的针法，而补三阴的不足。病人身体发热很厉害，而阴阳之脉反而出现沉静的，这就不可针刺了；如果还可以针治，就应赶快针刺，则邪不从汗出，就从泄解。所谓不可针刺的，是有死的征象。

热病七日八日❶，脉口动，喘而（短）［眩］❷者，急刺之，汗且❸自出，浅刺手大指间❹。

【注释】

❶ 热病七日八日：杨上善曰："七日太阳病衰，八日阳明病衰。"

❷ 脉口动喘而眩：杨上善曰："脉口喘动头眩者，热犹未去。"

❸ 且：将要。

❹ 浅刺手大指间：少商穴。

【白话解】

得了热病七八日，脉口有动象，气喘、头眩，这样就赶快针治，汗将要自然出的，浅刺手大指之间的穴位。

热病七日八日，脉微小❶，病者溲血，口中干，一日半而死；脉代者❷，一日死。热病已得汗出，而脉尚躁，喘且复热，勿（刺肤）[庸刺]❸，喘甚者死。

【注释】

❶ 脉微小：杨上善曰："脉微小者，内热消瘅之候。"张介宾曰："脉微小者，正气虚也。"

❷ 脉代者：杨上善曰："脉代者，内气绝候，故一日死。"

❸ 勿庸刺：即"不用刺"。杨上善所谓"热病已得汗，其脉当调，犹尚躁喘，且复身热，此阴阳交不可刺也。"

【白话解】

得了热病七八日，脉象微小，病人尿血，口中干燥，隔一日半就会死亡；出现代脉的，隔一天就死。热病已经出汗，可是脉象还是躁而不静，气喘，并且不久热势又起的，不可针刺。若是气喘加剧，就会死亡。

热病七日八日，脉不躁，躁不散数，后三日中有汗；三日不汗❶，四日死，未曾汗者，勿（腠）[庸] 刺之。

【注释】

❶ 三日不汗：杨上善曰："若从九日至十二日汗不出者，十三日死。计后三日者，三日后也。"

【白话解】

得了热病七八日，脉没有躁象，就是有了躁象，但脉里没有数象，这种情况，在以后的三日之中能有汗的，病就可愈；如在三日后仍不得汗解，第四天就会死亡。未曾出汗的，就不用针治了。

热病先肤痛，窒鼻充面，取之皮，以第一针，五十九**❶**，苛轸鼻**❷**，索皮于肺**❸**，不得索之火，火者心也。

【注释】

❶ 以第一针，五十九：杨上善曰："第一镵针，大有头，兑其末，令无得深入，但去皮中之病，故五十九取之皮也。"

❷ 苛轸鼻：苛，有"病"义。轸，作"胗"。苛轸鼻，云病肿鼻也。此盖火热郁肺，上注清窍所致。

❸ 索皮于肺：杨上善曰："鼻主于肺，故此皮毛病，求于肺输。"

【白话解】

得了热病，首先感到皮肤疼痛，鼻孔不通气，就如塞了东西，应该用浅刺皮肤的针法，以九针中的镵针，在治热病的五十九个穴位里选穴针刺；如果鼻子发肿，同样用浅刺针法刺肺俞穴，不可取心俞穴，因为心属火，火是能克金的。

热病先身涩，倚而热，烦悗，干唇口嗌，取之（皮）[脉]，以第一针，五十九。肤胀口干，寒汗出，索脉于心，不得索之水，水者肾也。

热病嗌干多饮，善惊，卧不能起，取之肤肉，以第六针，五十九。目眦青，索肉于脾，不得索之木，木者肝也。

【白话解】

热病开始就出现皮肤粗涩，烦躁不安，满闷，唇、喉干，这应治血脉，用九针中的第一针，在五十九穴里，选取与脉有关穴位刺之。有的热病，皮肤发胀，口干，出冷汗，治疗取心俞穴，不可取肾俞穴，因为肾属水，水是能克火的。

有的热病，喉干多饮，易受惊吓，躺着不愿起来，这当以刺肌肉为主，用九针中的员利针，在五十九穴里选穴。眼角现有青色，同样以刺肌肉取脾俞穴，不可取肝俞穴，因为肝属木，木是能克土的。

热病面青脑痛，手足躁**❶**，取之筋间，以第四针，于四逆。

筋（躄）［辟］目浸❷，索筋于肝，不得索之金，金者肺也。

【注释】

❶手足躁：躁，有"动"义。杨上善谓："手足动，筋之病。"盖肝热灼筋，故手足动。

❷目浸：浸，谓目障，俗谓之臀。

【白话解】

得了热病，面色青，脑部疼痛，手足乱动，这应治其筋，可用九针中的锋针，治疗四肢厥逆；如筋拘挛，目生臀，应治筋病，取肝俞穴，不可取肺俞穴，因为肺属金，金是能克木的。

热病数惊，瘛疭而狂❶，取之脉，以第四针，急泻有余❷者，癫疾毛发去。索血于心，不得索之水，水者肾也。

【注释】

❶瘛疭而狂：张介宾曰："瘛疭者，热极生风，阴血伤也。狂则热之甚也。"

❷有余：指亢盛热邪。

【白话解】

得了热病，惊悸，手足抽动，狂躁，这应治血，可用九针中的锋针，赶快泻其热邪，则癫疾及毛发脱落也就好了。这是治血病，取心俞穴，不可取肾俞穴，因为肾属水，水是能克火的。

热病身重骨痛，耳聋而好瞑❶，取之骨，以第四针，五十九刺。骨病不食，啮❷齿耳（青）［清］，索骨于肾，不得索之土，土者脾也。

【注释】

❶瞑：古"眠"字。

❷啮（niè 聂）：指咬牙。

【白话解】

得了热病，身重骨痛，耳聋，好睡觉，这应治其骨，可用九针里的锋针，在五十九个穴位里选穴针治。得了骨病不愿吃东西、咬牙、两耳发凉，应治骨病，取肾俞穴，不可取脾俞穴，因为脾属土，土是能克水的。

热病不知所痛，耳聋不能自收❶，口干，阳热甚，阴颇有寒者❷，热在髓，死不可治。

【注释】

❶ 不能自收：谓精神萎靡不能振作。

❷ 阴颇有寒者：张志聪曰："阳热甚而颇有寒者，在内之热，交争于外也。"孙鼎宜曰："寒即谓热，阴阳以表里言，与伤寒白虎证，表有热、里有寒，文义相同。"

【白话解】

得了热病，不觉得有什么痛苦，只是耳聋，精神萎靡不振，口干，外热已极，内热也很盛，内外交热，这是热已深入骨髓，死不可治。

热病头痛颞颥，目瘛脉痛，善衄，厥热病也，取之以第三针，视有余不足（寒热痔）。

【白话解】

得了热病，头痛得很，耳前及眼区脉络抽动，时常鼻出血，这是热邪厥逆，治疗应用九针中锃针，要观察病情的有余和不足。

热病体重，肠中热❶，取之以第四针，于其腧及诸指间，索气于胃（胳）［络］得气也。

【注释】

❶ 体重，肠中热：张介宾曰："脾主肌肉四肢，邪在脾，故体重。大肠小肠皆属于胃，邪在胃，则肠中热。"

【白话解】

得了热病，感觉身体重，肠中热，应用九针中的锋针，取胃俞及手足诸指间，还可以针刺胃经的络穴，以得气为限。

热病、挟脐急痛，胸胁满，取之涌泉与阴陵泉，取以第四针，针嗌里❶。

【注释】

❶针嗌里：张介宾曰："针嗌里者，以少阴太阴之脉俱上络咽嗌，即下文所谓廉泉也。"

【白话解】

得了热病，夹脐部骤然疼痛，胸胁支满，治疗可取涌泉穴与阴陵泉穴，并用九针中的锋针刺廉泉穴。

热病而汗且出，及脉顺可汗者，取之鱼际、太渊、大都、太白❶，泻之则热去，补之则汗出，汗出太甚，取内踝上横脉❷以止之。

【注释】

❶鱼际、太渊、大都、太白：此四穴均是手足太阴治疗热病的穴。

❷内踝上横脉：指三阴交穴。

【白话解】

得了热病，汗将出，以及脉证相合可以出汗去热的，就取手太阴经穴鱼际、太渊，足太阴经穴大都、太白刺之。用泻法就可去热，用补法就可出汗，如出汗过多，可刺内踝上横纹三阴交穴以止之。

热病已得汗而脉尚躁盛，此阴脉之极也，死；其得汗而脉静者，生。热病者脉尚盛躁而不得汗者，此阳脉之极也，死；脉盛躁得汗静者，生。

【白话解】

得了热病，已经出了汗，脉象仍然躁盛的，这是阴脉虚弱极了，必死；如出汗后，而脉象平静的，可生。患热病的，脉象仍然躁，出不了汗，这是阳脉亢盛极了，必死；如果脉象盛躁，出了汗，脉象就平静的，可生。

热病不可刺者有九：一曰，汗不出，大颧发赤，哕者死❶；二曰，泄而腹满甚者死❷；三曰，目不明，热不已者死❸；四曰，老人婴儿，热而腹满者死❹；五曰，汗不出，呕下血者死❺；六曰，舌本烂，热不已者死❻；七曰，咳而衄，汗不出❼，出不至足者死❽；八曰，髓热者死；九曰，热而（痓）[痉]者死。[热而痉者]腰折，瘈疭，齿噤齘也❾。凡此九者，不可刺也。

【注释】

❶ 大颧发赤哕者死：王士雄曰："汗不出、大颧赤，似属阳盛；哕者，呃忒也，肺胃之气不降，则呃忒而上逆也。治以轻清肃化之剂，病似可疗，何以断为不可刺之死候，殆谓热邪方炽，而肾阳欲匮，阳已无根，病深声哕之证欤？"

❷ 泄而腹满甚者死：王士雄曰："腹满者当泄之，既泄而满甚，是邪尚踞而阴下脱，犹之乎热不为汗衰也，故死。"

❸ 目不明热不已者死：汪曰桢曰："此目不明，乃《难经》所谓脱阴者目盲也。阴竭而热犹未已，安得不死。"

❹ 老人婴儿热而腹满者死：王士雄曰："腹满者宜泄之，老人婴儿不任大泄。既不任泄，热无出路，老弱阴液不充之体，涸可立待，故死。"

❺ 汗不出呕下血者死：王士雄曰："汗不出，热内逼，上干清道以为呕，迫烁于营而下血，阴液两夺，是为死征。"

❻ 舌本烂热不已者死：汪曰桢曰："此舌烂，乃由肾中虚阳，故断为死候，与肺胃热炽、大热口舌糜腐者大异。"

❼ 咳而衄汗不出：吴瑭曰："咳而衄，邪闭肺络，上行清道，汗出邪泄可生，不然，则化源绝矣。"

❽ 出不至足者死：孙鼎宜曰："不至足，阴已亏。"

❾ 腰折瘈疭齿噤齘（xiè 械）也：腰折，是脊背反张；瘈疭，是肢体抽掣；噤，是牙关不开齘，是牙齿相切。

【白话解】

热病有不可刺的死证九种，一是：不出汗，颧骨部发赤，呃逆的，是死证；二是：泄泻而腹部胀满极严重的，是死证；三是：目不明，发热不退的，是死证；四是：老人和婴儿，发热而腹部胀满的，是死证；五是：不出汗，呕吐而兼有下血的，是死证；六是：舌根溃烂，发热不退的，是死证；七是：咳嗽、鼻出血，不出汗，就是出汗也到不了足部的，是死证；八是：热邪深入骨髓的，是死证；九是：发热而出现痉病的情况是死证。所谓发热而痉，就是出现脊背反张、肢体抽搐、牙关紧闭和咬牙等症状。凡是以上所举的死证，都不可以针刺。

所谓五十九刺❶者，两手外内侧各三❷，凡十二痏❸；五指间各一❹，凡八痏，足亦如是❺；头入发一寸旁三分各三❻，凡六痏；更入发三寸边五❼，凡十痏；耳前后、口下者各一，项中一，凡六痏；巅上一，囟会一，发际一，廉泉一，风池二，天柱二。

【注释】

❶ 所谓五十九刺：杨上善曰："《素问》热输五十九穴，其经皆指称其穴。此《太素》五十九刺，但言手足内外之侧及手足十指之间，入头发际一寸左右，合有十六处；更入三寸左右，合有一处；耳前后口下项中有一，巅上有一，合有七处，更不细指处所，量谓刺之以去其热，不定皆依穴也。又数刺处，乃有六十三处。五十九者，以举大数为言耳。"

❷ 两手外内侧各三：张介宾曰："两手外内侧，即太阳之少泽，少阳之关冲，阳明之商阳也。三阴俱有内侧，即太阴之少商，厥阴之中冲，少阴之少冲也。"

❸ 痏：瘢伤。

❹ 五指间各一：张介宾曰："五指间者总言手五指也。各一者，本节之后各一穴也。手经则太阳之后溪，少阳之中渚，阳明之三间；独少阴之在本节后者，则少府之荥也。手之六经，惟太阴、厥阴则本节后俱无穴，故左右四经，凡八痏也。"

❺ 足亦如是：即太阳之束骨，少阳之临泣，阳明之陷谷，太阴之太白，皆在本节之后。左右四经，亦共八痏。

❻ 头入发一寸旁三分各三：张介宾曰："头入发一寸，即督脉上星之次，其旁穴而为三，则足太阳之五处、承光、通天也。"

❼ 更入发三寸边五：张介宾曰："更入发者，自上星之穴向后也。三寸边五者，去中行三寸许；两边各五也，即足少阳之临泣、目窗、正营、承灵、脑空。"

【白话解】

所谓治热病的五十九个穴，就是在两手外侧各三穴，两手内侧各三穴，左右共十二穴。在手五指间，各有一穴，左右共八穴。在足趾间也同样各有一穴。头部入发际一寸，向两侧旁开分为三处，每侧各有三穴，左右共六穴。更入发际三寸两边各有五穴，左右共十六穴。耳前后各一穴，口下一穴，项中一穴，合共六穴。巅顶一穴，囟会一穴，前发际一穴，后发际一穴，廉泉一穴，风池二穴，天柱二穴，共计九穴。

气满胸中喘息，取足太阴大指之端，去爪甲如（薤）[韭]叶，寒则留之❶，热则疾之❷，气下乃止❸。

【注释】

❶ 寒则留之：张介宾曰："内寒者气至迟，故宜久留其针。"

❷ 热则疾之：张介宾曰："内热者气至速，故宜疾去其针。"

❸ 气下乃止：谓逆气下降，喘平，就可止针。

【白话解】

气逆，壅满胸中，呼吸喘促，可取足大趾之端，距爪甲角像韭叶那样宽。证属于寒，就久留针；证属于热，就疾去针，等待逆气下降，喘已平定，就可止针。

心疝暴痛，取足太阴、厥阴，尽刺去其血络。

【白话解】

心疝病，突然发作疼痛，可取足太阴、厥阴，在这两经的血络上，针刺放血。

喉痹❶舌卷，口中干，烦心心痛，臂内廉痛，不可及头，取手小指次指爪甲下❷，去端如韭叶。

【注释】

❶ 喉痹：咽喉肿痛，舌咽困难。《素问·阴阳别论》："一阴一阳结谓之喉痹。"王注："一阴谓心主之脉，一阳谓三焦之脉。三焦心主脉并络喉，气热内结，故为喉痹。"

❷ 手小指次指爪甲下：指关冲穴。

【白话解】

喉痹，舌卷曲不伸，口干，心烦，心痛，手臂内侧作痛，不能上举到头部。治疗这些症状，可取关冲穴刺之，穴在无名指外侧（近小指侧一面）之爪甲角一分许，像韭叶宽。

目中赤痛，从内眦始，取之阴跷❶。风（痓）[痉]身反折，先取足太阳及腘中❷及血络出血；中有寒，取三里。

【注释】

❶取之阴跷：张介宾曰："阴跷之脉，属于目内眦，足少阴之照海，即阴跷之所生也。"

❷腘中：指委中穴。

【白话解】

目中赤痛，从眼内角开始的，治疗时刺阴跷脉照海穴。风痉，出现了角弓反张的症状，治疗先取足太阳经委中穴，并在浮浅的血络上针刺出血。如腹中有寒的，兼取三里穴。

癃，取之阴跷及三毛上及血络出血。

【白话解】

小便不通畅，治疗可取用阴跷以及足大趾外侧三毛上的穴位，与肝肾两经的血络上针刺出血。

男子如蛊❶，女子如（怚）[阻]，身体腰脊如解，不欲饮食，先取涌泉见血，视跗上❷盛者，尽❸见血也。

【注释】

❶男子如蛊：丹波元简曰："按《玉机真脏论》云：'脾传之肾，病名曰疝瘕，少腹冤热而痛出白，一名曰蛊。'盖男子如蛊，谓如疝瘕而非疝瘕也。"

❷跗上：脚面。

❸尽：略微的意思。

【白话解】

男子患了像疝瘕的病，女子患了像怀胎恶阻的病，身体腰脊像分开一样，不愿吃东西，先取涌泉穴刺出血，再观察脚面上血络盛处，略微地刺出血来。

厥病第二十四

【提要】本篇对于厥病之厥头痛、真头痛、偏头痛的不同症状，以及厥心痛的发病情况，都详细作了介绍，所有以上各病的取穴与针刺疗法，也都分别叙述。但关于厥心痛的针刺穴位，在后世针灸书里，一向未见采用，是值得注意研究的一个问题。本篇虽以厥病名篇，但亦旁及其他，如虫瘕、耳聋、耳鸣等病证的刺法。

厥头痛❶，面若肿起而❷烦心，取之足阳明、太阴。

【注释】

❶厥头痛：张介宾曰："厥，逆也。邪逆于经，上干头脑而为痛者，曰厥头痛也。"

❷而：有"且"义。

【白话解】

厥头痛，面部像肿起，并且心烦。治疗可取足阳明胃经、足太阴脾经，刺之。

厥头痛，头脉痛❶，心悲善泣，视头动脉反盛者❷，刺尽去血，后调足厥阴❸。

【注释】

❶头脉痛：张志聪曰："逆在脉，故头脉痛。"

❷视头动脉反盛者：视头动，视之时头战动也。脉，络脉。

❸后调足厥阴：调，和也。此厥头痛，主病在肝，故去血泻邪以后，应刺肝经穴以调和之。

【白话解】

厥头痛，头部脉络痛，心悲，爱哭，观察头部颤动，络脉充盛。用针刺治疗，略微放血，然后刺足厥阴肝经穴以调和之。

厥头痛，贞贞头重而痛，泻头上五行❶，行五❷，先取手少阴，后取足少阴。

❶ 泻头上五行：头顶的经脉，左右共五条。正中是督脉，第二是足太阳膀胱经，左右计二条。第三是足少阳胆经，左右各一。共五条，即五行。

❷ 行五：就是五行中的一条经脉，五个穴位。据张志聪说，是五处、承光、通天、络却、玉枕五穴。

【白话解】

厥头痛，头部沉重，痛得厉害。治疗可在头顶上的五条经脉中——每条有五穴，去选穴针刺，以泻诸阳之热逆。但应先取手少阴心脉腧穴，后取足少阴肾脉腧穴。

厥头痛，（意）[噫]❶善忘，按之不得，取头面左右动脉❷，后取足太阴。

【注释】

❶ 噫：即叹气。

❷ 取头面左右动脉：指足阳明脉。

【白话解】

厥头痛，常叹气、好忘，用手按摸也找不到疼痛部位。治疗可选取头面左右动脉而刺之，然后再刺足太阴脾经以调之。

厥头痛，项先痛，腰脊为应❶，先取天柱，后取足太阳。

【注释】

❶ 为应：犹"相应"。

【白话解】

厥头痛，项部先痛，腰脊也相应而痛。治疗先取天柱穴而刺之，然后再刺足太阳膀胱经的穴位。

厥头痛，头痛甚，耳前后脉涌有热（一本云有动脉），泻出其血，后取足少阳。

【白话解】

厥头痛，头痛很剧烈，耳前后的脉络胀热。治疗先用针泻血，然后再取足少阳胆经的穴位而刺之。

真头痛❶，头痛甚，脑尽痛，手足寒至节❷，死不治。

【注释】

❶ 真头痛:《难经·六十难》:"入连在脑者，名真头痛。"

❷ 手足寒至节：虞庶曰:"头脑中痛甚，而手足冷至肘膝者，名真头痛。其寒气入深故也。风寒之气，循风府入于脑。"

【白话解】

真头痛，痛得剧烈，满脑都痛，手足冷到肘膝关节，这是死证，治不了。

头痛不可取于腧者❶，有所击堕，恶血在于内，若（肉）[内]伤，痛未已，可则刺❷，不可远取也。

【注释】

❶ 头痛不可取于腧者:《医宗金鉴》卷七十一云:"头痛取腧以泄其气，则头痛可愈。若有所击堕，恶血在内，而取腧以泄其气，则其血病治气矣，故勿取其腧焉。"

❷ 则刺：则，是"侧"之误字。则刺，当作"侧取"。

【白话解】

头痛，有的不可取腧穴来治疗，像击伤或摔伤，瘀血在内，假如有了内伤，痛还没有消除，只可在头痛部位斜刺，不可用距离远的腧穴治疗。

头痛不可刺者，大痹❶为恶❷，[风]日作者，可令少愈，不可已。

【注释】

❶ 大痹：张介宾曰:"痹之甚者，谓之大痹，其证则风寒湿三气杂至，合成恶患，令人头痛。"

❷ 为恶：为害。

【白话解】

治疗头痛，有的时候不能只靠针刺。由于大痹为害，遇到风日，头痛发作，针刺可以使它稍好些，不可以根除。

头半寒痛，先取手少阳、阳明，后取足少阳、阳明。

【白话解】

头痛在半侧有冷痛感觉的，治疗可取用手少阳、手阳明两经穴位而刺之，然后再针刺足少阳、足阳明两经。

厥心痛❶，与背相控，善（瘛）[恐]，如从后触其心，伛偻❷者，肾心痛也，先取京骨、昆仑，发（狂）[针]不已，取然谷。

【注释】

❶ 厥心痛：《难经·六十难》："其五脏气相干，名厥心痛。"杨注："诸经络皆属于心，若一经有病，其脉逆行，逆则乘心，乘心则心痛，故曰厥心痛，是五脏气冲逆致痛，非心家自痛也。"

❷ 伛偻（yǔ lóu 禹娄）：驼背。

【白话解】

厥心痛，痛得牵引到背部，易害怕，像有东西从背后触他的心那样，以致病人不敢伸直腰板，有驼背的现象，这是肾心痛。治疗先取京骨、昆仑两穴，刺之，拔针后，痛仍不止，应该再刺然谷穴。

厥心痛，腹胀胸满，心尤痛甚，胃心痛❶也，取之大都、太白❷。

【注释】

❶ 胃心痛：《病源》卷十六《心痛候》："足太阴为脾之经与胃合。足阳明为胃之经，气虚逆乘心而痛，其状腹胀归于心而痛甚，谓之胃心痛。"

❷ 取之大都、太白：杨上善曰："胃脉足阳明属络脾，脾脉足太阴流于大都，在足大趾本节后陷中，注于太白，在足内侧核骨下陷中。支者，别胃上膈，注心中，此腑病取于脏输也。"

【白话解】

厥心痛，腹胀胸满，心痛得尤其剧烈，这是胃心痛。治疗应取用大都、太白两穴而刺之。

厥心痛，痛如以锥针刺其心，心痛甚者，脾心痛也，取之然谷、太溪。

【白话解】

厥心痛，痛得像用锥针刺心一样，心痛极了，这是脾心痛。治疗应取用然谷、太溪两穴而刺之。

厥心痛，色苍苍 ❶ 如（死）［灰］状，终日不得太息，肝心痛也，取之行间、太冲。

【注释】

❶ 苍苍：青色。

【白话解】

厥心痛，面色青像死灰一样，整天痛得不止，这是肝心痛。治疗应取用行间、太冲两穴而刺之。

厥心痛，卧若徒居，心痛间，动作痛益甚，色不变，肺心痛也，取之鱼际、太渊。

【白话解】

厥心痛，躺着或闲居时，心痛就会少息；活动时就会痛得更剧烈，但面色没有变化，这是肺心痛，治疗可取鱼际、太渊两穴而刺之。

真心痛，手足清至节 ❶，心痛甚，旦发夕死，夕发旦死。

【注释】

❶ 手足清至节：杨上善曰："心不受邪，受邪甚者，痛聚于心，气亦聚心，故手足冷，所以死速也。"

【白话解】

真心痛，手足冷至关节，心痛得剧烈，像这样的症状，清晨发作到傍晚死，傍晚发作到转天清晨死。

心痛不可刺者，中有盛聚 ❶，不可取于腧。肠中有虫瘕及蛟蛕 ❷，皆不可取以小针 ❸。

【注释】

❶ 盛聚：张介宾曰："盛聚，谓有形之癥，或积或血停聚于中。"

❷ 蛟蛕（huí 回）：蛕，指腹中长虫。蛟蛕，是泛指蛔虫等各种寄生虫类。

❸ 不可取以小针：杨上善曰："可以手按，用大针刺之，不可用小针。"

【白话解】

心痛，有的症状不可针刺，那是内有积聚，不可以取穴治疗。如肠中有虫类和蛔虫等作痛，都不应该用小针治疗。

心（肠）[腹]痛，悗作痛，肿聚，往来上下行，痛有休（止）[作]，腹热，喜渴，涎出者❶，是蛟蛕也，以手聚按而坚持之❷，无令得移，以大针刺之，久持之，虫不动，乃出针也。（悗腹悗痛，形中上者。）

【注释】

❶ 涎出者：《灵枢·口问》："胃中有热则虫动，虫动则胃缓，胃缓则廉泉开，故涎下。"

❷ 以手聚按而坚持之：这是说可以手指并拢而坚按住虫动处。

【白话解】

心腹痛，发作时，痛得出声，腹部肿，结聚于中，上来下去，痛呈阵发性，有时休，有时作，腹中热，易口渴，爱流涎的，这是有蛔虫一类病证的表现。治疗可以手指并拢而坚按虫痛之处，不使移动，再用大针刺之，久按着，虫不动，这才出针。

耳聋无闻，取耳中❶。

【注释】

❶ 耳中：杨上善曰："耳中，听宫、角孙等穴也。"

【白话解】

耳聋，什么也听不到，治疗取耳中的穴。

耳鸣，取耳前动脉❶。

【注释】

❶ 耳前动脉：杨上善曰："耳前动脉，和髎、听会等穴也。"张介宾曰："手少阳之耳门也。"

【白话解】

耳鸣，刺耳前的动脉。

耳痛不可刺者，耳中有脓，若有干耵聍❶，耳无闻也。

【注释】

❶ 耵聍（dīng níng 丁宁）：耳垢。

【白话解】

耳内疼痛，不能用针刺治疗的，就包括耳中有脓疡，或者有干的耳垢，耳已丧失听觉的情形。

耳聋，取手小指次指爪甲上与肉交者，先取手，后取足❶。

【注释】

❶ 先取手，后取足：杨上善曰："手少阳至小指次指，即关冲；足少阳至小趾次趾，即窍阴穴也，其脉皆入耳中，故二俱取之也。"

【白话解】

治疗耳聋，当取用无名指端外侧爪甲角与肉相交之处而刺之，先取手部关冲穴针刺，然后再取足部窍阴穴针刺。

耳鸣，取中指爪甲上，左取右，右取左，先取手，后取足❶。

【注释】

❶ 先取手，后取足：杨上善曰："手之中指，手心主脉，《明堂》不疗于耳；足之中趾，十二经脉并皆不上。今手足中指，皆疗耳鸣，今刺之者未详，或可络至缪刺也。"马莳曰："当取手之中指爪甲上，取手厥阴心包络经中冲穴，后取足厥阴肝经大敦穴。"

【白话解】

治疗耳鸣，当在手中指端爪甲上刺之，左耳鸣取右边的穴位，右耳鸣取左边的穴位，先在手部针刺，然后在足部针刺。

（足）髀❶不可举，侧而取之，在枢合中❷以员利针，大针不可刺。

【注释】

❶ 髀：即大腿。

❷ 枢合中：环跳穴。

【白话解】

大腿抬不起来，治疗时，使病人侧卧，在髀枢中的环跳穴，用员利针刺之，大针不能用。

病注下血，取曲泉❶。

【注释】

❶ 取曲泉：马莳曰："凡病注下血者，以肝不能纳血也，当取肝经之曲泉以刺之。"

【白话解】

患泄下血的，治疗可取曲泉穴，刺之。

风痹淫❶（泆），病不可已者，足如履冰，时如入汤中，股胫淫泆，烦心头痛，时呕时悗，眩已汗出，久则目眩，悲以喜恐❷，短气不乐，不出三年死也。

【注释】

❶ 淫：久。

❷ 悲以喜恐：以，与"已"通。此谓悲伤止住又生恐惧。

【白话解】

风痹，病期很久，不能痊愈，脚冷得像踏在冰上，有时又像进入热汤中，股部胫部都感到酸痛无力，心烦，头痛，经常呕吐，经常满闷，眩晕稍停就会出汗，出汗时间较长，眼就发眩，情绪上，悲伤过去又发生恐惧，气短，闷闷不乐，凡有这些现象的，不出三年就会死亡。

病本第二十五

【提要】本篇主要是论述治病的原则，大体不出治本、治标两个范围，但必须根据疾病发生的先后顺序和病情的缓急轻重程度以确定如何治疗，或先治本，或先治标，在本篇里均反复说明。

先病而后逆者，治其本❶。先逆而后病者❷，治其本。

先寒❸而后生病者，治其本。先病而后生寒者，治其本。先热❹而后生病者，治其本。先泄❺而后生他病者，治其本，必且调之❻，乃治其他病。先病而后中满者，治其标❼。先病后泄者，治其本。先中满而后烦心者，治其本。有客气，有同气❽。大小便不利，治其标；大小便利，治其本。

【注释】

❶ 治其本：王冰曰："本，先病。"马莳曰："凡先生初病，而后病势逆者，必先治其初病之为本。"

❷ 先逆而后病者：逆，指气血逆行。马莳曰："先病势逆而后生他病者，则必以病势逆之为本，而先治之也。"

❸ 寒：指寒性疾病。

❹ 热：指热性疾病。

❺ 泄：指腹泻。

❻ 必且调之：是谓一定要先治好腹泻。

❼ 先病而后中满者治其标：中满，谓腹中胀满。标，谓后病。张介宾曰："诸病皆先治本，而惟中满者先治其标。盖以中满为病，其邪在胃，胃者，脏腑之本也。胃满则药食之气不能行，而脏腑皆失其所禀，故先治此者，亦所以治本也。"

❽ 有客气有同气：马莳曰："正以人之病气有二，病本各不相同，而乃彼此相传者，谓之客气；有二病之气本相同类，而乃彼此相传者，谓之同气。"

【白话解】

先有了病而后以致气血逆行的，当以治病为本；先因气血逆行而后得病的，当以调和气血为本；先患寒性疾病而后发生其他病变的，当以治寒性疾病为本；若先已有病，而后发生寒证者，以治先病为本；先患热性疾病而后发生其他病变的，当以治热病为本；先患腹泻而后发生其他病变的，当以治泄泻为本，定先把泄泻治好，才再治疗其他的病。先有了别的病，而后发生胸腹满闷的，当先调治中满的标病；先患了病，而后发生泄泻的，当以治先病为本；先有中满症状，而后发生心烦不舒畅的，当以治中满为本。人身致病原因，有客气，有同气。在患病时，若大小便不通利，急则治标，当先治大小便的不利；如果大小便通利的，当治他原来的本病。

病发而有余，本而标之，先治其本，后治其标；病发而不足，标而本之，先治其标，后治其本。谨详察间^❶甚，以意调之，间者并行，甚为独行^❷。先小大便不利而后生他病者，治其本也。

【注释】

❶ 间（jiàn 建）：谓病向好转。

❷ 间者并行，甚为独行：并行，谓标本兼治。独行，谓标急治标，本急治本。张介宾曰："病浅者，可以兼治；病甚者，难容杂乱，故曰独行。"

【白话解】

疾病发作而出现有余的实证现象，那就是邪气有余为本，病证是标，当先去治邪，而后再治其病；疾病发作而表现正气不足的虚证现象，那就是正气不足为标，病证是本，当先扶其正气，而后再治其病。因此，治病必须慎重观察病证的轻重而加以调治，病轻的可以标本兼治，病重的就要用先单治本，或先单治标的疗法了。先有大小便不利而后发生其他病变的，先治大小便不利这个本病。

杂病第二十六

【提要】 本篇叙述了许多疾病，故名杂病。其中对于气厥、心痛、鼻衄、耳聋、喉痹、齿痛以及项、腰、腹、膝等部位疼痛和对这些病的取穴针治方面，都分别作了详细说明。

厥，挟脊而痛者，至顶，头沉沉然，目眈眈^❶然，腰脊强，取足太阳腘中血络。

【注释】

❶ 眈眈（huāng 荒）：视物不清。

【白话解】

经气厥逆，挟脊两旁发生疼痛，连及头项都觉得紧绷不舒服，眼睛视物不清，腰脊强直，难以俯仰。治疗应取足太阳经的委中穴，刺络脉出血。

厥，胸满面肿，唇漯漯❶然，暴言难，甚则不能言，取足阳明。

【注释】

❶ 漯漯：是"累累"之误字。累累，形容唇肿之厚。

【白话解】

经气厥逆，胸满面肿，唇部肿厚，突然感到说话困难，甚至于不能说话。治疗应取足阳明经穴位而刺之。

厥气走喉而不能言❶，手足清❷，大便不利❸，取足少阴。

【注释】

❶ 厥气走喉而不能言：张志聪曰："此邪病足少阴之气，而为厥逆也。足少阴肾脉循喉咙，挟舌本，厥气上逆于喉，故不能言。"

❷ 手足清：杨上善曰："手足清者，手少阴与足少阴通，故手足冷。"

❸ 大便不利：张志聪曰："肾开窍于二阴，故大便不利。"

【白话解】

经脉气逆，至喉咙，就会不能说话，手足清冷，大便不通。治疗应取足少阴经穴位进行针刺。

厥而腹向向然，多寒气，腹中谷谷❶，便溲难，取足太阴。

【注释】

❶ 谷谷：水声。此以借喻腹中鸣声。

【白话解】

经气厥逆，腹部膨膨胀满，寒气盛，肚腹里鸣如水响，大小便困难。治疗应取足太阴经穴位进行针刺。

嗌干，口中热如胶，取足少阴。

【白话解】

咽喉干，口热像胶一样的黏稠。治疗应取足少阴进行针刺。

膝中痛，取犊鼻❶，以员利针，发而间之❷。针大如

氂 ❸，刺膝无疑。

【注释】

❶ 取犊鼻：杨上善曰："犊鼻，足阳明脉气所发，故膝痛取之。"

❷ 发而间之：谓刺后稍隔片时再刺。

❸ 氂（máo 毛）：牛尾之毛。

【白话解】

膝关节痛，取犊鼻穴，以员利针刺之。刺后要隔片时再刺。由于员利针的针身大如牛尾之毛，用来刺治膝关节病是无须犹豫的。

喉痹❶ 不能言，取足阳明；能言，取手阳明。

【注释】

❶ 喉痹：张志聪曰："喉痹者，邪闭于喉而肿痛也。"

【白话解】

喉痹病人，不能说话的，应取足阳明经穴刺治；能说话的，应取手阳明经穴刺治。

疟不渴，间日而作，取足阳明；渴而［间］日作，取手阳明。

【白话解】

患疟疾，口不渴，每隔一日发作一次，治疗应取足阳明的穴位进行针刺；如有口渴现象而隔日发作一次的，就应取手阳明经的穴位进行针治。

齿痛，不恶清饮，取足阳明；恶清饮，取手阳明。

【白话解】

患牙痛，不怕冷饮的，可在足阳明经取穴针治；如怕冷饮的，就取手阳明经的穴位针刺治之。

聋而不痛者，取足少阳❶；聋而痛者，取手阳明❷。

【注释】

❶ 取足少阳：杨上善曰："足少阳正经入耳，主骨益耳，故取之也。"

❷ 取手阳明：杨上善曰："手阳明络脉入耳，主气益耳，故痛取之。"

【白话解】

耳聋如不疼痛的，应取足少阳经的穴位刺治；耳聋如疼痛的，就应取手阳明经的穴位刺治。

衄而不止，衃❶血流，取足太阳❷，衃血，取手太阳❷。不已，刺（宛）[腕]骨下，不已，刺腘中出血。

【注释】

❶ 衃（pēi 胚）：指凝血。

❷ 取足太阳、取手太阳：杨上善曰："足太阳起鼻，手太阳至目内眦，皆因鼻，故衄血取之。"

【白话解】

鼻出血而不凝止，血流，应取足太阳经穴位针治；血已凝止，应取手太阳经穴位针治。如不愈的，刺腕骨穴；还不愈的，可刺膝腘横纹中央的委中穴出血。

腰痛，痛上寒❶，取足太阳阳明；痛上热❶，取足厥阴；不可以俯仰，取足少阳；中热而喘❷，取足少阴❸，腘中血络。

【注释】

❶ 上寒、上热：上，指体之上部言。

❷ 中热而喘：杨上善曰："腰痛中热，口如喘气动。"

❸ 取足少阴：王冰曰："足少阴，涌泉、大钟悉主之。"

【白话解】

腰痛，身体上部寒冷，应取足太阳经、足阳明经的穴位针治；如身体上部发热，应取足厥阴经的穴位针治；腰痛得前后不能俯仰，应取足少阳经的穴位针治。腰痛兼有内热，气动如喘的，就当取足少阴经穴位针刺并刺膝腘横纹中央的血络。

喜怒而不欲食，言益（小）[少]，刺足太阴；怒而多言，刺足少阳。

【白话解】

多怒并且不愿吃东西，说话少，应取足太阴经穴位刺治；发怒而说话多，应取足少阳经穴位刺治。

颔痛，刺手阳明❶与颔之盛脉❷出血。

【注释】

❶ 刺手阳明：商阳穴。

❷ 颔之盛脉：颊车穴。

【白话解】

下巴作痛，应针刺手阳明经的穴位和下巴附近的盛脉出血。

项痛不可俯仰，刺足太阳❶；不可以顾，刺手太阳❷也。

【注释】

❶ 刺足太阳：杨上善曰："足太阳脉行项，故不可俯仰取之。"马莳曰："俯仰属背与腰，故曰足太阳。"

❷ 刺手太阳：杨上善曰："手太阳脉行项左右，故不得顾取之也。"马莳曰："顾则属肩与项，故曰手太阳也。"

【白话解】

项痛且不能前后俯仰，应针刺足太阳经的穴位；如头项不能回顾，当针刺手太阳经的穴位。

（小）［少］腹满大❶，上走胃，至心，浙浙❷身时寒热，小便不利，取足厥阴。

【注释】

❶ 少腹满大：杨上善曰："水气聚于少腹。"

❷ 浙浙：与"洒洒"通，寒貌。

【白话解】

少腹部膨胀，上走胸，至于心的部位，发冷，全身常有寒热往来，小便不利。治疗应取足厥阴经的穴位进行针刺。

腹满，大便不利，腹大，亦上走胸嗌，喘息喝喝❶然，取足少阴。

【注释】

❶ 喝喝：喘促之声。

【白话解】

腹部胀满，大便不通畅，腹胀大，气逆，上走胸嗌，喘息粗急，喝喝有声。治疗当取足少阴经的穴位进行针刺。

腹满食不化，腹向向然，不能大便，取足太阴。

【白话解】

腹部胀满，食而不能消化，腹内虚胀，不能大便。治疗应取足太阴经的穴位进行针刺。

心痛引腰脊，欲呕，取足少阴。

【白话解】

心痛牵引腰脊亦痛，想呕吐。治疗应取足少阴经的穴位进行针刺。

心痛，腹胀，（啬啬）[涩涩]❶然大便不利，取足太阴。

【注释】

❶ 涩涩：形容大便不利。

【白话解】

心痛，腹胀，大便干燥不通畅。治疗应取足太阴经的穴位进行针刺。

心痛引背不得息，刺足少阴；不已，取手少阳。

【白话解】

心痛牵引背部作痛不停，应针刺足少阴经穴位治疗；不见好，应再取手少阳经的穴位进行针治。

心痛引小腹满，上下无常处，便溲难，刺足厥阴。

【白话解】

心痛，小腹胀满，上下作痛而没有固定的部位，大小便困难。治疗应取足厥阴经的穴位进行针治。

心痛，短气不足以息，刺手太阴。

【白话解】

心痛，气短而呼吸困难的，治疗应刺手太阴经的穴位。

心痛，当九节❶刺之，按，已刺按之，立已；不已，上下求之，得之立已。

【注释】

❶九节：即督脉之筋缩穴。

【白话解】

心痛，治疗当在九椎下针刺，先在穴位上按揉，刺后，再按揉，就会止痛；如果痛还不止，须在上下背俞穴寻取与本病有关的穴位配合针治，找到了恰当的穴位，就会止痛。

颅痛，刺足阳明曲周动脉❶见血，立已；不已，按［经刺］人迎（于经），立已。

【注释】

❶曲周动脉：即颊车穴处的动脉。

【白话解】

腮部疼痛，就刺足阳明胃经的颊车穴处动脉，见血之后，立即止痛；如痛不止，再按本经的人迎穴，避开动脉浅刺，痛就可以止了。

气逆上，刺膺中陷者❶与下胸动脉❷。

【注释】

❶膺中陷者：指足阳明胃经屋翳穴。

❷下胸动脉：杨上善曰："胸下动脉，中府等量取之。"

【白话解】

气上逆，可针刺胸旁陷中的穴位以及胸下的动脉。

腹痛，刺脐左右动脉，已刺按之，立已；不已，刺气街❶，已刺按之，立已。

【注释】

❶气街：即足阳明胃经气冲穴。

【白话解】

腹痛，可以针刺脐旁的左右动脉，刺后按压该处，则疼痛可止；如痛不止，再针刺气冲穴，刺后加以按压，就可止住疼痛。

痿厥为四末束悗❶，乃疾解之，日二，不仁者十日而知，无休，病已止❷。

【注释】

❶ 四末束悗：杨上善曰："四束，四肢如束。"

❷ 病已止：孙鼎宜曰："此言治痿厥法，当缚其手足，良久觉烦闷，又必须疾解之，隔半日又缚，后解如故。'不仁'者，谓缚久不觉烦闷。'知'者，谓十日方知烦闷。'止'，谓止其束。"

【白话解】

治疗痿厥，是将病人的四肢束缚起来，使他烦闷，就急速解开，每天做两次，假如病人不感觉烦闷，到了十天就会感觉到的，不要间断，直到病好了，才能不再束缚。

哕❶，以草刺鼻，嚏，嚏而已；无息，而疾迎引之❷，立已；大惊之，亦可已。

【注释】

❶ 哕：呃逆。俗语"打嗝"。

❷ 无息，而疾迎引之：张介宾曰："或闭口鼻之气，使之无息，乃迎其气而引散之，勿令上逆，乃可立已。"

【白话解】

打嗝时，用草茎刺激鼻腔，使打喷嚏，就可好的；或闭住气息，而快引上逆之气下行，就可止住打嗝；或使之大惊，也可以好的。

周痹第二十七

【提要】本篇首先指出周痹与众痹的不同之处，然后讨论周痹"在于血脉之中，随脉以上，随脉以下，不能左右，各当其所"的特点和"内不在脏，而外未发于皮，独居分肉之间，真气不能周"的病理机制，同时提出循经压诊，观察虚实，熨通、针刺的治疗方法。题曰"周痹"，是因全篇内容以周痹为主的缘故。

黄帝问于岐伯曰：周痹❶之在身也，上下移徙❷，随脉，其上下，左右相应，间不容空❸，愿闻此痛，在血脉之中邪？将❹在分肉之间乎？何以致是？其痛之移也，间不及下针，其惛痛❺之时，不及定治，而痛已止矣，何道使然？愿闻其故。岐伯答曰：此众痹❻也，非周痹也。

【注释】

❶周痹：杨上善曰："邪居分肉之间，令正气循身不周，邪与周为痹，故称周痹。"

❷移徙：移动，流走。

❸间不容空：间，间隙。空，孔也。是谓痹邪窜走，其隙不容一孔之微。

❹将：犹"抑"也。有"还是"之意。

❺惛痛：惛，作"蓄"。惛痛就是聚痛。

❻众痹：杨上善曰："众痹在身左右之处，更身而发，不能周身，故曰众痹。"

【白话解】

黄帝问岐伯：在人身上有了周痹的病，上下游走不定，随其血脉左右相应，无处不到，几乎没有一孔的空隙。希望听一下像这样的疼痛，是邪在血脉之中呢？还是在分肉之间呢？为什么会有这种情况呢？其疼痛部位之转移，其间来不及下针，当其聚痛的时候，来不及确定如何治疗，而疼痛已经停止，这是什么道理使它这样呢？希望听到其中的原因。岐伯回答：这是众痹的病，不是周痹。

黄帝曰：愿闻众痹。岐伯对曰：此各在其处，更❶发更止，更居更起❷，以右应左，以左应右❸，非能周也，更发更休也。黄帝曰：善。刺之奈何？岐伯对曰：刺此者，痛虽已止，必刺其处，勿令复起。

【注释】

❶更：易。

❷居、起：动静。

❸以右应左以左应右：左右相应，是说左侧会影响到右侧，右侧会影响到左侧。

【白话解】

黄帝说：我希望听到众痹的特征。岐伯回答：众痹，是分散在人身的各处，易发易止，易静易动，左侧会影响到右侧，右侧会影响到左侧，不能遍及全身，其痛容易发作，也是容易停止的。黄帝说：讲得好，针刺治疗这种病，应当怎样呢？岐伯回答：针刺众痹这种病，疼痛就是已经停止，还是应针刺原来痛的地方，别使它再起疼痛。

帝曰：善。愿闻周痹何如？岐伯对曰：周痹者，在于血脉之中，随脉以上，随脉以下，不能左右❶，各当其所。黄帝曰：刺之奈何？岐伯对曰：痛从上下者，先刺其下以过（一作遏，下同）之，后刺其上以脱❷之；痛从下上者，先刺其上以过之，后刺其下以脱之。

【注释】

❶ 不能左右：谓周痹不能左右相应，与众痹之以右应左，以左应右正相反。

❷ 脱：除病。

【白话解】

黄帝说：说得好。我希望听听周痹是怎样的情况。岐伯回答：周痹是邪在血脉里面，随着血脉或上或下，不能左右流走，分别在病邪所在的部位作痛。黄帝说：用什么方法来针治呢？岐伯回答：其痛如从上而下的，应先刺其下以阻止病势的发展，然后刺其上以除其根；若疼痛是从下而上的，应先刺其上以阻止病势的发展，然后再刺其下以除其根。

黄帝曰：善。此痛安生？何因而有名？岐伯对曰：风寒湿气，客于外分肉之间，迫切而为沫❶，沫得寒则聚，聚则排分肉而分裂也，（分）［肉］裂则痛，痛则神归之❷，神归之则热，热则痛解，痛解则厥，厥则他痹发，发则如是。

【注释】

❶ 沫：痰。

❷ 痛则神归之：杨上善曰："痹痛引神，即神归痛，神痛不已，故热气集

而痛解。此处痛解厥已，即余处痛生，周痹休发如是。"

【白话解】

黄帝说：讲得好。这周痹的疼痛是怎样产生的？因为什么叫周痹呢？岐伯回答：风寒湿气侵入肌肉皮肤，迫使津液化为痰涎，受到寒气就凝聚不散，凝聚就会排挤分肉，肉裂就会发生疼痛。疼痛则精神就集中在痛的地方，精神集中的地方就会发热，发热则寒散而疼痛缓解。疼痛缓解后，就会发生厥气上逆，厥逆就容易导致其他痹闭之处发痛，因而形成了周痹这样的症状。

（帝曰：善。余已得其意矣。）此内不在脏，而外未发于皮，独居分肉之间，其气不能周，故命曰周痹。故刺痹者，必先切循❶其下之六经❷，视其虚实，及大络❸之血结而不通，及虚而脉陷空者而调之，熨而通之，其瘲坚❹，转引而行之。黄帝曰：善。余已得其意矣。亦得其事也。（九者，经巽之理，十二经脉阴阳之病也。）

【注释】

❶ 切循：切，谓按压。循，谓顺沿。

❷ 下之六经：指足六经。

❸ 大络：十五大络。

❹ 瘲坚：谓筋脉急紧。

【白话解】

这是病邪还没有深入内脏，在外的皮肤也没有什么表现，病邪只留滞在分肉之间，致使真气不能周流全身，因而发生疼痛，所以成为痹证，叫作周痹。因此，针刺痹证，必先按压并沿着足六经的分布部位，观察虚实，以及大络的血行有无郁结不通，和因虚而脉络下陷于内的情况，然后予以调治，并可用熨法，以疏通气血；如有筋脉急紧现象，也可转引其气使它通畅。黄帝说：讲得好。我已得到痹证的病情，也得到它的治疗法则了。

口问第二十八

【提要】本篇所论欠、哕、唏、振寒、噫、嚏、軃、泣涕、太息、涎、耳鸣、啮舌等十二奇邪之病，既非由于风雨寒湿外因所致，又非情志内伤、饮食居处等内因所引起，关于它们的病因、症状、治疗方法等等，仅是岐伯从其先师口传得来，"论不在经"，故题曰"口问"，记其实也。

　　黄帝闲居，辟❶左右而问于岐伯曰：余已闻九针之经，论阴阳逆顺六经已毕，愿得口问。岐伯避席再拜曰：善乎哉问也，此先师之所口传也。黄帝曰：愿闻口传。岐伯答曰：夫百病之始生也，皆生于风雨寒暑，阴阳喜怒，饮食居处，大惊卒❷恐❸。则血气分离，阴阳破败，经络厥绝❹，脉道不通，阴阳相逆，卫气稽留❺，经脉虚空，血气不次❻，乃失其常。论不在经者，请道其方。

【注释】

❶ 辟：与"避"通用。杨上善曰："避，去也。"

❷ 卒（cù 醋）：与"猝"同。突然也。

❸ 风雨寒暑……卒恐：杨上善曰："风雨寒暑居处，外邪也；阴阳喜怒饮食惊恐，内邪也。"

❹ 经络厥绝：谓经脉及络脉绝而不通。

❺ 稽留：谓迟滞。

❻ 血气不次：杨上善曰："诸经诸络虚竭，营血卫气，行无次第。"

【白话解】

　　黄帝闲居，叫左右的人出去，而问岐伯：我已听到九针在针经上所论及的属阴属阳、或逆或顺和手足六经的道理，已经学完了，希望再得到你从前口问的知识。岐伯离开了座位，行礼说：问得好极了，这是先师他所口传的。黄帝说：我希望听一下口传的内容。岐伯回答：百病开始发生的时候，都是由于风雨寒暑，阴阳喜怒，饮食居处，大惊猝恐等内因和外因引起，这些致病原因致使血气分离，阴阳破散，经脉络脉相互断绝，脉道不通，阴阳相乘，卫气迟滞，经脉空虚，血气不能按着规律周流，一切失去了常态。以上所论的，都不见于古代医经，让我说明它的道理吧！

黄帝曰：人之欠者，何气使然？岐伯答曰：卫气昼日行于阳，夜半则行于阴。阴者主夜，夜者卧。阳者主上，阴者主下❶。故阴气积于下，阳气未尽，阳引而上，阴引而下，阴阳相引，故数欠❷。阳气尽，阴气盛，则目瞑；阴气尽而阳气盛，则寤矣。泻足少阴，补足太阳❸。

【注释】

❶ 阳者主上，阴者主下：阳主上以其升，阴主下以其降。

❷ 阴阳相引，故数欠：张介宾曰："人之寤寐，由于卫气。卫气者，昼行于阳则动而为寤，夜行于阴则静而为寐。故人于欲卧未卧之际，欠必先之者，正以阳气将入阴分，阴积于下，阳犹未静，故阳欲引而升，阴欲引而降，上下相引而欠由生也。"

❸ 泻足少阴，补足太阳：张介宾曰："卫气之行于阳者自足太阳始，行于阴者自足少阴始。阴盛阳衰，所以为欠。故当泻少阴之照海，跷所出也。补太阳之申脉，跷所出也。"

【白话解】

黄帝说：人打呵欠，是什么气致使他这样呢？岐伯回答：卫气在白天行于阳分，在夜间就行于阴分。阴主夜，夜主卧而睡眠。阳升而主上，阴降而主下，人在夜间将睡之时，阴气积聚于下，阳气还未全入阴分，阳仍有上升的作用，行气而上；且阴却已开始下降的作用，引气而下，阴阳的上下牵引，所以打了呵欠。到了阳气尽、阴气盛，就会闭目入睡；如白天阴气尽，阳气盛，就睡醒了。像这样的症状，治疗手法，应泻足少阴肾经的穴位，补足太阳膀胱经的穴位。

黄帝曰：人之哕者，何气使然？岐伯曰：谷入于胃，胃气上注于肺❶。今❷有故寒气与新谷气，俱还入于胃，新故相乱，真邪❸相攻，气并相逆，复出于胃❹，故为哕。补手太阴，泻足少阴。

【注释】

❶ 胃气上注于肺：杨上善曰："谷入胃已，精气上注于肺，浊气下留于胃。"

❷ 今：犹"若"也。

❸ 真邪：马莳曰："真气即胃气，邪气即寒气。"

❹ 复出于胃：张志聪曰："胃之水谷，借肺气转输于皮毛，行于脏腑。如肺有故寒气而不能输布，寒气与新谷气俱还入于胃。新故相乱，真邪相攻，气并相逆于胃，而胃腑不受，复出于胃，故为哕。"

【白话解】

黄帝说：人发生了呃逆，是什么气致使他这样呢？岐伯说：谷物进入胃里，化生了胃气，向上转注到肺脏。若中焦先有寒气，和新入的谷气不能调和，二者都还留在胃里，新入的谷气与先有的寒气相互冲击，胃气、寒气相攻相逆，复出于胃而上入胸膈，所以会发生呃逆。像这样的症状，应在手太阴肺经用补的手法，在足少阴肾经用泻的手法。

黄帝曰：人之唏❶者，何气使然？岐伯曰：此阴气盛而阳气虚，阴气疾而阳气徐，阴气盛而阳气绝，故为唏。补足太阳，泻足少阴。

【注释】

❶ 唏（xī 希）：悲泣哽咽之声。

【白话解】

黄帝说：人发生哽咽，是什么气致使他这样呢？岐伯说：这是由于阴气盛而阳气虚，阴气速而阳气缓，以至阴气过盛而阳气衰绝，所以会发生哽咽。像这样的症状，应在足太阳膀胱经用补的手法，在足少阴肾经用泻的手法。

黄帝曰：人之振寒者，何气使然？岐伯曰：寒气客于皮肤，阴气盛，阳气虚，故为振寒寒栗❶。补诸阳❷。

【注释】

❶ 栗：战栗，发抖。

❷ 补诸阳：张介宾曰："补诸阳者，凡手足三阳之原、合及阳跷等穴，皆可

酌而用之。"

【白话解】

黄帝说：人发冷，是什么气致使他这样呢？岐伯说：寒气侵入皮肤，阴气偏盛，阳气偏虚，所以会发生发冷战抖的现象，应在各阳经用温补的疗法。

黄帝曰：人之噫❶者，何气使然？岐伯曰：寒气客于胃，厥逆从下上散，复出于胃，故为噫。补足太阴、阳明❷。（一曰补眉本也。）

【注释】

❶ 噫：嗳气。

❷ 补足太阴、阳明：张介宾曰："使脾胃气温，则客气自散，而噫可除。"

【白话解】

黄帝说：人嗳气，是什么气致使他这样呢？岐伯说：寒气侵入胃中，厥逆之气，从下而向上扩散，复从胃而出，所以会发生嗳气。像这样的症状，应在足太阴脾经、足阳明胃经用补法。

黄帝曰：人之嚏者，何气使然？岐伯曰：阳气和利❶，满于心，出于鼻，故为嚏。补足太阳（荣）[荥]。（眉本，一曰眉上也。）

【注释】

❶ 和利：同义复词。利，和也。

【白话解】

黄帝说：人打喷嚏，是什么气致使他这样呢？岐伯说：阳气和，盈溢胸中，向上出于鼻窍，所以会打喷嚏。如因阳虚而作嚏的，应针刺足太阳经的荥穴通谷，用补的手法。

黄帝曰：人之亸❶者，何气使然？岐伯曰：胃不实则诸脉虚❷，诸脉虚则筋脉懈惰，筋脉懈惰则行阴❸用力，气不能复，故为亸。因其所在，补分肉间。

【注释】

❶ 亸（tuǒ 妥）：应作"掸（dān 丹）"。杨注："掸，牵引也。谓身体懈惰，

牵引不收也。瘅、痿厥同为一病，名字有异。"

❷胃不实则诸脉虚：杨上善曰："胃气不实，谷气少也，谷气既少，脉及筋肉并虚。"

❸行阴：入房。

【白话解】

黄帝说：人感到全身无力，手足不利落，是什么气致使他这样呢？岐伯说：胃气虚而不实，就会使全身之脉空虚。诸脉空虚，就会使筋脉松弛。筋脉松弛，又用力行房，真气就不能恢复，所以就发生了瘅的症状。针治应针对其发病部位，在分肉间用补的手法。

黄帝曰：人之哀而泣涕出者，何气使然？岐伯曰：心者，五脏六腑之主也；目者，宗脉之所聚❶也，上液❷之道也；口鼻者，气之门户也。故悲哀愁忧则心动，心动则五脏六腑皆摇❸，摇则宗脉感❹，宗脉感则液道开，液道开故泣涕出焉❺。液者，所以灌精濡空窍者也，故上液之道开则泣，泣不止则液竭❻，液竭则精不灌，精不灌则目无所见矣，故命曰夺❼精。补天柱经侠颈。

【注释】

❶宗脉之所聚：手足六阳及手少阴、足厥阴等诸脉凑目，故曰宗脉所聚。

❷上液：大小便为下液，涕泣为上液。

❸摇：不安。

❹感：动。

❺故泣涕出焉：杨上善曰："有物相感遂即心动。以其心动，脏腑既动，脏腑之脉皆动，脏腑宗脉摇动，则目鼻液道并开，以液道开，故涕泣出也。"

❻泣不止则液竭：杨上善曰："五谷液以灌目，五谷之精，润于七窍。今但从目鼻而出不止，则竭也。"

❼夺：与"脱"同。

【白话解】

黄帝说：人因悲哀而泣涕俱出，是什么气致使他这样呢？岐伯说：心脏是五脏六腑的主宰；眼睛是许多脉集合的地方，又是眼泪、鼻涕的通路；口、鼻二窍，是气所出入的门户。所以悲哀忧愁就会使心动不宁，因而五脏六腑也都不安，又因而宗脉皆动，从而使目、口、鼻的液道随之而开，所以泣涕也就流出来了。人身的津液，是灌注精气濡润空窍的，所以上液的通路开，泣涕不止，则泪液干竭，液竭则精气不能向上灌注，精不向上灌注，就会使眼睛看不见了，所以叫作"夺精"。针治应补天柱穴，该穴是挟项后发际的。

黄帝曰：人之太息❶者，何气使然？岐伯曰：忧思则心系❷急，心系急则气道约，约则不利，故太息以伸出之。补手少阴、心主、足少阳留之也。

【注释】

❶ 太息：叹气。

❷ 心系：维系心脏的脉络。

【白话解】

黄帝说：人叹气，是什么气致使他这样呢？岐伯说：忧思就会使维系心脏的脉络紧急起来，因而气道也受到约束，气道受了约束就不通畅，所以就要叹息以舒展之。针治应在手少阴、手心主以及足少阳胆经，用补法，并且留针。

黄帝曰：人之涎下者，何气使然？岐伯曰：饮食者皆入于胃，胃中有热则虫❶动，虫动则胃缓，胃缓则廉泉开❷，故涎下。补足少阴。

【注释】

❶ 虫：杨上善曰："虫者，谷虫在于胃中也。"

❷ 胃缓则廉泉开：杨上善曰："廉泉，舌下孔，通涎道也。人神守，则其道不开。若为好味所感，神者失守，则其孔开涎出。亦因胃热虫动，故廉泉开涎因出也。"

【白话解】

黄帝说：人流口涎，是什么气致使他这样呢？岐伯说：饮食都进到胃里，胃中有热则虫就会蠕动，虫动就会使胃气弛缓，因而廉泉开张，所以口涎流出。针治可在足少阴肾经，用补的手法。

黄帝曰：人之耳中鸣者，何气使然？岐伯曰：耳者宗脉

之所聚 ❶ 也，故胃中空则宗脉虚 ❷，虚则下，溜脉有所竭 ❸者，故耳鸣。补客主人，手大指爪甲上与肉交者也。

【注释】

❶ 耳者宗脉之所聚：杨上善曰："人耳有手足少阳、太阳及手阳明等五络脉皆入耳中，故曰宗脉所聚也。"

❷ 胃中空则宗脉虚：张介宾曰："阳明为诸脉之海，故胃中空则宗脉虚。"

❸ 溜脉有所竭：杨上善曰："溜脉，入耳之脉，溜行之者也。有竭不通，虚故耳鸣也。"

【白话解】

黄帝说：人耳中发生鸣响，是什么气致使他这样呢？岐伯说：耳是许多经脉聚集的地方。如胃中空就会使宗脉虚，宗脉虚则清阳下降，因而溜脉衰竭，所以会发生耳鸣。针治可补足少阳客主人穴以及手大指指甲上与肉相交的手太阴少商穴。

黄帝曰：人之自啮 ❶ 舌者，何气使然？岐伯曰：此厥逆走上 ❷，脉气辈至 ❸ 也。少阴气至则啮舌，少阳气至则啮颊，阳明气至则啮唇矣。视主病者则补之。

【注释】

❶ 啮（niè 捏）：咬。

❷ 厥逆走上：杨上善曰："厥逆之气，上走于头。"

❸ 脉气辈至：杨注："辈，类也。上头类脉所至之处，即自啮舌也。"张介宾曰："厥逆走上则血涌气腾，至生奇疾。所至之处，各有其部，如少阴之脉行舌本，少阳之脉循耳颊，阳明之脉环唇口，故或为肿胀，或为怪痒，各因其处，随而啮之，不独止于舌也。"

【白话解】

黄帝说：人有自己咬舌，是什么气致使他这样呢？岐伯说：这是厥逆之气上行，脉气各按其类而至，例如少阴逆气至舌本，就会咬舌；少阳逆气至耳颊，就会啮颊；阳明逆气至唇口，就会咬口唇。针治应察看它的主病之经，用补的手法。

凡此十二邪者，皆奇邪之走空窍 ❶ 者也。故 ❷ 邪之所在，皆为不足。故^❸上气不足，脑为之不满，耳为之（苦）[善]鸣，头为之苦倾^❹，目为之眩；中气不足，溲便为之变，肠为之（苦）[善]鸣；下气不足，则乃为痿厥心悗。补足外踝下留之^❺。

【注释】

❶ 奇邪之走空窍：奇邪，谓异于寻常病邪。空窍，指头面孔窍。

❷ 故：犹"夫"也。

❸ 故：犹"若"也。

❹ 头为之苦倾：头部因沉重不支而倾斜。

❺ 补足外踝下留之：张介宾曰："此昆仑穴也，为足太阳所行之经，凡于上中下气虚之病，皆可留针补之。"

【白话解】

总之，上述的十二种病，都是奇邪上走头面孔窍所引起。邪气所在之处，都存在正气不足。如上部的正气不足，就会出现脑髓不满，耳中常鸣，头部倾斜，眼目眩暗；在中部的正气不足，就会出现二便失常，肠间经常鸣响；在下部的正气不足，就会出现痿厥心闷。针治以上这些症状，都可以刺足外踝下的昆仑穴，用补法并留针。

黄帝曰：治之奈何？岐伯曰：肾主为欠^❶，取足少阴。肺主为哕^❷，取手太阴、足少阴。唏者，阴与阳绝，故补足太阳，泻足少阴。振寒者，补诸阳。噫者，补太阴、阳明。嚏者，补足太阳、眉本。嚲，因其所在，补分肉间。泣出，补天柱经侠颈，侠颈者，头中分^❸也。太息，补手少阴、心主、足少阳留之。涎下，补足少阴。耳鸣，补客主人、手大指爪甲上与肉交者。自啮舌，视主病者则补之。目眩头倾，补足外踝下留之。痿厥心悗，刺足大指间上二寸留之^❹，一曰足外踝下留之

【注释】

❶ 肾主为欠：张介宾曰："上文未言属肾，故此复明之。"

❷ 肺主为哕：张介宾曰："上文言哕出于胃，此言哕主于肺。盖寒气上逆

而为哕，气病于胃而主于肺也。"

❸ 头中分：杨上善曰："头中分者，取宗脉所行头中之分。"

❹ 刺足大指间上二寸留之：张介宾曰："大趾间上二寸，足厥阴之太冲也。或曰足太阴之太白也。"

（按："治之奈何"一段，多与前重复，不再语译。）

卷 六

师传第二十九

【提要】本篇首先提出了医生的思想方法的重要性，即应懂得"顺"的道理，"顺者非独阴阳脉气之逆顺"，而是在治疗时，要"临病人问所便"，医患取得合作，才能作出正确的诊断与合理的治疗。其次在望诊上，着重提出身形、肢节、䐃肉与脏腑的关系，充分反映了"脏居于中，形见于外"的意义。以上两点，由于是弗著于方，乃先师心传的经验，故以"师传"名篇。

黄帝曰：余闻先师，有所心藏，弗著于方❶。余愿闻而藏之，则而行之，上以治民，下以治身，使百姓无病，上下和亲，德泽下流，子孙无忧，传于后世，无有终时，可得闻乎？岐伯曰：远乎哉问也。夫治民与自治，治彼与治此，治小与治大，治国与治家，未有逆而能治之也，夫惟顺而已矣❷。顺者，非独阴阳脉（论）气之逆顺也，百姓人民皆欲顺其志❸也。

【注释】

❶ 方：刻写文字的木板。

❷ 夫惟顺而已矣：杨上善曰："人之与己、彼此、大小、国家八者，守之取全，循之取美，须顺道德阴阳物理。故顺之者吉，逆之者凶，斯乃天之道。"

❸ 志：意愿。

【白话解】

黄帝说：我听说先师有许多心得，没记载在书板上，我希望听听这些心得而珍藏起来，作为准则去做，上以治民，下以治身，让百姓无病，上下和美亲善，恩德教泽向民间流布，子孙无病可虑，传于后代，永无终止的时候。所有这些，可以使我听到吗？岐伯说：这个问题很深远啊！治人民和治自己，治彼和治此，治小和治大，治国和治家，从来没有用逆行的方法而能治理好的，只有采取顺行的方法罢了。

但所说的顺，不仅仅是指阴阳经脉营卫的顺畅，还包括对待人民，也都要顺着他们的意愿。

　　黄帝曰：顺之奈何？岐伯曰：入国问俗，入家问讳❶，上堂问礼，临病人问所便❷。黄帝曰：便病人奈何？岐伯曰：夫中热消瘅则便寒❸，寒中之属则便热。胃中热，则消谷，令人悬心❹善饥，脐以上皮热；肠中热，则出黄如糜。脐以下皮寒，胃中寒，则腹胀；肠中寒，则肠鸣飧泄❺。胃中寒，肠中热，则胀而且泄；胃中热，肠中寒，则疾饥❻，小腹痛胀。

　　【注释】

　　❶讳：避忌。

　　❷临病人问所便：杨上善曰："便，宜也。谓问病人寒热等病，量其所宜，随顺调之，故问所便者也。"张介宾曰："有居处之宜否，有动静之宜否，有阴阳之宜否，有情形之宜否，有味气之宜否，临病人而失其宜，施治必相左矣。故必问病人之所便，是皆取顺之道也。"

　　❸中热消瘅则便寒：杨上善曰："中，肠胃中也。肠胃中热，多消饮食，即消瘅病也。瘅，热也。热中宜以寒调。"

　　❹悬心：张介宾曰："悬心者，胃火上炎，心血被烁而悬悬不宁也。"

　　❺飧泄：大便清稀，并有不消化之食物残渣。

　　❻疾饥：此与上"善饥"似有轻重之差。"善饥"谓多饥，时有饿感。疾，速也。疾饥，谓速饥，俗云火化食。

　　【白话解】

　　黄帝说：顺着他们该怎样去做呢？岐伯说：进入一个城邦时，要问明当地的风俗；进入人家时，要问明他家的忌讳；登堂时要问明人家的礼节；医生临证时要问病人怎样觉得适宜。黄帝说：使病人觉得适宜是怎样呢？岐伯说：肠胃中有热患了消瘅病，就适宜于寒的治法；寒中一类病证就适于热的治法。胃里有热，就会使谷物消化得快，叫人心似悬着，总有饿感，脐以上的皮肤有热感；肠中有热，就会使排出的粪便像糜粥一样黄。脐以下的皮肤觉得寒冷，是胃中有寒气，则出现腹胀；如是肠中有寒气，就会发生肠鸣腹泻的症状。胃中有寒，肠中有热，就会出现胀而且泻的症状；胃中有热，肠中有寒，就会出现"火化食"，饿得快，小腹胀痛的症状。

黄帝曰：胃欲寒饮，肠欲热饮，两者相逆，（便）〔治〕之奈何？且夫王公大人血食❶之君，骄恣从欲，轻人，而无能禁之，禁之则逆其志，顺之则加其病，（便）〔治〕之奈何？治之何先❷？

【注释】

❶ 血食：指肉食。

❷ 治之何先：杨上善曰："寒热乖合，则损于性命。若纵欲则加病，逆志则生怒，二者不兼，故以先为问也。"

【白话解】

黄帝说：胃热宜于寒饮，肠寒宜于热饮，寒热两者是相反的，治疗应该怎样呢？尤其像那些王公大人，肉食之君，都是骄傲纵欲，轻视别人的，无法能够劝阻他们，劝阻就违背他们的意志，如顺着他们的意志就会加重病情。像这样的情况，治疗时先从哪里着手呢？

岐伯曰：人之情，莫不恶死而乐生，告之以其败，语之以其善，导之以其所便，开之以其所苦，虽有无道之人，恶有不听者乎❶？

【注释】

❶ 恶有不听者乎：杨上善曰："正可逆志以取其所乐，不可顺欲而致其所苦，故以道语之，无理不听也。"

【白话解】

岐伯说：人的常情，没有不怕死的，也没有不喜欢活着的。如果医生告诉他哪些对人体有害处，哪些对人体有好处，指导他哪样对人体适宜，解开他那些苦痛的疑虑。虽有不太懂理的人，哪里还有不听劝告的呢？

黄帝曰：治之奈何？岐伯曰：春夏先治其标，后治其本；秋冬先治其本，后治其标❶。

【注释】

❶ 先治其标……后治其标：杨上善曰："本，谓根与本也；标，谓枝与叶也。春夏之时，万物之气，上升在标；秋冬之时，万物之气，下流在本。候病所在，以行疗法，故春夏取标，秋冬取本也。"张介宾曰："春夏发生，宜先养气以治标，秋冬收藏，宜先固精以治本。"

【白话解】

黄帝说：怎样治疗呢？岐伯说：春夏之时，应先治其在外的标病，后治其在内的本病；秋冬之时，应先治其在内的本病，后治其在外的标病。

黄帝曰：便其相逆者奈何❶？岐伯曰：便此者，食饮衣服，亦欲适❷寒温，寒无（凄）[悽]怆，暑无出汗。食饮者，热无灼灼❸，寒无沧沧❹，寒温中适，故气将持❺，乃不致邪僻也。

【注释】

❶ 便其相逆者奈何：谓胃欲寒饮，肠欲热饮，两者相逆，如何宜之？

❷ 适：适宜。

❸ 灼灼：烧烫。

❹ 沧沧：寒凉。

❺ 将持：将，犹"乃"也。持，守也。

【白话解】

黄帝说：使病人相逆的情况得到适宜，怎样才好呢？岐伯说：顺应这样的病人，在饮食衣服方面，应注意使他寒温适中。在衣服方面，天寒时，应加厚的不要着凉；天热时，应穿薄的不要热得出汗。在饮食方面，也不要过热过凉，寒温合适，这样，真气就能内守，才不致使邪气侵入体内发病。

黄帝曰：《本脏》以身形肢节䐃肉❶，候五脏六腑之小大焉。今夫王公大人、临朝即位之君而问焉，谁可扪循❷之而后答乎？岐伯曰：身形肢节者，脏腑之盖❸也，非面部之阅❹也。

【注释】

❶ 䐃肉：指肢体较突起之肌肉。

❷ 扪循：扪，摸。循，摩。

❸ 脏腑之盖：盖，有"合"义。脏腑之盖，是谓身形肢节合于脏腑。

❹ 阅：观察。

【白话解】

黄帝说：在《本脏》篇里，认为身形肢节䐃肉，可以测候五脏六腑形态的大小。那些王公大人或临朝即位之君如果来问，谁可以摸摩他们的身形肢节䐃肉然后回答呢？岐伯说：身形肢节是合于脏腑的，但不是仅观察面部而已。

黄帝曰：五脏之气，阅于面者，余已知之矣，以肢节而阅之奈何？岐伯曰：五脏六腑者，肺为之盖，巨肩陷咽，候见其外。黄帝曰：善。

【白话解】

黄帝说：五脏的精气，可从人身面部去观察，我已经知道了。从肢节而知道内脏的情况，要怎样观察呢？岐伯说：五脏六腑，肺处的部位最高，如伞盖一样，根据肩的高度和咽喉的凹陷情况，从外就能测知肺脏是怎样的。黄帝说：讲得好。

岐伯曰：五脏六腑，心为之主，缺盆为之道，骺骨❶有余，以候𩩲骬❷。黄帝曰：善。

【注释】

❶ 骺（kuò 括）骨：肩端骨。

❷ 以候𩩲骬（héyú 合于）：𩩲骬，缺盆骨。以候𩩲骬，是说从𩩲骬的部位和形态，可以测候心脏的高下坚脆。如《本脏篇》："无𩩲骬者心高，𩩲骬小短举者心下，𩩲骬长者心下坚，𩩲骬弱小以薄者心脆，𩩲骬直下不举者心端正，𩩲骬倚一方者心偏倾也。"

【白话解】

岐伯说：五脏六腑，心是主宰，以缺盆部位作为通路，肩骨两端距离较大，借以测候缺盆骨的部位，从而了解了心脏。黄帝说：讲得好。

岐伯曰：肝者主为将，使之候外，欲知坚固，视目小大**❶**。黄帝曰：善。

【注释】

❶ 视目小大：观察眼之明暗。小大，犹云"明暗"。目为肝之官，视其目之明暗，从而可察肝脏的形态。

【白话解】

岐伯说：肝在五脏里，打比喻说，像个将军，用它测候体外的征象。要了解肝脏的健康，就观察眼睛的明暗。黄帝说：讲得好。

岐伯曰：脾者主为卫，使之迎粮**❶**，视唇舌好恶，以知吉凶。黄帝曰：善。

【注释】

❶ 使之迎粮：脾为仓廪之官。迎粮者，谓脾受粮以后，有运化水谷精微之功能。

【白话解】

岐伯说：脾是主捍卫全身的，用他接受谷物的精微，输送身体各部。观察唇舌的好坏，就可知道脾病的吉凶。黄帝说：讲得好。

岐伯曰：肾者主为（外）[水]，使之远听，视耳好恶，以知其性。黄帝曰：善。愿闻六腑之候。

【白话解】

岐伯说：肾脏主水液，用它能够远听。观察听力的好坏，可以了解肾脏的强弱。黄帝说：讲得好。希望再听到关于测候六腑的方法。

岐伯曰：六腑者，胃为之海**❶**，广骸、大颈、张胸，五谷乃容；鼻隧以长，以候大肠；唇厚、人中长，以候小肠；目下果大，其胆乃横**❷**；鼻孔在外，膀胱漏泄；鼻柱中央起**❸**，三焦乃约**❹**。此所以候六腑者也。上下三等**❺**，脏安且良矣。

【注释】

❶ 胃为之海：是借海比喻胃能容纳食物。

❷ 横（hèng 哼去声）：恣横。

❸ 鼻柱中央起：谓鼻不平塌。

❹ 约：好。

❺ 上下三等：三，与"参"通。参，有"相"义。"上下相等"犹《阴阳二十五人》所谓之"上下相称"。

【白话解】

岐伯说：在六腑里，胃像海一样，若颊肉丰满，颈围粗壮，胸部舒张，就知道胃容纳谷物的功能是比较好的。鼻道若长，可以测候大肠。唇厚，人中长，可以测候小肠。下眼胞大，可测知胆是恣横的。鼻孔掀露，可知膀胱易于漏泄。鼻柱中央隆起，三焦正常。这就是测候六腑的方法。总之，肢体面部能够上下相称，就象征着内脏安和而且它们的功能也是良好的。

决气第三十

【提要】本篇分析人体精、气、津、液、血、脉六气的生成、功能及病理特征。最后所云"五谷与胃为大海"，就是说水谷精微与脾胃消化吸收，乃是六气生化的源泉。

黄帝曰：余闻人有精、气、津、液、血、脉，余意以为一气耳，今乃辨为六名，余不知其所以然。岐伯曰：两神相搏❶。合而成形❷，常先身生，是谓精。何谓气？岐伯曰：上焦开发，宣❸五谷味，熏肤❹，充身泽毛，若雾露之溉，是谓气。何谓津？岐伯曰：腠理发泄，汗出溱溱❺，是谓津。何谓液？岐伯曰：谷入气满，淖泽❻注于骨，骨属屈伸，（泄）[以]泽，补益脑髓，皮肤润泽，是谓液。何谓血？岐伯曰：中焦受气❼取汁，变化而赤，是谓血。何谓脉？岐伯曰：壅遏营气❽，令无所避，是谓脉。

【注释】

❶ 两神相搏：相搏，谓相近。杨上善曰："雌雄二灵之别，故曰两神，阴

阳二神相得，故谓之搏。"

❷ 合而成形：杨上善曰："和为一质，故曰成形。"

❸ 宣：发散。

❹ 熏肤：温和皮肤。

❺ 溱溱：盛多貌。

❻ 淖泽：湿润的汁液。

❼ 受气：受纳食物。

❽ 壅遏营气：张介宾曰："壅遏者，堤防之谓，犹道路之有封疆，江河之有涯岸，俾营气无所回避而必行其中者，是谓之脉。然则脉者，非气非血，而所以通乎气血者也。"

【白话解】

黄帝说：我听说人身有精、气、津、液、血、脉，我本来以为它是一气，现在却分为六种名称，我不知道为什么是这样分的？岐伯说：阴阳雌雄两性相近，合而结出新的形体，而这种产生形体的物质是在形体之先，叫作精。什么叫作气呢？岐伯说：从上焦开发，发散五谷的精微，温和皮肤，充实形体，润泽毛发，像雾露滋润草木一样，叫作气。什么叫作津呢？岐伯说：腠理发泄，出得汗很多，叫作津。什么叫作液呢？岐伯说：谷物入胃，气就充满全身，湿润的汁液渗到骨髓，使骨骼关节屈伸如意，并用这谷物精膏，在内补益脑髓，在外润泽皮肤，叫作液。什么叫作血呢？岐伯说：中焦脾胃纳受了食物，吸收汁液的精微，经过变化而成红色的液质，叫作血。什么叫作脉呢？岐伯说：像设堤防般地限制着气血，使它们无所回避和妄行的，叫作脉。

黄帝曰：六气者，有余不足，气之多少，（脑髓）[津液]之虚实，血脉之清浊，何以知之？岐伯曰：精脱者，耳聋❶；气脱者，目不明❷；津脱者，腠理开，汗大泄；液脱者，骨属屈伸不利，色夭❸，脑髓消，胫酸，耳数鸣；血脱者，色白，夭然不泽；[脉脱者，]其脉空虚，此其候也。

【注释】

❶ 精脱者耳聋：罗天益曰："精气调和，则肾脏强盛，耳闻五音；若劳伤

气血，兼受风寒，损于肾脏则精脱，精脱则耳聋也。"

❷气脱者目不明：杨上善曰："五脏精气为目，故气脱则目闭。"

❸色夭：杨上善曰："无液润泽皮毛，故色夭。"王冰曰："夭，谓不明而恶。"

【白话解】

黄帝说：六气在人体中，有有余的也有不足的，关于精气的多少，津液的虚实，血脉的清浊，怎样才知道呢？岐伯说：精虚的，会耳聋；气虚的，会目不明；津虚的，会腠理开，大量出汗；液虚的，会使骨节屈伸不利，面色无华，脑髓不充，小腿发酸，耳鸣；血虚的，肤色苍白，发暗不光润；脉虚的，脉是空的。以上就是观察六气多少、虚实清浊的方法。

黄帝曰：六气者，贵贱❶何如？岐伯曰：六气者，各有部主❷也，其贵贱善恶，可为常主❸，然五谷与胃为大海❹也。

【注释】

❶贵贱：贵，谓主（主要），贱，谓从（次要）。

❷各有部主：张介宾曰："部主，谓各部所主也。如肾主精，肺主气，脾主津液，肝主血，心主脉。"

❸可为常主：谓各部所主，可以恒常不变。

❹然五谷与胃为大海：杨上善曰："六气有部有主，有贵有贱，有善有恶，人之所受，各有其常，皆以五谷为生成大海者也。"

【白话解】

黄帝说：六气的主要和次要关系是怎样的呢？岐伯说：六气各有它们所主的脏器，那主要、次要、好、坏，一般说，可以恒常不变，但六气是以五谷和胃作为资生的源泉。

肠胃第三十一

【提要】本篇叙述了消化道各器官的大小、长短及其部位和容量，反映了古代解剖学的知识。

　　黄帝问于伯高曰：余愿闻六腑传谷者，肠胃之小大长短，受谷之多少奈何？伯高曰：请尽言之，谷所从出入浅深远近长短之度❶：唇至齿长❷九分，口广二寸半。齿以后至会厌❸，深三寸半，大容五合。舌重十两，长七寸，广❹二寸半。咽门重十两，广一寸半；至胃长一尺六寸。胃纡曲屈，伸之，长二尺六寸，大一尺五寸❺，径五寸，大容三斗五升。小肠后附脊，左环回周迭积❻，其注于回肠者，外附于脐上，回运环❼十六曲，大二寸半，径八分分之少半❽，长三丈二尺。回肠当脐❾，左环，回周叶积而下，回运环反十六曲，大四寸，径一寸寸之少半，长二丈一尺。广肠❿傅脊，以受回肠，左环叶脊，上下辟⓫，大八寸，径二寸寸之大半，长二尺八寸。肠胃所入至所出，长六丈四寸四分，回曲环反，三十二曲⓬也。

【注释】

　　❶出入浅深远近长短之度：杨上善曰："谷行从口曰入，泄肛曰出，自唇至齿为浅，自咽至肠为深，谷至于胃曰近，从胃�‌曰远，肠十六曲曰长，咽一尺六寸曰短也。"

　　❷长：有"当"义，俗语是应该。

　　❸会厌：杨上善曰："会厌，舌后喉咙上，出气入鼻口之孔，上有肉厌盖孔开阖，气之出入也。"

　　❹广：宽。

　　❺大一尺五寸：杨上善曰："围之有一尺五寸曰大。"

　　❻左环回周迭积：向左环绕一周重叠着。

　　❼回运环：环绕叠积之意。

　　❽少半：杨上善曰："一二为三，则二为大半，一为少半也。"

　　❾回肠当脐：杨上善曰："回肠，大肠也。小肠附脊而在后，大肠近脐而在前，故大肠输在上，小肠输在其下也。"

　　❿广肠：即直肠，起于结肠下，至肛门，其间有二曲：一为荐骨弯曲，一

为会阴弯曲。

⓫ 上下辟：上下偏斜之意。

⓬ 三十二曲：杨上善曰："胃有一曲，小肠十六曲，大肠十六曲，合而言之，计有三十三曲。其胃大曲短，不入其数，故有三十二曲。"

【白话解】

黄帝问伯高：我希望听到六腑输送谷物方面，关于肠胃的大小长短，受纳谷物的容量多少，是怎样的？伯高说：请让我详细地说吧。谷物从入口到形成粪便由肛门排出，这段的浅深、远近、长短的测定是：唇至牙齿的距离，应该是九分，口阔二寸半；牙齿后方至会厌深三寸半，其大能容五合食物；舌的重量是十两，长七寸，阔二寸半；咽门重十两，阔一寸半，自咽门至胃的长度是一尺六寸，胃体纤曲屈伸，把它拉直，它的长度是二尺六寸，周长一尺五寸，直径五寸，其大能容三斗五升。小肠后附于脊，向左旋环转，环绕一周重叠着，其连接回肠的部分，外附在脐之上方，回运环绕十六曲，周长二寸半，直径八分又一分的三分之一，长三丈二尺。回肠当脐部向左环旋，回周叠积而下，回运反复十六曲，周长四寸，直径一寸又三分之一，长二丈一尺。直肠在脊柱附近，以接受来自回肠的糟粕，向左环转叠积，上下稍有偏斜，周长八寸，直径二寸又三分之二，长二尺八寸。上述肠胃状况，全部长度是六丈四寸四分，其中回曲环反是三十二曲。

平人绝谷第三十二

【提要】本篇分析了正常人七日不食而死的道理，并叙述了胃、小肠、回肠、直肠的尺寸大小及容纳水谷的数量以及神与水谷精气的密切关系。

黄帝曰：愿闻人之不食，七日而死，何也？伯高曰：臣请言其故。胃大一尺五寸，径五寸，长二尺六寸，横屈❶受水谷三斗五升。其中之谷常留二斗，水一斗五升而满。上焦泄❷气，出其精微，慓悍滑疾❸，下焦下溉❹诸肠。小肠大二寸半，径八分分之少半，长三丈二尺，受谷二斗四升，水六升三合合之大半。回肠大四寸，径一寸寸之少半，长二丈一尺。受谷一斗，水七升半。广肠大八寸，径二寸寸之大半，长二尺八寸，受谷九升三合八分合之一。肠胃之长，凡五丈八尺四寸，受水谷九斗二升一合合之大半，此肠胃所受水谷之数也。

【注释】

❶ 横屈：谓胃在腹腔中的位置和形态。

❷ 泄：宣发。

❸ 出其精微，慓悍滑疾：张介宾曰："精微慓悍滑疾，言水谷之精气也。"

❹ 溉：指清涤。

【白话解】

黄帝说：希望听听人如果不吃东西，到了七天就会死亡，这是什么道理？伯高说：让我说明它的缘故。胃的周长一尺五寸，直径五寸，长二尺六寸，纡曲屈伸的容量，可以受纳水谷三斗五升，其中经常留着食物二斗，水液一斗五升，而充满胃中。通过上焦的宣发作用，输出食物的精微，随着慓悍滑疾之气荣养全身；下焦向下面起着清涤作用，泄于小肠。小肠周长二寸半，直径八分又一分的三分之一，长三丈二尺，它的容量能受纳食物二斗四升，水液六升三合又一合的三分之二。回肠周长四寸，直径一寸又三分之一，长二丈一尺，它的容量能受纳食物一斗，水液七升半。直肠周长八寸，直径二寸又三分之二，长二尺八寸，受纳水谷的糟粕九升三合八分又一合的八分之一。肠胃的长度，总共五丈八尺四寸，可以受纳水谷九斗二升一合又一合的三分之二，这是肠胃受纳水谷容量的总数。

平人则不然，胃满则肠虚，肠满则胃虚，更虚更满，故气得上下❶，五脏安定❷，血脉和利，精神乃居❸，故神者，水谷之精气也。故肠胃之中，当留谷二斗，水一斗五升。故平人日再后，后二升半，一日中五升，七日五七三斗五升，而留水谷尽矣。故平人不食饮七日而死者，水谷精气津液皆尽故也。

❶ 故气得上下：孙鼎宜曰："按此言食未化则肠虚，食已化，入肠中，则胃虚耳。脾健能噉，故气升降得如其常。"

❷ 五脏安定：杨上善曰："欲资水谷之味，故须盈也；欲受水谷之气，故待虚也。气味内和，故五脏安定也。"

❸ 精神乃居：谓精神安定。

【白话解】

正常人并不像这样，因为胃里充满食物，肠中就一定空虚；肠中充满来自胃中的食物，胃里就已空虚，由于肠胃的更虚更满，使体内气机升降正常，五脏安定，血脉和利，精神安宁。所以说人的神气，主要是水谷精气所化生而成的。因此肠胃里，经常存留谷物二斗，水液一斗五升，所以正常人每天排便两次，每次排便二升半，一天里排便五升，七天五七三斗五升，所存留在肠胃中的水谷就会竭尽的。所以平人不吃不喝七天而死，那是由于水谷津液都竭尽的原因啊！

海论第三十三

【提要】本篇命名"海论"，是因篇内的中心问题为讨论髓海、血海、气海、水谷之海。人身四海是精神气血的来源，它们的循行和输注有一定的规律，它们的有余和不足，也一定会出现一些病候，需要遵守调治和针刺原则。"审守其俞，调其虚实，无犯其害"，这在针治时是要注意的。

黄帝问于岐伯曰：余闻刺法于夫子，夫子之所言，不离于营卫血气❶。夫十二经脉者，内属于腑脏，外络于肢节，夫子乃合之于四海乎？岐伯答曰：人亦有四海、十二经水。经水者，皆注于海，海有东西南北，命曰四海。黄帝曰：以人应之奈何？岐伯曰：人有髓海，有血海，有气海，有水谷之海，凡此四者，以应四海也。

【注释】

❶ 血气：杨上善曰："血，谓十二脉中血也。气，谓十二脉中当经气也。"

【白话解】

黄帝问岐伯：我听你讲述过刺法，你所讲的，离不开营卫气血。那十二条经脉，在内连属于五脏六腑，在外网络于四肢关节，你能把它们和四海相配合吗？岐伯回答：人体也有四海，十二条经水。十二条经水的流行，都从四方会合注于海中，海有东西南北，所以叫作四海。黄帝说：用人体怎样和四海相应呢？岐伯说：人体有髓海、血海、气海、水谷之海，以上四者，用以和四海相应。

黄帝曰：远乎哉，夫子之合人天地四海也，愿闻应之奈何？岐伯答曰：必先明知阴阳表里❶荣输所在，四海定矣。

【注释】

❶ 表里：杨上善曰："胃脉以为阳，表也；手太阴、足少阴脉为阴，里也；冲脉为十二经脉及络脉之海，即亦表亦里也。"

【白话解】

黄帝说：讲得真深远啊！你是把人体和天地四海配合起来了。希望再听到它们是怎样相应的？岐伯说：必先明确知道经脉的阴阳表里荣输所在，就可以确定髓、血、气、水谷的四海了。

黄帝曰：定之奈何？岐伯曰：胃者水谷之海❶，其输上在气（街）[冲]，下至三里。冲脉者为十二经之海，其输上在于大杼，下出于巨虚之上下廉。膻中❷者为气之海❸，其输上在于柱骨之上下❹，前在于人迎。脑为髓之海❺，其输上在于其盖❻，下在风府。

【注释】

❶ 胃者水谷之海：海是比喻汇集之处。杨上善曰："胃盛水谷，故名水谷之海。"

❷ 膻中：此指胸中。

❸ 为气之海：杨上善曰："食入胃已，其气分之道，有气上行经隧，聚于胸中，名曰气海，为肺所主。"

❹ 柱骨之上下：柱骨，即颈椎。上，指哑门穴，下，指大椎穴。

❺ 脑为髓之海：杨上善曰："胃流津液，渗入骨空，变而为髓，头中最多，故为海也。"

⑥ 盖：百会穴。

【白话解】

黄帝说：人身四海输注的要穴怎样确定呢？岐伯说：胃是水谷之海，它的输注要穴，上在气冲，下在三里穴；冲脉是十二经之海，也就是血海，它的输注要穴，上在大杼，下在上巨虚和下巨虚穴；膻中是气海，它的输注要穴，在柱骨上的哑门，柱骨下的大椎，前在人迎穴；脑是髓海，它的输注要穴，上在百会，下在风府穴。

黄帝曰：凡此四海者，何利何害？何生何败？岐伯曰：得顺者生，得逆者败；知调者利，不知调者害。

【白话解】

黄帝说：关于人身的四海，怎样会有益？怎样会有害？怎样会生机旺盛？怎样会生机衰退？岐伯说：人身的四海顺乎生理规律的就会生机旺盛，相反的就会生机衰退；懂得调养四海的就有益于身体，否则，就有害于身体。

黄帝曰：四海逆顺奈何？岐伯曰：气海有余者，气满胸中，悗息**①**面赤**②**；气海不足，则气少不足以言。血海有余，则常想其身大，怫然不知其所病**③**；血海不足，亦常想其身小，狭然**④**不知其所病。水谷之海有余，则腹满；水谷之海不足，则饥不受谷食。髓海有余，则轻劲多力，自过其度**⑤**；髓海不足，则脑转耳鸣，胫酸眩冒**⑥**，目无所见，懈怠安卧。

【注释】

① 悗息：谓呼吸急促。

② 面赤：杨上善曰："面赤，谓气上冲面，阳脉盛也。"

③ 怫然不知其所病：杨上善曰："怫郁不安，不知所苦也。"

④ 狭然：隘狭，索然不广之貌。

⑤ 度：指常度。

⑥ 眩冒：《素问·玉机真脏论》王注："眩，谓目眩视如转也。冒，谓冒闷也。"

【白话解】

黄帝说：四海的逆顺，它的情况是怎样呢？岐伯说：气海有余，是邪气盛，就会气满胸中，呼吸急促，面赤；气海不足，就会觉得气短，说话无力，血海有余，因为血多脉盛，就会感觉身体像大起来，虽然心情怫郁，也看不出病来；血海不足，就会经常感觉身体轻小，虽然心情不舒，也看不出病来。水谷之海有余，就会腹部胀满；水谷之海不足，就会觉得饥饿而吃不下东西。髓海有余，就会使身体轻劲多力，耐劳过于常度；髓海不足，就会发生脑似旋转，耳鸣，小腿发酸，眩晕，眼睛看不见东西，懈怠，只想睡眠。

黄帝曰：余已闻逆顺，调之奈何？岐伯曰：审守其输而调其虚实，无犯其害❶，顺者得复❷，逆者必败。黄帝曰：善。

【注释】

❶ 无犯其害：谓不犯虚虚实实之误。

❷ 复：安宁。

【白话解】

黄帝说：我已听到逆顺的情况，调治它应该怎样呢？岐伯说：精确掌握与四海相通的输注部位来调理，按照虚则补之，实则泻之的法则，不犯虚虚实实的错误。能顺这个法则的，就会使病人得到安康，否则，一定会导致病人衰败。黄帝说：讲得好。

五乱第三十四

【提要】本篇论述了"气乱于心，乱于肺，乱于肠胃，乱于臂胫，乱于头"之五种乱证，指出它们的病因是由于经气悖逆，阴阳相乘，卫气逆行，升降失调所致。针对以上情况，提出针治方法在于导气同精，不能只用一般补泻手法。

黄帝曰：经脉十二者，别为五行，分为四时，何失而乱？何得而治？岐伯曰：五行有序，四时有分，相顺则治，相逆则乱❶。

【注释】

❶ 相顺则治，相逆则乱：杨上善曰："相顺者，十二经脉皆有五行四时之分。诸摄生者，摄之当分，则为和为顺，乖常失理，则为逆为乱也。"

【白话解】

黄帝说：人的经脉十二条，分属于五行，又可分别与四时相关，怎样就会失而紊乱，怎样就会得而正常呢？岐伯说：五行的生克有次序，四时的变化有区别，相适应就会正常，相违背就会反常。

黄帝曰：何谓相顺？岐伯曰：经脉十二者，以应十二月。十二月者，分为四时。四时者，春秋冬夏，其气各异。营卫相随❶，阴阳已和，清浊不相干❷，如是则顺之而治。

【注释】

❶ 营卫相随：杨上善曰："营在脉中，卫在脉外，内外相顺，故曰相随，非相随行，相随和之。"

❷ 干：犯。

【白话解】

黄帝说：什么叫作相顺呢？岐伯说：人体的十二经脉，和一年里的十二个月相应，那十二个月，又分为四季，四季就是春夏秋冬，它们的气候各不相同。如果营卫内外相顺，阴阳表里相合，清浊升降不相干扰，像这样，脏腑经脉的功能与四季气候就相顺而人体也就安和了。

黄帝曰：何谓[相]逆而乱？岐伯曰：清气在阴，浊气在阳，营气顺（脉）[行]，卫气逆行，清浊相干，乱于胸中，是谓大悗。故气乱于心，则烦心密嘿❶，俯首静伏；乱于肺，则俯仰喘喝，（接）[按]手以呼；乱于肠胃，则为霍乱❷；乱于臂胫，则为四厥❸；乱于头，则为厥逆，头重眩仆❹。

【注释】

❶ 密嘿：嘿，与"默"同，密嘿即沉默。

❷ 霍乱：杨上善曰："肠胃之中，营卫之气，相杂为乱，故为霍乱。霍乱，

卒吐利也。"

❸ 四厥：杨上善曰："四厥，谓四肢冷，或四肢热也。"

❹ 厥逆，头重眩仆：杨上善曰："厥逆头重，谓头寒或热重而眩仆也。"

【白话解】

黄帝说：什么叫作相逆而乱呢？岐伯说：清气属阳而反在阴，浊气属阴而反在阳，营气顺行于阳分，卫气逆行于阴分，清浊相互干扰，扰乱了胸中，就叫作大闷。因此，气乱于心，就会心中烦闷，沉默不语，低着头静伏；扰乱于肺，就会俯仰不定，喘呵有声，用手按着胸部呼吸；扰乱于肠胃，就会发生霍乱；扰乱于臂部、足胫部，就会使人发生四肢厥证；扰乱于头部，就会使人厥逆，头部沉重，眩晕而仆倒在地。

黄帝曰：五乱者，刺之有道乎？岐伯曰：有道以来，有道以去❶，审知其道，是谓身宝。黄帝曰：善。愿闻其道。岐伯曰：气在于心者，取之手少阴、心主之输。气在于肺者，取之手太阴荥、足少阴输。气在于肠胃者，取之足太阴，阳明（不）下者，取之三里。气在于头者，取之天柱、大杼；不知❷，取足太阳荥输。气在于臂足，取之先去血脉，后取其阳明、少阳之荥输❸。

【注释】

❶ 有道以来，有道以去：马莳曰："道者，脉路也。邪之来也，必有其道；则邪之去也，亦必有其道，审知其道，而善去之，斯谓养身之宝。"

❷ 不知：不愈。

❸ 后取其阳明、少阳之荥输：张介宾曰："在手者取手，在足者取足。手阳明之荥输，二间、三间也。手少阳之荥输，液门、中渚也。足阳明之荥输，内庭、陷谷也。足少阳之荥输，侠溪、临泣也。"

【白话解】

黄帝说：这五种乱证，针刺有原则吗？岐伯说：疾病的发生，有它的脉路；疾病的祛除，也有它的脉路，精确了解疾病来去的脉路，给以适当治疗，这可叫作养身之宝。黄帝说：讲得好。希望听到它的原则。岐伯说：乱气在于心的，当刺手少阴经的输穴神门，手厥阴心包络经的输穴大陵；乱气在于肺的，当针刺手太阴经的荥穴鱼际，足少阴经的输穴太溪；乱气在于肠胃的，当刺足太阴经的输穴太白，足阳明经的下输三里；乱气在于头的，当针刺天柱和大杼二穴，如不见好，可以再刺足太阳经的荥穴通谷、输穴束骨；乱气在于手臂和足胫部的，针刺时，先去局部的瘀血，然后再根据病是在手臂或在足胫的情况，分别针刺手足阳明、少阳的荥穴、输穴。

黄帝曰：补泻奈何？岐伯曰：徐入徐出，谓之导气❶，补泻无形，谓之同精，是非有余不足也，乱气之相逆也。黄帝曰：允乎哉道，明乎哉论，请著之玉版，命曰治乱也。

【注释】

❶ 徐入徐出，谓之导气：杨上善曰："补者，徐入疾出；泻者，疾入徐出，是谓通导营卫之气使之和也。"

【白话解】

黄帝说：补泻手法怎样做呢？岐伯说：徐徐地进针，徐徐地出针，叫作导气。补泻没有固定形式，叫作同精。这并非是泻有余补不足，而是因为乱气相逆，主要是以导其气啊！黄帝说：所讲的针刺原则，平允极了！所讲的针刺理论，高明极了！愿把所讲的著在玉版上，名称叫作五乱。

胀论第三十五

【提要】本篇讨论了各种类型的胀病，主要是五脏胀、六腑胀，对于胀病发生的原因、症状特征、针刺治法，都做了精辟的阐述。

黄帝曰：脉❶之应于寸口，如何而胀？岐伯曰：其脉大坚以涩❷者，胀也。黄帝曰：何以知脏腑之胀也？岐伯曰：阴为脏，阳为腑❸。

【注释】

❶脉：指脉象。

❷脉大坚以涩：以，犹"且"也。张介宾曰："脉大者，邪之盛也。脉坚

者，邪之实也。涩因气血之虚而不能流利也。大都洪大之脉，阴气必衰；坚强之脉，胃气必损。故大坚以涩，则病当为胀。"

❸ 阴为脏，阳为腑：张志聪曰："寸口坚大为阳脉，涩为阴脉，以脉之阴阳，则知脏腑之胀矣。"

【白话解】

黄帝说：脉象反映在寸口，什么脉象是胀病呢？岐伯说：凡脉显现大、坚而且涩滞的，就是胀病的脉象。黄帝说：怎样来测知五脏或六腑的胀病呢？岐伯说：阴脉胀在五脏，阳脉胀在六腑。

黄帝曰：夫气之令人胀也，在于血脉之中耶，脏腑之内乎？岐伯曰：（三）［二］者皆存焉，然非胀之舍❶也。黄帝曰：愿闻胀之舍。岐伯曰：夫胀者，皆在于脏腑之外，排脏腑而郭❷胸胁，胀皮肤❸，故命曰胀。

【注释】

❶ 胀之舍：胀之病邪留止之处。

❷ 郭：廓。"郭胸胁"是说，胀病病所之一是落在胸胁周围。

❸ 胀皮肤：胀病又一病所，就是在皮肤腠理之间。

【白话解】

黄帝说：气机不畅，就会使人发生胀病，是在血脉之中呢？还是在脏腑里面呢？岐伯说：血脉、脏腑二者，都可以存留，但这并不是胀病的病所。黄帝说：我希望听到胀病的病所。岐伯说：这胀病的部位，一般都在脏腑之外，排挤脏腑而廓落在胸胁周围，或胀在皮肤腠理，因此叫作胀。

黄帝曰：脏腑之在胸胁腹（裹）［裏］之内也，若匣匮之藏禁器也，各有次舍❶，异名而同处，一域之中，其气各异，愿闻其故。（黄帝曰：未解其意，再问。）岐伯曰：夫胸腹，脏腑之郭也。膻中者，心主之宫城也❷。胃者，太仓也❸。咽喉小肠者，传送也❹。胃之五窍者，闾里门户也。廉泉玉英❺者，津液之道也。故五脏六腑者，各有畔界❻，其病各有形状。营气循脉，（卫气逆）为脉胀❼，卫气并脉循分

［肉］为肤胀❽。三里而泻，近者一下，远者三下❾，无问虚实，工❿在疾泻。

【注释】

❶ 次舍：杨上善曰："次舍者，五脏六腑，各有居处也。"

❷ 膻中者，心主之宫城也：张介宾曰："膻中，胸中也。肺覆于上，膈膜障于下，为清虚周密之宫，心主之所居也，故曰宫城。"

❸ 胃者，太仓也：胃为水谷之海，故曰太仓。"太仓"即大仓。

❹ 咽喉小肠者，传送也：杨上善曰："咽传水谷而入，小肠传之而出，喉传气之出入，故为传道也。"

❺ 廉泉玉英：张介宾曰："二穴俱属任脉。玉英即玉堂。"

❻ 畔界：谓疆界。此是借喻脏腑各有部居。

❼ 营气循脉为脉胀：杨上善曰："营气循脉，周于腹郭为胀，名为脉胀。"

❽ 卫气并脉循分肉为肤胀：杨上善曰："卫气在于脉外，傍脉循于分肉之间，聚气排于分肉为肿，称为肤胀。"

❾ 近者一下，远者三下：杨上善曰："病日近者，可以针一泻，其病日远者，可三泻之。下者，胀消也。"

❿ 工：取效。

【白话解】

黄帝说：脏腑在胸胁腹腔里面的内层，好像禁器藏在匣柜一样，各有一定的部位，名称不同，而居处相同，在同一个区域里面，它们的活动机能又各不相同，希望听到其中的原因。岐伯说：胸腹是脏腑的外廓，膻中是心包络的宫城；胃是贮藏水谷的太仓；咽喉和小肠是主管传导的，耳、目、鼻、口、舌，就像闾里的门户一样；廉泉、玉英二穴，是津液的通路。因此，五脏六腑，各有它们的疆界，它们的病变，也是各有不同的状况。营气循脉而行，就会发为脉胀；卫气并入于脉，循行分肉之间，就会发生肤胀。在针治胀病时，就取三里穴而用泻法，新病可针泻一次，久病可针泻三次，胀就可消。不问胀的属虚属实，取效就在于速用泻法。

黄帝曰：愿闻胀形。岐伯曰：夫心胀者，烦心短气，卧不安。肺胀者，虚满而喘咳。肝胀者，胁下满而痛引小腹。

脾胀者，善哕，四肢烦悗，体重不能胜衣，卧不安。肾胀者，腹满引背（央央）[怏怏]❶然，腰髀痛。六腑胀：胃胀者，腹满，胃脘痛，鼻闻焦臭❷，妨于食，大便难。大肠胀者，肠鸣而痛（濯濯），冬日重感于寒，则飧泄不化。小肠胀者，少腹䐜胀，引（腰）[腹]而痛。膀胱胀者，少腹满而气癃❸。三焦胀者，气满于皮肤中，轻轻然而不坚。胆胀者，胁下痛胀，口中苦，善太息。凡此诸胀者，其道在一❹，明知逆顺，针数不失。泻虚补实，神去其室❺，致邪失正，真不可定❻，粗之所败，谓之夭命。补虚泻实，神归其室❼，久塞其空❽，谓之良工。

【注释】

❶ 怏：不畅。

❷ 鼻闻焦臭：臭，气也。杨上善曰："香为脾臭，焦为心臭。今脾胃之病闻焦臭者，以其子病，思闻母气故也。"

❸ 气癃：张介宾曰："气癃，膀胱气闭，小水不通也。"

❹ 其道在一：张介宾曰："胀有虚实，而当补当泻，其道唯一，无二歧也。"

❺ 泻虚补实，神去其室：针治如误用虚虚实实刺法则伤人，使神离其内守之室。

❻ 真不可定：犹云引邪失正，故正不可安。

❼ 神归其室：杨上善曰："神安其藏，故曰归室。"

❽ 久塞其空：久，固也。空，与"孔"同。马莳曰："久塞其空，虚则补之，其穴空皆正气充塞。"

【白话解】

黄帝说：希望听到胀病的症状。岐伯说：心胀的症状，心烦气短，睡眠不能安宁；肺胀的症状，胸中虚闷，气喘咳嗽；肝胀的症状，胁下胀满、疼痛，牵引小腹；脾胀的症状，常呃逆，四肢不轻快，身体懒重得像禁受不起衣服，睡眠不安；肾胀的症状，腹部满，牵引背部不舒畅，腰和髀部都感到疼痛。至于六腑的胀病，胃胀的症状，腹满，胃脘痛，鼻似闻到焦气，妨害吃东西，大便困难；大肠胀的症状，肠鸣作痛，冬季受些寒冷，就会发生完谷不化的泄泻；小肠胀的症状，少腹胀满，影响大腹作痛；膀胱胀的症状，少腹胀满，小便不通；三焦胀的症状，气满于皮肤而肿起来，按之空而不坚；胆胀的症状，胁下胀痛，口苦，经常叹息。所有以上所说的各种胀病，它的治疗原则是一致的，只要明确知道逆顺的关系，针刺的次数不差就可以了。如果虚证而用泻法，实证而用补法，那神气就会离散，一定会引邪深入，伤了正气，正气也就不定了。粗工往往因此致败，可以说他使人夭殇；若虚证用补法，实证用泻法，神气内藏，孔穴固密，这可以说他是好的医生。

黄帝曰：胀者焉生？何因而有？岐伯曰：卫气之在身也。常然并脉循分肉，行有逆顺❶，阴阳相随❷，乃得天和，五脏更（始）[治]，四时循序，五谷乃化❸。然后厥气❹在下，营卫留止，寒气逆上，真邪相攻，两气相搏❺，乃合为胀也。黄帝曰：善。何以解惑？岐伯曰：（合）[下]之于真，三合而得。帝曰：善。

【注释】

❶ 行有逆顺：杨上善曰："有逆有顺，从目循足三阳下为顺，从目循手三阳下为逆。"

❷ 随：和顺。

❸ 五谷乃化：谓食入谷物，化生精微以养人体。

❹ 厥气：指寒厥之气。与下"寒气"异文同义。

❺ 两气相搏：杨上善曰："寒气逆上，与正气相搏，交争愤起，谓之为胀。"

【白话解】

黄帝说：胀是从何而生？因为什么有了胀的病名？岐伯说：卫气在人身，经常随着血脉循行于分肉之间。卫气运行，有逆有顺，阴阳和顺，就会受到自然的和气。五脏之气不紊，四时循着次序流转，食物入腹，正常地消化吸收，人体一定健康。如果寒厥之气潜藏于下，留于营卫之间，营卫运行失常，就会寒气上逆，正邪相争，由于正气与邪相搏，那就要形成胀病了。黄帝说：讲得好。怎样使我去掉疑惑呢？岐伯说：用泻法是正确的，久病用三泻之法也是恰当的。黄帝说：讲得好。

黄帝问于岐伯曰：（胀论）［夫子］言无问虚实❶，工在疾泻，近者一下，远者三下。今有其三而不下者，其过焉在？岐伯对曰：此言陷于肉肓❷，而中气穴❸者也。不中气穴，则气内闭❹；针不陷肓，则气不行❺；上越中肉❻，则卫气相乱，阴阳相逐❼。其于胀也，当泻不泻，气故不下，三而不下，必更其道，气下乃止，不下复始，可以万全，乌有❽殆者乎？其于胀也，必审朜，当泻则泻，当补则补，如鼓应桴❾，恶有不下者乎？

【注释】

❶ 无问虚实：杨上善曰："前言泻虚补实，神去其室。今言无问虚实，工在疾泻，其故何也？所谓初病未是大虚，复取三里，故工在疾泻。若虚已成，又取余穴，虚者不可也。"

❷ 肉肓：杨上善曰："肉肓者，皮下肉上之膜也，量与肌肤同类。"

❸ 气穴：谓发胀脉气所发之穴。

❹ 不中气穴则气内闭：杨上善曰："针其余处，不中胀之气穴，则胀不泄也。"

❺ 针不陷肓则气不行：杨上善曰："不陷肓膜，则气不行分肉间也。"

❻ 上越中肉：上越，谓针入皮，而来陷肓。中肉，指不中气穴，误中于分肉之间。

❼ 相逐：相争。

❽ 乌有：与下"恶有"异文同义。乌，犹"焉"也，"焉"犹"何"也。恶，犹"何"也。

❾ 桴：鼓槌。

【白话解】

黄帝问岐伯：你说不问胀的虚实，针治取效在于速用泻法，新病刺泻一次，久病刺泻三次。但现在已泻过三次，胀还不消，它的错误在哪里？岐伯回答：这里所说的针一次、针三次，是必须针刺到皮下肉上之膜，并且要刺中发胀的穴位。若不能刺中穴位，那么气就会内闭不泄；针没刺到皮下肉上之膜，那么真气就不运行；针不陷肓，误中分肉之间，就会卫气乱行，阴阳相争于内。若针治胀病，当泻不泻，胀气就不会消退，在这样的情况下，必须更换穴位再刺，直到胀气消退为止。倘不见消，应再重新针刺，这样，是不会出事故的。哪里会有危险的事情发生呢？关于治疗胀病，必须精察病者的胀形，是属于脏，是属于腑，当泻则泻，当补则补，它的效果就像用木槌击鼓一定会有响声一样，哪里会有胀气不消的病啊！

五癃津液别第三十六

【提要】本篇论述了汗、溺、唾、泪、髓的生成机理和病理变化，并对津与液作了严格区别，最后指出阴阳不和、三焦气化失常，就会产生腰痛胫酸与水胀病。

黄帝问于岐伯曰：水谷入于口，输于肠胃，其液❶别为五，天寒衣薄则为溺与气，天热衣厚则为汗，悲哀气并❷则为泣，中❸热胃缓则唾。邪气内逆，则气为之闭塞而不行，不行则为水胀，余知其然也，不知其何由生，愿闻其道。

【注释】

❶ 液：杨上善曰："凡言液者，通名为津。经称津者，不名为液，故液有五也。"

❷ 并：合并。

❸ 中：指中焦。

【白话解】

黄帝问岐伯：水谷进入嘴里，输送到肠胃，其中的液体分为五种，如果天寒衣薄，就多化为尿与气；暑天衣厚，就多出汗；情绪悲痛，气合于心，就化为泪；中焦有热，胃气弛缓，就多化为唾。邪气内阻，因而阳气闭塞，不能运行，就成为水胀之病。我知道这些情况，但不知道为什么会发生，希望听到它的道理。

岐伯曰：水谷皆入于口，其味有五，各注其海❶，津液各走其道❷。故（三）[上]焦出气❸，以温肌肉❹，充❺皮肤，为（其）津；其（流）[留]而不行者，为液。

【注释】

❶ 各注其海：杨上善曰："五味走于五脏四海。肝心二脏主血，故酸苦二味走于血海。脾主水谷之气，故甘味走于水谷海。肺主于气，故辛走于膻中气海。肾主脑髓，故咸走髓海也。"

❷ 津液各走其道：杨上善曰："目为泣道，腠理为汗道，廉泉为涎道，鼻为涕道，口为唾道也。"

❸ 上焦出气：杨上善曰："上焦出气，出胃上口，名曰卫气。"

❹ 以温肌肉：以润肌肉。

❺ 充：养。

【白话解】

岐伯说：饮食都是进入口中，它有酸苦甘辛咸五味，分别注入人身四海。由水谷化生的津液，分别沿着一定的道路布散。因此，上焦发出的卫气，可以润肌肉，养皮肤的，就是津，留而不行的就是液。

天暑衣厚则腠理开，故汗出；寒留于分肉之间，聚沫则为痛。天寒则腠理闭，气（湿）[涩]不行，水下留膀胱，则为溺与气。

【白话解】

暑天穿的衣服厚些，则汗孔开，因此出汗。寒邪留止于分肉里面，使津液凝聚为沫，就会发生疼痛。在冷天汗孔闭，气涩而运行不畅，水液下流于膀胱，就成为尿与气。

五脏六腑，心为之主❶，耳为之听，目为之候❷，肺为之相，肝为之将，脾为之卫，肾为之主外❸。故五脏六腑之津液，尽上渗于目，心悲气并则心系急，心系急则肺举，肺举则液上溢。夫心系（与）[急]肺不能常举，乍上乍下，故咳而泣出❹矣。

【注释】

❶ 心为之主：张介宾曰："心总五脏六腑，为精神之主，故耳目肺肝脾肾，

皆听命于心，是以耳之听，目之视，无不由乎心也。"

❷ 目为之候：候，伺望也。引申有"视"义。

❸ 肾为之主外：张介宾曰："肺朝百脉而主治节，故为心之相；肝主谋虑决断，故为心之将；脾主肌肉而护养脏腑，故为心之卫，肾主骨而成立其形体，故为心之主外也。"

❹ 泣出：杨上善曰："身中五官所管津液，并渗于目为泣。"

【白话解】

五脏六腑，心是其中的主宰，其他脏器在心的支配下活动，耳是司听的，目是司望的，肺是起类似宰相的辅助作用的，肝是起类似将军的谋虑作用的，脾是起卫护作用的，肾藏精髓，是起支撑全身在外活动作用的。五脏六腑之津液，都要向上渗注于眼睛，心有悲哀，则五脏六腑之气都上并于心，就会使心脏的脉络紧张，心脏的脉络出现紧张，则肺叶上举，上举则津液向上流溢。但心脏脉络紧张，肺叶却不能经常上举，气行忽上忽下，所以当水液随气上溢时，就会出现引气张口而哭的现象。

中热则胃中消谷，消谷则虫上下作❶，肠（胃）充郭，故胃缓❷，胃缓则气逆，故唾出。

【注释】

❶ 消谷则虫上下作：杨上善曰："虫者，三虫也。"按：三虫指蛔虫、赤虫、蛲虫。"上下作"即上下活动。

❷ 肠充郭，故胃缓：郭，廓也。肠充廓故胃缓，即更虚更满之义。

【白话解】

中焦有热，则胃中谷食容易消化，谷食消化后，则肠中的寄生虫就上下活动。肠满，因而胃气弛缓，胃气弛缓，则气向上逆，因此，唾涎亦随之排出。

五谷之津液和合而为膏者，内渗入于骨空，补益脑髓❶，而下流于阴股。阴阳不和，则使液溢而下流于阴，髓液皆减而下，下过度❷则虚，虚故腰（背）[脊]痛而胫酸。

【注释】

❶ 补益脑髓：杨上善曰："补益脑髓者，谷之津液，和合为膏，渗入头骨

空中，补益于脑；渗入诸骨空中，补益脑髓。"

❷ 下过度：楼英曰："谓房劳过度也。"

【白话解】

五谷所化生的津液，和合而成为黏稠的脂膏，内渗入于骨空之中，可以补脑益髓，向下流到大腿侧。如果阴阳不和，就会使津液溢出，而从阴窍流泄，因此髓液减少，房室过度，就会使身体虚弱，所以腰脊疼痛，足胫发酸。

阴阳气道不通，四海闭塞，三焦不泻，津液不化，水谷并行肠胃之中，别于回肠，留于下焦，不得渗膀胱，则下焦胀，水溢则为水胀，此津液五别之逆顺也。

【白话解】

脏腑阴阳气道不通，气海、血海、髓海、水谷之海闭塞，三焦不能输泻，津液不能运化，水谷聚集在肠胃里面。分流入于回肠，停留在下焦，不能够渗入膀胱，这样就会使下焦胀满，水液充溢而成为水胀。这就是津液五别逆顺的情况。

五阅五使第三十七

【提要】本篇主要论述五脏与五官、五色内外相应的密切关系。"五官者，五脏之阅也""五色之见于明堂，以观五脏之气"，这是中医望诊的独特内容。

黄帝问于岐伯曰：余闻刺有五官五阅❶，以观五气❷。五气者，五脏之使❸也，五（时）[使]之副❹也。愿闻其五使当安出？岐伯曰：五官者，五脏之阅也。黄帝曰：愿闻其所出，令可为常。岐伯曰：脉出于气口，色见于明堂❺，五色更出，以应五时，各如其常，经气入脏，必当治里。

【注释】

❶ 五官五阅：五官指眼、耳、鼻、舌、唇。五阅指观察到的五脏内在变化的表象。张介宾曰："阅，外候也，五脏主于中，五官见于外，内外相应，故为

五脏之阅。"

❷ 五气：即肝青、心赤、脾黄、肺白、肾黑五种色气。

❸ 使：差遣。

❹ 副：配合。

❺ 明堂：指鼻。

【白话解】

黄帝问岐伯：我听说刺法里有五官五阅的诊断方法，可以观察五种气色，它们是受五脏所差遣，又是与五使相配的。我希望听到这与五使相配的五色，应从哪里反映出来呢？岐伯说：五官就是五脏的外候。黄帝说：希望听到五官外部怎样表现出与五脏变化的关系，使它可作为察病的常规。岐伯说：五脏的脉象可从气口反映出来，气色可从鼻部反映出来，五色交替出现，以和五时相应，各如它的脏象。至于从经脉传入内脏的病，一定要治里病。

帝曰：善。五色独决于明堂乎？岐伯曰：五官（已）〔以〕辨**❶**，阙庭**❷**必张，乃立明堂。明堂广大，蕃蔽**❸**见外，方壁高基**❹**，引垂居外，五色乃治，平搏广大，寿中**❺**百岁。见此者，刺之必已，如是之人者，血气有余，肌肉坚致**❻**，故可苦**❼**（已）〔以〕针。

【注释】

❶ 五官以辨：以，犹如也。五官以辨，谓五官之色，如能分明。

❷ 阙庭：即天庭。阙，眉间。庭，颜。

❸ 蕃蔽：颊侧谓之蕃，耳门谓之蔽。

❹ 方壁高基：方壁，喻人之面方。高基，喻面之丰下。

❺ 中：应当。

❻ 致：密。

❼ 苦：急。

【白话解】

黄帝说：讲得好。五色仅是决定在明堂部位吗？岐伯说：五官之色，如能分明，天庭的部位必须明显，才可决定明堂的测候。明堂广大，颊侧和耳门部位显露于外，面部方正，丰厚，齿龈的本肉在外护着牙齿，五色正常，五官的位置平正开阔，这样的人，其寿命应达到百岁。见到这样的人，在治疗时，针刺一定能治好病。因为像这样的人，血气有余，肌肉坚实，因此可以急用针刺治疗。

黄帝曰：愿闻五官。岐伯曰：鼻者，肺之官也❶；目者，肝之官也；口唇者，脾之官也；舌者，心之官也；耳者，肾之官也。

【注释】

❶鼻者肺之官也：肺开窍于鼻，鼻内属于肺腔，故云肺之官。以下目、口等类推。

【白话解】

黄帝说：希望听听五官的职能。岐伯说：鼻内属于肺脏，是职司呼吸的；目内属于肝脏，是职司辨视的；口唇内属脾脏，是职司受纳水谷的；舌内属于心脏，是职司辨味的；耳内属于肾脏，是职司听觉的。

黄帝曰：以官何候？岐伯曰：以候五脏。故肺病者，喘息鼻（胀）［张］；肝病者，眦青；脾病者，唇黄；心病者，舌卷短，颧赤；肾病者，颧与颜黑。

【白话解】

黄帝说：从五官怎样诊察疾病呢？岐伯说：可以诊察五脏。所以肺脏有了病，就看到喘息急促，鼻孔张动；肝脏有了病，就看到眼角发青；脾脏有了病，就看到口唇发黄；心脏有了病，就看到舌短，两颧发红；肾脏有了病，就看到两颧和额部出现黑色。

黄帝曰：五脉安出，五色安见，其常色殆者如何？岐伯曰：五官不辨，阙庭不张，小其明堂，蕃蔽不见，又埤其墙，墙下无基，垂角去外，如是者，虽平常殆，况加疾哉。

【白话解】

黄帝说：人有五脉是正常的，五色也是正常的，气色正常，但有病就危险极了，这是什么道理呢？岐伯说：五官气色不分明，天庭不开阔，明堂狭小，颊侧和耳门之间不明显，面部又窄，面部的下方无肉，额角陷下，齿龈露着，像这样人，虽在平常无病时，已有短寿的危险，何况再加上疾病呢？

黄帝曰：五色之见于明堂，以观五脏之气，左右高下，各有形乎？岐伯曰：（腑）[五] 脏之在中也，各以次舍❶，左右上下，各如其度也❷。

【注释】

❶ 各以次舍：孙鼎宜曰："脏腑各有左右高下之次舍。'次舍'犹云位置也。"

❷ 各如其度也：孙鼎宜曰："言面部之左右高下，亦如脏腑之度，如庭者首面，阙者咽喉之类。"

【白话解】

黄帝说：五色显露在明堂上，可以观察五脏之气，其中左右高下，各有一定形象吗？岐伯说：五脏在胸腹腔的里面，各有位置，它们反映在明堂的五色，左右上下也是分别有常度的。

逆顺肥瘦第三十八

【提要】 本篇讨论针刺治疗，对不同年龄、不同体质的人，应分别采用不同的针刺方法，并对十二经脉循行逆顺作了说明；最后，叙述冲脉的功能，以及循行路线和它所发生的病理现象。

黄帝问于岐伯曰：余闻针道于夫子，众多毕悉矣，夫子之道应若（失）[矢]，而据未有坚然者也，夫子之问学（熟）[孰] 乎，将审察于物而心生之乎？岐伯曰：圣人之为道者，上合于天，下合于地，中合于人事，必有明法，以起度数❶，法式❷检押❸，乃后可传焉。故匠人不能释尺寸而意短长❹，废绳墨而起平木❺也，工人不能置❻规而为圆，去矩而为方。知用此者，（固）[因] 自然之物，易用之教，逆顺之常也。

【注释】

❶ 以起度数：以立尺度长短。

❷ 法式：模式。

❸ 检押：规矩。

❹ 匠人不能释尺寸而意短长：杨上善曰："匠人准尺寸之度，非以意而为短长。"

❺ 平木：应作"水平"。"水平"谓一般标准。

❻ 置：有"废"义。

【白话解】

黄帝问岐伯：我学习针道于夫子，许多都知道了。夫子讲的道理，好像箭之中的，而所依据的是不固定的，先生的学问是继承谁呢？还是从审察事物中发明的呢？岐伯说：圣人所作针刺的理论，向上说是与天相合，向下说是与地相合，向中说是与人事相合，一定有明确的法则，以立尺度长短，模式规矩，然后才可传于后世。所以匠人不能去掉了尺寸而随意妄揣短长，放弃了绳墨而立标准；工人不能丢开了规而去画圆形，舍去了矩而去画方形。知道运用这一法则的，是顺应了自然的物理，是便于应用的教法，也是衡量逆顺的常规。

黄帝曰：愿闻自然奈何？岐伯曰：临深决水，不用功力，而水可竭❶也，循掘决冲❷，而经❸可通也。此言气之滑涩，血之清浊，行之逆顺也。

【注释】

❶ 竭：水干。

❷ 循掘决冲：谓从洞穴里开地道。此与上"临深决水"皆喻顺其自然。

❸ 经：与"径"义通。指小路。

【白话解】

黄帝说：希望听听自然是怎样的？岐伯说：到深河那里放水，不必用许多功力，就可以把水放完。从洞穴里开地道，不管多么坚密，就可以把小路通开。这就是说人身的气有滑有涩，血有清有浊，气血的运行有逆有顺，是应该顺应自然的。

黄帝曰：愿闻人之白黑肥瘦（小）[少] 长❶，各有数❷

乎？岐伯曰：年质壮大，血气充盈，肤革坚固，因加以邪，刺此者，深而留之，此肥人也。广肩腋项，肉薄厚皮而黑色，唇临临然❸，其血黑以浊，其气涩以迟，其为人也，贪于取与，刺此者，深而留之，多益其数也。

【注释】

❶ 人之白黑肥瘦少长：杨上善曰："白黑，色异也；肥瘦，形异也；少长，强弱异也。"

❷ 数：分别。

❸ 唇临临然：嘴唇肥厚之貌。

【白话解】

黄帝说：我希望听听人的白黑肥瘦少长，在针刺时，是否各有分别呢？岐伯说：壮年而体格魁梧的人，血气充足旺盛，皮肤坚密，由于感受病邪而来治疗，针刺这种人，应该深刺、留针，这是刺肥壮的人的标准。另有一种人，肩、腋、项都很开阔，肉薄、皮厚、色黑，嘴唇肥厚，血色黑浊，气行涩迟，像这黑色的人，是贪图便宜，又好索取的，针刺这种人，应该深刺、留针，多增加针刺的次数。

黄帝曰：刺瘦人奈何？岐伯曰：瘦人者，皮薄色少❶，肉廉廉然❷，薄唇轻言，其血清气滑，易脱于气，易损于血，刺此者，浅而疾之。

【注释】

❶ 色少：血色不足而苍白。

❷ 廉廉然：是形容消瘦骨立如见棱见角。

【白话解】

黄帝说：刺瘦人是用怎样针法呢？岐伯说：瘦人皮薄血色不足，肌肉消瘦，嘴唇薄，语声低，他的血清稀，他的气滑利。像这样，气是容易虚脱的，血是容易损耗的。针刺这种人，应该浅刺、急速出针。

黄帝曰：刺常人奈何？岐伯曰：视其白黑❶，各为调之，其端正敦厚者，其血气和调，刺此者，无失常数也❷。

【注释】

❶ 视其白黑：张介宾曰："视其白黑者，白色多清，宜同瘦人；黑色多浊，宜同肥人，而调其数也。"

❷ 无失常数也：杨上善曰："常，谓平和不肥瘦人。刺之，依于深浅常数，不深之，不浅之也。"

【白话解】

黄帝说：刺常人是用怎样针法呢？岐伯说：观察他的肤色白黑，分别给他配合针刺深浅的标准。若属于端正纯厚的人，他的血气和调，针刺这样的人，不能离开正常的针法标准。

黄帝曰：刺壮士真骨者奈何？岐伯曰：刺壮士真骨，坚肉缓节监监然❶，此人重则气涩血浊，刺此者，深而留之，多益其数；劲则气滑血清，刺此者，浅而疾之。

【注释】

❶ 节监监然：监监，当作"盤盤"。盤盤，喻骨节之坚大。

【白话解】

黄帝说：刺壮士是用怎样针法呢？岐伯说：壮士骨骼坚固、肌肉丰厚、关节坚大。这样的人，性情安重的，气涩血浊，针刺就当深刺、留针，并且增加针刺次数；那性情好动的，气滑血清，针刺就当浅刺而急速出针。

黄帝曰：刺婴儿奈何？岐伯曰：婴儿者，其肉脆❶血少气弱，刺此者，以（豪）[毫]针，浅刺而疾发针，日再可也❷。

【注释】

❶ 肉脆：肉柔软。

❷ 日再可也：杨上善曰："刺婴儿日再者，不得过多也。"

【白话解】

黄帝说：刺婴儿是用怎样针法呢？岐伯说：婴儿肉软、血少、气弱，针刺这样的人，用毫针浅刺、进针要快，一天针刺两次就可以了。

黄帝曰：临深决水奈何？岐伯曰：血清气（浊）[滑]，

疾泻之，则气竭焉。黄帝曰：循掘决冲奈何？岐伯曰：血浊气涩，疾泻之，则经可通也。

【白话解】

黄帝说：临深决水，结合在针刺方面，是怎样的？岐伯说：对于血清气滑的人，用了疾泻的针法，就会使真气衰竭。黄帝说：循掘决冲，结合在针刺方面，是怎样的？岐伯回答：对于血浊气涩的人，用了疾泻的针法，就会使气得通畅。

黄帝曰：脉行之逆顺❶奈何？岐伯曰：手之三阴，从脏走手❷；手之三阳，从手走头❸。足之三阳，从头走足❹；足之三阴，从足走腹❺。

【注释】

❶ 脉行之逆顺：杨上善曰："脉从身出向四肢为顺，从四肢上身为逆也。"

❷ 手之三阴从脏走手：杨上善曰："脏，谓心肺。心肺在内，故为阴也。心肺之阴，起于三脉向手，故曰，手之三阴，从脏走手，此为从阴之阳，终为阳中之阴。"

❸ 手之三阳从手走头：杨上善曰："手之三阴之脉，从脏受得血气，流极手指端，已变而为阳，名手三阳，从手上至。此为从阳之阳，终为阳中之阳者也。"

❹ 足之三阳从头走足：杨上善曰："手之三阳至头，曲屈向足，至足趾端，从阳之阴，终为阴中之阳。"

❺ 足之三阴从足走腹：杨上善曰："足之三阳，下行至足趾极已，变而生足之三阴，上至胸腹，从阴之阴，终为阴中之阴也。复从脏走手，如环无端。"

【白话解】

黄帝说：十二经脉循行的逆顺，是怎样的？岐伯说：手三阴经，从胸部走到手指；手三阳经，从手臂走到头部；足三阳经，从头部下走到足趾；足三阴经，从足上行到腹部。

黄帝曰：少阴之脉独下行何也？岐伯曰：不然❶。夫冲脉者，五脏六腑之海也，五脏六腑皆禀焉❷。其上者，出于颃颡，渗诸阳，灌诸精；其下者，注少阴之大络❸，出于气（街）［冲］，循阴股内廉，入腘中，伏行骭骨内，下至内踝之后属❹而别，其下者，并于少阴之经，渗三阴；其前者，伏行出跗属，下循跗入大指间，渗诸络而温肌肉。故别络❺结则跗上不动，不动则厥，厥则寒矣。黄帝曰：何以明之❻？岐伯曰：以言导之，切而验之❼，其非必动，然后乃可明逆顺之行也❽。黄帝曰：窘❾乎哉！圣人之为道也。明于日月，微于毫厘，其非夫子，孰能道❿之也。

【注释】

❶ 不然：杨上善曰："冲脉起于胞中，为经脉海。当知冲脉从动气生，上下行者，为冲脉也。其下行者，虽注少阴大络下行，然不是少阴脉，故曰不然也。"

❷ 五脏六腑皆禀焉：孙鼎宜曰："冲脉起于胞中，为十二经精血之海，故能渗漉于三阳，灌溉于三阴，故曰五脏六腑皆禀焉。"

❸ 少阴之大络：指肾经穴大钟。

❹ 属：杨上善曰："胫骨与跗骨相连之处曰属也。"

❺ 别络：指冲脉的下支分出之支络。

❻ 何以明之：杨上善曰："帝谓少阴下行，至跗常动。岐伯乃言冲脉下行，至跗上常动者，未知以何明之令人知也。"

❼ 切而验之：杨上善曰："以手切按，上动者为冲脉，不动者为少阴。"

❽ 然后乃可明逆顺之行也：杨上善曰："少阴逆而上行，冲脉顺而下行，则逆顺明也。"

❾ 窘：重要。

❿ 道：讲说。

【白话解】

黄帝说：足少阴肾经之脉单独下行，是为什么呢？岐伯说：这不是足少阴肾经，而是冲脉的旁支。冲脉是五脏六腑之海，五脏六腑都受它的濡养。它上行的脉，出于鼻道上窍，渗于阳经，灌于阴经；它下行的脉，流注于少阴的大络，出于气冲穴，沿着大腿内侧，进入腘窝中，隐伏于小腿内侧，下至内踝的胫骨和跗骨相连处又分出来。它的下行旁支，和足少阴经相并而行，渗注肝脾肾三条阴经；它前行的分支，伏行出于接近内踝之处，下沿足背，进入足大趾间，浸入络脉，以濡养肌肉。因此，冲脉在下的支络，如有结而不通的现象，则足背的脉就不跳动，不跳动则卫气不行而致厥逆，厥逆就会出现寒冷的症状。黄帝说：怎样能够明白冲脉和少阴的逆顺呢？岐伯说：用语言讲明白，其次是切按足背的动脉进行验证，若不是少阴脉，足背上的脉是跳动的，然后就可以明白少阴、冲脉的逆顺关系了。黄帝说：重要极了，是圣人作的针道啊！像日月那样光明，像毫厘那么精细，如不是夫子，谁能够讲得出啊！

血络论第三十九

【提要】本篇论述了刺络泻血时出现的"刺而仆者、血出而射者、血出黑而浊者、血出清而半为汁者、发针而肿者、血出多若少而面色苍苍者、发针面色不变而烦悗者、多出血而不动摇者"等八种情况，提出观察血络方法，并说明滞针原因，主要是叫人避免误刺。

黄帝曰：愿闻其奇邪❶而不在经者。岐伯曰：血络❷是也。

【注释】

❶ 奇邪：杨上善曰："邪在血络奇络之中，故曰奇邪也。"

❷ 血络：张志聪曰："血络者，外之络脉、孙脉，见于皮肤之间，血气有所留积，则失其外内出入之机。"

【白话解】

黄帝说：我希望听听奇邪不在经脉里面，是什么原因？岐伯说：这是血络里有了病邪。

黄帝说：刺血络而仆者，何也？血出而射❶者，何也？血（少）[出]黑而浊者，何也？血出清而半为汁者，何也？发针而肿者，何也？血出若多若少而面色苍苍者，何也？发针而面色不变而烦悗者，何也？多出血而不动❷摇者，何也？愿闻其故。

【注释】

❶ 射：喷射。

❷ 动：有"痛"义。

【白话解】

　　黄帝说：刺血络放血，有的病人就仆倒了，是什么原因？放血而出，像喷射似的，是什么原因？出血色黑浓厚，是什么原因？出血清稀，一半是液汁，是什么原因？出针以后，皮肤发肿的，是什么原因？出血或多或少，面色发青的，是什么原因？出针以后，面色不变，而心胸感觉烦闷的，是什么原因？出血较多而不感觉苦痛，是什么原因？我希望听听以上各种情况的原因。

　　岐伯曰：脉气盛而血虚者，刺之则脱气，脱气则仆。血气俱盛而阴气多者，其血滑，刺之则射；阳气畜积，久留而不泻者，其血黑以浊❶，故不能射。新饮而液渗于络，而未合和于血也，故血出而汁别焉；其不新饮者，身中有水，久则为肿。阴气积于阳❷，其气因❸于络，故❹刺之，血未出而气先行，故肿。阴阳之气，其新相得❺而未和合，因而泻之，则阴阳俱脱，表里相离，故脱色而苍苍然。刺之血出多，色不变而烦悗者，刺络而虚经，虚经之属于阴者，阴脱，故烦悗。阴阳相得而合为痹者，此为内溢于经，外注于络，如是者，阴阳俱有余，虽多出血而弗能虚也。

【注释】

❶ 其血黑以浊：杨上善曰："热气久留壅蒸，故血黑而浊也。"

❷ 阳：指阳络。

❸ 因：是说气隐匿在络脉里面。

❹ 故：犹"若"也。

❺ 得：遇。

【白话解】

　　岐伯说：脉气虽盛而血虚的，刺络放血，就会脱气，脱气就会昏仆倒地。血气都盛，而脉中阴气较多的，他的血行是滑利的，在刺络时，就会血射如柱；阳气蓄积在血络里，滞留很长时间而没有泻出的，那么放出的血，就会色黑、浓厚，而不能其射如柱了。刚喝过水，水液渗到血络里，还没和血混合时，针刺血络，就会有一部分是液汁；如果不是刚喝过水，那是病人身体内有停留的水液，时间长了就成为水肿。阴气蓄积在阳络里，那么阴气就会隐匿在络脉，如刺络，血还未出，气已先行，阴气闭于肉腠，因此所刺的局部就会发肿。阴阳之气，在刚相遇还没有调和的时候，由于用了泻法，就会使阴阳耗散，表里相离，以致面部脱色，出现发青现象。刺络出血过多，面色不变而心胸感觉烦闷的，这是因为刺络而使经脉虚了。所虚的经脉，连属于五脏之阴，阴虚，因而出现了烦闷现象。阴邪阳邪连在一起，而成为痹证，邪气滞留体内，从内说，充满了经脉；从外说，流注于络脉。像这样，在阴阳方面都属于邪盛有余，在刺络时，虽然是多出点血，经脉也不会虚的。

黄帝曰：相❶之奈何？岐伯曰：血脉者，盛坚横以赤❷，上下无常处，小者如针，大者如筋❸，则而泻之万全也，故❹无失数❺矣，失数而反，各如其度❻。

【注释】

❶ 相：杨上善曰："相，候也。阴阳俱盛，其候如何？"

❷ 坚横以赤：横，充满。本句是说络脉盛的局部，是坚硬饱满发赤的。

❸ 小者如针大者如筋：张志聪曰："小者如针，留血之在孙络也。大者如筋，留血之在经隧也。"

❹ 故：与"固"通。

❺ 数：指刺络的道理。

❻ 度：料想。

【白话解】

黄帝说：观察血络，应怎样呢？岐伯说：血脉盛的，可以看出是坚硬饱满而发赤的，或上或下，没有固定位置，小的像针，大的像筷子，在这样的情况下，用刺络泻血的方法，保证是万全的，但一定不能脱离刺络的道理。如果脱离了刺络的道理，并且违背了常法，就会分别出现料想的那八种情况。

黄帝曰：针入而肉著者，何也？岐伯曰：热气因于针则针热，热则肉著于针❶，故坚焉❷。

【注释】

❶ 热则肉著于针：杨上善曰："肤肌气热，故令针刺，则肉著转之为难。可动针久留，热去针寒，自然相离也。"

❷ 故坚焉：坚，与"紧"同。肉著于针故紧。

【白话解】

黄帝说：进针后，肌肉就裹住针身，这是为什么？岐伯说：这是肌肤的热依于针身，针身也发了热，因而肌肉和针裹在一起，所以针就紧得不易转动。

阴阳清浊第四十

【提要】 本篇讨论人气清浊与脏腑的关系，另外根据清者气滑，浊者气涩的常规，提出了与之相适应的刺法。

黄帝曰：余闻十二经脉，以应十二经水❶者，其五色各异，清浊不同，人之血气若一，应之奈何？岐伯曰：人之血气，苟能若一❷，则天下为一矣，恶❸有乱者乎？黄帝曰：余问一人，非问天下之众。岐伯曰：夫一人者，亦❹有乱气❺，天下之众，亦❹有乱（人）[气]，其（合）[理]为一耳。

【注释】

❶ 十二经水：杨上善曰："十二水谓泾、渭、海、湖、汝、沔、淮、漯、江、河、济、漳。"

❷ 苟能若一：杨上善曰："人之血气，苟能一种无差者，不可得应于十二经水。正以血脉，十二经不同，故得应于十二经水，所以有相乱也。"

❸ 恶（wū 乌）：义与"何"同。

❹ 亦：语首助词。

❺乱气：乱气是血脉有乱。以下文"清浊相干"绎之，即脏腑功能紊乱耳。

【白话解】

黄帝说：我听说人体的十二经脉，可以和地面上的十二经水相应。那十二经水颜色不同，清浊也不同，人体的血气如一，说它和十二经水相应，这是怎么回事呢？岐伯说：人体的血气，如果能够如一，那么，天下的一切，也都可以为一，哪还会发生混乱的事情呢？黄帝说：我问的是一个人的经脉血气，不是问的天下众人的事情。岐伯说：在一个人身体内有乱气，天下的众人，同样是有乱气的，它的道理是一样的。

黄帝曰：愿闻人气之清浊。岐伯曰：受谷者浊，受气者清❶。清者注阴，浊者注阳❷。浊而清者，上出于咽；清而浊者，则下行。清浊相干，命曰乱气。

【注释】

❶受谷者浊受气者清：杨上善曰："受谷之浊，胃气也；受谷之清，肺气也。"

❷清者注阴浊者注阳：阴，指肺，阳，指胃。

【白话解】

黄帝说：我希望听听人体内的清气和浊气。岐伯说：人所吃的谷物是浊气，所吸的空气是清气。清气内注于肺，浊气内注于胃，由浊气所化生的清气，上出于咽喉；在清气内所含的浊气，下行于胃脘。如清浊升降失常，两相干扰，就叫作乱气。

黄帝曰：夫阴清而阳浊，浊（者）[中]有清，清（者）[中]有浊，清浊别之奈何？岐伯曰：气之大别❶，清者上注于肺，浊者下走于胃。胃之清气，上出于口；肺之浊气，下注于经，内积于海❷。

【注释】

❶气之大别：杨上善曰："气之细别多种，今言其略耳。"

❷内积于海：杨上善曰："注肺清而浊气下注十二海，并积膻中，以为气海，而成呼吸也。"

【白话解】

黄帝说：阴清阳浊，浊中有清气，清中有浊气，怎样来区别呢？岐伯说：气的大概区别，清气向上传注于肺脏，浊气向下流走于胃。胃中所化生的清气，上出于口；肺中所含的浊气，下注于经脉，在内积聚于气海之中。

黄帝曰：诸阳皆浊，何阳浊甚乎？岐伯曰：手太阳独受阳之浊❶，手太阴独受阴之清❷，其清者上走空窍，其浊者下行诸经。诸阴皆清，足太阴独受其浊❸。

【注释】

❶ 手太阳独受阳之浊：杨上善曰："胃者腐熟水谷，传入小肠，小肠受盛，然后传与大肠，大肠传过，是为小肠受秽浊最多，故小肠经受阳之浊也。"

❷ 手太阴独受阴之清：杨上善曰："肺脉手太阴受于清气，其有二别，有清清之气，行于三百六十五络，皆上于面；精阳之气，上行目而为精，其别气走耳而为听，其宗气上出于鼻而为臭，其浊气出于唇口为味，皆是手太阴清气行之故也。"

❸ 足太阴独受其浊：杨上善曰："六阴之脉皆清。足太阴因是脾脉，脾主水谷浊气，故足太阴受阴之浊也。"

【白话解】

黄帝说：诸阳都是浊气所在，哪个阳腑浊得最甚呢？岐伯说：手太阳小肠独受阳腑的浊气最多；手太阴肺独受阴腑的清气最多。气之属于清的，上走于孔窍；气之浊的，下行于各条经脉。属阴的五脏，虽都是受纳清气，但足太阴脾独接受胃中之浊气。

黄帝曰：治之奈何？岐伯曰：清者其气滑，浊者其气涩，此气之常也。故刺阴者，深而留之；刺阳者，浅而疾之❶；清浊相干者，以数调之也❷。

【注释】

❶ 刺阴者深而留之；刺阳者浅而疾之：杨上善曰："人气清而滑利者，刺浅而疾之；其气浊而涩者，刺深而留之。"

❷ 清浊相干者以数调之也：杨上善曰："阴阳清浊气并乱，以理调之，理数然也。"

【白话解】

黄帝说：阴阳清浊之气，应怎样进行调治呢？岐伯说：清气是滑利的，浊气是涩滞的，这是气的正常情况。因此，针刺属阴脏的病，应该深刺而留针时间较长；针刺属阳腑的病，应该浅刺而出针要快。如果清浊之气两相干扰，就应考虑偏阴偏阳，按理进行调治。

卷 七

阴阳系日月第四十一

【提要】本篇说明人体阴阳和自然界的阴阳密切相关，并提出人气所在，针刺时，应忌刺其经脉，以免损伤正气。

黄帝曰：余闻天为阳，地为阴，日为阳，月为阴，其合之于人奈何❶？岐伯曰：腰以上为天，腰以下为地，故天为阳，地为阴。故足之十二经脉，以应十二月，月生于水，故在下者为阴；手之十指，以应十日，日主火，故在上者为阳。

【注释】

❶ 其合之于人奈何：杨上善曰："夫人身阴阳，应有多种，自有背腹上下，阴阳有脏腑内外，阴阳有五脏雌雄，阴阳有身手足左右，阴阳有腰上下。天地，阴阳也。"

【白话解】

黄帝说：我听说天叫作阳，地叫作阴，日叫作阳，月叫作阴。这些阴阳的说法，配合到人体方面，是怎样呢？岐伯说：人体在腰以上的，称为天，在腰以下的，称为地，所以说天是属于阳，地是属于阴的。足的十二经脉，可和地支的十二月相应，因为月生于属阴的水，所以在下的都叫作阴。手的十指，可和天干的十日相应，因为日生于属阳的火，所以在上的都叫作阳。

黄帝曰：合之于脉奈何？岐伯曰：寅者，正月之生阳❶也，主左足之少阳；未者六月，主右足之少阳❷。卯者二月，主左足之太阳；午者五月，主右足之太阳❸。辰者三月，主左足之阳明；巳者四月，主右足之阳明❹。此两阳合于前，故曰阳明。申者，七月之生阴❺也，主右足之少阴；丑者十二月，主左足之少阴❻。酉者八月，主右足之太阴；子者十一月，主左足之太阴❼。戌者九月，主右足之厥阴；亥者十月，主左足之厥阴❽。此两阴（交）［俱］尽，故曰厥阴。

【注释】

❶ 生阳：杨上善曰："从寅至未，六辰为阳，十一月一阳生，十二月二阳生，正月三阳生，三阳已生，能令万物生起，故曰生阳。"张介宾曰："正二三为阳中之阳，阳之进也，故正月谓之生阳。"

❷ 少阳：杨上善曰："生物阳气，正月未大，故曰少阳；六月，阳气已少，故曰少阳。"

❸ 太阳：杨上善曰："二月，阳气已大，故曰太阳；五月，阳气犹大，故曰太阳。"

❹ 阳明：杨上善曰："三月、四月，二阳合明，故曰阳明也。"

❺ 生阴：杨上善曰："五月一阴生，六月二阴生，七月三阴生，三阴已生，能令万物始衰，故曰生阴。"张介宾曰："七八九为阴中之阴，阴之进也，故七月谓之生阴。"

❻ 少阴：杨上善曰："生物七月阴气尚少，故曰少阴；十二月阴气已衰，故曰少阴。"

❼ 太阴：杨上善曰："八月，阴气已大，故曰太阴；十一月阴气犹大，故曰太阴。"

❽ 厥阴：杨上善曰："九月、十月二阴交尽，故曰厥阴。厥，尽也。"

【白话解】

黄帝说：十二月、十日和经脉配合起来，是怎样呢？岐伯说：正月建寅，是阳气生发的时候，阳先左而后右，因此正月主左足的少阳经；六月建未，主右足的少阳经。二月建卯，主左足的太阳经；五月建午，主右足的太阳经。三月建辰，主左足的阳明经；四月建巳，主右足的阳明经。这三四两月是介于少阳、太阳之间，而为两阳合明，所以叫作阳明。七月建申，是阴气生发的时候，阴先右而后左，因此七月主右足的少阴经；十二月建丑，主左足的少阴经。八月建酉，主右足的太阴经；十一月建子，主左足的太阴经。九月建戌，主右足的厥阴经；十月建亥，主左足的厥阴经。这九十两月为阴之尽，所以叫作厥阴。

甲主左手之少阳，己主右手之少阳^❶。乙主左手之太阳，戊主右手之太阳^❷。丙主左手之阳明，丁主右手之阳明^❸。此两火并合，故为阳阴。庚主右手之少阴，癸主左手之少阴^❹。辛主右手之太阴，壬主左手之太阴^❺。

【注释】

❶ 少阳：杨上善曰："甲己为少阳者，春气浮于正月，故曰少阳。己为夏阳将衰，故曰少阳。甲在东方，故为左也。己在中宫，故为右也。"

❷ 太阳：杨上善曰："乙戊为手太阳者，乙为二月，阳气已大，故曰太阳；戊夏阳盛，故为太阳。乙在东方，戊在中宫，故有左右也。"

❸ 阳明：杨上善曰："丙丁为阳明者，丙为五月，丁为六月，皆是南方火也。二火合明，故曰阳明也。"

❹ 少阴：杨上善曰："庚癸为少阴者，十二辰为地，十干为天，天中更有阴阳，故甲乙等六为阳，庚辛等四为阴。庚为七月申，阴气未大，故曰少阴；癸为十二月丑，阴气将终，故曰少阴。"

❺ 太阴：杨上善曰："辛壬为太阴者，辛为八月酉，阴气已大，故曰太阴；壬为十一月子，阴气盛大，故曰太阴。"张介宾曰："足言厥阴，而手不言者，盖足以岁言，岁气有六，手以旬言，旬惟五行而已。且手厥阴者，心包络也，其脏附心，故不言耳。"

【白话解】

甲日主左手的少阳经，己日主右手的少阳经。乙日主左手的太阳经，戊日主右手的太阳经。丙日主左手的阳明经，丁日主右手的阳明经。这丙丁是两火合明，所以叫作阳明。庚日主右手的少阴经，癸日主左手的少阴经。辛日主右手的太阴经，壬日主左手的太阴经。

故足之阳者，阴中之少阳也；足之阴者，阴中之太阴也^❶。手之阳者，阳中之太阳^❷也；手之阴者，阳中之少阴也^❸。腰以上者为阳，腰以下者为阴。

【注释】

❶ 足之阳者阴中之少阳也足之阴者阴中之太阴也：张介宾曰："此即两仪四象之道。阴中无太阳，阳中无太阴。故足为阴，而阴中之阳，惟少阳耳；阴中之阴，惟太阴也。"

❷ 手之阳者阳中之太阳：杨上善曰："手之六阳，乃是腰以上阳中之阳，故曰太阳。"

❸ 手之阴者阳中之少阴也：杨上善曰："手之六阴，乃是腰以上阳中之阴，阳大阴少，故曰少阴。"

【白话解】

两足的阳经，是阴中的少阳；两足的阴经，是阴中的太阴。两手的阳经，是阳中的太阳；两手的阴经，是阳中的少阴。腰部以上的就称为阳，腰部以下的就称为阴。

其于五脏也，心为阳中之太阳，肺为（阴）[阳] 中之少阴 ❶，肝为阴中之少阳，脾为阴中之至阴，肾为阴中之太阴 ❷。

【注释】

❶ 心为阳中之太阳肺为阳中之少阴：杨上善曰："心肺俱阳，心以属火，故为阳中太阳也；心肺俱阳，肺以属金，故为阳中少阴也。"

❷ 肝为阴中之少阳脾为阴中之至阴肾为阴中之太阴：杨上善曰："肝脏属木，故为阴中少阳也；脾在膈下属土，且以居下，故为阴中至阴；肾下属水，故为阴中太阴。"

【白话解】

若于五脏方面来说，心是阳中的太阳，肺是阳中的少阴。肝是阴中的少阳，脾是阴中的至阴，肾是阴中的太阴。

黄帝曰：以治之奈何？岐伯曰：正月、二月、三月，人气在左，无刺左足之阳；四月、五月、六月，人气在右，无刺右足之阳。七月、八月、九月，人气在右，无刺右足之阴；十月、十一月、十二月，人气在左，无刺左足之阴。

【白话解】

黄帝说：这在治疗方面应该怎样呢？岐伯说：阳气自左而右：正月、二月、三月，人气在左，不要刺左足的三阳经。四月、五月、六月，人气在右，不要刺右足的三阳经。阴气由右而左：七月、八月、九月，人气在右，不要刺右足的三阴经。十月、十一月、十二月，人气在左，不要刺左足的三阴经。

黄帝曰：五行以东方为甲乙木（王）［主］春，春者苍色，主肝。肝者，足厥阴也。今乃以甲为左手之少阳，不合于数，何也？岐伯曰：此天地之阴阳也，非四时五行之以次行也。且夫阴阳者，有名而无形，故数之可十，离之可百，散之可千，推之可万，此之谓也。

【白话解】

黄帝说：五行是以东方的甲乙木主春季，春季所属是青色，主肝脏，肝脏也就是足厥阴经。现在你却以甲日作为左手的少阳经，与五行配天干的道理不合，这是怎么回事？岐伯说：这是天地阴阳的变化规律，不是按着四时五行的次序排列的。阴阳这个概念，是有名而无形状的。所以用阴阳的道理来推演，数之可十，分之可百，散之可千，推之可万，不可以执一而论，也就是这个意思。

病传第四十二

【提要】 本篇主要论述外邪伤及五脏的传变规律，并说明能用针刺治疗或者不可刺的道理。

黄帝曰：余受九针于夫子，而私览于诸方，或❶有导引行气，（乔）［按］摩、灸、熨、刺、焫❷、饮药，之一❸者可独守耶，将尽行❹之乎？岐伯曰：诸方者，众人之方也，非一人之所尽行也。

【注释】

❶ 或：又。

❷ 焫：指灸灼之类。

❸ 一：谓针刺。

❹ 尽行：指导引、按摩、灸、熨、刺、焫、饮药诸方。

黄帝说：我从夫子那里学到了九针知识，并且私自看了记载其他疗法的方书，又有导引、按摩、灸、熨、刺、烧、饮药。这种针刺疗法，可以单独坚守不移呢，还是与导引等等都综合使用呢？岐伯说：多样的治疗方法，那是适应于众人的各种疾病的，不是某一个人都适合使用的。

黄帝曰：此乃所谓守一勿失万物毕者也。今余已闻阴阳之要，虚实之理，倾移之过，可治之属❶，愿闻病之变化，淫传绝败❷而不可治者，可得闻乎？岐伯曰：要乎哉问！道，昭乎其如（日）[旦] 醒，窘乎其如夜瞑，能被而服❸之，神与俱成，毕将❹服之，神自得之，生神之理，可著于竹帛，不可传于子孙。

【注释】

❶ 可治之属：可治的机会。

❷ 淫传绝败：张介宾曰："淫邪传变，未必即危，正气绝败，则不可治矣。"

❸ 被而服：谓如衣服之著于身，时刻不能离。此则谓以医道衣被其身。

❹ 将：当。

【白话解】

黄帝说：这就是所谓坚守一种疗法而不轻易丢开，那么各种复杂病情，也可以触类旁通的。现在我已听到阴阳的要领，虚实的道理，腠理不固与正气不充的病变，以及病还有可治的机会等，除此以外，希望再听一下疾病的内在变化，淫邪相传，正气绝败，以致不可治疗，所有这些，可以听到吗？岐伯说：你所问的，是极为重要的。道，它的明显就像"旦醒"一样，它的迫切就像"夜瞑"一样。能够按照大道去做，时刻不离于身，心领神会，就会与道合而为一，始终运用它，自然就会得到它的神妙，这种"生神"的医理，可以刻写在竹和帛上，传于后世，不可自私地传给子孙。

黄帝曰：何谓（日）[旦] 醒？岐伯曰：明于阴阳，如惑之解，如醉之醒。黄帝曰：何谓夜瞑？岐伯曰：瘖乎其无声，漠❶乎其无形，折毛发理，正气横倾❷，淫邪泮衍❸，血脉传（溜）[留]，大气入脏，腹痛下淫❹，可以致死，不可以致生。

【注释】

❶漠：安静。

❷横倾：恣尽，犹言随时耗散。

❸淫邪泮衍：谓淫邪散溢于肌腠之间。

❹淫：浸淫，渐进。

【白话解】

黄帝说：什么叫作"旦醒"？岐伯说：明白了阴阳的规律，好像原来的疑惑解开了，又好像既醉之后清醒过来。黄帝说：什么叫作"夜瞑"？岐伯说：外邪侵害了人的身体，瘖乎没有声响，静然没有形迹，只是毫毛发冷，腠理开泄，正气随时耗散，淫邪散溢肌体，邪气传留血脉之中，因之流入脏内，腹部作痛，浸淫下焦，这都可以使人死亡，而不可以使人生命再延长下去。

黄帝曰：大气入脏奈何？岐伯曰：病先发于心，一日而之肺❶，三日而之肝❷，五日而之脾❸，三日不已，死，冬夜半，夏日中❹。

【注释】

❶一日而之肺：王冰曰："心火胜金，传于肺也。"

❷三日而之肝：王冰曰："肺金胜木，传于肝也。"

❸五日而之脾：王冰曰："肝木胜土，传于脾也。"

❹冬夜半，夏日中：冬属水，夜半是阴气最盛之时，水能克火，故心火衰竭而死。夏属火，中午是阳气最盛之时，故阳邪过亢而死。

【白话解】

黄帝说：邪气入脏，是怎样传变呢？岐伯说：疾病开始发于心脏，过了一日，就传到肺脏；过了三日，又传到肝；过了五日，又传到脾脏；如果再过三日，病还不好，就会死的，冬季死在半夜，夏季死在中午。

病先发于肺，三日而之肝，一日而之脾，五日而之胃，十日不已，死，冬日入，夏日出❶。

【注释】

❶ 冬日入夏日出：冬日入，属申时，金衰已甚，故冬死于日入。夏日出，属寅时，木旺火生，肺气已绝，故夏死于日出。

【白话解】

疾病开始发于肺脏的，过了三日，就传到肝脏；再过一日，就传到脾脏；过了五日，就传到胃腑；如果再过十日，病还不好，就会死的，冬季死在日落的时候，夏季死在日出的时候。

病先发于肝，三日而之脾，五日而之胃，三日而之肾，三日不已，死，冬日入❶，夏早食❷。

【注释】

❶ 冬日入：日入，为申酉之时，属金，金旺木衰，故肝病易于此时死亡。

❷ 夏早食：王冰曰："早食，早于食时，则卯正之时也。"按：卯属木，木旺之时，病发于肝，势不能胜，故死。

【白话解】

疾病开始发于肝脏的，过了三日，就传到脾脏；过了五日，就会传到胃腑；再过三日，就传到肾脏；如再过三日，病还不好，就会死的，冬季死在日落的时候，夏季死在早饭的时候。

病先发于脾，一日而之胃，二日而之肾，三日而之脊膂膀胱，十日不已，死，冬人定❶，夏晏食❷。

【注释】

❶ 人定：指亥时。冬，寒水盛，亥时尤胜，土难制之，故脾病于此易死。

❷ 晏食：指巳时。夏，湿土大行，亥时土旺，病发于脾，过亢亦能致死。

【白话解】

疾病开始发生在脾脏的，一日就传到胃腑；过了二日，就传到肾脏；经过三日，就会传到膀胱；如再过十日，病还不好，就会死的。冬季死在人定的时候，夏季死在晚饭的时候。

病先发于胃，五日而之肾，三日而之脊膂膀胱，五日而上之心，二日不已，死，冬夜半，夏日昳❶。

【注释】

❶冬夜半夏日昳（dié 迭）：昳，日过午偏斜。马莳曰："冬之半夜属子，土不胜水，故冬死于夜半。夏之日昳在未，故夏死于日昳也。"

【白话解】

疾病开始发生于胃的，过了五日，就传到肾脏；再过三日，就传到了膀胱；再经过五日，就向上传到心脏；如再过二日，病还不好，就会死的。冬季死在夜半，夏季死在午后。

病先发于肾，三日而之膂膀胱，三日而上之心，三日而之小肠，三日不已，死，冬大晨，夏（早）［晏］晡❶。

【注释】

❶冬大晨夏晏晡（bū）：晏晡，指黄昏。张志聪曰："冬大晨者，乃寅卯木旺之时，木旺则泄其水之气矣。夏晏晡者，土气所主之时，土克水也。"

【白话解】

疾病开始发生于肾的，过了三日，就传到膀胱；再过三日，向上传到心脏，传到小肠；如再过三日，病还不好，就会死的。冬季死在黎明的时候，夏季死在黄昏。

病先发于膀胱，五日而之肾，一日而之小肠，一日而之心，二日不已，死，冬鸡鸣，夏下晡❶。

【注释】

❶冬鸡鸣夏下晡：张介宾曰："冬之鸡鸣在丑，阴之极也；夏之下晡在未，水所畏也，膀胱为水腑，故其盛极衰极，皆能死。"

【白话解】

疾病开始发生在膀胱的，过了五日，就传到肾脏；再过一日，就传到小肠；再过一日，就传到心脏；如再过二日，病还不好，就会死的。冬季死在夜半后鸡叫的时候，夏季死在午后的未时。

诸病以次相传，如是者，皆有死期，不可刺也。间一脏及（二）［至］三四脏者，乃可刺也。

【白话解】

各种病都是按着一定的次序相互传变的。像这样的传变，都有死亡的日期，不能用针刺治疗。如果病的传次是间隔一脏或间隔三脏、四脏的，才可以用针刺治疗。

淫邪发梦第四十三

【提要】本篇说明人喜作梦，是与脏腑十二盛或十五不足有关。在针刺治疗时，脏腑气盛的用泻法，脏腑气虚的用补法。

黄帝曰：愿闻淫邪泮衍奈何？岐伯曰：正邪从外袭内❶，而未有定舍，反淫于脏，不得定处，与营卫俱行，而与魂魄飞扬，使人卧不得安而喜梦❷。气淫于腑❸，则有余于外，不足于内；气淫于脏❹，则有余于内，不足于外。

【注释】

❶ 正邪从外袭内：张介宾曰："阴阳劳逸声色嗜欲，皆是正邪，无不从外袭内。"

❷ 喜梦：杨上善曰："思想情深，因之见梦，此为想梦也；因其所病，见之于梦，此为病梦也。"

❸ 气淫于腑：气盛于阳。

❹ 气淫于脏：气盛于阴。

【白话解】

黄帝说：淫邪散溢体内而作梦的病理，是怎样的？岐伯说：凡是有害身心的邪气，从体外侵害到体内，它没有固定处所，到了内脏，和营卫之气一起流行，又与魂魄游荡，因之使人睡眠不安，常常作梦。这是气盛于阳，就是在外的阳气有余，在内的阴气不足；如气盛于阴，就是在内的阴气有余，在外的阳气不足。

黄帝曰：有余不足有形乎？岐伯曰：阴气盛则梦涉大水而恐惧，阳气盛则梦大火而燔（炳）[炳]❶，阴阳俱盛则梦相杀❷。上盛则梦飞❸，下盛则梦堕❹，甚饥则梦取，甚饱则梦予。肝气盛则梦怒，肺气盛则梦恐惧、哭泣、飞扬，心气盛则梦善笑恐畏，脾气盛则梦歌乐、身体重不举，肾气盛则梦腰脊两解不属。凡此十二盛者，至而泻之❺，立已。

【注释】

❶ 燔炳：是谓大火焚烧的光亮。

❷ 相杀：挺刃交击。

❸ 上盛则梦飞：张介宾曰："阳盛者，亲乎上。"

❹ 下盛则梦堕：张介宾曰："阴盛者，亲乎下。"

❺ 至而泻之：至，犹云"了解"。至而泻之，是谓了解邪之所在而用泻法。

【白话解】

黄帝说：脏腑阴阳的有余不足，有形象表现吗？岐伯说：阴气盛的，就会梦到趟渡大水而害怕；阳气盛的，就会梦见大火燃烧的光亮；阴阳都盛的，就会梦见金刃格斗；上盛就会梦到向上飞腾；下盛就会梦到向下堕坠；饥饿而睡，就会梦到向人索取东西；吃饱了睡，就会梦到给别人东西；肝气盛的，就会梦到发怒；肺气盛的，就会梦到恐惧、哭泣、飞翔；心气盛的，就会梦到多笑；脾气盛的，就会梦到歌乐，或身体沉，手足不能举动；肾气盛的，就会梦到腰和脊背两相分离不相连属。这十二种气盛所致的梦境，能了解邪在某一脏腑，运用针刺泻法治疗，就可以停止再发。

（厥）［邪］气客于心，则梦见丘山烟火。客于肺，则梦飞扬，见金铁之奇物。客于肝，则梦山林树木。客于脾，则梦见丘陵大泽，坏屋风雨。客于肾，则梦临渊，没居水中。客于膀胱，则梦游行❶。客于胃，则梦饮食。客于大肠，则梦田野。客于小肠，则梦聚邑❷冲衢。客于胆，则梦斗讼自刭。客于阴器，则梦接内。客于项，则梦斩首。客于胫，则梦行走而不能前，及居深地窌苑中。客于股肱，则梦礼节拜起。客于胞䐈❸，则梦溲便。凡此十五不足者，至而补之立已也。

【注释】

❶ 客于膀胱则梦游行：马莳曰："以膀胱经遍行头项背腰胻足也。"

❷ 聚邑：聚会。

❸ 䐡：肥肠。

【白话解】

邪气侵入心脏，就会梦见丘山烟火；侵入肺脏，就会梦到飞扬起来，并且看见金铁制成的奇物；侵入肝脏，就会梦见山林树木；侵入脾脏，就会梦见丘陵大泽，风雨坏了房屋；侵入肾脏，就会梦到面临深渊，投入水里；侵入膀胱，就会梦到游行；侵入胃腑，就会梦见饮食；侵入大肠，就会梦见田野；侵入小肠，就会梦见聚会于街内或要塞；侵入胆腑，就会梦到与人争讼；侵入生殖器，就会梦到性交；侵入项部，就会梦到斩首；侵入足胫，就会梦到行走而不能前进，以及住在深深的地下；侵入股部，就会梦见礼节拜跪；侵入膀胱和直肠，就会梦在小便或大便。凡是这十五种不足所致的梦境，能了解邪在某一脏腑，运用针刺补法治疗，就可以停止再发。

顺气一日分为四时第四十四

【提要】本篇主要说明人的正气和一年四季的阴阳盛衰是一致的；所发疾病的旦慧、昼安、夕加、夜甚，亦和春生、夏长、秋收、冬藏的道理是相应的。在治疗疾病时，就当顺应这些变化，进而介绍了五变五输的针刺法则。

黄帝曰：夫百病之所始生者，必起于燥湿、寒暑、风雨、阴阳、喜怒、饮食、居处，气合而有形，得脏而有名❶，余知其然也。夫百病者，多以旦慧❷昼安，夕加夜甚，何也？岐伯曰：四时之气使然。

【注释】

❶ 气合而有形得脏而有名：张介宾曰："气合而有形，脉证可据也。得脏而有名，表里可察也。"

❷ 慧：清爽。

【白话解】

黄帝说：百病开始发生，一定起于燥湿、寒暑、风雨等外感，或是由于阴阳、喜怒、饮食、居处等内伤所致。邪气侵入体内，就会有脉证表现出来，邪入内脏，也有不同的病名，这一些我都知道了。至于一切疾病，大多是早晨清爽、白昼安静、傍晚加重、夜里更重，这是什么缘故呢？岐伯说：这是因为四时气候使它这样的。

黄帝曰：愿闻四时之气。岐伯曰：春生夏长，秋收冬藏，是气之常也，人亦应之，以一日分为四时❶，朝则为春，日中为夏，日入为秋，夜半为冬。朝则人气始生❷，病气衰，故旦慧；日中人气长❸，长则胜邪，故安；夕则人气始衰❹，邪气始生，故加；夜半人气入脏❺，邪气独居于身，故甚也。

【注释】

❶ 以一日分为四时：张介宾曰："天地之交，四时之序，惟阴阳升降而尽之矣。自子之后，太阳从左而升，升则为阳；自午之后，太阳从右而降，降则为阴。大而一岁，小而一日，无不皆然，故一日亦分四时也。"

❷ 朝则人气始生：张介宾曰："朝时太阳在寅卯，自下而上，在人应之，阳气正升，故病气衰而旦慧。"

❸ 日中人气长：张介宾曰："日中太阳在巳午，自东而中，在人应之，阳气正盛，故能胜邪而昼安。"

❹ 夕则人气始衰：张介宾曰："夕时太阳在申酉，由中而昃，在人应之，阳气始衰，故邪气渐盛而暮加重。"

❺ 夜半人气入脏：张介宾曰："夜半太阳在戌亥，自上而降，在人应之，阳气伏藏，邪气正盛，故夜则甚。"孙鼎宜曰："人气谓营卫之精气，此举病在经络者言之。若病入五脏，则夜半必较昼为安。"

【白话解】

黄帝说：希望听一下四时之气对于人体的影响。岐伯说：春生、夏长、秋收、冬藏，这是四时气候的正常情况，人体也是和它相应的。如把一天划分为四时来说，那么早晨是春天，中午是夏天，日入是秋天，夜半是冬天。早晨人体正气，像春气一样生发，病邪衰退，所以病者会感觉清爽；中午人体正气，像夏气一样盛长，盛就胜邪，所以病者趋于安静；傍晚人体正气，像秋气一样收敛，邪气开始生发，所以病势加重；夜半人体正气，像冬气一样闭藏，邪气独居体内，所以病势更加严重了。

黄帝曰：其时有反❶者何也？岐伯曰：是不应四时之气，脏独（主其）[生甚]病者，是必以脏气之所不胜时者甚❷，以其所胜时者起也❸。黄帝曰：治之奈何？岐伯曰：顺天之时，而病可与期。顺者为工，逆者为粗。

【注释】

❶ 反：谓与以上说法不合。

❷ 是必以脏气之所不胜时者甚：张介宾曰："所不胜者，如脾病畏木，肺病畏火，肾病畏土，肝病畏金，心病畏水，值其时日，故病必甚。"

❸ 以其所胜时者起也：张介宾曰："所胜时者，如脾病喜火土，肺病喜土金，肾病喜金水，肝病喜水木，心病喜木火，值其时日，故病当起也。"

【白话解】

黄帝说：但是时常有的疾病，和你所说的相反，这是为什么？岐伯说：这是和四时之气不相应，是一脏单独生了比较重的病。这一定在脏气所不胜的时候加重，而在所胜的时候又好些。黄帝说：怎样来治疗呢？岐伯说：能够顺应自然界的时气变化，就可预测疾病的好坏。顺应的是好医生，违反的是粗率的医生。

黄帝曰：善。余闻刺有五变，以主五俞，愿闻其数。岐伯曰：人有五脏，五脏有五变❶，五变有五俞❷，故五五二十五俞，以应五时❸。

【注释】

❶ 五脏有五变：有五时、五行、五音、五色之变异。

❷ 五变有五俞：一脏之中，有春刺荥、夏刺输、长夏刺经、秋刺合、冬刺井之五腧。

❸ 五时：谓春、夏、长夏、秋、冬。

【白话解】

黄帝说：讲得好，我听说刺法有五变，以五个腧穴为主，希望听到它的法则。岐伯说：人身有五脏，脏分别有相应的色、时、日、音、味的五种变化，每种变化都有井、荥、输、经、合五种腧穴，因此五五二十五个腧穴，与一年里的五个时令相应。

黄帝曰：愿闻五变。岐伯曰：肝为牡脏，其色青，其时春，其音角，其味酸，其日甲乙。心为牡脏，其色赤，其时夏，其日丙丁，其音徵，其味苦。脾为牝脏，其色黄，其时长夏，其日戊己，其音宫，其味甘。肺为牝脏，其色白，其音商，其时秋，其日庚辛，其味辛。肾为牝脏❶，其色黑，其时冬，其日壬癸，其音羽，其味咸。是为五变。

【注释】

❶ 肾为牝脏：张介宾曰："肾属水，为阴中之太阴，故曰牝脏。按五脏配合五行，而惟肝心为牡脏，脾肺肾皆为牝脏，盖木火为阳，土金水皆为阴也。"

【白话解】

黄帝说：希望听一下五变的内容。岐伯说：肝为阳脏，它在五色里为青色，在时令里为春季，在五音里为角音，在五味里为酸味，在一日的天干里为甲乙。心为阳脏，它在五色里为赤色，在时令里为夏季，在一日的天干里为丙丁，在五音里为徵音，在五味里为苦味。脾为阴脏，它在五色里为黄色，在时令里为长夏，在一日的天干里为戊己，在五音里为宫音，在五味里为甘味。肺为阴脏，它在五色里为白色，在五音里为商音，在时令里为秋季，在一日的天干里为庚辛，在五味里为辛味。肾为阴脏，它在五色里为黑色，在时令里为冬季，在一日的天干里为壬癸，在五音里为羽音，在五味里为咸味。这以上就是与五脏相应的五变。

黄帝曰：以主五俞奈何？岐伯曰：脏主冬，冬刺井❶；色主春，春刺荥❷；时主夏，夏刺输❸；音主长夏，长夏刺经❹；味主秋，秋刺合❺。是谓五变，以主五俞。

【注释】

❶ 冬刺井：杨上善曰："冬时万物收藏，故五脏主冬也。井，为木也。木，春也。春时万物始生，如井中泉水；冬时万物始萌，如井水深未出，而刺之者，

刺井，微也。"

❷ 春刺荥：杨上善曰："春时万物初生鲜华，故五色主春。荥，火也。火，夏也。夏时万物荣长，如水流溢，春时万物始生未荣，而刺之者，亦刺荥，微也。"

❸ 夏刺输：杨上善曰："夏时万物荣华，四时之胜，故五时主夏。输，土也。土，长夏也。长夏之时，万物盛极，如水致聚；夏时荣未盛极，而刺之者，亦刺输，微也。"

❹ 长夏刺经：杨上善曰："长夏万物荣盛，音律和四时之序，故五音主于长夏。经，金也。金，秋也，秋时万物将衰；长夏之时，万物盛而未衰，而刺之者，亦刺经，微也。"

❺ 秋刺合：杨上善曰："秋时万物皆熟，众味并盛，故五味主秋也。合，水也。水，冬也。冬时万物收藏，如水之入海；秋时万物收而未藏，而刺之者，亦刺合，微也。"

【白话解】

黄帝说：由五变所主的五个腧穴，是怎样的呢？岐伯说：五脏主冬，冬刺各经的井穴；五色主春，春刺各经的荥穴；五时主夏，夏刺各经的输穴；五音主长夏，长夏刺各经的经穴；五味主秋，秋刺各经的合穴。这就是所谓五变分主五腧的情况。

黄帝曰：诸原安合，以致六俞？岐伯曰：原独不应五时，以经合之，以应其数，故六六三十六俞。

【白话解】

黄帝说：那些原穴怎样分配，以合六个腧穴的数呢？岐伯说：原穴与五时是不相配合的，而以所属之经去配合，以应六个腧穴的数目，所以六六共为三十六个腧穴。

黄帝曰：何谓脏主冬，时主夏，音主长夏，味主秋，色主春？愿闻其故。岐伯曰：病在脏者，取之井❶；病变于色者，取之荥❷；病时间时甚者，取之输❸；病变于音者，取之经❹，经满而血者；病在胃，及以饮食不节得病者，取之（于）合❺。故命曰味主合。是谓五变也。

【注释】

❶ 取之井：杨上善曰："井，木也。井主心下满，是肝为满也。冬时心下满病，刺其井者，遣其本也。"

❷ 取之荥：杨上善曰："荥，火也。荥主身热，是心为热也，春时身热之病，刺其荥者，亦遣其本也。"

❸ 取之输：杨上善曰："输，土也。输主体重节痛，时间时甚，是脾为病也。夏时体重节痛，时间时甚，刺其输者，亦遣其本也。"

❹ 取之经：杨上善曰："经，金也。金主喘咳寒热，经血而满，是肺为病也。长夏喘咳、寒热、经血而满，刺其经者，亦遣其本也。"

❺ 取之合：杨上善曰："合，水也。合主逆气而泄，是肾为病也。秋时饮食不节，逆而泄，刺其合者，亦遣其本也。"

【白话解】

黄帝说：什么叫作五脏主冬，五时主夏，五音主长夏，五味主秋，五色主春？希望听听缘由。岐伯说：病在五脏的，应刺各经的井穴；病变表现在气色的，应刺各经的荥穴；病情时轻时重，应刺各经的输穴；病变表现在声音方面，络脉盛满而有瘀血现象的，应刺各经的经穴；病在胃腑，以及由于饮食不节而引起的病，应刺各经的合穴，由于胃病是由口而入，所以叫作味主合。这就是我说的五病之针刺法则。

外揣第四十五

【提要】 本篇首先说明九针的作用是"合于天道人事四时之变"，并揭示人体是一个内外相应的统一整体。如果在临证时，能够做到"合而察之，切而验之，见而得之"，从外揣内，从内揣外，不仅能正确推测五脏的疾病，又可取得很高的疗效。

黄帝曰：余闻九针九篇，余亲授其调，颇得其意。夫九针者，始于一而终于九，然未得其要道也。夫九针者，小之则无内❶，大之则无外❷，深不可为下❸，高不可为盖❹，恍惚无穷，流溢无极❺，余知其合于天道人事四时之变也，然余愿杂❻之毫毛，浑束为一，可乎？岐伯曰：明乎哉问也，非独针道焉，夫治国亦然。

【注释】

❶ 小之则无内：杨上善曰："九针之道，小之有内，则内者为小，针道非小也，故知针道小者，小之穷也。"

❷ 大之则无外：杨上善曰："针道之大，有外者为大，针道非大也。故知针道大者，大之极也。"

❸ 深不可为下：杨上善曰："针道之深，更有下者，则针道非深，故知针道深者，深之深。"

❹ 高不可为盖：杨上善曰："针道之高，更有高者，则针道有盖，故知针道高者，高之高。"

❺ 无极：不尽。

❻ 杂：合。

【白话解】

黄帝说：我听过九针九篇，亲自领略它的文义，大略知道它的意思，这九针，是从第一针开始，到第九针为止，可是没有懂得其中的主要道理。九针的针道，它里面所蕴藏的精细内容，小到不能再小；它外面所包罗的广博含义，大到不能再大；它的深，深到不可再深入下去；它的高，高到没有盖住它的。它的微奥，是恍惚无穷；它的运用，是流溢不尽。以上种种，我知道它是合于天道人事四时变化的，但是我希望把这同毫毛一样细的东西，归纳成为一个总纲，这可以吗？岐伯说：你问得高明极了，不仅是针道要有一个总纲，就是治国也是这样的。

黄帝曰：余愿闻针道，非国事也。岐伯曰：夫治国者，夫惟道焉，非道，何可小大深浅，杂合而为一乎？

【白话解】

黄帝说：我希望听到的是针道，并不是国事啊！岐伯说：关于治理国事，就是要有一个"道"。如没有"道"，怎么可以把小、大、深、浅的许多复杂的事务，能合而成为一个总的纲领呢？

黄帝曰：愿卒闻之。岐伯曰：日与月焉，水与镜焉，鼓与响焉。夫日月之明，不失其影，水镜之察，不失其形，鼓响之应，不后❶其声，动摇则应和，尽得其情。

【注释】

❶ 不后：同时。

【白话解】

黄帝说：希望详尽地听一下。岐伯说：这可用日和月、水和镜、鼓和响来作比喻，像日月之明，不会失掉了影子；水镜之明，不会失掉了形态；鼓响之应，同时可以有声。凡是形影、声响的动摇是相应和的，明白了这些，就能够完全得到针刺的法则了。

黄帝曰：窘乎哉！昭昭之明不可蔽❶。其不可蔽，不失阴阳也。合而察之，切而验之❷，见而得之，若清水明镜之不失其形也。五音不彰，五色不明，五脏波荡，若是则内外相袭❸，若鼓之应桴，响之应声，影之似❹形。故远者司外揣内，近者司内揣外❺，是谓阴阳之极，天地之盖，请藏之灵兰之室❻，弗敢使泄也。

【注释】

❶ 蔽：障，隐。

❷ 合而察之切而验之：杨上善曰："以内外合而察之，以志意切而取验。"张介宾曰："合而察之，参合阴阳而详察也。切而验之，从其切要而辨证也。"

❸ 袭：因。

❹ 似：像，相类。

❺ 远者司外揣内近者司内揣外：司，读如"伺"，察的意思。马莳曰："人身之音与色，是之谓远，可以言外也，而即外可以揣五脏之在内者；人身之五脏，是之谓近，可以言内也，而即内可以揣音与色之在外者。"

❻ 灵兰之室：黄帝的书府。

【白话解】

黄帝说：这是一个很迫切的问题。异乎寻常的光明是不可遮蔽的，它所以不可遮蔽，是由于不失去阴阳相对的道理。在临证时，综合病人的情况而观察，从切诊上去验证，从望诊上得到他的病情，这就像清水明镜之不失真一样。人的声音色泽，是内脏功能的反应，如果五音不响亮，五色不鲜明，五脏动摇，像这样，就是内外相因，那就像鼓与鼓槌相和，回音与原声相应，影与形相类一样。因此说，从远看，观察在外的声音色泽，可以测知内脏的证候；从近看，观察在内的脏腑，可以测知声音色泽的变化，这可说是阴阳变化的极点，天地所包的道理亦尽在其中，希望把它藏在灵兰之室，我不敢使它散失。

五变第四十六

【提要】本篇说明一切疾病的发生，都是由于风雨寒暑等外邪侵袭所致，但主要还是决定于人的体质强弱。另外分析了风厥、消瘅、寒热、留痹、积聚五种不同病变。应加注意的是"避者得无殆"这一句话，它寓有以预防为主的意义。

黄帝问于少俞曰：余闻百疾之始期❶也，必生于风雨寒暑，循毫毛而入腠理，或复还，或留止，或为风肿汗出，或为消瘅，或为寒热，或为留痹❷，或为积聚，奇邪淫溢，不可胜数，愿闻其故。夫同时得病，或病此，或病彼，意者天之为人生风乎，何其异也？少俞曰：夫天之生风者，非以私百姓也，其行公平正直，犯者得之，避者得无殆❸，非求人❹而人自犯之。

【注释】

❶ 期：时候。

❷ 留痹：久痹。

❸ 得无殆：得，犹"能"。殆，谓危险。

❹ 非求人：非风邪找人。

【白话解】

黄帝问少俞：我听说各种疾病在开始的时候，必发生于风雨寒暑的侵袭，邪气沿着毫毛而进到腠理，或传变，或留止，或形成风肿而出汗，或发为消瘅、或寒热往来、或成为久痹、或形成积聚，不正的邪气散漫于体内，以致病证千变万化，计算不清，希望听听其中的缘故。至于同时得病，有的生这种病，有的生那种病，可疑呀！自然界为所有人产生的风，为什么引起的病变竟不同呢？少俞说：自然界发生的风，不是偏私于某个人。风能到处吹，显得公平正直，触犯它，就会得病；防避它，就没有危险。说明白些，不是风邪找人，而是人们自去触犯了它，才会生病的。

黄帝曰：一时遇风，同时得病，其病各异，愿闻其故。少俞曰：善乎哉问！请论以比匠人。匠人磨斧斤，砺刀削，斲❶材木。木之阴阳❷，尚有坚脆，坚者不入，脆者皮弛❸，至其交节❹，而缺斤斧❺焉。夫一木之中，坚脆不同，坚者则刚，脆者易伤，况其材木之不同，皮之厚薄，汁之多少，而各异耶？夫木之早花先生叶者，遇春霜烈风，则花落（而）叶萎；久曝大旱，则脆木薄皮者，枝条汁少而叶萎；久阴淫雨，则薄皮多汁者，皮渍而漉❻；卒风暴起，则刚脆之木，枝折杌❼伤；秋霜疾风，则刚脆之木，根摇而叶落。凡此五者，各有所伤，况于人乎。

【注释】

❶ 斲（zhuó 灼）：斫。

❷ 木之明阳：木之向日为阳，背日为阴。

❸ 弛：与"弛"同。《左传》昭公三十二年杜注："弛犹解也。"

❹ 交节：木结节处。

❺ 缺斤斧：木有结节，斧斤难入，故云缺斤斧。缺，犹废也。

❻ 皮渍而漉（lù 鹿）：漉，渗也。皮渍而漉，是谓木经阴雨，木皮溃烂而汁液渗下。

❼ 杌（wù 误）：树无枝。

【白话解】

黄帝说：同一时间遇到风，又同时得了病，可是所生的病却不一样，希望听一下其中的原因。少俞说：问得很好。让我拿匠人来比喻这件事吧。匠人磨斧子，磨刀刃，斫削木材，木材的阴面阳面，是有坚硬与脆薄的区别。坚者不易砍入，脆者容易裂开，至于它的结节之处，坚硬得能够让斧子损坏。就木材说，坚脆不一样，坚硬的就强，脆薄的就容易伤折，何况树木的种类不同，外皮的厚薄，内含汁液的多少，也是各不相同呢！像那些早开花、先生叶的，遇到春霜烈风，就会花落而叶萎；或久经曝晒、大旱，就会使脆弱皮薄的树木，枝条所含水分减少，而致树叶枯萎；或久经阴天，淫雨连绵，就会使树木中薄皮而多含水分的，树皮溃烂渗水；或遭到猝风暴起，就会使刚脆的树木，树枝折断、树干损伤；或遇到秋霜疾风，就会使刚脆的树木，树根摇动、树叶零落。以上这五种树木的情况，分别都有不同的伤损，何况是人呢？

黄帝曰：以人应木奈何？少俞答曰：木之所伤也，皆伤其枝，枝之刚脆而坚，未成伤也。人之有常病也，亦因其骨节皮肤腠理之不坚固者，邪之所舍也，故常为病也。

【白话解】

黄帝说：将人和树木相比，是怎样的？少俞回答：树木所受的损伤，都是树枝受伤。如果树枝刚实坚硬，就未必受到损伤。人体它经常有病，也是因为它的骨节皮肤腠理不坚固，往往是病邪所留止的地方，所以经常有病。

黄帝曰：人之善病风厥漉汗❶者，何以候之？少俞答曰：肉不坚，腠理疏，则善病风。黄帝曰：何以候肉之不坚也？少俞答曰：（䐃）[䐃] 肉不坚，而无分理，理者粗理，粗理而皮不致者，腠理疏。此言其浑然❷者。

【注释】

❶ 漉汗：指汗出。
❷ 浑然：浑，大。浑然，大致如此。

【白话解】

黄帝说：人有常患风厥病，而汗出不止的，从什么现象上，观察它的病因呢？少俞回答：肌肉不坚实，腠理疏松，就会常感受风病。黄帝说：怎样来观察肌肉的不坚实呢？少俞回答：那是肩、肘、髀、膝等处的肌肉不坚实，又没有肤纹的。由于肌肉不坚实，肤粗，皮也不致密。因此，腠理疏松，就容易感受风邪。这仅说是大致如此吧。

黄帝曰：人之善病消瘅者，何以候之？少俞答曰：五脏皆柔弱者，善病消瘅。黄帝曰：何以知五脏之柔弱也？少俞答曰：夫柔弱者，必有刚强，刚强多怒，柔者易伤❶也。黄帝曰：何以候柔弱之与刚强？少俞答曰：此人薄皮肤而目坚固以深❷者，长冲直扬，其心刚，刚则多怒，怒则气上逆，胸中畜积❸，血气逆留，（䐄）[腹]皮充（肌）[胀]，血脉不行，转而为热，热则消肌肤，故为消瘅，此言其人暴刚而肌肉弱者也。

【注释】

❶ 刚强多怒柔者易伤：此谓测知五脏柔弱，是从性情粗暴，多怒的方面看。柔者容易病消瘅。

❷ 坚固以深：坚固，谓视物坚定。深，谓眶骨高耸，眼珠深凹。

❸ 畜积：即积聚。

【白话解】

黄帝说：人有易患消瘅病的，从什么现象上，可以观察它的病因呢？少俞回答：五脏都柔弱的人，就容易患消瘅。黄帝说：怎样知道五脏是柔弱的呢？少俞回答：五脏柔弱的人，一定性气刚强，刚强者多怒。而柔弱是很容易患消瘅病的。黄帝说：怎样观察柔弱与刚强的特征呢？少俞回答：这种人，皮肤薄，眼睛视物时，目光坚定，眼珠深凹，睁目竖眉，直视露光。这种人，性气刚强，刚强就会多怒，怒就会气向上逆，气逆就使气积聚胸中，血气留滞不畅，肚皮膨胀，血脉运行失常，转而成为郁热，郁热就消灼肌肤，所以就成为消瘅病。这是说那性气粗暴刚强而肌肉脆弱的人啊！

黄帝曰：人之善病寒热❶者，何以候之？少俞答曰：小骨弱肉❷者，善病寒热。黄帝曰：何以候骨之小大，肉之坚脆，色之不一也？少俞答曰：颧骨者，骨之本也❸。颧大则骨大，颧小则骨小。皮肤薄而其肉无䐃，其臂懦懦❹然，其地色（殆）[炲]❺然，不与其天同色，污然独异，此其候也。然❻（后）臂薄❼者，其髓不满，故❽善病寒热也。

【注释】

❶ 寒热：虚劳寒热。

❷ 小骨弱肉：张介宾曰："骨属肾，肉属脾，皆至阴之所在也。阴不足，则阳邪易以入之，故善病寒热。"

❸ 颧骨者骨之本也：张介宾曰："目下颊骨曰颧，周身骨骼大小，可验于此。"张志聪曰："夫肾主骨。颧者，肾之外候也，故颧骨为骨之本。"

❹ 懦懦：柔软。

❺ 炲（tái 抬）：黑色。

❻ 然：盖候病寒热，既从骨肉色测知，故曰此其候也。但此外亦可以从其他情况观察。然，作"如或"解。

❼ 臂薄：张志聪曰："臂薄者，股肱之大肉不丰也。"倪冲之曰："臂薄者，通体之皮肉薄弱矣，皮肉薄弱，则津液竭少，故曰臂薄者其髓不满。"

❽ 故：犹"亦"也。

【白话解】

黄帝说：人有易患寒热病的，从什么现象上，可以知道他的病因呢？少俞回答：骨骼小、肌肉脆弱的人，就容易患寒热病。黄帝说：怎样去观察骨骼的大小、肌肉的坚脆、气色的不一致呢？少俞回答：面部的颧骨，是全身骨骼之本。颧骨大的，则骨骼大；颧骨小的，则骨骼小。皮肤薄而肌肉没有突起的，他的臂膊柔弱，下巴颏发黑色，和额前色泽不同，就像罩着汗浊之色，而和其他地方的色泽不一样，从这些现象就可观察它的病因了。如或两臂及股后肌肉不丰满的，它的髓液必虚，也会常患寒热病的。

黄帝曰：何以候人之善病痹者？少俞答曰：粗理而肉不坚者，善病痹。黄帝曰：痹之高下有处乎？少俞答曰：欲知其高下者，各视其部❶。

【注释】

❶ 各视其部：张志聪曰："皮脉肉筋骨，五脏之分部也。《痹论》曰：'风寒湿三气杂至，合而为痹。以冬遇此者为骨痹，以春遇此者为筋痹，以夏遇此者为脉痹，以至阴遇此者为肌痹，以秋遇此者为皮痹，'故各视其部，则知痹之高下。盖心肺之痹在高，肝肾脾在下。"

【白话解】

黄帝说：从什么现象上去观察人常患痹病的病因呢？少俞回答：皮肤的纹理粗，而肌肉又不坚实的，就会常患痹病。黄帝说：痹病的发生，或高、或下，有一定的病所吗？少俞回答：要知道痹病发作的或高或下，就应当观察五脏的分部。

黄帝曰：人之善病肠中积聚❶者，何以候之？少俞答曰：皮肤薄而不泽❷，肉不坚而淖泽，如此则肠胃恶❸，恶则邪气留止，积聚乃伤。脾胃之间，寒温不次❹，邪气稍至，蓄积留止，大聚乃起。

【注释】

❶ 积聚：《诸病源候论》卷十九《积聚病诸候》："积聚者，由阴阳不和，腑脏虚弱，受于风邪，搏于腑脏之气所为也。诸脏受邪，初未能为积聚，留滞不去，乃成积聚。"

❷ 泽：光润。

❸ 恶：害。

❹ 不次：犹言"不当"。寒温不次，是谓饮食冷热之不当也。

【白话解】

黄帝说：人有常患肠中积聚的病，从什么现象上，可以观察它的病因呢？少俞回答：皮肤瘦薄而不光润，肌肉不坚实又不湿润，像这样，就是肠胃受了伤害，受了伤害，那么邪气就会留滞在里面，因此，积聚的病就发作了。脾胃里，由于饮食的冷热失调，邪气才会侵入，蓄积停留腹内，那大聚重病就形成了。

黄帝曰❶：余闻病形，已知之矣，愿闻其时。少俞答曰：先立其年，以知其时，时高则起，时下则殆，虽不陷下，当年有冲通，其病必起，是谓因形而生病，五变之纪也。

【注释】

❶ 黄帝曰：丹波元简曰："本节诸家并以运气家之言而解之。然运气之说，昉于唐以后，乃不可以彼解此，必别有义之所存，俟考。"

【白话解】

根据丹波氏说：从略。

本脏第四十七

【提要】本篇首先论述了脏腑、经脉、志意、魂魄的功能，而病变的发生，则主要在于脏腑。五脏有小大、高下、坚脆、端正偏颇之不同，六腑亦有小大、长短、厚薄、曲直、缓急之各异。脏腑不同，病变则异，这是古人进行类比观察所得的结论。至于篇中所述及的肺和肩膺胸喉的关系，肝和胁的关系，脾和唇的关系，肾和耳的关系，以及皮和肺、大肠的关系，脉和心、小肠的关系，肉和脾、胃的关系，爪、筋和肝、胆的关系，腠理毫毛和三焦的关系，这些理论，直到现在，仍在临证诊断和治疗上，给我们极大的启发。

黄帝问于岐伯曰：人之血气精神者，所以奉生而周❶于性命者也。经脉者，所以行血气而营阴阳，濡筋骨，利关节者也。卫气者，所以温分肉，充皮肤，肥腠理❷，司（关）[开]合❸者也。志意者，所以御❹精神，收魂魄❺，适寒温，和喜怒❻者也。是故血和则经脉流行，营覆阴阳❼，筋骨劲强，关节（清）[滑]利矣。卫气和则分肉解利❽，皮肤调柔，腠理致密矣。志意和则精神专直，魂魄不散，悔❾怒不起，五脏不受邪❿矣。寒温和则六腑化谷，风痹不作，经脉通利，肢节得安矣。此人之常平也。五脏者，所以藏精神血气魂魄者也。六腑者，所以化水谷而行津液⓫者也。此人之所以具受于天也，无愚智贤不肖，无以相倚也，然有其独尽天寿，而无邪僻之病，百年不衰，虽犯风雨卒寒大暑，犹有弗能害也；有其不离屏蔽室内，无怵惕之恐，然犹不免于病，何也？愿闻其故。

【注释】

❶周：犹"合"也。

❷肥腠理：肥，犹"厚"也。这是说腠理之厚盛，是由于卫气之养。

❸开合：指皮肤腠理之开合（包括汗孔。）

❹御：驾驭。

❺收魂魄：收，聚。张介宾曰："魂之为言，如梦寐恍惚变幻游行之境皆是。魄之为用，能动能作，痛痒由之而觉也。"

❻适寒温和喜怒：杨上善曰："脾肾之神志意者，能御精神，令之守身，收于魂魄，使之不散；调于寒暑，得于中和；和于喜怒，不过其节者，皆志意之德也。"

❼营覆阴阳：营，与"荣"同。营覆阴阳，是谓血和则荣养遍及人体内外之阴阳。

❽解利：舒散滑利。本句是说卫气行于肌肉间舒畅之意。

❾悔：恨。

❿五脏不受邪：杨上善曰："志意司腠理，外邪不入，故五脏不受也。"

⓫津液：指泣、汗、涎、涕、唾。

【白话解】

黄帝问岐伯：人体的血气精神，是养生而合于性命的物质。人的经脉的作用，是通行血气，运转阴阳，濡润筋骨，滑利关节的；人的卫气的作用，是温养肌肉，充实皮肤，肥盛腠理，管理皮肤腠理开合的；人的志意的作用，是驾驭精神，收聚魂魄，适应寒温的变化，调和情绪的。所以血脉和的，就会经脉流行，荣养到了身体内外，筋骨劲强，关节也感觉滑利；卫气和的，就会使肌肉感到舒畅滑利，皮肤和柔，腠理也能致密；至于志意和顺的，就会使精神专一，魂魄不致散漫，恨怒也不妄起，因而五脏和谐，不受邪气的侵袭；如能适应寒温气候的变化，就会使六腑运化谷物的功能正常，风痹的病不致发生，四肢关节的活动也就正常了。这些都是身体协调的平常情况。总的来说，五脏的功能，是藏精神血气魂魄的；六腑的功能，是运化谷物而行津液于全身的。这些都是人禀受于天的，不论愚智贤不肖，没有什么不同的。但有的人独享大寿，从未发生过难治的病，直到老年，身体毫不衰败，虽然遇到了风雨、暴冷、大暑的气候，还是不能损害他的健康；又有的人从不离开屏风、室内，也没遭到什么可怕的事情，但仍然免不了病，这是为什么？希望听一下其中的缘故。

岐伯对曰：窘❶乎哉问也！五脏者，所以参天地❷，副❸阴阳，而连四时❹，化五节❺者也。五脏者，（固）〔故〕有小大高下坚脆端正偏倾者；六腑亦有小大长短厚薄结❻直缓急。凡此二十五者❼，各不同，或善或恶❽，或吉或凶❾，请言其方❿。

【注释】

❶ 窘：重要。

❷ 参天地：杨上善曰："肺心居其上，故参天也。肝脾肾在下，故参地也。"

❸ 副：相配。

❹ 连四时：杨上善曰："肝春、心夏、肺秋、肾冬，即连四时也。"

❺ 化五节：杨上善曰："从五时而变，即化五节。节，时也。"

❻ 结：曲。

❼ 凡此二十五者：五脏，各有小大、高下、坚脆、端正、偏倾等五变。杨上善曰："天地阴阳四时八节造化不同，用参五脏，何得一也。五脏各有五别，六腑皆准五脏，亦有五别。故脏腑别言各有五别，五五二十五也。五脏既五，六腑亦五，三焦一腑，属于膀胱，故唯有五。"

❽ 或善或恶：杨上善曰："心小则安，此为善也；易伤以忧，即为恶也。"

❾ 或吉或凶：杨上善曰："心坚则脏安守固，此为吉也；心脆则喜病消瘅热中，即为凶也。"

❿ 方：有"别"义。

【白话解】

岐伯回答：你问的很重要啊！人体五脏，它们的功能活动，是与天地相参，与阴阳相配，合于四时，而与五时的变化相应的。在五脏本有小大、高下、坚脆、端正偏倾等各种不同，在六腑也有小大、长短、厚薄、曲直、缓急等各种差异。总之，这二十五种变化，各不一样，或善或恶，或吉或凶，请让我说说它的差别吧。

心小则安，邪弗能伤，易伤以忧；心大则忧不能伤，易伤于邪。心高则满于肺中❶，悗而善忘，难开以言；心下则脏外❷，易伤于寒，易恐以言。心坚则脏安守固❸；心脆则善病消瘅热中❹。心端正则和利难伤；心偏倾则操持不一❺，无守司也。

【注释】

❶ 心高则满于肺中：张志聪曰："肺者心之盖，故心高则满于肺中。在心主言，在肺主声，满则心肺之窍闭塞，故闷而善忘，难开以言也。"

❷ 外：稀疏。

❸ 心坚则脏安守固：杨上善曰："脏坚则神守亦坚固，故其心脏安不病。"

❹ 心脆则善病消瘅热中：杨上善曰："五脏柔脆，神亦柔脆，故脏柔脆。人血脉上行，转而为热，消肌肤，故病消瘅热中也。热中，胃中热故也。"

❺ 操持不一：杨上善曰："心脏偏倾不一，神亦如之，故操持百端，竟无守司之恒。"

【白话解】

心脏小的，则心气安定，外邪不能伤害，但易被内忧所伤；心脏大的，不致被内忧所伤，但易为外邪所伤。心脏的位置高，就会满于肺部，多烦闷，好忘事，很难用言语去开导他；心脏的位置低，则脏气不紧密，容易为寒邪所伤，又容易用言语去恐吓他。心脏坚实的，则所藏的神气安定，内守固密；心脏脆弱的，则多患消瘅热中的病。心脏的位置端正，则脏气和谐，外邪难以伤害；心脏的位置偏倾不正，则操持各种事物不能一致，是精神不能内守去约束啊！

肺小则少饮，不病喘喝❶；肺大则多饮，善病胸痹喉痹逆气。肺高则上气❷，肩息咳❸；肺下则居贲迫肺，善胁下痛。

肺坚则不病咳上气；肺脆则苦病消瘅易伤。肺端正则和利难伤；肺偏倾则胸［胁］偏痛❹也。

【注释】

❶ 喘喝：杨上善曰："喝，喘声。"

❷ 上气：杨上善曰："肺高则上迫缺盆，故上气。"

❸ 肩息咳：杨上善曰："喘息两肩并动，故曰肩息。又肺上迫，故数欲咳。"

❹ 肺偏倾则胸胁偏痛：杨上善曰："偏倾者，随偏所在，即偏处胸痛也。"

【白话解】

肺脏小的，就饮水少，也不患喘喝的病；肺脏大的，就饮水多，容易患胸痹、喉痹、逆气等证。肺脏位置高的，就会气逆向上、肩息、咳嗽等证；肺脏位置低的，就会逼迫胸膈，多胁下痛。肺脏坚实的，就不会患咳嗽、气逆向上的病；肺脏脆弱的，就会患消瘅病，容易感受外邪。肺脏的位置端正，则肺气和利，外邪难以伤害；肺脏的位置偏倾不正，就会引起胸胁偏痛。

肝小则脏安，无胁下之病；肝大则逼胃迫咽❶，迫咽则苦膈中，且胁下痛。肝高则上支贲❷，（切）［且］胁悗，为息贲；肝下则（逼）［安］胃，胁下空，胁下空则易受邪。肝坚则脏安难伤；肝脆则善病消瘅易伤。肝端正则和利难伤；肝偏倾则胁下痛❸也。

【注释】

❶肝大则逼胃迫咽：杨上善曰："胃居肝下，咽在肝旁。肝大下逼于胃，旁迫于咽。"

❷上支贲：杨上善曰："贲，当膈。"

❸肝偏倾则胁下痛：杨上善曰："偏近一箱，则一箱空处偏痛也。"

【白话解】

肝脏小的，则脏气安定，没有胁下作痛的病；肝脏大的，就会逼近胃部，上迫咽喉，胸膈阻塞不通，并且胁下疼痛。肝脏位置高的，就会上支胸膈，并且胁下拘急，发为息贲的病；肝脏位置低的，则胃部安和，胁下空虚，因为空虚就容易感受外邪。肝脏坚实，则脏气安定，外邪难以伤害；肝脏脆弱，则多患消瘅，而易被外邪所伤。肝脏的位置端正，则肝气和利，不易为外邪伤害；肝脏的位置偏倾的，则胁下也会偏痛的。

脾小则脏安，难伤于邪也；脾大则苦凑眇而痛❶，不能疾行。脾高则眇引季胁而痛；脾下则下加于大肠，下加于大肠则脏苦受邪。脾坚则脏安难伤；脾脆则善病消瘅易伤。脾端正则和利难伤；脾偏倾则善满善胀也。

【注释】

❶ 脾大则苦凑眇而痛：杨上善曰："眇，空处也。脾大凑向空眇而痛。"

【白话解】

脾脏小的，则脏气安定，外邪难以伤害；脾脏大的，就会经常影响腋下胁上空软部分作痛，不能走得很快。脾脏的位置高，就在胁下空软处，会牵引季胁作痛；脾脏的位置低，就向下加于大肠之上，会常受邪气伤害。脾脏坚实的，则脏气安和，难被外邪所伤；脾脏脆弱的，就会患消瘅病，容易为外邪伤害。脾脏的位置端正，则脾气和利，不易为外邪伤害；脾脏的位置偏倾，就容易发生胀满的病。

肾小则脏安难伤；肾大则善病腰痛，不可以俯仰，易伤以邪。肾高则苦背膂痛，不可以俯仰；肾下则腰尻痛，不可以俯仰❶，为狐疝❷。肾坚则不病腰背痛；肾脆则善病消瘅易伤。肾端正则和利难伤；肾偏倾则苦腰尻痛也。凡此二十五变者，人之所［以］苦常病❸。

【注释】

❶ 肾下则腰尻痛不可以俯仰：杨上善曰："肾下入于尻中，下迫膀胱，故尻痛不可俯仰。"

❷ 狐疝：《金匮要略·趺蹶手指臂肿转筋阴狐疝蛔虫病脉证治》："阴狐疝气者，偏有大小，时时上下。"

❸ 凡此二十五变者人之所以苦常病：杨上善曰："人之五脏，受之天分，有此二十五变者，不由人之失养之愆，故虽不离屏蔽，常喜有前病也。"

【白话解】

肾脏小的，则脏气安定，外邪难以伤害；肾脏大的，则常患腰痛，不能够俯仰，并且容易为邪所伤。肾脏的位置高，就经常有脊背疼痛，不能够俯仰；肾脏的位置低，就会腰尻部疼痛，不能够俯仰，且有狐疝等病。肾脏坚实，就没有腰背痛的病；肾脏脆弱，就多病消瘅，容易为邪气所伤。肾脏的位置端正，则肾气和利，不易为外邪伤害；肾脏的位置偏倾，就会经常发生腰尻偏痛。总之，这五脏的大小、高低、坚脆、端正与偏倾等二十五种变化，就是人体所以经常发生各种疾病的原因。

黄帝曰：何以知其然也？岐伯曰：赤色小理者心小，粗理者心大。无髑骬者心高，髑骬小短举者❶心下，髑骬长者心下坚，髑骬弱小以薄者心脆，髑骬直下不举者❷心端正，髑骬倚❸一方者心偏倾也。

【注释】

❶ 举者：孙鼎宜曰："举者，俗谓之鸡胸。"

❷ 髑骬直下不举者：谓剑突直下不偏，又不向外突起。

❸ 倚：偏也。

【白话解】

黄帝说：怎样可以知道五脏的大小、高低、坚脆、端正与偏倾的情况呢？岐伯说：皮肤现红色，纹理细密的，心脏就小；纹理粗疏的，心脏就大。看不见胸骨剑突的，心脏的位置就高；胸骨剑突小，短而鸡胸的，心脏的位置就低。胸骨剑突长的，心脏就坚实；胸骨剑突弱小而较薄的，心脏就脆弱。胸骨剑突直下而不突起的，心脏就端正；胸骨剑突偏在一面的，心脏就偏倾不正。

白色小理者肺小，粗理者肺大。巨肩反膺陷喉者肺高，合腋张胁者肺下。好肩背厚者肺坚，肩背薄者肺脆。背膺厚者肺端正，（胁）［膺］偏（疏）［欹］❶者肺偏倾也。

【注释】

❶ 膺偏欹：膺欹斜而肺亦因之不正。

【白话解】

皮肤现白色，纹理细密的，肺脏就小；纹理粗疏的，肺脏就大。两肩宽大，胸部向外突出，而咽喉内陷的，肺脏的位置就高；两腋收敛，两胁部开张的，肺脏的位置就低。胸背部宽厚的，肺脏就坚实；肩背部薄弱的，肺脏就脆弱。背部及胸膺宽厚的，肺脏就端正；胸部偏斜的，肺就偏倾不正。

青色小理者肝小，粗理者肝大。广胸反骹❶者肝高，合胁兔骹❷者肝下。胸胁好者肝坚，胁骨弱者肝脆。膺腹好相得❸者肝端正，胁骨偏举者肝偏倾也。

【注释】

❶ 反骹（qiāo 敲）：指胁骨隆起也。

❷ 兔骹：谓胸胁交分处之扁骨，伏藏视如兔者。

❸ 相得：引申为称合之义，"膺胁相称"与下"胁骨偏举"相对。

【白话解】

皮肤现青色，纹理细密的，肝脏就小；纹理粗疏的，肝脏就大。胸部宽阔，胁骨隆起的，肝脏的位置就高；胁部狭窄，胸胁交分之处的扁骨隐伏的，肝脏的位置就低。胸胁健美的，肝脏就坚实；胁骨柔软的，肝脏就脆弱。胸腹好，两相称合的，肝脏就端正；胁骨偏斜而高起的，肝脏就偏倾不正。

黄色小理者脾小，粗理者脾大。揭唇❶者脾高，唇下纵者脾下。唇坚者脾坚，唇大而不坚者脾脆。唇上下好者脾端正，唇偏举者脾偏倾也。

【注释】

❶ 揭唇：杨上善曰："揭，举也。"张介宾曰："脾气通于口，其荣在唇，故脾之善恶，体于唇而可知也。"

【白话解】

皮肤现黄色，纹理细密的，脾脏就小；纹理粗疏的，脾脏就大。嘴唇向上翻的，脾脏的位置就高；嘴唇向下纵垂的，脾脏的位置就低。嘴唇坚实的，脾脏就坚实；嘴唇大而不坚实的，脾脏就脆弱。嘴唇上下均匀的，脾脏就端正；嘴唇偏耸的，脾脏就偏倾不正。

黑色小理者肾小，粗理者肾大。高耳者肾高，耳后陷者肾下。耳坚者肾坚，耳薄不坚者肾脆。耳好前居牙车❶者肾端正，耳偏高❷者肾偏倾也。凡此诸变者，持则安，减则病也。

【注释】

❶ 牙车：又称颊车，即下颌角处。

❷ 耳偏高：杨上善认为"一箱独高为偏"。

【白话解】

皮肤现黑色，纹理细密的，肾脏就小；纹理粗疏的，肾脏就大。两耳高的，肾脏的位置就高；两耳向后陷下的，肾脏的位置就低。耳朵皮肉坚实的，肾脏就坚实；耳薄而皮肉不坚实的，肾脏就脆弱。两耳皮肉丰厚，位于两侧颊车之前的，肾脏就端正；两耳一边偏高的，肾脏就偏倾不正。所有以上五变的现象，倘能因其不同情况，善为持守，就仍然能够安好，如不善调理，有所伤损，那就会发生疾病了。

帝曰：善。然非余之所问也。愿闻人之有不可病者，至 **❶** 尽天寿，虽有深忧大恐，怵惕之志，犹不能减也，甚寒大热，不能伤也；其有不离屏蔽室内，又无怵惕之恐，然不免于病者，何也？愿闻其故。岐伯曰：五脏六腑，邪之舍也 **❷**，（请言其故。）五脏皆小者，少病，苦燋心，大愁忧；五脏皆大者，缓于事，难使以忧。五脏皆高者，好高举措 **❸**；五脏皆下者，好出人下 **❹**。五脏皆坚者，无病；五脏皆脆者，不离于病。五脏皆端正者，和利得人心 **❺**；五脏皆偏倾者，邪心而善盗，不可以为人，（平）[卒]反复言语也。

【注释】

❶ 至：达到。

❷ 邪之舍也：杨上善曰："五脏六腑坚端正者，和利得人，则道之宅也；脏腑脆而偏倾，则邪气舍也。"

❸ 举措：举动措置。

❹ 好出人下：意志卑弱。

❺ 和利得人心：杨上善曰："和谓神性和柔。利谓薄于名利，并为人所附也。"

【白话解】

黄帝说：讲得好。但这些不是我要问的，我希望听听有的人总没有病，达到能享大寿的愿望。虽然遭遇了深忧大恐，情绪上极坏，还是不能损伤他，酷寒炎暑，也不能影响他的健康；又有的人，不离开屏风、室内，也没有深忧大恐的刺激，可是免不了患病，这是什么道理？希望讲清楚其中的缘故。岐伯说：五脏六腑，是外邪留止的地方，五脏都小的，生病就少，但经常要劳心焦虑，免不了愁忧；五脏都大的，做事缓慢，很难使他愁忧。五脏的位置都高，举动措置，好高而不切乎实际；五脏的位置都低，意志卑弱，情愿居于人下。五脏都坚实的，不会生病；五脏都脆弱的，离不开病。五脏的位置都端正的，性情和顺而得人亲近；五脏的位置都偏倾的，存心不正而贪图盗窃，不配做人，他的言语反复无常。

黄帝曰：愿闻六腑之应。岐伯答曰：肺合大肠❶，大肠者，皮其应。心合小肠，小肠者，脉其应。肝合胆，胆者，筋其应。脾合胃，胃者，肉其应。肾合三焦膀胱❷，三焦膀胱者，腠理毫毛其应。

【注释】

❶ 肺合大肠：张介宾曰："肺本合皮，而大肠亦应之。心本合脉，而小肠亦应之。胆胃皆然，故表里之气相同也。"

❷ 肾合三焦膀胱：张介宾曰："肾本合骨，而此云三焦膀胱者，腠理毫毛其应，何也？如《五癃津液别篇》曰：'三焦出气，以温肌肉充皮毛。'此其所以应腠理毫毛也。"

【白话解】

黄帝说：希望听一下六腑在人体的察验情况。岐伯回答：肺与大肠表里配合，大肠怎样？以皮肤来察验；心与小肠表里配合，小肠怎样？以血脉来察验；肝与胆表里配合，胆怎样？以筋来察验；脾与胃表里配合，胃怎样？以肉来察验；肾与三焦膀胱表里配合，三焦膀胱怎样？以毫毛腠理来察验。

黄帝曰：应❶之奈何？岐伯曰：肺应皮。皮厚者大肠厚，皮薄者大肠薄。皮缓腹裹❷大者大肠（大）[缓]而长，皮急者大肠急而短。皮滑者大肠直，皮肉不相离❸者大肠结。

【注释】

❶ 应：候。

❷ 腹裹：指肚囊。

❸ 离（ｌì）：靠近，贴切。

【白话解】

黄帝说：怎样察验呢？岐伯说：察验肺，是看皮肤，肺与大肠相表里，那么皮肤厚的，大肠就厚；皮肤薄的，大肠就薄。皮肤松，肚囊大的，大肠就缓纵而长；皮肤紧，大肠就紧而短。皮肤滑润的，大肠就滑利；皮肉不相贴合的，大肠就不滑利。

心应脉，皮厚者脉厚，脉厚者小肠厚；皮薄者脉薄，脉薄者小肠薄。皮缓者脉缓，脉缓者小肠大而长；皮薄而脉冲小者，小肠小而短。诸阳经脉皆多纤屈者，小肠结。

【白话解】

察验心，是看血脉。心与小肠相表里，脉在皮中，那么皮肤厚的，血脉就厚，血脉厚的，小肠就厚；皮肤薄的，血脉就薄，血脉薄的，小肠就薄。皮肤弛缓的，血脉就弛缓，血脉弛缓的，小肠的形状就大而且长；皮肤薄而血脉虚少的，小肠的形状就小而且短。各条阳经脉络显现有纤屈现象的，就可知小肠之气也会有所郁结的。

脾应肉。肉䐃坚大者胃厚，肉䐃么❶者胃薄。肉䐃小而么者胃不坚，肉䐃不称身者胃下，胃下者下管约不利❷。肉䐃不坚者胃缓，肉䐃无小里累者胃急。肉䐃多（少）［小］里累者胃结❸，胃结者上管❹约不利也。

【注释】

❶ 么：细小。

❷ 下管约不利：下管，指胃之下脘幽门。约，拘束。

❸ 胃结：胃气郁结不舒。

❹ 上管：指胃之上脘贲门部。

【白话解】

察验脾，是看肉䐃。脾与胃相表里，脾主肉，那么肉䐃坚大的，胃壁的肌肉就厚；肉䐃薄小的，胃壁的肌肉就薄。肉䐃小而且薄的，胃就不坚实；肉䐃与身体不相称的，胃就会下垂，下垂则胃的下口受到拘束，就会使二便不利。肉䐃不坚实的，则胃气弛缓；肉䐃上没有小的颗粒累累，则胃气急，肉䐃上出现很多小的颗粒，则胃气郁结，这样则胃的上口受到拘束，就会使饮食困难。

肝应爪。爪厚色黄者胆厚❶，爪薄色红者胆薄。爪坚色青者胆急，爪濡❷色赤者胆缓。爪直色白无约者胆直，爪恶❸色黑多纹者胆结也。

【注释】

❶ 爪厚色黄者胆厚：杨上善曰："肝以合胆，胆以应筋，爪为筋余，故以爪候胆也。"

❷ 濡：柔润。

❸ 爪恶：爪甲畸形。

【白话解】

察验肝，是看爪甲。肝与胆相表里，肝主筋，爪甲是筋之余，那么爪甲厚的，胆囊就厚；爪甲薄的，胆囊就薄。爪甲坚硬的，胆气就急；爪甲柔润的，胆气就和缓。爪甲平直无纹的，胆气直爽；爪甲畸形而多纹的，胆气就郁结不舒。

肾应骨。密理厚皮者三焦膀胱厚❶，粗理薄皮者三焦膀胱薄。疏腠理者三焦膀胱缓，皮急❷而无毫毛者三焦膀胱急。毫毛美而粗者三焦膀胱直，稀毫毛者三焦膀胱结也。黄帝曰：厚薄美恶皆有形，愿闻其所病。岐伯答曰：视其外应，以知其内脏，则知所病矣。

【注释】

❶ 三焦膀胱厚：杨上善曰："肾以应骨，骨应三焦膀胱。三焦之气，如沤沟渎与膀胱水府是同，故为一腑也。"倪冲之曰："太阳之气主皮毛，三焦之气通腠理，是以视皮肤腠理之厚薄，则内应于三焦膀胱矣。"

❷ 皮急：皮肤紧绷。

【白话解】

察验肾，是看骨。肾主骨，内与三焦膀胱相应。纹理密，皮肤厚，则三焦膀胱厚；纹理粗，皮肤薄，则三焦膀胱薄。腠理稀疏的，则三焦膀胱之气就和缓；皮肤紧绷，而无毫毛的，则三焦膀胱之气就紧促。毫毛美好而粗的，则三焦膀胱之气就条达；毫毛稀少的，则三焦膀胱之气就郁结不舒了。黄帝说：脏腑的厚薄美恶，既然都有形状，希望再听一下它们所以会发生疾病的情况。岐伯回答：观察它们在外的相应情况，可以测知内脏变化，从而也就知道所发生的疾病了。

卷 八

禁服第四十八

【提要】本篇说明针灸治病，其理极为深奥，首先要熟悉经脉的理论，所谓"凡刺之理，经脉为始"，就是对后人殷切的教导。本篇不仅介绍了针灸治疗原则，同时对寸口人迎脉的诊断价值和意义也详加论述，给我们以极大的启发。

雷公问于黄帝曰：细子❶得受业，通于《九针》六十篇❷，旦暮勤服之，近者编绝❸，久者简垢❹，然尚讽诵弗置❺，未尽解于意矣。《外揣》言浑束为一❻，未知所谓也。夫大则无外，小则无内，大小无极，高下无度，束之奈何？士之才力，或有厚薄，智虑褊浅❼，不能博大深奥，自强于学若细子，细子恐其散于后世，绝于子孙，敢问约之奈何❽？黄帝曰：善乎哉问也！此先师之所禁❾，坐私传之也❿，割臂歃血⓫之盟也，子若欲得之，何不斋⓬乎？

【注释】

❶ 细子：自谦之词。

❷ 六十篇：杨上善曰："南方来者，九针之道，有六十篇。"张介宾曰："六十篇，古经数也，今失其传。"

❸ 编绝：连贯竹简所用之青丝，由于反复翻阅而断开。

❹ 简垢：竹简上蒙尘不洁。

❺ 置：放弃。

❻ 浑束为一：将许多问题，综括其要，成为一个总的问题。

❼ 褊浅：无知。

❽ 敢问约之奈何：杨上善曰："敢问其要，传之不朽也。"

❾ 此先师之所禁：禁，禁戒。杨上善曰："非其人不可授道，故须禁之。"

❿ 坐私传之也：所禁与坐私传，意义一贯。是谓慎于传授，否则罪也。

⓫ 歃血：谓盟者以血涂口旁。

⑫ 斋：斋戒，沐浴更衣，暂禁一切嗜欲。王冰曰："洗心曰斋。"

【白话解】

雷公问黄帝：我从你授业，明白了《九针》六十篇，早晚勤勉学习，那年代较近的，经反复翻阅，有的编索已断；那年代较远的，经长久翻阅，有的竹简污损，但我还是诵读而没有舍弃，不过仍然不能全面地了解其中的意义。特别是《外揣》篇里所说的"浑束为一"这句话，不知是指什么讲的。由于九针的道理，大到在外的一切，已经没有比它包罗更广的，小到在内的一切，已经没有比它蕴藏更小的，大小达到了无极的顶点，高下也进入莫测的境地，把它归纳为一个总的纲领，应怎么办呢？况且人的才力，有深有浅，有的智识偏小，不能博大深奥，又不能像我一样地努力学习。我恐怕这九针学术，到了后世就会散失，子孙后辈也就很难学到了，请问把它精简了，应怎样呢？黄帝说：你问得很好啊！这是先师所再三告诫，而私传就是有罪的，甚至要经过割臂歃血盟誓，才能传授。你若打算得到真传，为什么不斋戒，以表示诚意呢？

雷公再拜而起曰：请闻命于是也。乃斋宿❶三日而请曰：敢问今日正阳❷，细子愿以受盟。黄帝乃与俱入斋室，割臂歃血。黄帝亲祝曰：今日正阳，歃血传方，有敢背此言者，（反）［必］受其殃。雷公再拜曰：细子受之。黄帝乃左握其手，右授之书，曰：慎之慎之，吾为子言之。

【注释】

❶ 斋宿：严敬之意。

❷ 正阳：正午。

【白话解】

雷公一再地礼拜之后，跪立起来说：我希望听到教诲。于是就斋戒了三日，又请求说：敢问在今日正午，我希望能行受教的盟誓。黄帝就和他一同进入斋堂，割臂出血，把血涂在口旁，黄帝祝告着说：在今日正午，歃血传授针治方法，有敢违背这一盟言的，必定受到祸殃。雷公再拜着说：我敬谨接受。黄帝就用左手握着他的手，右手授给他书说：慎重啊！慎重啊！我为你讲一讲吧。

凡刺之理，经脉为始❶，营其所行，知其度量❷，内刺五脏❸，外刺六腑❹，审察卫气，为百病母❺，调其虚实，（虚实）乃止，泻其血络，血尽不殆矣。雷公曰：此皆细子之所以通，未知其所约❻也。

【注释】

❶ 经脉为始：杨上善曰："人之十二经脉，奇经八脉，十五络脉，经络于身，营卫阴阳，气之经隧，生之夭寿，莫不由之，故为始也。"

❷ 营其所行知其度量：杨上善曰："刺之理者，必须经营循十二经诸络脉等所行之气，并知脉之长短度量也。"

❸ 内刺五脏：杨上善曰："从于脏腑，流出经脉，行身外，故脏腑称内。知内之道，先次五脏，内中之阴。"

❹ 外刺六腑：杨上善曰："次别六腑，内中之阳也。"

❺ 审察卫气为百病母：张介宾曰："卫气者，阳气也，卫外而为固也。阳气不固，则卫气失常，而邪从卫入，乃生疾病，故为百病母。"

❻ 约：节量。

【白话解】

大凡针刺之理，首先是精研经脉，测量它的循行通路，了解它的长短大小。在治病时，针刺五脏，分别六腑，审察卫气，因为它是百病之所由生。另外调和虚实，如属实的，就泻它的血络出血，血络里的瘀血出尽，病情就没有危险了。雷公说：这些道理，都是我早已通晓的，就不知道怎样把它归纳起来。

黄帝曰：夫约方❶者，犹约囊❷也，囊满而弗约，则输泄，方成弗约，则神（与）弗［与］俱❸。雷公曰：愿为下材❹者，勿满而约之。黄帝曰：未满而知约之以❺为工，不可以❺为天下师。

【注释】

❶ 约方：指针灸取穴，精确有法，而非杂乱无章，是谓约方。

❷ 约囊：杨上善曰："方以诊气，囊以盛气，故得比之。"张志聪曰："约囊者，谓气与血合，犹气在囊籥之中。"

❸ 神弗与俱：神，指神妙。神弗与俱，是说神妙之用与针刺之法不能共起

变化作用。

❹ 下材：低下之才。

❺ 以：犹"谓"也。

【白话解】

黄帝说：所谓约方，就像把一个袋口束缚起来一样，装满东西的袋子，没有把袋口扎紧，就会把囊内的东西泄漏到外面；许多方法没有归纳起来，就不能出神入化，在运用上达到神妙的境地。雷公说：那些甘愿作低下之才的人，还没有达到精博的地步，就定出简约的方法了。黄帝说：未达到精博的地步，就归纳出简约的方法，只可说他是个好的医生，不可说他是天下人的师表，叫大家去学习他。

雷公曰：愿闻为工。黄帝曰：寸口主中❶，人迎主外❷，两者相应，俱往俱来❸，若引绳大小齐等❹。春夏人迎微大，秋冬寸口微大，如是者名曰平❺人。

【注释】

❶ 寸口主中：杨上善曰："夫言口者，通气者也。寸口通于手太阴气，故曰寸口。气行之处，亦曰气口，寸口气口，更无异也。中谓五脏，脏为阴也。五脏之气，循手太阴脉，见于寸口，故寸口脉，主于中也。"

❷ 人迎主外：杨上善曰："结喉两箱足阳明脉，迎五脏六腑之气，以养于人，故曰人迎。人迎胃脉，六腑之长，动于外，候之知内，故曰主外。寸口居下，在于两手，以为阴也；人迎在上，居喉两旁，以为阳也。"

❸ 俱往俱来：杨上善曰："寸口人迎，两者上下，阴阳虽异，同为一气，出则二脉俱往，入则二脉俱来。"

❹ 若引绳大小齐等：杨上善曰："二人共引一绳，彼牵而去，其绳并去；此引而来，其绳并来。寸口人迎，因呼吸牵引往来，其动是同，故曰齐等也。"

❺ 平：杨上善曰："平者，和气无病者也。"

【白话解】

雷公说：希望听一下做个好医生应怎样？黄帝说：高明的医生，在切脉时，着重于测候寸口和人迎的脉象。寸口主在内的五脏之阴，人迎主在外的六腑之阳，两者内外相应，往来不息，好像引绳用劲大小均匀。春夏属阳，人迎脉搏动微大；秋冬属阴，寸口脉搏动微大，有像这样的脉象，叫作无病的人。

大迎大一倍于寸口，病在（足）少阳❶，（一倍而躁，在手少阳。）人迎二倍，病在（足）太阳❷，（二倍而躁，病在手太阳。）人迎三倍，病在（足）阳明❸，（三倍而躁，病在手阳明。）盛则为热❹，虚则为寒❺，紧则为痛痹❻，代则乍甚乍间。盛则泻之❼，虚则补之❽，紧（痛）则取之分肉，代则取血络且饮药❾，陷下则灸之❿，不盛不虚，以经取之⓫，名曰经刺。人迎四倍⓬者，且大且数，名曰（溢阳，溢阳为）外格，死不治。必审按其本末⓭，察其寒热，以验其脏腑之病。

【注释】

❶ 人迎大一倍于寸口病在足少阳：杨上善曰："春夏之时，人迎之动，微大寸口，以为平好。人迎之脉渐大，小半大半，至于一倍，即知少阳有病。少阳盛气未大，故得过阴一倍，名曰少阳之病，致使人迎之脉一倍大于寸口。"

❷ 人迎二倍病在太阳：杨上善曰："少阳病气渐盛，过于阴气二倍，名曰太阳之病。"

❸ 人迎三倍病在阳明：杨上善曰："太阳病气渐盛，过于阴气三倍，名曰阳明之病。"

❹ 盛则为热：杨上善曰："阳气内盛为热，故人迎脉盛也。"

❺ 虚则为寒：杨上善曰："阳气内虚，阴乘为寒，故人迎脉虚也。"

❻ 紧则为痛痹：杨上善曰："其气动紧似急也，此肌肉之间有寒温气，故为痛痹也。"

❼ 盛则泻之：杨上善曰："人迎一盛者，泻于少阳，二盛泻于太阳，三盛泻于阳明也。"

❽ 虚则补之：杨上善曰："人迎虚者，小于寸口一倍，补于少阳，二倍补于太阳，三倍补于阳明也。"

❾ 且饮药：张志聪曰："且饮药者，助其血脉脏腑，勿使病从络脉而入于经脉，从经脉而入于脏腑也。"

❿ 陷下则灸之：杨上善曰："谓其诸脉血气不满，陷下不见，是中寒，故须灸之。"

⓫ 以经取之：孙鼎宜曰："按经犹常也，刺法不一，各取其所当用者，谓

之常也。"

⑫ 人迎四倍：杨上善曰："人迎三倍，各病一阳。至四倍，其阳独盛，外拒于阴，阴气不行，故曰格阳。格，拒也。阳气独盛，故大而且数。"

⑬ 本末：指内外。寸口主内，人迎主外。

【白话解】

人迎脉大于寸口一倍，病在少阳。人迎脉大于寸口二倍，病在太阳。人迎脉大于寸口三倍，病在阳明。人迎脉盛，就是热象，脉虚就是寒象，脉紧的就会出现痛痹的症状，脉代的就会出现忽重忽轻的病证。脉盛的就用泻法；脉虚的就用补法；脉紧的当刺分肉之间的穴位；脉代的应刺血络，并且服用药物；脉虚陷的就用灸法；至于不实不虚的脉象，就用常法针治，叫作经刺。人迎脉大于寸口四倍，大而且数，叫作外格，是不治的死证。凡治病必须细审详按脉象的内外表现，观察它的寒热，从而验证脏腑疾病的轻重。

寸口大于人迎一倍，病在（足）厥阴❶，（一倍而躁，在手心主。）寸口二倍，病在（足）少阴❷，（二倍而躁，在手少阴。）寸口三倍，病在（足）太阴❸，（三倍而躁，在手太阴。）盛则胀满、寒中、食不化，虚则热中、出糜❹、少气、溺色变，紧则痛痹，代则乍痛乍止。盛则泻之，虚则补之，紧则先刺而后灸之❺，代则取血络而后调之，陷下则徒❻灸之，陷下者，脉血结于中，中有著血❼，血寒，故宜灸之，不盛不虚，以经取之。寸口四倍者，名曰内关❽，内关者，且大且数，死不治。必审察其本末之寒温，以验其脏腑之病。

【注释】

❶ 病在厥阴：杨上善曰："秋冬之时，寸口之动，微大人迎，以为平好。寸口之脉，至于一倍，即知厥阴有病，厥阴之气衰少，故得过阳一倍，名曰厥阴之病。"

❷ 病在少阴：杨上善曰："阴气虽少，得过阳气二倍，名曰少阴之病。"

❸ 病在太阴：杨上善曰："太阴最大，过于阳气三倍，名曰太阴之病。"

❹ 出糜：糜，烂粥。杨上善曰："阴虚阳气来乘，肠胃中热，故大便出强

如黄糜。"

⑤ 紧则先刺而后灸之：杨上善曰："紧有痹痛，先以痛为输荥，针刺已，然后于其刺处灸之。"

⑥ 徒：有"但"字之义。

⑦ 著血：凝结之血。

⑧ 名曰内关：杨上善曰："阴气三倍，大于阳气，病在三阴。至于四倍，阴气独盛，内皆闭塞，阳不得入，故为内关。关，闭也。"

【白话解】

寸口脉大于人迎一倍，病在厥阴。寸口脉大于人迎二倍，病在少阴。寸口脉大于人迎三倍，病在太阴。寸口脉盛，就会出现胀满、寒中、食不消化等证；寸口脉虚，就会出现热中、大便如糜、气短、溺色变黄等证；寸口脉紧，就有痛痹之证；脉代就有忽痛忽止之证。脉盛的就用泻法；脉虚的就用补法；脉紧的就先针刺，然后再用灸法；脉代的就针刺血络以后，然后泻之；脉虚陷的就仅用灸治，因为脉象虚陷，是因为脉络里有瘀血凝结，血因寒滞，以致凝结其中，所以应用灸法散寒；至于不实不虚的脉象，就用常法针治。寸口脉大于人迎四倍，叫作内关，内关的脉象，大而且数，是不治的死证。凡治病必要细审详按脉象的内外表现，观察它的寒热，从而验证脏腑疾病的轻重。

通其（营）[荥] 输，乃可传于大数❶。大数曰：盛则徒泻之，虚则徒补之，紧则灸刺且饮药，陷下则徒灸之，不盛不虚，以经取之。所谓经治者，饮药，亦曰灸刺。脉急则引❷，脉（大）[代] 以弱，则欲安静，用力无劳也。

【注释】

❶ 大数：大法。

❷ 脉急则引：杨上善曰："寸口脉急，可以针导引令和也。"

【白话解】

通晓荥输经穴，才可传授针灸治病的大法，大法是：脉象大而盛的就仅用泻法；脉象小而虚的就仅用补法；脉紧的就针灸并用，而且服用药物；脉虚陷的，也可仅用灸法；至于不实不虚的脉象，就用常法治疗。所谓常法治疗，就是饮药，也可用针刺。脉急就用针导去其邪；脉代而且弱的，就需要安静，不要过劳，勉强用力。

五色第四十九

【提要】本篇主要对以五色观察疾病的问题加以阐述，论述了五色的部位、主病以及观察方法，并说明根据面部色泽的变化，可以推测脏腑疾病的浅深，所以说"审察泽夭，谓之良工"。

雷公问于黄帝曰：五色独❶决于明堂乎？小子❷未知其所谓也。黄帝曰：明堂者鼻也，阙者眉间也，庭者颜也❸，蕃❹者颊侧也，蔽者耳门也，其间欲方正，去之十步，皆见于外，如是者寿必中百岁❺。

【注释】

❶ 独：但也，仅也。

❷ 小子：自谦之词。以喻无知。

❸ 庭者颜也：庭，天庭。颜，额部。

❹ 蕃：与"藩"通。两颊侧，犹面之藩篱。

❺ 寿必中（zhòng 仲）百岁：中，有"得"义。必中百岁，即必得百岁。

【白话解】

雷公问黄帝：观察面部的五色，仅是取决于明堂吗？我不了解它所说的意思。黄帝说：明堂，就是鼻；阙，就是两眉之间；天庭，就是额部；蕃，就是两颊之侧；蔽，就是耳门。这些部位之间，端正丰厚，在十步之外，一望而见。像这样的人，一定会享得百岁高寿的。

雷公曰：五官之辨奈何？黄帝曰：明堂骨高以起，平以直，五脏次于中央，六腑挟其两侧❶，首面上于阙庭，王宫在于下极❷，五脏安于胸中，真色❸以致❹，病色不见，明堂润泽以清，五官恶得无辨乎？雷公曰：其不辨者❺，可得闻乎？黄帝曰：五色之见也，各出其（色）部❻。部骨陷者，必不免于病矣。其色部乘袭者**❼**，虽病甚，不死矣。雷公曰：官五色**❽**奈何？黄帝曰：青黑为痛**❾**，黄赤为热，白为寒**❿**，是谓五官。

【注释】

❶ 五脏次于中央六腑挟其两侧：次，居也。挟，附也。张介宾曰："肺心肝脾之候，皆在鼻中；六腑之候，皆在四旁，故一曰次于中央，一曰挟其两侧。"

❷ 下极：张介宾曰："下极居两目之中，心之部也。心为君主，故曰王宫。"

❸ 真色：相应部位出现的正常色泽。

❹ 致：至。

❺ 其不辨者：其，假设连词，有"若"义。不，语中助词。"其不辨者"犹云"若辨者"。

❻ 各出其部：如肝病，则耳青色青之类。

❼ 其色部乘袭者：指子色见于母位。例如脾之黄色显现于心之下极部位。

❽ 官五色：官，主也。官五色，就是五色所主是什么？

❾ 青黑为痛：青黑为风寒之色，故主痛。

❿ 白为寒：阳虚阴盛，寒从内生，出现清苍之白色。临证须与脱血，亡津液等出现的白色鉴别。

【白话解】

雷公说：辨别五官各部的病色，应怎样呢？黄帝说：鼻骨高而隆起，正而且直，五脏部位，以次排列在鼻部的中央，六腑挟附在它们的两旁，在上的阙中和天庭，主头面；在两目之间的下极，主心之王宫。当胸中五脏安和，相应部位就会出现正常色泽，看不到病色，鼻部的色泽，显得清润。这样，五官的病色，哪会辨别不出来呢？雷公说：如果加以辨别，可以听到它的究竟吗？黄帝说：五脏病色，都会分别显现在它们的相应部位，如该部的不正气色，有深陷入骨的征象，那么必然免不了患病啦。如果它们的部色，有彼此相生的征象，病情虽然严重，也不会死亡。雷公说：五色所主的是什么？黄帝说：青黑主痛，黄赤主热，白主虚寒，这就是五色所主。

雷公曰：病之益甚，与其方衰如何？黄帝曰：外内皆在❶焉。切其脉口❷滑小紧以沉❸者，病益甚，在中❹；人迎气大紧以浮❺者，其病益甚，在外❻。其脉口浮滑者，病日进；人迎沉而滑者，病日损。其脉口滑以沉者，病日进，在内；其人迎脉滑盛以浮者❼，其病日进，在外。脉之浮沉及人迎与寸口气小大等者，病难已。病（之）在脏，沉而大者，易已❽，小为逆；病在腑，浮而大者，其病易已。人迎盛坚者，伤于寒❾；气口盛坚者，伤于食❿。

【注释】

❶ 外内皆在：杨上善曰："外腑内脏并有甚衰，故曰皆在。"

❷ 脉口：阴位也。

❸ 滑小紧以沉：杨上善曰："滑为阳也。小紧沉者，皆为阴也。一阳三阴，则阴乘阳。"

❹ 在中：指病在五脏。

❺ 人迎气大紧以浮：杨上善曰："人迎，阳位也。紧为阴也。大，浮阳也。二阳一阴，则阳乘阴。"

❻ 在外：指病在六腑。

❼ 其人迎脉滑盛以浮者：杨上善曰："滑盛浮等俱为阳也，又在阳位，名曰太过。"

❽ 沉而大者易已：张介宾曰："病在脏者，在六阴也，阴本当沉，而大为有神，有神者，阴气充也，故易已。"

❾ 人迎盛坚者伤于寒：张介宾曰："人迎主表，脉盛而坚者，寒伤三阳也，是为外感。"

❿ 气口盛紧者伤于食：张介宾曰："气口主里，脉盛而坚者，食伤三阴也，是为内伤。"

【白话解】

雷公说：疾病加重和病邪将衰，怎样去认识呢？黄帝说：疾病有在内在外的区别。切按病人的脉口，出现滑、小、紧、沉的，其病会日趋严重，这是病在五脏；人迎脉气，出现大、紧、浮的，其病情也会日趋严重，这是病在六腑。若脉口部脉现浮滑的，病就日渐加重；

人迎脉现沉而滑的，病就日渐减轻。如脉口部脉现滑而沉的，病就日加严重，是属于五脏有病；如人迎部脉现滑盛而浮的，病也会日加严重，是属于六腑有病。至于脉象的或沉或浮及人迎和脉口部的小大相等的，其病就难以好了。病在五脏，脉现沉而大的，病就容易好；脉现沉而小的，就是逆象。病在六腑，脉现浮而大的，病就容易好。人迎主表，脉现盛而坚的，是伤于寒邪；气口主里，脉现盛而坚的，是伤于食。

雷公曰：以色言病之间甚❶奈何？黄帝曰：其色粗❷以明，沉夭❸者为甚，其色上行者病益甚，其色下行如云彻散❹者病方已。五色各有脏部，有外部，有内部❺也。色从外部走内部者，其病从外走内；其色从内走外者，其病从内走外。病生于内者，先治其阴❻，后治其阳，反者益甚❼；其病生于阳者，先治其外，后治其内，反者益甚❼。其脉滑大以代而长者，病从外来，目有所见❽，志有所（恶）［存］❾，此阳气之（并）［病］也，可变而已。

【注释】

❶ 间甚：轻重。

❷ 粗：犹“略”也。粗以明，是谓色略明亮，故为病轻之征。

❸ 夭：晦暗。

❹ 彻散：散去。

❺ 有外部有内部：李念莪曰：“外部者，六腑之表，六腑挟其两侧也；内部者，五脏之里，五脏次于中央也。”

❻ 先治其阴后治其阳：阴、阳，指脏腑。

❼ 反者益甚：李念莪曰：“凡病色先起外部而后及内部者，其病自表入里，是外为本而内为标，当先治其外，后治其内；若先起内部而后及外部者，其病自里出表，是阴为本而阳为标，当先治其阴，后治其阳。若反之者，皆为误治，病必转甚矣。”

❽ 目有所见：指妄见。

❾ 志有所存：指妄想。

【白话解】

雷公说：从面部病色，说清病的轻重，怎样呢？黄帝说：如病人面部色泽微亮的是病轻，沉滞晦暗的是病重。如病色向上走的病就加重，如病色向下走，像浮云散去的，病就要好了。五脏的病色，各有脏腑的部位。有属于六腑的外部，有属于五脏的内部。病色从外部走向内部的，那是病邪从表入里；如病色从内部走向外部的，那是病邪从里出表。病生于里的，当先治其脏，后治其腑，治反了，病就更加严重；如果病生于外的，当先治其表，后治其里，治反了，病就更加严重。那脉象滑大或代或长，是病邪从外而来，眼睛有所妄见，心里有所妄想，这是阳盛之病，可以抑阳益阴，病就会好的。

雷公曰：小子闻风者，百病之始也；厥（逆）[痹]者，寒湿之（起）[气]也，别之奈何？黄帝曰：常候阙中，薄泽为风❶，冲浊为痹❷，在地为厥❸，此其常也，各以其色言其病。

【注释】

❶ 薄泽为风：李念莪曰："风病在阳，皮毛受之，故色薄而泽。"

❷ 冲浊为痹：李念莪曰："痹病在阴，肉骨受之，故色冲而浊。"

❸ 在地为厥：张介宾曰："厥病起四肢，则病在下而色亦见于地。地者，面之下部也。"

【白话解】

雷公说：我听说风邪，是百病的起因，厥痹的病变，是由于寒湿之气所致，从色泽上加以辨别，应怎样呢？黄帝说：这应该测候眉间的气色，色现浮薄光泽的是风病；色现沉滞晦浊的是痹病。病色出现在面的下部（下巴）是厥病。这是一般的常法。总的说来，要分别根据色泽说明它的病变。

雷公曰：人不病卒死，何以知之？黄帝曰：大气入于脏腑者，不病而卒死矣。雷公曰：病小愈而卒死者，何以知之？黄帝曰：赤色出两颧，大如母指❶者，病虽小愈，必卒死。黑色出于庭❷，大如母指，必不病而卒死。

【注释】

❶ 母指：手大指。

❷ 黑色出于庭：李念莪曰："天庭处于最高，黑者干之，是肾绝矣。"

【白话解】

雷公说：有的人没有什么病象就突然死亡，怎样能够预先知道呢？黄帝说：大邪之气侵入到脏腑里边，虽然没有病象，也会突然死亡的。雷公说：病稍微见好，而突然死亡的，怎样能够预先知道呢？黄帝说：赤色出现在两颧上，大如拇指一样，病虽稍微好转，还要突然死亡的；黑色出现在天庭，大如拇指一样，虽没有显著病象，但也会突然死亡的。

雷公再拜曰：善哉！其死有期乎？黄帝曰：察色以言其时。雷公曰：善乎！愿卒闻之。黄帝曰：庭者，首面也。阙上者，咽喉也。阙中者，肺也。下极者，心也。直下者，肝也。肝左者❶，胆也。下者，脾也。方上者❷，胃也。中央者❸，大肠也。挟（大肠）[旁]❹者，肾也。当肾者，脐也。面王以上❺者，小肠也。面王以下者，膀胱子处也。颧者，肩也。颧后者，臂也。臂下者，手也。目内眦上者，膺❻乳也。挟绳而上者，背也。循牙车以下者，股也。中央者，膝也。膝以下者，胫也。当胫以下者，足也。巨分者，股里也。巨屈者，膝膑也。此五脏六腑肢节之部也，各有部分。（有部分）用阴和阳，用阳和阴❼，当明部分，万举万当，能别左右❽，是谓大道，男女异位❾，故曰阴阳，审察泽夭，谓之良工。

【注释】

❶ 肝左者：鼻挟颧之间。

❷ 方上者：方，旁也。方上者，谓挟脾之两旁而略上，即鼻之外，颧之里。

❸ 中央者：迎香之外，颧骨之下。

❹ 挟旁：喻昌曰："所谓四脏皆一，惟肾有两。四脏居腹，惟肾附脊，故

四脏次于中央，而肾独应于两颊是也。"

❺ 面王以上：鼻准之上，两颧之内。

❻ 膺：胸。

❼ 用阴和阳，用阳和阴：张介宾曰："部分既定，阴阳乃明。阳胜者阴必衰，当助其阴以和之；阴胜者阳必衰，当助其阳以和之。"

❽ 能别左右：杨上善曰："阴气右行，阳气左行。"

❾ 男女异位：王冰曰："左为阳，故男子右为从，而左为逆；右为阴，故女子右为逆，而左为从。"

【白话解】

雷公再拜说：讲得好，可以预测死期吗？黄帝说：观察面部色泽的变化，可以判断死亡的时日。雷公说：好呀，我希望全面地听到它。黄帝说：天庭，主头面的病；眉心之上，主咽喉的病；眉心，主肺脏的病；两目之间，主心脏的病；由两目之间直下的鼻柱的部位，主肝脏的病；在这部位的左面，主胆的病；从鼻柱以下的鼻准之端，主脾脏的病；挟鼻准之端而略上，主胃的病；面之中央，主大肠的病；挟两颊部，主肾脏的病；当肾脏所属颊部的下方，主脐部的病；在鼻准的上方两侧，主小肠的病；在鼻准以下的人中部，主膀胱和子宫的病。至于各部所主的四肢疾病，就是颧骨主肩；颧骨的后方主臂；在该部之下主手；眼内角的上方，主胸部和乳部；挟目瞳子的上方，主背部；沿牙车以下之处，主大腿部；两牙床的中央部位，主膝部；膝以下的部位，主胫部；由胫以下，主足部；口角大纹处，主大腿内侧；颊下曲骨的部位，主膝骨。以上是五脏六腑肢体分布在面部的情况，各有一定的部位。在治疗时，用阴和阳，用阳和阴，只要审明各部分所表现的色泽，就会屡次诊治屡次得当。能够辨别阳左阴右，可说是了解阴阳的道路。男女病色的顺逆，其位置是不同的，所以说必须了解阴阳的规律。再观察面色的润泽和晦滞，从而诊断出疾病的好坏，这就叫作好的医生。

沉浊为内，浮泽为外，黄赤为风，青黑为痛，白为寒，黄而膏润**❶**为脓，赤甚者为血**❷**，痛甚为挛**❸**，寒甚为皮不仁。五色各见其部，察其浮沉，以知浅深，察其泽夭，以观成败，察其散抟，以知远近，视色上下，以知病处，积神于心，以知往今❹。故相气不微，不知是非，属意❺勿去，乃知新故。色明不粗，（沉夭为甚）［其病不甚］；不明不泽，（其病不甚）［沉夭为甚］。其色散，驹驹然❻，未有聚，其病散而❼气痛，聚未成也。

【注释】

❶ 膏润：疮疡化脓欲溃，皮肤现黄色而油润。

❷ 赤甚者为血：此疮疡尚未化脓，热毒迫使血液积于局部，故现赤色。

❸ 挛：指筋脉挛急。

❹ 积神于心，以知往今：察色须全神贯注。

❺ 属意：注意。

❻ 其色散，驹驹然：病色散在，无固定之处，而其色较好。驹，应读为"拘"。

❼ 而：犹"乃"也，"乃"有"仅"义。

【白话解】

面色沉滞晦浊的是在里在脏的病，浅浮光亮的是在外在腑的病。色见黄赤属于热，色见青黑属于痛，色见白属于寒。黄而油亮的是疮疡将要化脓，深红的是有留血，痛极了就会拘挛，受寒深了就出现皮肤麻木。五色表现在各部位上，观察它的或浮或沉，可以知道病的属浅属深；观察它的光润和枯滞，可以看出病情的或好或坏；观察它的散在和聚结，可以知道发病的或远或近；观察病色的在上在下，可以知道病的部位；全神贯注，心中了了，可以知道病的已往和现在。因此观察病色，如不仔细，就不知道病的虚实；专心而毫不走神，才能了解病情的过去和目前情况。面色光亮而不粗糙，病就不会太重；面色既不明亮，又不润泽，而显得沉滞晦暗的，病就比较严重。若其色散而不聚在固定的地方，则其病势也要消散，仅有气痛，就没成为积聚的病。

肾乘心，心先病，肾为应，色皆如是❶。

【注释】

❶ 色皆如是：张介宾曰："水邪克火，肾乘心也。肾邪乘心，心先病于中，而肾色则应于外，如以下极而见黑色者是也。不惟心肾，诸脏皆然。凡肝部见

肺色，肺部见心色，肾部见脾色，脾部见肝色，及六腑之相克者，其色皆如是也。"

【白话解】

肾的黑色侵犯心脏，是因为心脏先有了病，肾的黑色，相应出现在心所属的部位上，一般说，病色的出现，很多是像这样的。

男子色在于面王，为小腹痛，下为卵痛，其圜直❶为茎痛，高为本，下为首，狐疝㿗阴之属也。

【注释】

❶ 圜直：圜，与"圆"同。李念莪曰："圆直，指人中水沟穴也。人中有边圜而直者，故人中色见，主阴茎作痛。"

【白话解】

男子病色出现在鼻准的上方，主小腹疼痛，下引睾丸作痛，若病色出现在人中沟上，就会发生阴茎作痛，在人中的上半部，主茎根病痛，在人中下半部，主茎头作痛，这是属于狐疝㿗、阴病一类的。

女子在于面王，为膀胱子处之病，散为痛，抟为聚，方员左右，各如其色形。其随而下至胝为淫，有润如膏状❶，为暴食不洁。

【注释】

❶ 有润如膏状：此谓面色，面润如脂，乃饮食停滞，积有痰涎之征。

【白话解】

女子病色出现在鼻准的上方，主膀胱与子宫的病。病色散在的主痛，病色集结的主积聚，积聚的或方或圆、或左或右，分别像病色在外面所显现的形状。如其色随着下行至唇，就会有淫浊疾患。如面色光润如脂的，那是暴食，或是吃了不洁食物的征象。

左为左，右为右，其色有邪，聚散而不端，面色所指者也。色者，青黑赤白黄❶，皆端满有别乡❷。别乡赤者，其色（亦）[赤]大如榆荚❸，在面王为不日❹。其色上锐，首空上向，下锐下向❺，在左右如法。以五色命脏，青为肝，赤为心，白为肺，黄为脾，黑为肾。肝合筋，心合脉，肺合皮，脾合肉，肾合骨也。

【注释】

❶青黑赤白黄：张志聪曰："青黑赤白黄，五脏五行之色也。"

❷别乡：即别的部位。

❸大如榆荚：张志聪曰："大如榆荚者，血分之聚色，即如拇指之状也。"

❹不日：不多日，喻变化之速。

❺其色上锐，首空上向，下锐下向：张介宾曰："凡邪随色见，各有所向。而大锐之处，即其乘虚所进之方。故上锐者，以首面正气之空虚，而邪则乘之上向也，下锐亦然。其在左在右，皆同此法。"

【白话解】

病色见于左，就是左侧有病；病色见于右，就是右侧有病。如面部有病色，或聚或散而不正的，只要观察面色所指的部位，就可知道发病的脏腑。所谓五色，就是青黑赤白黄，它的色泽都是端正充润，见于所属部位，有时也会出现在其他部位上。如心所主的色泽为深红，大如榆荚一样，出现在面王部位上，不多天内，病情就会有变化。如果它的病色形状，在上的边缘尖锐，是因为头部气虚，病邪会向上发展；在下的边缘尖锐，病邪就向下发展；尖端的在左在右，都可以根据这个原则去测候病邪的发展趋向。以五色与五脏相应的关系来说，青色属于肝脏，赤色属于心脏，白色属于肺脏，黄色属于脾脏，黑色属于肾脏。肝与筋相配合，心与脉相配合，肺与皮相配合，脾与肉相配合，肾与骨相配合。

论勇第五十

【提要】本篇主要说明勇与怯在诊断和治疗上的意义。"诊病之道，观勇怯骨肉皮肤，能知其情，以为诊法"，也就是这个意思。

黄帝问于少俞曰：有人于此，并行并立，其年之长少等也，衣之厚薄均也，卒然遇烈风暴雨，或病或不病，或皆病，或皆不病，其故何也？少俞曰：帝问何急❶？黄帝曰：

愿尽闻之。少俞曰：春（青）[温] 风，夏阳风，秋凉风，冬寒风。凡此四时之风者，其所病各不同形。

【注释】

❶ 急：先。

【白话解】

黄帝问少俞：假使有几个人在这里，同行同立，他们的年龄长少相等，所穿的衣服厚薄相同，猝然遇到了暴风暴雨，或者生病，或者不生病，或者都生病，或者都不生病，那是什么缘故？少俞说：你先问什么呢？黄帝说：我希望全部都听到。少俞说：春季当令的是温风，夏季是阳风，秋季是凉风，冬季是寒风。这四季的风，影响到人的身体，所引起的疾病是不相同的。

黄帝曰：四时之风，病人如何？少俞曰：黄色薄皮弱肉者，不胜春之虚风❶；白色薄皮弱肉者，不胜夏之虚风❷；青色薄皮弱肉，不胜秋之虚风❸；赤色薄皮弱肉，不胜冬之虚风❹也。

【注释】

❶ 不胜春之虚风：虚风，指非其季节所发之风，如春起北风，夏起东风之类。张介宾曰："黄者土之色，黄色薄皮弱肉者，脾气不足也，故不胜春木之虚风。"

❷ 不胜夏之虚风：张介宾曰："白者金之色。白色薄皮弱肉者，肺气不足也，故不胜夏火之虚风而为病。"

❸ 不胜秋之虚风：张介宾曰："青者木之色。青色薄皮弱肉者，肝气不足也，故不胜秋金之虚风而为病。"

❹ 不胜冬之虚风：张介宾曰："赤者火之色。赤色薄皮弱肉者，心气不足也，故不胜冬水之虚风而为病。"

【白话解】

黄帝说：四季的风，病人感受了，会怎样呢？少俞说：色黄皮薄肉柔软的人，禁不住春季反常的风；色白皮薄肉柔软的人，禁不住夏季反常的风；色青皮薄肉柔软的人，禁不住秋季反常的风；色红皮薄肉柔软的人，禁不住冬季反常的风。

黄帝曰：黑色不病乎？少俞曰：黑色而皮厚肉坚，固不伤于四时之风。其皮薄而肉不坚，色不一者，长夏至而有虚风者，病矣❶。其皮厚而肌肉坚者，长夏至而有虚风，不病矣。其皮厚而肌肉坚者，必重感于寒❷，外内皆然❸，乃病。黄帝曰：善。

【注释】

❶长夏至而有虚风者病矣：张介宾曰："黑者水之色。黑色而皮薄肉不坚，及色时变而不一者，肾气不足也，故不胜长夏土令之虚风而为病。"

❷必重感于寒：必，如或。既感于风，又感于寒，谓之重感。

❸外内皆然：张介宾曰："既伤于内，又伤于外，是为外内皆伤。"

【白话解】

黄帝说：色黑的人，就不会生病吗？少俞说：色黑、皮厚、肉坚的人，当然不轻易被四季之风所伤；如皮薄、肉不坚，肤色不均匀的，到了长夏季节，遇到了反常的风，也会生病的；如皮厚、肌肉坚实的，到了长夏季节，遇到反常的风，也不会生病。但是皮厚、肌肉坚实的，如或反复感受了风寒，外内都受了伤，就仍然不免生病。黄帝说：讲得好。

黄帝曰：夫人之忍痛与不忍痛者，非勇怯之分也。夫勇士之不忍痛者，见难则前，见痛则止；夫怯士之忍痛者，闻难则恐，遇痛不动。夫勇士之忍痛者，见难不恐，遇痛不动；夫怯士之不忍痛者，见难与痛，目转（面）［而］（盼）［眄］❶，恐不能言，失气惊，颜色变化，乍❷死乍生。余见其然也，不知其何由，愿闻其故。少俞曰：夫忍痛与不忍痛者，皮肤之薄厚，肌肉之坚脆缓急之分也，非勇怯之谓也。

【注释】

❶目转而眄（xì系）：眄，恨视，怒视。本句是谓目珠转动，怒目而视。但怒现于外，却恐不敢言，此其所以为怯。

❷乍：两词。所谓"两词"，即疑而未定之谓。

【白话解】

黄帝说：人能够忍痛和不能够忍痛，并不是单从勇敢和胆怯来分别的。勇士里有不能忍痛的，见到困难就勇往向前，而遇到疼痛必定停止；怯士里有能忍痛的，听说有困难就害怕，遇到疼痛，却能坚持不动。至于勇士里有能忍痛的，见到困难毫不恐惧，遇到疼痛也能坚持不动；怯士里有不能忍痛的，见到困难，遇到疼痛，眼睛转动，怒目而视，但怕得不敢说话，失气、惊悸，面部颜色吓得变了，疑死疑活。我看到他们这些情况，不理解为什么会这样，希望听到其中的缘故。少俞说：关于能够忍痛和不能够忍痛，是由于人的皮肤有厚有薄，肌肉有坚有脆、有松有紧的差别，不是勇敢和怯弱可以说明的。

黄帝曰：愿闻勇怯之所由然。少俞曰：勇士者，目深以固❶，长衡❷直扬，三焦理横❸，其心端直，其肝大以坚，其胆满以旁❹，怒则气盛而胸张，肝举而胆横，眦❺裂而目扬，毛起而面苍❻，此勇士之由然者也。

【注释】

❶ 目深以固：眼珠深陷而视物坚定。

❷ 衡：眉上。

❸ 三焦理横：张介宾曰："三焦理横，凡刚急者肉必横，柔缓者肉必纵也。"张志聪曰："理者，肌肉之文理，乃三焦通会之处，三焦理横，少阳之气壮而胆横也。"

❹ 旁：有"盛"义。"胆满以盛"与"肝大以坚"上下义正相对。

❺ 眦：眼眶。

❻ 苍：青也。

【白话解】

黄帝说：希望听到勇敢怯弱为什么会有这样的区分。少俞说：勇士这类人，目珠深陷，而视物坚定，长眉竖起，肌肉纹理粗横，他的心脏端正，肝脏大而坚实，胆囊汁满而盛，在发怒时，就会气盛胸张，肝举胆横，眼眶张大，目光四射，毛发竖起，面现青色，这就是他所以成为勇士的原因。

黄帝曰：愿闻怯士之所由然。少俞曰：怯士者，目大而不减，阴阳相失❶，其焦理纵，髑骺短而小❷，肝系缓，其胆不满而纵❸，肠胃挺❹，胁下空，虽方大怒，气不能满其胸，肝（肺）［胆］虽举，气衰复下，故不能久怒，此怯士之所由然者也。

【注释】

❶ 阴阳相失：张介宾曰："阴阳相失者，血气易乱也，即转盼惊顾之意。"

❷ 髑骺短而小：胸骨剑突的形态短小。张介宾曰："髑骺短小者，其心卑小，而甘出人下也。"

❸ 纵：缓。怯士之胆，不满而缓，与勇士之胆满以旁者相对。

❹ 肠胃挺：挺，有"直"义。此谓肠胃挺直，缺少弯曲，以喻其不健全。

【白话解】

黄帝说：希望听到怯士为什么会成为那样呢？少俞说：怯士这类人，眼睛大而不深陷，转盼惊顾，肌肉的纹理纵缓，胸骨剑突的形态短小，肝系缓，胆汁不满并且缺少，肠胃很少弯曲，胁下空虚，肝气不充实，虽然将要大怒，怒气不能充满胸中，即使肝胆之气上冲，也随即衰退，气又颓下，所以不能久怒，这就是他所以成为怯士的原因。

黄帝曰：怯士之得酒，怒不避勇士❶者，何脏使然？少俞曰：酒者，水谷之精，熟谷之液也，其气慓悍，其入于胃中，则胃胀，气上逆，满于胸中，肝浮胆横❷。当是之时，（固）［同］比于勇士，气衰则悔。与勇士同类，不知（避）［为］之，名曰酒悖❸也。

【注释】

❶ 怒不避勇士：意谓怯士酒后发怒，气壮胆大，与勇士相去无几。避，去。

❷ 肝浮胆横（hèng）：此谓肝气浮动，胆气恣横。

❸ 悖：惑。

【白话解】

黄帝说：怯弱的人喝了酒，发怒后，和勇士差不多少，这是哪一脏的功能使他这样呢？少俞说：酒是水谷的精华，熟谷的液汁，它的性质轻疾，如进入胃中以后，就会促使胃部胀满，气向上逆，充满胸中；也会使肝气浮动，胆气恣横。在这时候，和勇士相比，好像是相同的。但到了酒醒气衰，他就感觉后悔了。这酒后的怯士，像与勇士一样的，可是不知怎样去做，这叫作酒悖。

背腧第五十一

【提要】本篇主要说明背部五脏腧穴的部位和取法。"灸之则可，刺之则不可"，是说这些腧穴，在临床上，可以灸治，不可随意针刺，并进一步说明，灸法也是要分补泻的。

黄帝问于岐伯曰：愿闻五脏之腧，出于背者❶。岐伯曰：（胸）［背］中大腧在杼骨❷之端，肺腧在三（焦）［椎］之间，心腧在五（焦）［椎］之间，（膈腧在七焦之间，）肝腧在九（焦）［椎］之间，脾腧在十一（焦）［椎］之间，肾腧在十四（焦）［椎］之间，皆挟脊相去三寸所❸，则欲得而验之，按其处，应在中而痛解❹，乃其腧也。灸之则可，刺之则不可。气盛则泻之，虚则补之。以火补者❺，毋吹其火，须自灭也；以火泻者❻，疾吹其火，传其艾，须其火灭也。

【注释】

❶ 出于背者：杨上善曰："五脏之腧者，有在手足。今者，欲闻背之五输也。"

❷ 杼骨：杨上善曰："杼骨一名大杼。"《资生经》第一《背俞部》："大杼二穴，在项后第一椎下，两旁相去各寸半陷中。"

❸ 皆挟脊相去三寸所：张介宾曰："此自大腧至肾俞，左右各相去脊中一寸五分，故云挟脊相去三寸所也。"

❹ 应在中而痛解：张介宾曰："按其腧穴之处，必痛而且解，即其所也。'解'酸软解散之谓。"

❺ 以火补者：杨上善曰："火烧其处，正气聚，故曰补也。"

❻ 以火泻者：杨上善曰："吹令热入，以攻其病，故曰泻也。"

【白话解】

黄帝问岐伯：我希望听听五脏的腧穴，出于脊背是怎样的？岐伯说：背中大腧，在项后第一椎骨两旁；肺俞穴在第三椎骨两旁；心俞穴在第五椎骨两旁；肝俞穴在第九椎骨两旁，脾俞穴在第十一椎骨两旁；肾俞穴在第十四椎骨两旁，这些腧穴都是挟脊两旁，左右距离脊中各一寸五分许。如果打算检验这些穴位，只要用手指按压在该处，病人感到里面酸痛，或按之痛楚缓解，就是穴位的所在。这些腧穴，应用上，以灸疗为宜，针刺就要小心，不可妄用。在灸疗时，也要分清补泻，邪气盛的就用泻法，正气虚的，就用补法。用艾火来补的时候，别吹艾火，等待它慢慢燃烧自灭；用艾火来泻的时候，快吹艾火，并用手再撮其艾，让它尽快燃烧至火灭。

卫气第五十二

【提要】 本篇主要阐明十二经标本所在和胸腹头胫四个气街的部位，并指出它们的气穴及主治病证。篇中内容涉及卫气者，仅有"其浮气之不循经者为卫气"一句，而篇名"卫气"，似不切合。《黄帝内经太素》卷十名《经脉标本》、《针灸甲乙经》卷二第四名《十二经标本》比较适宜。

黄帝曰：五脏者，所以藏精神魂魄❶者也；六腑者，所以受水谷而行化物者也❷。其气内（干）[入于]五脏，而外络肢节。其浮气之不循经者，为卫气❸；其精气之行于经者，为营气❹。阴阳相随，外内相贯❺，如环之无端，亭亭淳淳乎，孰能穷之？然其分别阴阳，皆有标本虚实所离之处。能别阴阳十二经者，知病之所生❻；候虚实之所在者，能得病之高下❼；知六腑之气街❽者，能知解结契绍于门户；能知虚（石）[实]之坚软❾者，知补泻之所在；能知六经标本者，可以无惑于天下。

【注释】

❶精神魂魄：杨上善曰："肾藏精也，心藏神也，肝藏魂也，肺藏魄也，

脾藏意智，为五脏本，所以不论也。”

❷ 六腑者所以受水谷而行化物者也：杨上善说：“胆之腑，唯受所化木精汁三合，不能化物也，今就多者为言耳。”

❸ 其浮气之不循经者为卫气：杨上善曰：“六腑所受水谷，变化为气，凡有二别：起胃上口，其悍气浮而行者，不入经脉之中，昼从于目，行于四肢分肉之间二十五周；夜行五脏二十五周，一日一夜，行五十周以卫于身，故曰卫气。”

❹ 其精气之行于经者为营气：杨上善曰：“其谷之精气，起于中焦，亦并胃上口，行于脉中，一日一夜，亦五十周以营于身，故曰营气。”

❺ 外内相贯：杨上善曰：“浮气为阳为卫，随阴从外贯内；精气为阴为营，随阳从内贯外也。”

❻ 知病之所生：杨上善曰：“十二经脉，有阴有阳。能知十二经脉标本所在，则知邪入病生所由也。”

❼ 能得病之高下：杨上善曰：“十二经脉，上实下虚，病在下；下实上虚，病在其上，虚实为病，高下可知也。”

❽ 气街：杨上善曰：“街，六腑气行要道也。”

❾ 坚软：杨上善曰：“知虚为耎，知实为坚，即能泻坚补耎也。‘耎’，柔也。”

【白话解】

黄帝说：五脏是藏精神魂魄的；六腑是受水谷而输送精微物质的，其气内则入于五脏，外则络于肢节。其中浮于脉外，并不沿着经脉而行的，叫作卫气；其中精气行于经隧里的，叫作营气。阴阳相互伴随，外内相互贯通，像圆环一样无头无尾，那无休止的浑转流动，谁能够穷其究竟呢？但是，对于阴阳的分别，都有标本虚实分离标准。能够辨别阴阳十二经脉的，就可以了解疾病所发生的原因；能够观察虚实所在之处的，就可以掌握发病部位的在上在下；能够明白六腑之气往来的要道，就能知道解开结聚，腧穴也就通畅了；能够知道虚实的属坚属软，就可以知道哪应补哪应泻；能够知道手足六经标部和本部，就可以广泛地认识疾病，胸中毫无疑惑了。

岐伯曰：博哉圣帝之论！臣请尽意悉言之。足太阳之本，在跟以上五寸中❶，标在两络命门❷。命门者，目也❸。足少阳之本，在窍阴之间，标在窗笼之前。窗笼者，耳也。足少阴之本，在内踝下上三寸中，标在背腧与舌下两脉也❹。足厥阴之本，在行间上五寸所，标在背腧也。足阳明之本，在厉兑，标在人迎、颊挟颃颡也。足太阴之本，在中封前上四寸之中❺，标在背腧与舌本也❻。

【注释】

❶ 在跟以上五寸中：杨上善曰："跟上五寸，当承筋下，足跟上，是足太阳脉为根之处也，其末行于天柱，至二目内眦，以为标本也。""跟中五寸中"即跗阳穴。

❷ 标在两络命门：睛明穴。

❸ 命门者目也：杨上善曰："肾为命门，上通太阳于目，故目为命门。"

❹ 标在背腧与舌下两脉也：杨上善曰："末在背第十四椎两箱一寸半肾俞及循喉咙侠舌本也。"张介宾曰："舌下两脉，廉泉也。"

❺ 在中封前上四寸之中：指三阴交穴。

❻ 标在背腧与舌本也：杨上善曰："末在背第十一椎两箱一寸半脾俞及连舌本散在舌下也。"

【白话解】

岐伯说：你所提的博大呀！我愿意把看法全说了。足太阳经脉之本，在足跟以上的五寸中；其标在左右两络的命门。所谓命门，是指眼部的睛明穴。足少阳经脉之本，在足窍阴穴；其标在窗笼之前，所谓窗笼，是指耳前听宫穴。足少阴经脉之本，在内踝上三寸的交信穴；其标在背部肾俞穴以及舌下两脉的廉泉穴。足厥阴经脉之本，在行间穴上五寸许的中封穴；其标在背部肝俞穴。足阳明经脉之本，在厉兑穴；其标在人迎穴，颊上挟于咽上部的上腭与鼻相通的部位。足太阴经脉之本，在中封穴前方向上之处三阴交穴；其标在背部脾俞穴和舌根。

手太阳之本，在外踝之后❶，标在命门之上一寸也。手少阳之本，在小指次指之间上二寸，标在耳后上角、下外眦也。手阳明之本，在肘骨中，上至别阳❷，标在颜下合钳上也。手太阴之本，在寸口之中，标在腋内动也。手少阴之本，在锐骨之端，标在背腧也。手心主之本，在掌后两筋之间二寸中，标在腋下（下）三寸也。凡候此者，下虚则厥❸，下盛则热❹；上虚则眩❺，上盛则热痛❻。故（石）［实］者绝而止之，虚者引而起之。

【注释】

❶ 在外踝之后：指养老穴。杨上善曰："手腕之处，当大指者为内踝，当小指者为外踝。"

❷ 上至别阳：杨上善曰："手阳明脉起大指次指之端，循指上廉，至肘外廉骨中，上至背臑。背臑，手阳明络，名曰别阳。"

❸ 下虚则厥：杨上善曰："下，则本也。诸本阳虚者，手足皆冷为寒厥。"

❹ 下盛则热：杨上善曰："诸本阳盛，则手足热痛为热厥也。"

❺ 上虚则眩：杨上善曰："诸标阴虚，则为眩冒。"

❻ 上盛则热痛：杨上善曰："诸阴盛，则头项热痛也。"

【白话解】

手太阳经脉之本，在手外踝之后的养老穴；其标在睛明穴的上方一寸之处。手少阳经脉之本，在手小指和无名指之间上二寸的液门穴；其标在耳后上角的角孙穴，外眦下的丝竹空穴。手阳明经脉之本，在肘骨之中的曲池穴，上至臂臑之处；其标在额下，挟耳两旁的头维穴。手太阴经脉之本，在寸口之中的太渊穴；其标在腋下动脉天府穴。手少阴经脉之本，在掌后锐骨之端的神门穴；其标在背部的心俞穴。手心主经脉之本，在掌后去腕二寸两筋之间的内关穴，其标在其腋下三寸的天池穴。凡是观察十二经标本上下的病变，诸本阳虚的就会发生厥逆；诸本阳盛的，就会发生热厥。诸标阴虚的，就会发生眩晕；诸标阴盛的就会发生热痛。因此对实证，就杜绝邪气而止其发展；对虚证，就导引正气而使之充实。

请言气街❶：胸气有街，腹气有街，头气有街，胫气有街。故气在头者，止之于脑。气在胸者，止之膺与背腧。气在腹者，止之背腧，与冲脉于脐左右之动脉者。气在胫者，止之于气街❷，与承山、踝上以下。取此者用毫针，必先按而在久❸应于手，乃刺而予之❹。所治者，头痛眩仆，腹痛中满暴胀，及有新积❺。痛可移者，易已也；积不痛，难已也。

【注释】

❶ 气街：杨上善曰："街，道也。补泻之法，须依血气之道。"

❷ 气街：气冲穴。

❸ 必先按而在久：杨上善曰："刺气街之法，皆须按之良久。"

❹ 乃刺而予之：予，与"与"同。刺而与之，谓刺而与之补泻也。

❺ 新积：指积聚初起。

【白话解】

我再说一下气街吧。胸气有它的道路，腹气有它的道路，头气有它的道路，胫气有它的道路。因此，气在头部的，要制止它的病变，当取治于脑之百会穴。气在胸部的，要制止它的病变，当取治于膺部及肺俞穴。气在腹部的，要制止它的病变，当取治于脾俞与冲脉的循行通路，以及肚脐左右动脉的肓俞、天枢等穴。气在足胫的，要制止它的病变，当取治于气冲穴和承山穴以及足踝上下处。取用这些穴位时，当采用毫针，并一定先用较长时间按压，等待气至应手，才能针刺，分别施以补泻手法。各部气街所主的病证，有头痛、眩仆、腹痛、中满、暴胀以及初起的积聚等证。如果痛的部位是可移动的，容易治愈；如积聚而不痛，就难以治好了。

论痛第五十三

【提要】本篇主要说明人的体质有筋骨强弱、肌肉坚脆、皮肤厚薄、腠理疏密的不同，因而对耐受针灸的疼痛以及对药物的耐受各有差异，所以在治疗时，要因人制宜，施针用药才能各得其当，避免发生事故。

黄帝问于少俞曰：筋骨之强弱，肌肉之坚脆，皮肤之厚薄，腠理之疏密，各不同，其于针石火焫❶之痛何如？肠胃之厚薄坚脆亦不等，其于毒药何如？愿尽闻之。少俞曰：人之骨强、筋弱、肉缓、皮肤厚者耐痛，其于针石之痛、火焫亦然。

【注释】

❶ 炳：此指灸灼之类。

【白话解】

黄帝问少俞：人体筋骨的强和弱，肌肉的坚和脆，皮肤的厚和薄，腠理的疏松和致密，各不相同，他们对于针石和艾灸的疼痛，感觉是怎样的呢？肠胃的厚薄坚脆也不相同，他们对于毒药的刺激，又怎样呢？我希望详尽地听一下。少俞说：人的体质属于骨强、筋弱、肉柔、皮肤厚的，能够耐痛，他们对于针刺和艾灸的痛感，也同样能够忍耐。

黄帝曰：其耐火炳者，何以知之？少俞答曰：加以黑色而美骨❶者，耐火炳。黄帝曰：其不耐针石之痛者，何以知之？少俞曰：坚肉薄皮者，不耐针石之痛，于火炳亦然。

【注释】

❶ 美骨：张介宾曰："美骨者，骨强之谓。"

【白话解】

黄帝说：有的人能够耐受艾火灸烧的灼痛，怎样可以知道呢？少俞回答：皮肤显现黑色，并且骨骼强劲的人，能够耐受艾灸。黄帝说：有的人不能耐受针刺的疼痛，又怎样可以知道？少俞说：肌肉坚而皮薄的人，不能耐受针刺的疼痛，对于艾灸，也是同样的怕痛。

黄帝曰：人之病，或同时而伤，或易已，或难已，其故何如？少俞曰：同时而伤，其身多热者易已，多寒者难已❶。

【注释】

❶ 多热者易已多寒者难已：张介宾曰："多热者病在阳分，故易已；多寒者，病在阴分，故难已。"

【白话解】

黄帝说：有些人生病，是同时害的病，有的就容易好，有的就很难好，这是什么缘故？少俞说：同时害的病，那身体多热的就容易好，多寒的就很难好。

黄帝曰：人之胜毒，何以知之？少俞曰：胃厚、色黑、大骨及肥者❶，皆胜毒；故其瘦而薄胃者，皆不胜毒也。

【注释】

❶ 胃厚色黑大骨及肥者：张介宾曰："胃厚者脏坚，色黑者表固，骨大者体强，肉肥者血盛，故能胜峻毒之物。"

【白话解】

黄帝说：有的人能够耐受毒性药物，怎样可以知道呢？少俞说：胃厚、色黑、骨大、肉肥的人，就能够耐受毒性药物；如果体瘦而胃弱的人，就不能够耐受毒性药物。

天年第五十四

【提要】 本篇主要讨论寿夭问题，系统地阐述了人的生长、发育、衰老、死亡的整个过程，由十岁的"五脏始定"，到百岁的"五脏皆虚"，扼要说明脏腑强弱与气血盛衰是寿夭的关键所在，"五脏坚固，血脉和调"才能健康长寿。

黄帝问于岐伯曰：愿闻人之始生，何气筑为基，何立而为楯❶，何失而死，何得而生？岐伯曰：以母为基，以父为楯❷，失神者死，得神者生也。黄帝曰：何者为神？岐伯曰：血气已和，荣卫已通，五脏已成，神气舍心，魂魄毕具，乃成为人。

【注释】

❶ 楯：栏杆。

❷ 以母为基，以父为楯：马莳曰："方其始生，赖母以为之基，坤道成物也；赖父以为之楯，阳气以为捍卫也。"

【白话解】

黄帝问岐伯：人在生命开始的时候，以什么为基础，是怎样竖起外卫，丢掉了什么就会死亡，得到了什么就会生存呢？岐伯说：以母为基础，以父为外卫，没了神气就会死亡，有了神气就能生存。黄帝说：什么叫作神呢？岐伯说：血气已经和调，荣卫已经通畅，五脏都已形成，神气潜藏于心，思维意识具备，才成为人。

黄帝曰：人之寿夭各不同，或夭寿，或卒死，或病久，愿闻其道。岐伯曰：五脏坚固，血脉和调，肌肉解利❶，皮肤致密❷，营卫之行，不失其常❸，呼吸微徐❹，气以度行❺，六腑化谷，津液布扬❻，各如其常❼，故能长久。

【注释】

❶ 肌肉解利：解利，犹云"悦利"。"悦"与"和"义近。"和利"引申为滑润之义。杨上善曰："谓外肌内肉，各有分利。"

❷ 皮肤致密：杨上善曰："谓皮肤闭密，肌肤致实。"

❸ 营卫之行，不失其常：杨上善曰："谓营卫气一日一夜，各循其道，行五十周营其身，而无错失。"

❹ 呼吸微徐：杨上善曰："谓吐纳气，微微不粗，徐徐不疾。"

❺ 气以度行：杨上善曰："呼吸定息，气行六寸，以循度数，日夜百刻。"

❻ 津液布扬：布扬，犹云"散播"。杨上善曰："所谓泣汗涎涕唾等，布扬诸窍。"

❼ 各如其常：杨上善曰："上之九种（指五脏坚固等）营身之事，个个无失，守常不已，故得寿命长生久视也。"

【白话解】

黄帝说：人的年岁、活的长短各不相同，有的命短，有的寿长，有的突然死亡，有的患病日久，我希望听到其中的道理。岐伯说：五脏形质坚固，血脉和顺协调，肌肉滑润，皮肤细密，营卫之气的运行，不脱离它们的正常情况，呼吸轻轻徐徐，气行循着度数，不快不慢，六腑消化谷物，津液散播诸窍。所有以上的各点，分别按照正常的规律活动，就能够寿命长久。

黄帝曰：人之寿百岁而死，何以致之？岐伯曰：使道隧以长❶，基墙高以方❷，通调❸营卫，三部三里❹，起骨高肉满❺，百岁乃得终。

【注释】

❶ 使道隧以长：杨上善曰："使道，谓是鼻孔使气之道，隧以长，幽气不壅。"隧，深。

❷ 基墙高以方：杨上善曰："鼻之明堂，墙基高大方正。"

❸ 通调：能和。

❹ 三部三里：杨上善曰："三部，谓三焦部也。三里，谓是膝下三里胃脉者也。"

❺ 起骨高肉满：杨上善曰："起骨，谓是明堂之骨。明堂之骨，高大肉满，则骨肉坚实。"

【白话解】

黄帝说：人有寿达百岁才死的，怎样能够这样长寿呢？岐伯说：他的鼻腔深而且长，鼻的部位，高大方正，这说明能和营卫、三焦与三里的脉气。因此起骨高而鼻肉丰满的人，他活到百岁，才会死亡。

黄帝曰：其气之盛衰，以至其死，可得闻乎？岐伯曰：人生十岁，五脏始定，血气已通，其气在下，故好走❶。二十岁，血气始盛，肌肉方长，故好趋❷。三十岁，五脏大定，肌肉坚固，血脉盛满，故好步❸。四十岁，五脏六腑十二经脉，皆大盛❹以平定，腠理始疏❺，荣华（颜）[稍]落❻，发（颇）[鬓]斑白，平（盛）[减]不摇❼，故好坐。五十岁，肝气始衰，肝叶始薄，胆汁始减，目始不明。六十岁，心气始衰，苦忧悲，血气懈惰，故好卧。七十岁，脾气虚，皮肤枯。八十岁，肺气衰，魄离，故言善误❽。九十岁，肾气焦❾，四脏经脉空虚❿。百岁，五脏皆虚，神气皆去，形骸独居而终⓫矣。

【注释】

❶ 好走：喜跑。

❷ 好趋：喜快走。

❸ 好步：喜徐走。

❹ 大盛：杨上善曰："大盛，内盛也。"

❺ 始疏：杨上善曰："始疏，外衰也。"

❻ 荣华稍落：荣华，喻面色红润。落，谓零落。此谓人年四十，则红润面色开始衰老。

❼ 平减不摇：事喜简易，而不好动作。

⑧ 故言善误：由于肺气虚，魂魄离散，精神不足，因而言语多有颠倒。

⑨ 肾气焦：马莳曰："肾气焦者，水竭则焦也。"

⑩ 经脉空虚：张志聪曰："人之衰老，从上而下，自阳而阴，故肝始衰而心，心而脾，脾而肺，肺而肾。"

⑪ 终：死。

【白话解】

黄帝说：关于人的体气盛衰，从幼年直到死亡，可以让我听听吗？岐伯说：人生长到十岁，五脏才开始健全，血气已经通畅，这时他的经气还在下肢，所以喜跑。到了二十岁，血气开始旺盛，肌肉正在增长，所以走路喜快。到了三十岁，五脏完全健全，肌肉坚固，血脉盛满，所以喜欢徐行。到了四十岁，五脏六腑和十二经脉之内已发育很好，并且稳定，腠理开始稀疏，面部华色开始衰落，发鬓斑白，遇事喜简易，不好动作，所以好坐。到了五十，肝气开始衰退，肝叶薄弱，胆汁逐渐减少，眼睛开始有不明的感觉。到了六十岁，心气开始衰退，经常有忧虑悲伤之苦，血气运行缓慢，所以喜欢躺卧。到了七十岁，脾气虚弱，皮肤干枯。到了八十岁，肺气衰退，魂魄离散，所以言语常常有误。到了九十岁，肾气焦竭。肝、心、脾、肺四脏和经脉都空虚了。到了百岁，五脏就都空了，神气也都没有了，这时，就仅留下形体而死亡了。

黄帝曰：其不能终寿而死者，何如？岐伯曰：其五脏皆不坚❶，使道不长，空外以张，喘息暴疾❷，又卑基墙，薄脉少血，其肉不石，数中风寒，血气虚，脉不通，真邪相攻，乱而相引❸，故中寿而尽也。

【注释】

❶ 其五脏皆不坚：杨上善曰："五脏皆虚，易受邪伤。"

❷ 喘息暴疾：丹波元简曰："谓喘息之气，卒暴急速也。"

❸ 真邪相攻乱而相引：张介宾曰："正本拒邪，正气不足，邪反随之而入，故曰相引。"

【白话解】

黄帝说：有的人，不能终其天年就死了，这是为什么？岐伯说：

那是五脏都不坚实，鼻腔不长，鼻孔又向外张开，呼吸急速，鼻梁又低，脉小血少，肌肉不坚实，屡次中风寒，血气虚，脉不通，正邪相攻，致使体内血气失常，引邪深入。像这样的人，中年就会死的。

逆顺第五十五

【提要】本篇提出"气有逆顺，脉有盛衰"决定着病之可刺与不可刺，及其已不可刺，是为刺之大法。

黄帝问于伯高曰：余闻气有逆顺，脉有盛衰，刺有大约，可得闻乎？伯高曰：气之逆顺❶者，所以应天地、阴阳、四时、五行也；脉之盛衰❷者，所以候血气之虚实有余不足；刺之大约者，必明知病之可刺，与其未可刺，与其已不可刺也。

【注释】

❶ 气之逆顺：杨上善曰："谓知四时五行逆顺之气，依而刺也。"

❷ 脉之盛衰：杨上善曰："谓候寸口人迎血气虚实也。"

【白话解】

黄帝问伯高：我听说气机有逆有顺，脉象有盛有衰，针刺也有大法，可以告诉我吗？伯高说：人体气行的逆顺，和天地、阴阳、四时、五行是相应的；脉象的盛衰，可以测知血气的虚实和有余不足的情况；针刺的大法，一定要正确知道哪些病可以针刺，或一时还不可针刺，或已不可施行针刺等三种类型。

黄帝曰：候之奈何？伯高曰：兵法曰：无迎逢逢之气，无击堂堂之阵。刺法曰：无刺熇熇❶之热，无刺漉漉❷之汗，无刺浑浑❸之脉，无刺病与脉相逆者❹。黄帝曰：候其可刺奈何？伯高曰：上工，刺其未生者也；其次，刺其未盛者也；其次，刺其已衰者也；下工，刺其方袭❺者也，与其形之盛者也，与其病之与脉相逆者也。故曰：方其盛也，勿敢毁伤，刺其已衰，事必大昌。故曰：上工治未病，不治已病。此之谓也。

【注释】

❶ 熇熇（hè 贺）：热貌。

❷ 漉漉（lù 鹿）：形容汗出之多。

❸ 浑浑：王冰曰："浑浑，言无端绪也。"杨上善曰："凡候脉浊乱者，莫知所病，故不可刺也。"

❹ 无刺病与脉相逆者：杨上善曰："逆，反也。形病脉不病，脉病形不病，故曰相反。"

❺ 方袭：杨上善曰："方，正方。袭，重也。正病重叠。"

【白话解】

黄帝说：测候疾病不宜针刺应怎样呢？伯高说：兵法上说，不能迎击涌来的锐势，不能出击壮盛的阵容。刺法也说过，不可刺热太盛的，不可刺大汗淋漓的，不可刺脉象混乱的，不可刺病与脉相反的。黄帝说：测候疾病可以针刺应怎样呢？伯高说：上工，能刺治还未显露的病证；其次，是能刺治邪气还未亢盛的病证；再其次，是能刺治病势已渐衰退的病证；下工，是刺治病势正在重叠，病邪正盛，和病象与脉象相反的病证。所以说，当邪气正盛时，不敢针刺，等待病邪衰败，乘机刺治，收效一定很好。所以说，上工能治未病的脏腑，并不是仅能治疗已经有病的脏腑，就是这个意思。

五味第五十六

【提要】 本篇讨论五味各入五脏的规律，也就是申明"五脏六腑皆禀气于胃，五味各走其所喜"的道理，并叙述了五谷、五畜、五果、五菜的五味属性以及五脏病的宜禁。

黄帝曰：愿闻谷气有五味，其入五脏，分别奈何？伯高曰：胃者，五脏六腑之海也，水谷皆入于胃，五脏六腑皆禀❶气于胃。五味各走其所喜❷，谷味酸，先走肝；谷味苦，先走心；谷味甘，先走脾；谷味辛，先走肺；谷味咸，先走肾。谷气津液已行，营卫大通❸，乃化糟粕❹，以次传下。

【注释】

❶ 禀：承受。

❷ 五味各走其所喜：杨上善曰："五味所喜，谓津液变为五味，则五性有殊，性有五行，故各喜走同性之脏。"

❸ 营卫大通：杨上善曰："水谷化为津液清气，犹如雾露，名营卫，行脉内外，无所滞碍，故曰大通。"

❹ 乃化糟粕：杨上善曰："其沉浊者，名为糟粕，泌别汁入于膀胱，故曰以次传下也。"

【白话解】

黄帝说：希望听一下，谷气有五味，它们进入人体五脏后，是怎样分开的呢？伯高说：胃像是五脏六腑营养汇聚的大海，水谷都要进入胃中，因此，五脏六腑都接受它所消化的精微之气。食物的五味，分别进入它们所喜受之脏。所以味酸的先趋向于肝；味苦的，先趋向于心；味甘的，先趋向于脾；味辛的，先趋向于肺；味咸的，先趋向于肾。谷气精微化生的津液，已在体内运行，因而营卫通畅，其中废物就化为糟粕，随着二便由上而下地排出体外。

黄帝曰：营卫之行奈何？伯高曰：谷始入于胃，其精微者，先出于胃，之两焦❶，以溉❷五脏，别出两行❸，营卫之道。其大气❹之抟而不行者，积于胸中，命曰气海，出于肺，循喉咽，故呼则出，吸则入。天地之精气，其大数常出三入一，故谷不入，半日则气衰，一日则气少矣。

【注释】

❶ 之两焦：之，至也。两焦，指中、上两焦。

❷ 溉：作"灌"解。

❸ 别出两行：张介宾曰："两行，言清者入营，营行脉中；浊气入卫，卫行脉外。故营主血而濡于内，卫主气而布于外，以分营卫之道。"

❹ 大气：谓宗气。

【白话解】

黄帝说：营卫的运行是怎样呢？伯高说：谷物刚入胃后，其中所化生的精微，先从胃出于上中两焦，以灌养五脏，另出两行，就是营卫的两条道路。又有大气抟聚不散，积于胸中，叫作气海。这种气，从肺而出，沿着喉咙，呼则气出，吸则气入。谷物的精气，贮于气海，大概是呼出三分，而吸入一分，所以半日不进谷物，就会感到气衰，一日不进谷物，就会气短了。

黄帝曰：谷之五味，可得闻乎？伯高曰：请尽言之。五谷：秔❶米甘，麻酸，大豆咸，麦苦，黄黍❷辛。五果❸：枣甘，李酸，栗咸，杏苦，桃辛。五畜：牛甘，犬酸，猪咸，羊苦，鸡辛。五菜：葵甘，韭酸，藿❹咸，薤❺苦，葱辛。

【注释】

❶ 秔：不粘稻。

❷ 黄黍：黍，小米。北人呼为黄米，又曰黍子。

❸ 果：木实。桃李之属。

❹ 藿：豆叶。

❺ 薤（xiè 械）：其叶类葱，而根如蒜。

【白话解】

黄帝说：谷物的五味分类，可以使我听到吗？伯高说：我愿意详尽地说一下：在五谷里，秔米味是甘的，麻类味是酸的，大豆味是咸的，小麦味是苦的，黄黍味是辛的。在五果里，枣味甘，李味酸，栗味咸，杏味苦，桃味辛。在五畜里，牛肉味甘，犬肉味酸，猪肉味咸，羊肉味苦，鸡肉味辛。在五菜里，葵菜的味甘，韭菜的味酸，豆叶的味咸，薤白的味苦，葱的味辛。

五色：黄色宜甘，青色宜酸，黑色宜咸，赤色宜苦，白色宜辛。凡此五者，各有所宜。五宜：所言五色者，脾病者，宜食秔米饭牛肉枣葵；心病者，宜食麦羊肉杏薤；肾病者，宜食大豆黄卷猪肉栗藿；肝病者，宜食麻犬肉李韭；肺病者，宜食黄黍鸡肉桃葱。

【注释】

从略。

【白话解】

从略。

五禁❶：肝病禁辛，心病禁咸，脾病禁酸，肾病禁甘，肺病禁苦。

【注释】

❶五禁：杨上善曰："五味所克之脏，有病宜禁其能克之味。"

【白话解】

从略。

肝色青，宜食甘❶，秔米饭牛肉枣葵皆甘。心色赤，宜食酸❷，犬肉麻李韭皆酸。脾色黄，宜食咸❸，大豆豕肉栗藿皆咸。肺色白，宜食苦❹，麦羊肉杏薤皆苦。肾色黑，宜食辛❺，黄黍鸡肉桃葱皆辛。

【注释】

❶宜食甘：杨上善曰："肝者木也，甘者土也，宜食甘者，木克于土，以所克资肝也。"王冰曰："肝性喜急，故食甘物而取其宽缓也。"

❷宜食酸：杨上善曰："心者火也，酸者木也，木生心也，以母资子也。"王冰曰："心性喜缓，故食酸物而取其收敛也。"

❸宜食咸：杨上善曰："脾者土也，咸者水也，土克于水，水味咸也，故食咸以资于脾也。"

❹宜食苦：杨上善曰："肺者金也，苦者火也，火克于金也，以能克为资也。"王冰曰："肺喜气逆（按："喜"，似"苦"之误字。《素问·脏气法时论》："肺苦气上逆。"），故食苦物而取其宣泄也。"

❺宜食辛：杨上善曰："肾者水也，辛者金也，金生于水，以母资子也。"王冰曰："肾性喜燥，故食辛物而取其津润也。"

【白话解】

从略。

卷　九

水胀第五十七

【提要】本篇论述了水胀、肤胀、鼓胀、肠覃、石瘕等证的病因和症状，并且作了精细的鉴别，最后指出肤胀、鼓胀的针刺原则是先泻血络，后调其经。

黄帝问于岐伯曰：水与肤胀、鼓胀、肠覃❶、石瘕❷、石水，何以别之？岐伯答曰：水始起也，目窠❸上微肿，如新卧起之状。其颈脉动❹，时咳❺，阴股❻间寒，足胫瘇❼，腹乃大，其水已成矣。以手按其腹，随手而起，如裹水之状，此其候也。

【注释】

❶肠覃：孙鼎宜曰："覃读为'蕈'，音寻。《玉篇》：'蕈，地菌也。'肠覃附肠而生如蕈，俗谓之肠菌。"

❷石瘕（jiǎ甲）：瘕，本子宫肿瘤之名，引申之，则凡腹中有结块亦谓之瘕。

❸目窠：眼睑。

❹其颈脉动：王冰曰："颈脉，谓耳下及结喉旁人迎脉。"丹波元简曰："不谓之人迎，而谓颈脉者，非诊之始知其动之疾，以其望而知颈脉之疾也。"

❺时咳：张介宾曰："水之标在肺，故为时咳。"

❻阴股：大腿内侧。

❼足胫瘇：脚和小腿浮肿。瘇，与"肿"通用。

【白话解】

黄帝问岐伯：腹部的水胀和肤胀、鼓胀、肠覃、石瘕、石水等证，是怎样鉴别呢？岐伯回答：水胀开始发病时，在眼睑部位略微浮肿，像刚睡醒起床的样子。颈部人迎脉搏动得快，常常咳嗽，大腿内侧感觉寒冷，足胫部浮肿，如腹部再胀大，那水胀病就形成了。用手按压他的腹部，放手后随即胀起，好像里面裹着水液的样子，这就是水胀病的诊候方法。

黄帝曰：肤胀何以候之？岐伯曰：肤胀者，寒气客于皮肤之间，𪗱𪗱然不坚❶，腹大，身尽肿，皮厚，按其腹，𥦁而不起❷，腹色不变，此其候也。

【注释】

❶𪗱𪗱（kōng 空）然不坚：张介宾曰："寒气客于皮肤之间者，阳气不行，病在气分，故有声若鼓，气本无形故不坚。"

❷𥦁（yǎo 杳）而不起：深陷不起。徐大椿曰："肤胀为无形之气，故按之不起。"

【白话解】

黄帝说：肤胀是怎样诊候呢？岐伯说：肤胀的成因，是由于寒气留于皮肤之间，叩击腹部，中空而不坚实，腹大，周身尽肿，皮厚，用手按压其腹部，深陷不能随手胀起，腹部的皮色没有什么变化，这就是肤胀病的诊候方法。

鼓胀何如？岐伯曰：腹胀，身皆大，大与肤胀等❶也，色苍黄❷，腹筋起，此其候也。

【注释】

❶等：相同。

❷色苍黄：皮肤呈现青黄色。

【白话解】

鼓胀是怎样诊候呢？岐伯说：腹部胀满，全身都显出肿大，和肤胀的情况相同，肤色青黄，腹部之筋暴起，这就是鼓胀病的诊候方法。

肠覃何如？岐伯曰：寒气客于肠外，与卫气相搏❶，气不得（荣）[营]❷，因有所系，（癖）[瘕]而内著❸，恶气乃起，瘜肉❹乃生，其始生也，大如鸡卵，稍以❺益大，至其成，如怀子之状，久者离❻岁，按之则坚，推之则移，月事以时下，此其候也。

【注释】

❶与卫气相搏：张介宾曰："寒气与卫气相搏，则蓄积不行，留于肠外。"

❷ 气不得营：营，谓运行。气不得营，是谓气不得运行。

❸ 瘕而内著：是谓腹中结块，在里面逐渐显露。

❹ 瘜肉：恶肉。

❺ 稍以：渐则。

❻ 离：历。

【白话解】

肠覃是怎样诊候呢？岐伯说：寒气留于肠外，和卫气相搏结，正气不得运行。由于寒气和卫气相互联系而不得散，腹中结块逐渐从内显露，汗秽之气随之而起，瘜肉开始生长，在初期的时候，其大像鸡蛋一样，逐渐就增大起来，等到病已成形，就好像怀孕一样，病程长的要经历好几年，如用手去按患部是坚硬的，但用手去推又感觉有些移动，月经仍然按时来潮。这就是肠覃病的诊候方法。

石瘕何如？岐伯曰：石瘕生于胞中，寒气客于子门❶，子门闭塞，气不得通，恶血当泻不泻，衃以留止，日以益大，状如怀子，月事不以时下。皆生于女子，可导而下❷。

【注释】

❶ 寒气客于子门：罗天益曰："膀胱为津液之府，气化则能出焉。今寒气客于子门，则气闭塞而不流，衃以留止，结硬如石，是名石瘕。"

❷ 可导而下：下，谓去掉。尤怡曰："瘕，假也，假血成形，积于胞中，血积易去，故曰可导而下。"

【白话解】

石瘕是怎样诊候呢？岐伯说：石瘕生于子宫，寒气侵入于子宫口，子宫口闭塞，因而气不通畅，月经血化成的恶血当泻而不泻，败血就留在里面，而一天比一天增大，形状好像怀孕一样，月经不能按时来潮，这种病都生于妇女，可用通利的方法而去之。

黄帝曰：肤胀、鼓胀可刺邪？岐伯曰：先泻其胀之血络，后调其经，刺去其血络也。

【白话解】

黄帝说：肤胀、鼓胀，可以用针刺治疗吗？岐伯说：首先针刺泻除其胀大的血络，然后根据虚实调理经脉，但应以针刺血络为主。

贼风第五十八

【提要】本篇虽以"贼风"命名，但其内容涉及贼风伤人者并无许多，而主要是指出未遭贼风邪气的其他致病原因；此外指出"志有所恶及有所慕"的精神因素亦能导致发病。至于"可祝而已"的治疗方法，只能参考罢了。

黄帝曰：夫子言贼风❶邪气之伤人也，令人病焉，今有其不离屏蔽❷，不出空（穴）［室］之中，卒然病者，非（不）［必］离❸贼风邪气，其故何也？

【注释】

❶ 贼风：四时不正之气。王冰曰："窃害中和，谓之贼风。"

❷ 屏蔽：屏障，屏风。

❸ 离：遭到。

【白话解】

黄帝说：你说过四时不正之气伤害了人体，会使人生病。可是现在有人不离开屏风，亦不出屋中，忽然生病，并不是一定遭到贼风邪气，这是什么缘故呢？

岐伯曰：此皆尝有所伤于湿气，藏于血脉之中，分肉之间，久留而不去；若❶有所堕坠，恶血在内而不去。卒然喜怒不节，饮食不适，寒温不时，腠理闭而不通；其❷开而遇风寒，则血气凝结，与故邪相袭❸，则为寒痹。其有热则汗出，汗出则受风，虽不遇贼风邪气，必有因加而发焉❹。

【注释】

❶ 若："或"义。

❷ 其："或"义。

❸ 与故邪相袭：故邪，指以前寒湿。袭，合。

❹ 必有因加而发焉：张介宾曰："谓因于故而加以新也，新故合邪，故病发矣。"

【白话解】

岐伯说：这都是曾经为湿邪所伤，湿邪蕴藏在血脉里面和分肉之间，长久留止而不能排除；或者有因堕坠，瘀血在内未散。忽然喜怒过度，饮食不适宜，寒温不调节，致使腠理闭塞，壅而不通；或在腠理开发之时，恰巧遭遇风寒，就会使血气凝结，以前湿邪和新感风寒相合，就成为寒痹。或有因热出汗，出汗的时候而受了风。像以上所说的情况，虽然没有遇到贼风邪气，也会因为原有宿邪加上新感之邪而发生疾病的。

黄帝曰：今夫子之所言者，皆病人之所自知也。其毋所遇邪气，又毋怵惕之所志，卒然而病者，其故何也？唯❶有因鬼神之事乎？

【注释】

❶ 唯：与"惟"通用，"惟"，有"是"义。

【白话解】

黄帝说：像你所说的这些，都是病人自己所感知到的。但亦有没遭到四时不正之气，又没有恐惧等情志上的刺激，忽然就发病了，那是什么缘故？是真有鬼神作祟的事吗？

岐伯曰：此亦有故邪留而未发，因而志有所恶，及有所慕❶，血气内乱，两气相搏。其所从来者微，视之不见，听而不闻，故似鬼神。

【注释】

❶ 志有所恶及有所慕：杨上善曰："故有所恶，即为怒也；梦有所乐，即为喜也。"

【白话解】

岐伯说：这也是先有宿邪留在体内，还没发作，由于情志上有厌烦的事，或有羡慕的事，都不能随心，以致血气不和，新病与宿邪相搏，所以突然发病。它的病因极为微妙，要看也看不见，听也听不到，所以像有鬼神作祟一样。

黄帝曰：其祝❶而已者，其故何也？岐伯曰：先巫者❷，

（因）［固］知百病之胜❸，先知其病之所从生者，可祝而已也。

【注释】

❶ 祝：祝由。

❷ 先巫者：古代巫医，能用祝由治病。杨上善曰："先巫，知者。"

❸ 固知百病之胜：张介宾曰："胜者，凡百病五行之道，必有所以胜之者。然必先知其病所从生之由，而后以胜法胜之，则可移精变气，祛其邪矣。"

【白话解】

黄帝说：有用祝由的方法而治好病，这是什么缘故呢？岐伯说：古代的巫医，本来知道百病是有相互克制的，首先要了解疾病的发生原因，然后可以用祝由的方法治愈。

卫气失常第五十九

【提要】本篇首先讨论了卫气失常所引起的病变及针刺治疗方法，然后叙述了皮肉、气血、筋骨多部的病证和根据病变取穴的针刺原则，最后提出诊治疾病要注意人的年龄大小和体质肥瘦。

黄帝曰：卫气之留于腹中，（搐）［蓄］积不行，苑蕴不得常所，使人支❶胁胃中满，喘呼逆息者，何以去之？伯高曰：其气积于胸中者，上取之；积于腹中者，下取之；上下皆满者，旁取之。

【注释】

❶ 支：拄。

【白话解】

黄帝说：卫气留滞在腹中，积聚不能畅达，而郁结又没有固定部位，令人胁部撑胀、中满、喘息气逆，用什么方法可以消除这些病象呢？伯高说：气积聚在胸中的，取上部穴位治疗；气积聚在腹部的，取下部穴位治疗；胸腹部都气聚胀满的，取其附近穴位治疗。

黄帝曰：取之奈何？伯高对曰：积于上，泻人迎、天突、喉中；积于下❶者，泻三里与气街；上下皆满者，上下取之，与季胁之下一寸❷；重者，鸡足取之❸。诊视其脉大而弦急，及绝不至者，及腹皮急❹甚者，不可刺也。黄帝曰：善。

【注释】

❶ 下：指腹部。

❷ 与季胁之下一寸：章门穴。

❸ 鸡足取之：此为针治上下胀满甚者之取穴方法。鸡足取之，指上取人迎、天突、喉中，下取三里、气街，中取章门而言。

❹ 急：坚硬。张介宾曰："腹皮急甚者，中和气绝而脾元败也。"

【白话解】

黄帝说：针刺取穴应怎样呢？伯高回答：气积聚在胸部的，当针泻人迎、天突、喉中各穴；气积聚在腹部的，当针泻三里、气街各穴；胸腹部都觉得胀满的，当取在上的人迎、天突、喉中，在下的三里、气街各穴和季胁下一寸的章门穴；胀满严重的，刺章门穴与上下各穴，像鸡足般刺之。如诊视病人之脉大而弦急，以及脉绝不至，和肚皮坚硬太甚的，都不可以进行针刺。黄帝说：讲得好。

黄帝问于伯高曰：何以知皮肉、气血、筋骨之病也？伯高曰：色起两眉薄泽❶者，病在皮。唇色青黄赤白黑者，病在肌肉。营气濡然者，病在血（气）[脉]。目色青黄赤白黑者，病有筋。耳焦枯受尘垢，病在骨。

【注释】

❶ 薄泽：无光泽。

【白话解】

黄帝问伯高：怎样可以知道皮肉、气血、筋骨有病呢？伯高说：白色出现在两眉之间而没有光泽的，病在皮肤；口唇之色出现青黄赤白黑的，病在肌肉；血气怯弱的，病在血脉；目色出现青黄赤白黑的，病在筋；耳干枯，多耳垢的，病在骨。

黄帝曰：病形何如，取之奈何？伯高曰：夫百病变化，不可胜数，然皮有部❶，肉有柱❷，血气有输，骨有属。黄帝曰：

愿闻其故。伯高曰：皮之部，输于四末。肉之柱，在臂胫诸阳分肉之间，与足少阴分间❸。血气之输，输于诸络，气血留居❹，则盛而起。筋部无阴无阳，无左无右，候病所在。骨之属者❺，骨空之（所）[间] 以受（益）[液] 而益脑髓者也。

【注释】

❶皮有部：这是说十二皮部分区，是和十二经脉在体表上之循行部位一致。

❷柱：指肌肉突起部分。

❸在臂胫诸阳分肉之间与足少阴分间：张介宾曰："病在肌肉，当治其柱。坚厚之肉，多在手足三阳分肉间，以肉主于脾，而脾主四肢也。足少阴之经，自足心，循内踝后，入足根，以上腨内，出腘内廉，上股内后廉，会于尻臀贯脊，其肉俱厚，故亦为肉之柱。"

❹气血留居：气血滞塞。

❺骨之属者：属，附属之属，两骨相交之处，十二关节皆是。

【白话解】

黄帝说：病的情况怎样，又怎样取穴针治呢？伯高说：各种病的变化，不可能都计算出来，然而皮有分部，肉有突起之处，气血有输，骨有附属，这都是它们所主的部位。黄帝说：我希望听到它的所以然。伯高说：皮之部，在于四肢。肉之柱，在于臂胫诸阳经分肉之间与足少阴分肉之间。气血之输，在于诸经的络穴，若气血留滞，就会使经气壅盛。病在筋的，不必分其阴阳左右，只看病之所在部位进行针治。病在骨的，当取治于骨之所属，即骨节的间隙，是接受髓液而充实脑髓的所在。

黄帝曰：取之奈何？伯高曰：夫病变化，浮沉深浅，不可胜穷，各在其处。病间者浅之，甚者深之，间者（小）

［少］之，甚者众之，随变而调气，故曰上工。

【白话解】

黄帝说：怎样取穴治疗？伯高说：疾病的变化，有浮沉深浅的不同，无法穷尽，各有其部位。如果取穴针治，一定先要观察病的轻重。病轻的应浅刺、少刺，病重的应深刺、多刺，随着病情的变化而进行调治，这叫作高明的医生。

黄帝问于伯高曰：人之肥瘦大小寒温❶，有老壮少小，别之奈何？伯高对曰：人年五十已上为老，二十已上为壮，十八已上为少，六岁已上为小。

【注释】

❶ 寒温：指膏型、脂型的人，粗理身寒，细理身热言。

【白话解】

黄帝问伯高：人的肥瘦、大小、寒温及老壮少小，怎样来区别呢？伯高回答：人的年龄到了五十岁以上叫作老，到了二十岁以上叫作壮，到了十八岁以上叫作少，到了六岁以上叫作小。

黄帝曰：何以度❶知其肥瘦？伯高曰：人有肥有膏有肉。黄帝曰：别此奈何？伯高曰：（䐃）［腘］肉坚，皮满者，肥。（䐃）［腘］肉不坚，皮缓者，膏。皮肉不相离者，肉。

【注释】

❶ 度（duó 夺）：揣度。

【白话解】

黄帝说：怎样揣度他的肥瘦差异呢？伯高说：人有肥的、膏的、肉的三种类型。黄帝说：对于这三种类型，怎样区别呢？伯高说：腘肉坚实，皮肤丰满的人，属于肥的类型；腘肉不坚实，皮肤松缓的人，属于膏的类型；皮肉紧连不相分离的人，属于肉的类型。

黄帝曰：身之寒温何如？伯高曰：膏者其肉淖❶而粗理❷者身寒，细理❸者身热。脂者其肉坚细理者热，粗理者寒。

【注释】

❶ 淖（nào 闹）：润泽。

❷ 粗理：纹理粗糙。

❸ 细理：纹理细密。

【白话解】

黄帝说：身体的寒温，怎样识别呢？伯高说：膏型的人，肌肉润泽，纹理粗糙的，身耐寒；纹理细密的，身耐热。脂型的人，肌肉坚实，纹理细密的，耐热；纹理粗糙的，耐寒。

黄帝曰：其肥瘦大小奈何？伯高曰：膏者，多气而皮纵缓，故能纵腹垂腴❶。肉者，身体容大。脂者，其身收小。

【注释】

❶ 腴：腹下肥者。

【白话解】

黄帝说：他们的身体肥瘦大小是怎样呢？伯高说：膏型的人，气盛，皮肤松缓，因此腹肌松弛，肚囊下垂。肉型的人，身体容积较大。脂型的人，肌肉紧密，身型较小。

黄帝曰：三者之气血多少何如？伯高曰：膏者多气，多气者热，热者耐寒。肉者多血则充形，充形则平。脂者，其血清，气滑少，故不能大。此别于众人者也。黄帝曰：众人奈何？伯高曰：众人皮肉脂膏不能相加❶也，血与气不能相多，故其形不小不大，各自称其身❷，命曰众人。

【注释】

❶ 不能相加：余伯荣曰：“不能相加者，谓血气和平，则皮肉脂膏，不能相加于肥大也。”

❷ 各自称其身：余伯荣曰：“血气之浮沉浅深，各有常所，不能相多于肥肉间也。皮肉筋骨各自称其身，故其形不大不小也。”

【白话解】

黄帝说：膏、肉、脂三种类型人的气血多少，是怎样的呢？伯高说：膏型的人多气，气多的，体质热，热就能够耐寒。肉型的人多血，血多者，就能使形体充实，形体充实则全身平和。脂型的人，他的血清，气滑而少，所以形体不能壮大，这都是和一般人不同的地方。黄帝说：一般人的气血、形体是怎样的呢？伯高说：一般人的皮肉脂膏，不能够偏加，血与气平衡，也不可能偏多，所以他的形体不小不大，与全身的皮肉筋骨相称，这叫作一般人。

黄帝曰：善。治之奈何？伯高曰：必先别其三形，血之多少，气之清浊，而后调之，治无失常经。是故膏人，纵腹垂腴；肉人者，上下容大；脂人者，虽脂不能大者。

【白话解】

黄帝说：讲得好。怎样进行治疗呢？伯高说：首先必须分清膏、肉、脂的三种类型，血的多少，气的清浊，然后调治，总要不脱离卫气正常循行的道理。所以这里再重复说明一下，膏型的人，腹肌纵缓，肚囊下垂；肉型的人，身体上下容积都很大；脂型的人，虽然脂肪多，也不能像膏型、肉型的人那样肥大。

玉版第六十

【提要】本篇说明针的作用，能"上数天文，下度地纪，内别五脏，外次六腑"，但用之失宜，亦可伤人，并举刺五里为例。"著之玉版"，是提示后人注意误刺的严重后果。另外本篇还叙述了痈疽的病因，诸病的逆顺，病乃"积微之所生也"，不仅治痈疽病为然，推之诸病，都应该早期诊断，早期治疗。

黄帝曰：余以小针为细物❶也，夫子乃言上合之于天，下合之于地，中合之于人，余以为过针之意矣❷，愿闻其故。岐伯曰：何物大于（天）［针者］乎？夫大于针者，惟五兵❸者焉。五兵者，死之备也，非生之具。且夫人者，天地之镇❹也，其（不）可不参乎？夫治民者，亦惟针焉。夫针之与五兵，其孰小乎❺？

【注释】

❶ 细物：小道。

❷ 余以为过针之意矣：杨上善曰："九针微细之道，以合三才之大，余恐太过也。"

❸ 五兵：弓、殳、矛、戈、戟。

❹ 镇：宝器。

❺ 其孰小乎：张介宾曰："治人之生，唯针最先。盖针之为用，从阳则上合乎天，从阴则下合乎地，从中则变化其间，而动合乎人，此针道之所以合乎三才，功非小补，较之五兵，其孰大孰小，为可知矣。"

【白话解】

黄帝说：我以为小针是小道，先生却说它的作用，上合于天，下合于地，在中又合于人，我以为超过针的原意了，希望听到其中的缘故。岐伯说：什么东西能够比针更大呢？那大于针的，只有五种兵器，但兵器是备作杀人用的，不是活命的工具。人是天地作为宝贝的东西，哪可不和天地相参呢？就是治民之事，亦可从针道去推演它，像这样，针和五种兵器，它们的作用，究竟哪个小呢？

黄帝曰：病之生时，有喜怒不测❶，饮食不节，阴气不足，阳气有余，营气不行，乃发为痈疽❷。阴阳不通❸，（两）［而］热相搏，乃化为脓，小针能取之乎？岐伯曰：圣人不能使化者，为之邪不可留也。故两军相当❹，旗帜相望，白刃陈于中野者，此非一日之谋也。能使其民，令行禁止，士卒无白刃之难者，非一日之教也，须臾之得也。夫至使身被痈疽之病，脓血之聚者，不亦离道远乎？夫痈疽之生，脓血之成也，不从天下，不从地出，积微❺之所生也。故圣人自治于未有形也，愚者遭❻其已成也。

【注释】

❶ 不测：无常。

❷ 乃发为痈疽：杨上善曰："痈生所由，凡有四种：喜怒无度，争气聚，生痈一也；饮食不依节度，纵情不择寒温，为痈二也；脏阴气虚，腑阳气实，阳气实盛，生痈三也；邪客于血，聚而不行，生痈四也。痈疽一也，痈之久者

败骨，名曰疽也。"

❸ 阴阳不通：杨上善曰："邪客于皮肤之中，寒温二气不和。"

❹ 相当：相对敌。

❺ 微：细小。

❻ 遭：碰到。

【白话解】

黄帝说：在病发生的时候，有因为喜怒无常，饮食不节，五脏的阴气不足，六腑的阳气有余，以致营卫不行，于是发展成为痈疽。由于阴阳之气不能畅通，而邪热相聚，就化而为脓。像这样的病，用小针能够刺治吗？岐伯说：圣人不能使邪气立即消除，是因为病邪滞留在内已久了。好像两军对敌，旗帜相望，利刃排列在旷野之中，这绝不是一天所策划的，又如能够使人民奉行法令，不做非法的事，始终不受到斩杀之刑，也绝不是一天短期的教育，顷刻之间就能做得到的。像方才说的，到了使身体受到痈疽的病苦，脓血已聚的境地，这不是和养生全形之道距离太远吗？发生痈疽，化成脓血，既不是从天上掉下来，也不是从地上长出来，而是由细微的病因积累而发生的，因此圣人注意防治是在病未显著的时候，而愚人是到病已成形才治疗的。

黄帝曰：其已形，不（予）[子]遭❶；脓已成，不（予）[子]见，为之奈何？岐伯曰：脓已成，十死一生❷，故圣人弗使已成，而明为良方，著之竹帛❸使能者踵❹而传之后世，无有终时者，为其不（予）[子]遭也。

【注释】

❶ 不子遭：杨注："遭，逢也。子，百姓。言不逢者，痈之有形，百姓不能逢知也。"

❷ 十死一生：杨上善曰："痈生于节背及腹内，脓成不可疗，故十死一生。"

❸ 竹帛：古时文字，多刊于竹，或书于帛。

❹ 踵：继续。

【白话解】

黄帝说：痈疽已经形成，一般群众不知道；脓已化成，一般群众看不懂，这有什么办法呢？岐伯说：脓已化成，往往是十死一生，所以圣人不在痈疽成脓的时候，就明确地制定了很好的药方，书写在竹和帛之上，让有才能的人继承它，传到后世，没有终绝的时候，这是因为一般群众不知道，才这样做啊！

黄帝曰：其已［成］，有脓血（而后遭乎），不导之以小针治乎？岐伯曰：以小治小者其功小，以大治大者（多害）［其功大］，故其已成脓血者，其唯砭石铍锋之所取也。

【白话解】

黄帝说：如果痈疽已成，有了脓血，不可以用小针刺治吗？岐伯说：用小针刺治其小处，功效小；用大针刺治其大处，功效大，所以如已成脓血的，只有取用砭石或铍针、锋针去排脓了。

黄帝曰：多害者其不可全乎？岐伯曰：其在逆顺❶焉。黄帝曰：愿闻逆顺。岐伯曰：以为伤❷者，其白眼青黑，眼小，是一逆也；内药而呕❸者，是二逆也；（腹）［伤］痛渴甚，是三逆也；肩项中不便❹，是四逆也；音嘶色脱❺，是五逆也。除此五者为顺矣。

【注释】

❶ 逆顺：杨上善曰："逆者多伤致死，顺者多脓得生。"

❷ 伤：害。

❸ 内药而呕：内，与"纳"通。马莳曰："纳药而呕，乃脾气衰也。"

❹ 肩项中不便：马莳曰："肩属手之三阳，项属手足六阳及督脉经。今肩项不便，是阳盛阴虚也。"

❺ 音嘶色脱：嘶，音哑。张志聪曰："在心立言，心之合脉也，其荣色也。音嘶色脱，心脏伤也。"

【白话解】

黄帝说：痈疽发病危害多的就不可救治吗？岐伯说：那主要在病证的逆和顺了。黄帝说：希望听到逆顺的情况。岐伯说：痈疽为害，有五种逆证，白眼青黑，眼小，是逆证之一；服药而呕吐的，是逆证之二；伤痛，渴得厉害，是逆证之三；肩项转动不便，是逆证之四；声音嘶哑，面无血色，是逆证之五。除了这些逆证，就是顺证了。

黄帝曰：诸病皆有逆顺，可得闻乎？岐伯曰：腹胀，身热，脉大，是一逆也；腹鸣而满，四肢清，泄，其脉大❶，是二逆也；衄而不止，脉大❷，是三逆也；咳且溲血，脱形，其脉小劲❸，是四逆也；咳，脱形，身热，脉小以疾❹，是谓五逆也。如是者，不过十五日而死矣。

【注释】

❶ 其脉大：张介宾曰："腹鸣而满，四肢清冷，而兼后泄，阴证也，脉不宜大而大者，脉证相反。"

❷ 脉大：张介宾曰："鼻衄在阴，脉大为阳，阳实阴虚，是三逆也。"

❸ 其脉小劲：张介宾曰："咳而溲血脱形者，正气已衰。脉小而急者，邪气仍在，邪正不能相当，是为四逆。"

❹ 脉小以疾：张介宾曰："脱形身热，真阴已亏，而火犹不清，其脉细小疾数，乃邪盛正衰之候，是为五逆。"

【白话解】

黄帝说：各种疾病都有逆和顺的症状，我可以听到吗？岐伯说：腹胀，身热，脉大，是逆证之一；腹内肠鸣并且胀满，四肢清冷，泄泻，脉大，是逆证之二；鼻出血不止，脉大，是逆证之三；咳嗽，溺血，肌肉消瘦，脉小有力，是逆证之四；咳嗽，形体消瘦，身热，脉小而数，是逆证之五。像这样的病候，不超过十五日就会死的。

其腹大胀，四末清，脱形，泄甚，是一逆也❶；腹胀便血，其脉大，时绝，是二逆也❷；咳溲血，形肉脱，脉搏❸，是三逆也❹；呕血，胸满引背，脉小而疾，是四逆也❺；咳呕腹胀，且飧泄，其脉绝，是五逆也❻。如是者，不及一时❼而死矣。工不察此者而刺之，是谓逆治❽。

【注释】

❶ 是一逆也：张介宾曰："腹大胀者，最忌中虚。若见四肢清冷而脱形泄甚者，脾元败而阳气去也，故为一逆也。"

❷ 是二逆也：张介宾曰："腹胀便血，阴病也。脉大时绝，孤阳将脱也，故为二逆也。"

❸脉搏：谓脉搏指有力。

❹是三逆也：张介宾曰："咳而溲血者，气血俱病，形肉脱者，败在脾，脉搏者，真脏也，败在胃气，故为三逆。"

❺是四逆也：张介宾曰："呕血胸满引于背者，脏气连于背也，脉见细小疾数，则真元大亏矣，故为四逆。"

❻是五逆也：张介宾曰："上为呕咳，中为胀满，下为飧泄，三焦俱病，而脉至于绝者，有邪无正也，故为五逆。"

❼一时：指一日。

❽是谓逆治：张介宾曰："病不可治而强治之，非惟无益，适以资害，是谓逆治。"

【白话解】

腹大发胀，四肢清冷，形体消瘦，泄泻严重，是逆证之一；腹部胀满，大便下血，脉大，经常间歇，是逆证之二；咳嗽，溺血，形肉消瘦，脉应指有力，是逆证之三；呕血，胸部满闷牵引背部，脉小而数，是逆证之四；咳嗽呕吐，腹胀并且泄泻，脉伏欲绝，是逆证之五。像这些病候，不过一日就会死的。医工如不细察这种危象而妄行针刺，这叫作逆治。

黄帝曰：夫子之言针甚骏❶，以配天地，上数❷天文，下度地纪❸，内别五脏，外次六腑，经脉二十八会❹，尽有周纪❺，能杀生人，不能起死者，子能反之乎❻？岐伯曰：能杀生人，不能起死者也。黄帝曰：余闻之则为不仁，然愿闻其道，弗行于人。岐伯曰：是明道也，其必然也，其如刀剑之可以杀人，如饮酒使人醉也，虽勿诊，犹可知矣。

【注释】

❶骏：大。

❷数：接近。

❸地纪：谓地理。

❹经脉二十八会：马莳曰："手足十二经，左右相同，共有二十四脉，加以两跷督任，共为二十八会。"

❺周纪：谓谨密之节。

❻ 子能反之乎：反，有"变"义。反之，是谓一变其旧，起死而不杀人。

【白话解】

黄帝说：你曾说针的作用极大，与天地相配，从上说接近天文，从下说效法地理，在内是察别五脏，在外条析六腑，各不相紊。全身二十八脉的会合，都有循环周转的规律，但也能够用针杀人，而不能起死回生，你能改变这种情况吗？岐伯说：针治不得当，是能够置人于死，而不能救活病人的。黄帝说：我听到你这样说，就认为这不是仁者所为，因此希望听到其中的道理，不叫人们妄行针刺于人。岐伯说：这种道理很明显，也是必然的结果。不善用针，就像用刀剑可以把人杀死，又像喝酒叫人醉倒一样。通过以上的比喻，虽然没有诊察，也可理解其中的道理了。

黄帝曰：愿卒闻之。岐伯曰：人之所受气者，谷也。谷之所注❶者，胃也。胃者，水谷气血之海也。海之所行云气者，天下也。胃之所出气血者，经隧也。经隧者，五脏六腑之大络也，迎而夺之而已矣。

【注释】

❶ 注：聚集。

【白话解】

黄帝说：我希望详尽地听一下。岐伯说：人所有的精气，是仰给于谷物，谷物所聚集的地方，就是胃。胃是水谷气血之海。海水蒸发上升而为云雾，布于天空，由胃化生的气血，流行于经隧，经隧就是五脏六腑之大络，迎着它流来的方向用泻法就是了。

黄帝曰：上下❶有数❷乎？岐伯曰：迎之五里，中道而止，五至而已，五往而脏之气尽矣❸，故五五二十五而竭其输矣，此所谓夺其天气者也，非能绝其命而倾其寿者也。黄帝曰：

愿卒闻之。岐伯曰：窥门而刺之者，死于家中；入门而刺之者，死于堂上❹。黄帝曰：善乎方，明哉道，请著之玉版❺，以为重宝，传之后世，以为刺禁，令民勿敢犯也。

【注释】

❶ 上下：指手足经。

❷ 数：指刺禁之术。

❸ 五至而已五往而脏之气尽矣：张介宾曰："一脏之气，大约五至而已。针凡五往以迎之，则一脏之气已尽。若夺至二十五至，则五脏之输气皆竭，乃杀生人，此所谓夺其天真之气也。"张志聪曰："至者，迎其气之至。往者，追其气之行也。故五至而迎其五脏之气至即已，若五往而追之，则五脏之气，尽泄于外矣。"

❹ 窥门而刺之者死于家中入门而刺之者死于堂上：张介宾曰："门即《生气通天》等论所谓'气门'之门也。窥门而刺，言犹浅也，浅者害迟，故死于家中；入门而刺，言其深也，深则害速，故死于堂上。"

❺ 玉版：刻玉版画为文字。

【白话解】

黄帝说：上下手足各经，有刺禁之术吗？岐伯说：误用迎而夺之的泻法，针刺五里穴，必致脏气运行到中途而止。脏气，一般是五至而已，如果误针五次，则一脏的气尽，而五脏各有五至，所以误刺到五五二十五次，就会使五脏输注的脏气都竭绝，这并非针能绝其生命，使他寿尽而死，主要是施针者不知刺禁所造成的。黄帝说：我再希望详细听一下。岐伯说：妄行针刺，若刺得浅，回家便会死亡；若刺得深，就会死于医者的堂上。黄帝说：讲得原则好极了，道理也极明白，把它刻写在玉版上，作为重宝，传于后代，当作刺禁，叫人不敢触犯它。

五禁第六十一

【提要】本篇重点论述针刺的五禁，说明逢其禁日，针刺应有相应的禁忌，并提出五夺不可用泻法，对于五种脉证相反的逆象，不可率意针刺。

黄帝问于岐伯曰：余闻刺有五禁。岐伯曰：禁其不可刺也。黄帝曰：余闻刺有五夺。岐伯曰：无泻其不可夺者也。黄帝曰：余闻刺有五过。岐伯曰：补泻无过其度❶。黄帝曰：

余闻刺有五逆。岐伯曰：病与脉相逆，命曰五逆。黄帝曰：余闻刺有九宜。岐伯曰：明知九针之论，是谓九宜。

【注释】

❶ 补泻无过其度：张介宾曰："补之过度，资其邪气；泻之过度，竭其正气，是五过也。"

【白话解】

黄帝问岐伯：我听说针刺有叫作五禁的。岐伯说：那就是遇到五个禁日，对某些部位不可针刺。黄帝说：我听说针刺的禁忌有叫作五夺的。岐伯说：那就是不可针泻五种精气已经亏损的病证。黄帝说：我听说针刺的禁忌有叫作五过的。岐伯说：那就是补泻不可过度。黄帝说：我听说针刺有五逆的病证。岐伯说：那是五种病象与脉象相反的病证，叫作五逆。黄帝说：我听说针刺有九宜的规定。岐伯说：那就是明确了解九针的理论，才叫作九宜。

黄帝曰：何谓五禁？愿闻其不可刺之时。岐伯曰：甲乙日自乘❶，无刺头，无发蒙❷于耳内。丙丁日自乘❸，无振埃❹于肩喉廉泉。戊己日自乘四季❺，无刺腹去爪❻泻水。庚辛日自乘❼，无刺关节于股膝。壬癸日自乘❽，无刺足胫。是谓五禁。

【注释】

❶ 甲乙日自乘：甲寅和乙卯日。

❷ 发蒙：针法之名。据《刺节真邪篇》用此刺法，当于日中，刺听宫。

❸ 丙丁日自乘：丙丁、丁巳日。

❹ 振埃：针法之名。据《刺节真邪篇》用此刺法，取天容，廉泉二穴。

❺ 戊己日自乘四季：戊己为属土之天干，四季为属土之辰戌丑未四地支。此谓戊辰、戌、己丑、己未日。

❻ 去爪：针法之名，用铍针去水。

❼ 庚辛日自乘：庚申、辛酉日。

❽ 壬癸日自乘：壬子、癸亥日。

【白话解】

黄帝说：什么叫作五禁？希望听到那些不可针刺的禁日。岐伯说：遇到甲乙日，不刺头部，也不要用"发蒙"的针法刺耳内。遇到丙丁日，不要用"振埃"的针法刺肩和喉部以及廉泉。遇到戊己日和辰戌丑未之日，不刺腹部，也不要用"去爪"的针法泻水。遇到庚辛日，不刺关节和股膝部。遇到壬癸日，不刺足胫部。这就是所谓五禁。

黄帝曰：何谓五夺？岐伯曰：形肉已夺，是一夺也；大夺血之后，是二夺也；大汗出之后，是三夺也；大泄之后，是四夺也；新产及大血之后，是五夺也。此皆不可泻。

【白话解】

黄帝说：什么叫作五夺？岐伯说：久病形肉消瘦已极，是为一夺；大出血之后，是为二夺；大汗以后，是为三夺；大泄泻之后，是为四夺；产妇新产或在大出血之后，是为五夺。这五夺的病人，都不可用泻法。

黄帝曰：何谓五逆？岐伯曰：热病脉静，汗已出，脉盛躁❶，是一逆也；病泄，脉洪大❷，是二逆也；著痹不移❸，䐃肉破，身热，脉偏绝❹，是三逆也；淫而夺形❺，身热，色夭然白，及后❻下血衃，血衃笃重，是谓四逆也；寒热夺形，脉坚博，是谓五逆也。

【注释】

❶ 热病脉静汗已出脉盛躁：张介宾曰："热病脉静，阳证得阴脉也。汗已出，脉躁盛，真阴败竭也。"

❷ 病泄脉洪大：张介宾曰："病泄脉宜静而反洪大者，孤阳邪胜也。"

❸ 著痹不移："著痹"之病，为肢体不仁，微痛，有重滞感。不移，指病不去。

❹ 脉偏绝：马莳曰："偏则一手全无，绝则二手全无也。"

❺ 淫而夺形：周学海曰："淫，旧注房室过度也。窃谓肠澼沃沫，精遗淋沥盗汗之类皆是。"夺形，谓形体消瘦。

❻ 后：指大便。

【白话解】

黄帝说：什么叫作五逆？岐伯说：热病而脉反静，在出汗以后，脉反见大而躁动的，是为一逆；患泄泻的病，脉反见洪大，是为二逆；患着痹，其病不去，日久，高起处的肌肉破溃，身体发热，而脉象或偏或绝的，是为三逆；患肠澼、遗精等证，身体消瘦，身体发热，面色晦暗苍白，并且大便中杂有赤黑色血块，病情极重，是为四逆；患寒热病，形体消瘦，脉反见坚实有力，是为五逆。

动输第六十二

【提要】本篇首先阐述十二经脉中手太阴、足少阴、足阳明三条经脉"独动不休"的原因，然后说明营卫运行，上下贯通，其交会之处在四肢，"四末阴阳之会者"，简要地揭示了这个道理。

黄帝曰：经脉十二，而手太阴、足少阴、阳明独动不休❶，何也？岐伯曰：是明胃脉也。胃为五脏六腑之海，其清气上注于肺，肺气从太阴而行之，其行也❷，以息往来，故人一呼脉再动，一吸脉亦再动❸，呼吸不已，故动而不止。

【注释】

❶ 手太阴足少阴阳明独动不休：张介宾曰："手太阴、足少阴、足阳明三经，独多动脉，而三经之脉，则手太阴之太渊，足少阴之太溪，足阳明上则人迎，下则冲阳，皆动之尤甚者。"

❷ 其行也：杨上善曰："其手太阴脉上下行也，要由胸中气海之气，出肺循喉咙，呼出吸入，以息往来，故手太阴脉得上下行。"

❸ 一吸脉亦再动：杨上善曰："脉，手太阴也。人受谷气，积于胸中。呼则推于手太阴以为二动，吸则引于手太阴复为二动，命为气海。"

【白话解】

黄帝说：十二经脉之中，只有手太阴肺经、足少阴肾经、足阳明胃经独有动脉搏动不已，为什么？岐伯说：这是足阳明胃脉与脉搏跳动的关系，胃是五脏六腑汇聚之处，其饮食精微所化的清气，向上流注于肺，气从手太阴开始，运行全身。肺气上下运行，呼吸往来，所以人一呼脉跳动两次，一吸脉也跳动两次，呼吸不停，所以寸口脉跳动不止。

黄帝曰：气之过于寸口也，上（十）焉息❶？下（八）焉伏❷？何道从还？不知其极❸。岐伯曰：气之离脏也，卒然如弓弩之发，如水之下岸，上于鱼以反衰，其余气衰散以逆上❹，故其行微。

【注释】

❶ 上焉息：焉，语中助词。上焉息，是谓脉气从寸口上入肺而息。

❷ 下焉伏：伏，藏。下焉伏，是谓脉气从肺下至手指端而藏。

❸ 何道从还不知其极：此谓脉气上入于脏，还肺之时，是从本脉而还，抑别有脉道而还，不知其所以然也。

❹ 其余气衰散以逆上：杨上善曰："从少商返回，逆上向肺，虽从本脉而还，以去脏腑渐远，其脏腑余气衰散，故其行迟微也。"

【白话解】

黄帝说：手太阴脉气过于寸口，上入肺而息，下至手指端而藏。它是从哪里回到本脉，我不知道其所以然。岐伯说：脉气内离脏腑而外达于经脉，好像突然弓弩发机，又好像急流下冲堤岸一样地不可阻挡。待脉气上于手鱼部，却反呈现衰象，它的余气，因为衰散而向上逆行，所以它的气行也比较微弱。

黄帝曰：足之阳明何因而动？岐伯曰：胃气上注于肺，其悍气上冲头者，循咽，上走空窍❶，循眼系，入络脑，出顑❷，下客主人，循牙车，合阳明，并下人迎，此胃气别走于阳明者也。故阴阳上下❸，其动也若一❹。故阳病而阳脉小者为逆❺，阴病而阴脉大者为逆❻。故阴阳俱静俱动，若引绳相倾❼者病。

【注释】

❶ 空窍：空，与"孔"通。空窍指七窍言。

❷ 顑：廖平曰："据《杂病篇》曰：'顑痛。'《癫狂篇》曰：'取头两顑。'盖

皆言头面之部位也。此节言自脑出颅，下客主人，则此当在脑之下，鬓之前，客主人之上，其即鬓骨之上，两太阳之间为颅也。"

❸ 故阴阳上下：杨上善曰："阴，谓寸口，手太阴也。阳，谓人迎，足阳明也。上，谓人迎。下，谓寸口。有其二义，人迎是阳，所以居上也；寸口是阴，所以居下也。又人迎在颈，所以为上；寸口在手，所以为下。"

❹ 其动也若一：杨上善曰："人迎寸口之动，上下相应俱来，譬之引绳，故若一也。"

❺ 故阳病而阳脉小者为逆：阳病时，人迎脉当大，若小，则为逆。

❻ 阴病而阴脉大者为逆：阴病时，寸口脉当小，若大，则为逆。

❼ 引绳相倾：两下牵绳，都想拉倒另一边。是譬喻偏静偏动，偏盛偏衰，阴阳不能平衡。

【白话解】

黄帝说：足阳明胃经因为什么有动脉呢？岐伯说：胃气上注入于肺脏，它的本经悍气，是上冲于头部的。沿咽喉，走七窍，再沿着眼球深处的脉络，内入络于脑，又出于颅部，下会客主人穴，沿颊车，合于足阳明本经，下行至人迎部位，这就是胃气别行而走向足阳明经，使人迎脉跳动不休的原因。因此，太阴的动脉寸口，与阳明的动脉人迎，其搏动是一致的。所以阳病而阳脉反小的，叫作逆，阴病而阴脉反大的，也叫作逆。在正常情况下，寸口和人迎脉的动静是一致的，假如"引绳相倾"，这脉就有了偏象，是一定生病的。

黄帝曰：足少阴何因而动？岐伯曰：冲脉者，十二经之海也，与少阴之大络，起于肾下❶，出于气街❷，循阴股内廉，邪入腘中，循胫骨内廉，并少阴之经，下入内踝之后，入足下；其别者，邪入踝，出属跗上，入大指之间，注诸络❸，以温❹足胫，此脉之常动者也。

【注释】

❶ 肾下：指会阴穴。

❷ 气街：即气冲穴。

❸ 诸络：指足少阴经脉在足胫的所有络脉。

❹ 温：和润。

【白话解】

黄帝说：足少阴肾经为什么有动脉？岐伯说：冲脉是十二经之海，它和足少阴的络脉，都起于会阴，出于气冲，沿大腿内侧，斜入膝腘窝中，再沿胫骨内侧，与足少阴肾经相并，下入足内踝的后面，进入脚下。它的另一支脉，斜入内踝，出于脚背之上，进入足大趾之间，渗注少阴经足胫的络脉，以和润足胫部，这就是足少阴经脉经常搏动的原因。

黄帝曰：营卫之行也，上下相贯，如环之无端，今有其卒然遇邪气，及逢大寒，手足懈惰，其脉阴阳之道，相输之会，行❶相失也，气何由还？岐伯曰：夫四末❷阴阳之会者，此气之大络也。四街❸者，气之径路也。故络绝则径通，四末解则气从❹合，相输如环。黄帝曰：善。（此所谓如环无端，莫知其纪，终而复始，此之谓也。）

【注释】

❶ 行：有"将"义。

❷ 四末：杨上善曰："四末谓四肢，身之末也。"

❸ 四街：杨上善曰："四街，谓胸腹头胫，脉气道也。"

❹ 从：随。

【白话解】

黄帝说：营卫之气的运行，在全身上下贯通，像圆环一样无头无尾。现在有人突然遇到邪气，或遭遇严寒，手足懈惰无力，那么经脉阴阳之通道，气血相输之会合处，将彼此失去正常运行，则气又将从哪里回还，而仍能往来不绝呢？岐伯说：人体的四肢，是阴阳会合的所在，也是脉气循行的大络。头、胸、腹、胫是脉气的直通道路，所以络脉即使被外邪侵入而阻绝，而经脉仍能通行。等到四末邪解，脉气随之会合，就会相互转输而如环了。黄帝说：讲得好。（按："如环"三句，是《脉度篇》文，兹不译。）

五味论第六十三

【提要】 本篇主要论述五味入口，各有所走，各有所病，说明饮食、药物之五味，可以养人，亦可以伤人，所以示人注意也。

黄帝问于少俞曰：五味于口也，各有所走❶，各有所病。酸走筋，多食之，令人癃❷；咸走血，多食之，令人渴；辛走气，多食之，令人洞心；苦走骨，多食之，令人变呕❸，甘走肉，多食之，令人悗心。余知其然也，不知其何由，愿闻其故。

【注释】

❶ 各有所走：谓五味各喜走同性之脏。

❷ 癃：小便不通。

❸ 变呕：谓易呕。

【白话解】

黄帝问少俞：五味入到口中，各有喜走的脏器，各有引发的病变。例如酸味走筋，多食酸味，会使人小便不通；咸味走血，多食咸味，会使人发渴；辛味走气，多食辛味，会使人熏心；苦味走骨，多食苦味，会使人呕吐；甘味走肉，多食甘味，会使人心闷。我已知道五味食之过度，能发生这些病证，但不理解为什么会发生这些病证，希望听到其中的缘故。

少俞答曰：酸入于胃，其气涩❶以收，上之两焦❷，弗能出入也❸，不出即留于胃中，胃中和温，则下注膀胱，膀胱之胞薄以懦，得酸则缩蜷，约❹而不通，水道不行，故癃。阴者，积筋之所终也，故酸入而走筋矣。

【注释】

❶ 涩：不滑。

❷ 上之两焦：之，有"往"义。两焦，指上、中两焦。

❸ 弗能出入也：杨上善曰："酸味性为涩收，故上行两焦，不能与营俱出而行，复不能自返还，入于胃也。"

❹ 约：约束。

【白话解】

少俞回答：酸味入胃以后，它的气味涩滞，并有收敛作用，向上到了中、上两焦，不能随着气机往来出入，既然不出，就留于胃里，胃里温和，就向下渗注到膀胱，由于膀胱之脬，皮薄而软，受到酸味，就会缩屈，使膀胱出口处约束不通，以致小便不畅，因此发生癃闭症状。人体的阴器，是周身诸筋终聚之处，如酸味入胃是走于筋的。

黄帝曰：咸走血❶，多食之，令人渴，何也？少俞曰：咸入于胃，其气上走中焦，注于脉，则血气走之，血与咸相得则凝，凝则胃中汁注之，注之则胃中竭，竭则咽路❷焦，故舌本干而善渴。血脉者，中焦之道也❸，故咸入而走血矣。

【注释】

❶ 咸走血：杨上善曰："肾主于骨，咸味走骨。言走血者，以血为水也。"张介宾曰："血为水化，咸亦属水，咸与血相得，故走注血脉。"

❷ 咽路：杨上善曰："咽为下食，又通于涎，故为路也。"

❸ 血脉者中焦之道也：杨上善曰："血脉从中焦而起，以通血气，故味之咸味走于血也。"

【白话解】

黄帝说：咸味走血分，多食咸味，使人口渴，这是为什么？少俞说：咸味入胃以后，它所化之气向上走于中焦，再由中焦流注到血脉，脉就是血流的道路，血和咸相和，脉就要凝涩，脉凝涩则胃的水液就要注入，胃的水液注入则胃里干竭，由于胃液干竭，咽部感到干燥，因而舌干多渴。血脉从中焦而起，在咸味入胃以后，就走向血液去了。

黄帝曰：辛走气，多食之，令人洞心，何也？少俞曰：辛入于胃，其气走于上焦❶，上焦者，受气而营诸阳者也❷，姜韭之气熏之，营卫之气不时受之，久留心下，故洞心。辛与气俱行，故辛入而与汗俱出。

【注释】

❶ 其气走于上焦：杨上善曰："辛气慓悍，走于上焦。"

❷ 受气而营诸阳者也：杨上善曰："上焦卫气，行于脉外，营腠理诸阳。"

【白话解】

黄帝说：辛味走气分，多食辛味，使人感觉如烟熏心，这是为什么？少俞说：辛味入胃以后，其气走向上焦，上焦有受纳饮食精气以运行周身阳气的作用，姜韭之气，熏至营卫，营卫之气不时受到了辛味的刺激，如久留在胃中，所以有如烟熏心的感觉。辛走卫气，与卫气同行，所以辛味入胃以后，就会和汗液发散出来。

黄帝曰：苦走骨，多食之，令人变呕，何也？少俞曰：苦入于胃，五谷之气，皆不能胜苦，苦入下脘，三焦之道皆闭而不通，故变呕。齿者，骨之所终也❶，故苦入而走骨，故入而复出，[齿必黧疏]，知其走骨也❷。

【注释】

❶ 齿者骨之所终也：杨上善曰："齿为骨余，以杨枝苦物资齿，则齿鲜好，故知苦走骨。"

❷ 故入而复出知其走骨也：任谷庵曰："肾主骨，肾属于寒水之脏，苦性寒，故走骨，同气相感也。然苦乃火味，故入于下，而复出于上，其性下泄而上涌也。"

【白话解】

黄帝说：苦味走骨，多食苦味，使人容易呕吐，这是为什么？少俞说：苦味入胃以后，胃中五谷之气，都不能胜过苦味。苦味进入下脘，三焦的气行之路，就会闭塞不通，因此发生呕吐。牙齿，是骨之所终，所以苦味入胃，必先走骨，而又出于齿，以致齿色变为黑黄，所以知道苦味是走骨的。

黄帝说：甘走肉，多食之，令人悗心，何也？少俞曰：甘入于胃，其气弱小，不能上至于上焦，而与谷留于胃中。[甘]者，令人柔润者也，胃柔则缓，缓则虫动❶，虫动则令人悗心。其气外通于肉，故甘走肉。

【注释】

❶ 缓则虫动：杨上善曰："虫动者，谷虫动也。"张介宾曰："味过于甘，则与谷气留于胃中，令人柔润而缓，久则甘从湿化，致生诸虫。"

【白话解】

黄帝说：甘味走肉，多食甘味，使人发生心闷，这是为什么？少俞说：甘味进入胃中，其气弱小。不能上达于上焦，只能和谷物同留在胃里。甘味能在人胃里发生柔润作用，胃气柔和就弛缓，气行迟缓，便会引起肠胃中的寄生虫蠕动，虫动就使人心闷，又甘的气味，外通于肉，因此有甘走肉的说法。

阴阳二十五人第六十四

【提要】本篇根据阴阳五行理论，归纳了二十五种人的不同特性，"别而以候，从外知内"。所以在临证时，观察患者的不同体质表现，可以了解他们的脏腑、气血的功能状态，对他们进行针刺治疗时，除了掌握疾病的一般情况而外，还要注意体质特征。

黄帝曰：余闻阴阳之人，何如？伯高曰：天地之间，六合❶之内，不离于五❷，人亦应之。故五五二十五人之（政）[形]，而阴阳之人不与焉。其态又不合于众者五❸，余已知之矣。愿闻二十五人之形，血气之所生，别而以候，从外知内何如？岐伯曰：悉乎哉问也，此先师之秘也，虽伯高犹不能明之也。黄帝避席遵循❹而却曰：余闻之，得其人弗教，是谓重失；得而泄之，天将厌之。余愿得而明之，金柜藏之，不敢扬之。岐伯曰：先立五形金木水火土，别其五色，异其五（形）[声]之人，而二十五人具矣。黄帝曰：愿卒闻之。岐伯曰：慎之慎之，臣请言之。

【注释】

❶ 六合：四方上下。

❷ 不离于五：张介宾曰："由阴阳而化五行，所以天地万物之理，总不离五，而人身之相应者，亦惟此耳。"

❸ 而阴阳之人不与焉其态又不合于众者五：张介宾曰："五行之中，又各有五，如下文以五形之人，而又分左之上下，右之上下，是为五矣。五而五之，计有二十五人也。然此言五行之详，非若前《通天篇》所谓太阳、少阳、太阴、少阴、和平五态而已，故曰'阴阳之人不与焉，又不合于众者五也'。"

❹ 遵循：谦退之貌。

【白话解】

黄帝说：我听说人有属阴属阳，是怎样的？伯高说：天地之间，四方上下之内，离不开五行，人也和它相应。所以在五五二十五种的类型内，那属阴属阳两类的人，是不在内的。那阴阳之人的形态和一般人不同，有太阳、少阳、太阴、少阴、和平等五种，这些我已经知道了。现在希望听一下二十五种人的形态，血气所生的特征，分别观察，从外表能够了解内脏的变化，怎样使我明白呢？岐伯说：你问得详细啊！这是先师的秘传，就是伯高还不能彻底理解它。黄帝离开坐席，谦和地说：我听说，遇到合适的人而不教给他，这叫作重大错误；得到真传，毫不重视，天要厌恶这种人的。我希望得到以后，加以阐明，藏在金柜里，不敢弃掉它。岐伯说：首先确立金、木、水、火、土五种形态，区别五色，分开五声，二十五种人的形态特征就具备了。黄帝说：我希望详尽地听到它。岐伯说：审慎啊！审慎啊！我详尽地说一下吧！

木形之人，比于上角❶，似于苍帝❷。其为人苍色，小头，长面，大肩[平]背，直身，小手足，好有才，劳心，少力，多忧劳于事。能❸春夏不能秋冬，感而病生，足厥阴佗佗❹然。大角之人，比于左足少阳❺，少阳之上❻遗遗❼然。左角之人，比于右足少阳，少阳之下❽随随❾然。钛❿角之人，比于右足少阳、少阳之上推推⓫然。判角⓬之人，比于左足少阳，少阳之下栝栝⓭然。

【注释】

❶ 比于上角：马莳曰："比者，拟议之谓，盖以人而拟角，故谓之曰比。"

按："角"为五音之一，角音属木。上、大、钛、左、判，是角音之分类。凡得五行一行之气全者，名曰"上"，属于本行之阴经，如上角属于足厥阴；得一行之气偏者，名曰"大"、曰"少"，属于与本行所属阴经相表里之阳经，并根据太、少而分上下，太属上、少属下。其他四音类此。

❷ 似于苍帝：东方属木，在色为苍。古人将东方称为苍帝所居。

❸ 能：古读曰"耐"。"耐"谓受得住。

❹ 佗佗（tuó 驼）：有雍容自适之义。

❺ 比于左足少阳：张介宾曰："其形之见于外者，属于左足少阳之经。如下文所谓足少阳之上，气血盛则通髯美良，以及血气多少等辨，正合此大角之人也。"

❻ 少阳之上：大角钛角属之。

❼ 遗遗：有"自得"义。

❽ 少阳之下：左角、判角属之。

❾ 随随：和顺。

❿ 钛（dà 大）：大。

⓫ 推推：有前进之意。

⓬ 判角：张介宾曰："判，半也，应在大角之下者，是谓判角。"

⓭ 栝栝（guā 瓜）：张志聪曰："栝栝，正直之态，如本体之挺直也。"张介宾曰："凡此遗遗、随随、推推、栝栝者，皆所以表木形之象。"

【白话解】

木形的人，和五音里的上角比类，好像东方地区的人。这种人的特征是：苍色，小头，长面，大肩，平背，直身，手足小，有才干，劳心，体力差，经常忧劳工作。经受得住春夏，经受不住秋冬，感受不正之气就会生病。这一类型的人，属于足厥阴肝经，他们形之于外的表现，总是雍容自适的。在木音中，属于太角一类人，可比类于左足少阳，在少阳的上部，他们的表现是自得的。属于左角的一类人，可比类于右足少阳，在少阳的下部，他们的表现是和顺的。属于钛角的一类人，可比类于右足少阳，在少阳的上部，他们的表现是前进的。属于判角的一类人，可比类于左足少阳，在少阳的下部，他们的表现是正直的。

火形之人，比于上徵❶，似于赤帝。其为人赤色，广

（朏）[矧]，锐面❷小头，好肩背髀腹，小手足，行安地❸，疾（心）行❹摇肩，背肉满，有气轻财，少信，多虑，见事明，好颜，急心，不寿暴死。能春夏不能秋冬，秋冬感而病生，手少阴核核然。（质）[太]徵之人比于左手太阳，太阳之上肌肌然。少徵之人，比于右手太阳，太阳之下慆慆❺然。右徵之人，比于右手太阳，太阳之上鲛鲛❻然。质判（一曰质徵）之人，比于左手太阳，太阳之下支支颐颐❼然。

【注释】

❶徵（zhǐ 纸）：五音之一，属火。

❷锐面：指面形尖锐。

❸行安地：步履稳重。

❹疾行：谓走得快。

❺慆慆：喜悦。

❻鲛鲛：鲛，是鱼名。鲛鲛，无义。《甲乙》校语云"鲛鲛一曰熊熊"，义较是。《山海经·西山经》郭注："熊熊，光气炎盛相焜耀之貌。"

❼支支颐颐：张介宾曰："支支，支离貌。颐颐，自得貌。"

【白话解】

火形的人，和五音里的上徵比类，好像南方地区的人。这种人的特征是：皮肤显红色，齿本宽，面尖锐，头小，肩背髀腹各部发育都好，手足小，步履稳重，走得快，行路摇肩，背部肌肉丰满，有气魄，轻钱财，说话少信，多疑虑，见事明白，面色好，心急，不能享受高龄，容易暴亡。经受得住春夏，经受不住秋冬，感受秋冬不正之气就会生病。这上徵的人，属于手少阴心经，他们的为人，是谦虚的。在火音中，属于太徵的一类人，可比类于左手太阳小肠经，在太阳的上部，他们的表现是光明的。属于少徵的一类人，可比类于右手太阳小肠经，在太阳的下部，他们的表现是充满喜悦的。属于右徵的一类人，可比类于右手太阳小肠经，在太阳的上部，他们的表现是前进光明的。属于质判的一类人，可比类于左手太阳，在太阳的下部，他们的表现是乐观而自得的。

土形之人，比于上宫，似于上古黄帝。其为人黄色，圆面，大头，美肩背，大腹，美股胫，（小）［大］手足，多肉，上下相称，行安地，举足（浮）［孚］，安心，好利人，不喜权势，善附人也。能秋冬不能春夏，春夏感而病生，足太阴敦敦❶然。太宫之人，比于左足阳明，阳明之上婉婉❷然。加宫❸之人（一曰众之人），比于左足阳明，阳明之下坎坎然。少宫之人，比于右足阳明，阳明之上枢枢❹然。左宫之人（一曰众之人，一曰阳明之上），比于右足阳明，阳明之下兀兀❺然。

【注释】

❶ 敦敦：诚恳貌。

❷ 婉婉：和顺貌。

❸ 加宫：仇汝霖曰："加宫者，右宫也。盖西北之地高厚而多山岳，故曰加宫。"

❹ 枢枢：谓户枢。引申有圆滑之义。

❺ 兀兀：喜良貌。

【白话解】

土形的人，和五音里的上宫比类，好像中央地区的人。这种人的特征是：肤色黄，面圆，头大，肩背发育好，腹大，大腿和足胫部都健壮，手足大，肌肉丰满，身体上下均匀相称。步履稳重，做事足以取信于人，心安，好做有益于人的事情，不喜欢有权势，而想去依附人。经受得住秋冬，经受不住春夏，感受春夏不正之气就会生病。这上宫的人，属于足太阴脾经，他们的为人，是诚恳的。在土音中，属于大宫的一类的人，可比类于左足阳明，在阳明的上部，他们的表现是和顺的。属于加宫的一类人，可比类于左足阳明，在阳明的下部，他们的表现是喜悦而愉快的。属于少宫的一类人，可比类于右足阳明，在阳明的上部，他们的表现是圆滑的。属于左宫的一类人，可比类于右足阳明，在阳明的下部，他们的表现是善良的。

金形之人，比于上商，似于白帝。其为人方面，白色，小头，小肩背，小腹，小手足，如骨发踵外，骨轻，身清廉，急心，静悍，善为吏。能秋冬不能春夏，春夏感而病生，手太阴敦敦❶然。钛商❷之人，比于左手阳明之上廉廉❸然。右商之人，比于左手阳明，阳明之下脱脱❹然。右商之人，比于右手阳明，阳明之上监监然。少商之入，比于右手阳明，阳明之下严严❺然。

【注释】

❶ 敦敦：金性之人，遇事决断，故性果决。

❷ 钛商：张介宾曰："钛亦大也。左右之上，俱可言钛，故上文云'钛角者，比于右足少阳之上。'比钛商者，比于左手阳明之上也。"

❸ 廉廉：廉，为"棱"之语转，"棱角"谓不随和。

❹ 脱脱（tuì退）：舒迟。

❺ 严严：威重之貌。

【白话解】

金形的人，和五音里的上商比类，好像西方地区的人，这种人的特征是：面方，色白，头小，肩背小，腹小，手足小，脚跟健壮好似骨骼长在外面，动作时身体轻捷，精悍瘦小，心急躁，能静能动，性情适合作官吏。经受得住秋冬，经受不住春夏，感受春夏不正之气就会生病。这上商的人，属于手太阴肺经，他们的为人，是有决断的。在金音中，属于大商的一类人，可比类于左手阳明，在阳明的上部，他们的表现是不随和的。属于右商的一类人，可比类于左手阳明，在阳明的下部，他们的表现是舒缓而动作较慢的。属于右商的一类人，可比类于右手阳明，在阳明的上部，他们的表现是明察的。属于少商的一类人，可比类于右手阳明，在阳明的下部，他们的表现是庄重而有威严的。

水形之人，比于上羽，似于黑帝。其为人黑色，面不平，大头，（廉）[广]颐，小肩，大腹，动手足，发行❶摇身，下尻长，背延延❷然，不敬畏，善欺给❸人，戮❹死。能秋冬不能春夏，春夏感而病生，足少阴汗汗然。大羽之人，比于右足太阳，太阳之上颊颊❺然。少羽之人，比于左足太阳，太阳之下纡纡⑥然。众之为人⑦比于右足太阳，太阳之下洁洁⑧然。桎之为人⑨，比于左足太阳，太阳之上安安⑩然。是故五形之人二十五变者，众之所以相欺者是也⑪。

【注释】

❶ 发行：犹云"行动"。

❷ 延延：长。

❸ 欺绐：即欺骗。

❹ 戮（lù 路）：杀。

❺ 颊颊：快意貌。

❻ 纡纡：曲貌。比喻禀性纡曲而不直爽。

❼ 众之为人：即右羽之人。

❽ 洁洁：静貌。

❾ 桎之为人：即左羽之人。

❿ 安安：犹连连，亦舒徐之意。

⓫ 五形之人二十五变者，众之所以相欺者是也：张介宾曰："形分为五，而又分为二十五。禀赋既偏，则不免强弱胜负之相欺。故惟不偏不易而钟天地之正气者，斯为阴阳和平之人，是以有圣跖贤愚之别。"

【白话解】

水形的人，和五音里的上羽比类，好像北方地区的人，这种人的特征是：肤色黑，面部不平正，大头，宽腮，肩小，腹大，手足大，行动时身体摇摆，自腰至臀部距离比较长，背部也比较长。他们既不敬人，也不怕人，经常欺骗人，有的要被杀而死。经受得住秋冬，经受不住春夏，感受春夏不正之气就会生病。这上羽的人，属于足少阴肾经，他们的为人，是卑下的。在羽音中，属于大羽的人，可比类于右足太阳，在太阳的上部，他们的表现是得意的。属于少羽的人，可比类于左足太阳，在太阳的下部，他们的表现是纡曲而不直爽的。属于众羽的人，可比类于右足太阳，在太阳的下部，他们的表现是沉静的。属于桎羽的人，可比类于左足太阳，在太阳的上部，他们的表现是舒缓而徐和的。由此来看，五形之人有二十五种变化，这是一般人所以不同的缘故。

黄帝曰：得其形❶，不得其色何如？岐伯曰：形胜色，色胜形❷者，至其胜时年加，感则病形，失❸则忧矣。形色相得❹者，富贵大乐。黄帝曰：其形色相胜之时，年加可知乎？岐伯曰：凡年忌下上之人，大忌常加［九岁］七岁❺，十六岁，二十五岁，三十四岁，四十三岁，五十二岁，六十一岁，皆人之大忌，不可不自安也，感则病（行），失则忧矣。当此之时，无为奸事，是谓年忌。

【注释】

❶ 得其形：张介宾曰："此言形色当相合，否则为病矣。得其形者，如上文之所谓二十五形也。"

❷ 形胜色色胜形：马莳曰："人有形胜色者，如木形人而黄色现也。有色胜形者，如木形人而白色现也。"

❸ 失：指失治。

❹ 形色相得：谓形色相适合，如木形色苍，金形色白等。

❺ 常加九岁七岁：张介宾曰："此言年忌，始于七岁，以至六十一岁，皆递加九年者，盖以七为用之少，九为阳之老，阳数极于九，而极必变，故自七岁以后，凡遇九年，皆为年忌。"

【白话解】

黄帝说：人体符合五行的体形特征，而不符合应有的肤色特征，那将怎样呢？岐伯说：形体的五行属性克肤色的五行属性，或者肤色的五行属性克形体的五行属性，再遇到胜时年加，稍感受邪气，就会生病，如果失治，就要发生可忧虑的事。如果形色相适合，那就健康快乐。黄帝说：在形体和肤色相互克制的时候，所谓年忌，可以使我了解它吗？岐伯说：大凡说人的大忌，通加是加九岁，从七岁起始，十六岁、二十五岁、三十四岁、四十三岁、五十二岁、六十一岁，这都是人的大忌之年，不可自身疏忽，如感受外邪，就会生病，失治就要令人忧虑。在这些年岁里，不做奸邪的事，这就叫作年忌。

黄帝曰：夫子之言，脉之上下，血气之候，以知形气奈何？岐伯曰：足阳明之上，血气盛则髯美长，血（少）［多］气（多）［少］则髯短；故气（少）［多］血（多）［少］则髯少；血气皆少则无髯，两吻多画❶。足阳明之下，血气盛则下毛美长至胸；血多气少则下毛美短至脐，行则善高举足，足［大］指少肉，足善寒；血少气多则肉而善瘃❷；血气皆少则无毛，有则稀枯悴，善痿厥❸足痹。

【注释】

❶ 两吻多画：吻，即口角。画，即皱纹。

❷ 瘃（zhú 竹）：冻疮。

❸ 痿厥：两足痿软不用。

【白话解】

黄帝说：你所说在手足三阳经脉的上部和下部，从血气方面去测候，就可以知道形气的强弱，是怎样的？岐伯说：足阳明经的形体特征在上部的，如血气充盛，则须美而长；血多气少，则须短；气多血少，则虽有须而稀少；血气皆少，则两颊无须，口角两旁皱纹很多。足阳明经的形体特征在下部的，如血气盛，则阴毛美而长，甚至胸部生毛；血多气少，则阴毛美而短，仅至脐部；步行时，经常高抬脚，足大趾的肉少，两足常觉寒冷；血少气多，则下肢肌肉容易发生冻疮；血气皆少，就无阴毛，有也是稀少而干枯，并且经常发生足软无力或足部痹痛。

足少阳之上，气血盛则通髯美长❶；血多气少则通髯美短；血少气多则少髯；血气皆少则无（须）［髯］，感于寒湿则善痹，骨痛爪枯也。足少阳之下，血气盛则胫毛美长❷，外踝肥；血多气少则胫毛美短，外踝皮坚而厚；血少气多则（脐）［胫］毛少，外踝皮薄而软；血气皆少则无毛，外踝瘦无肉。

【注释】

❶ 气血盛则通髯美长：马莳曰："所谓通髯者，乃连鬓而生者也。"张介宾曰："足少阳胆经之脉，行于上体者，抵于颐，下颊车，故其气血之盛衰，必形见于须髯也。"

❷ 气盛则胫毛美长：张介宾曰："足少阳之脉，行于下体者，出膝外廉，

下外辅骨外踝之前，故其形见者，皆在足之外侧。"

【白话解】

足少阳经的形体特征在上部的，如气血充盛，则两颊连鬓之髯美而且长；血多气少，则两颊连鬓之髯美而且短；血少气多，则髯就少；血气皆少，就无髯了。感受寒湿，就会经常发生痹痛、骨痛、爪甲干枯等症。足少阳经的形体特征在下部的，如血气充盛，则小腿毫毛美而且长，足外踝肥大，血多气少，则小腿毫毛美而且短；足外踝的皮坚而厚；血少气多，则小腿毫毛较少，足外踝的皮薄而软；血气都少，则小腿无毛，足外踝瘦薄而无肌肉。

足太阳之上，血气盛则美眉❶，眉有毫毛❷；血多气少则恶眉❸，面多（少）[小]理❹；血少气多则面多肉；血气和则美色。足太（阴）[阳]之下，血气盛则跟肉满，踵坚；气少血多则瘦，跟空；血气皆少则喜转筋，踵下痛。

【注释】

❶ 血气盛则美眉：张介宾曰："足太阳膀胱之脉，行于上体者，起于目内眦，其筋之支者，下颜，结于鼻，故其气血之盛衰，皆形见于眉面之间也。"

❷ 毫毛：张志聪曰："毫毛者，眉中之长毛，因血气盛而生长。"

❸ 恶眉：指眉毛不润泽。

❹ 小理：多细小之纹理。

【白话解】

足太阳经的形体特征在上部的，如血气盛，则两眉美好，眉里夹有长毛；血多气少，则两眉枯悴而不润泽，并在面部有许多小的纹理；血少气多，则面部多肉；血气调和，则面色美好。足太阳经的形体特征在下部的，如血气盛，则脚后跟的肌肉丰满，并且坚实；气少血多，则脚后跟瘦而无肉；血气都少，就会经常发生转筋和脚后跟疼痛。

手阳明之上，血气盛则髭❶美；血少气多则髭恶；血气皆少则无髭。手阳明之下，血气盛则腋下毛美，手鱼肉❷以温；气血皆少则手瘦以寒。

【注释】

❶ 髭：嘴上边的胡子。

❷ 手鱼肉：张介宾曰："手鱼肉者，大指本节后厚肉也。本经之脉起于次指，出合谷，故形见于此。"

【白话解】

手阳明经的形体特征在上部的，如血气盛则嘴上边的胡子就好；血少气多，则嘴上边的胡子就不好；血气都少，嘴上边就没有胡子。手阳明经的形体特征在下部的，如血气盛，则腋下之毛美盛，手鱼部的肌肉温暖；气血都少，则两手的肌肉瘦薄而时觉凉。

手少阳之上，血气盛则眉美以长，耳色美❶；血气皆少则耳焦恶色。手少阳之下，血气盛则手（卷）[拳]多肉以温❷；血气皆少则寒以瘦；气少血多则瘦以多脉❸。

【注释】

❶ 血气盛则眉美以长耳色美：张介宾曰："手少阳三焦之脉行于上体者，出耳前后，至目锐眦，故其血气之盛衰，皆见于眉目之间。"

❷ 血气盛则手卷多肉以温：张介宾曰："手少阳之脉行于下体者，起无名指端，循手腕，出臂外上肘，故其形见如此。"

❸ 多脉：由于皮肉瘦，脉络显见于外。

【白话解】

手少阳经的形体特征在上部的，如血气盛，则眉毛秀美而长，耳色美好；血气皆少，则耳焦、色晦。手少阳经的形体特征在下部的，如血气盛，则手拳多肉，并且温暖；血气皆少，则手冷，瘦而少肉；气少血多，则皮肉瘦薄，脉络都显现在外面。

手太阳之上，血气盛则有多须，面多肉以平；血气皆少则面瘦（恶）[黑]色。手太阳之下，血气盛则掌肉充满；血气皆少则掌瘦以寒。

【白话解】

手太阳经的形体特征在上部的，如血气盛，则嘴上下多胡须，面部肉多，并且平正；血气皆少，则面部无肉，色黑。手太阳经的形体特征在下部的，如血气充盛，则手掌的肌肉充满；血气皆少，则手掌的肌肉瘦薄而寒。

黄帝曰：二十五人者，刺之有约^❶乎？岐伯曰：美眉者，足太阳之脉，气血多；恶眉者，血气少；其肥而泽者，血气有余；肥而不泽者，气有余，血不足；瘦而无泽者，气血俱不足。审察其形气有余不足而调之，可以知逆顺矣。

【注释】

❶ 约：标准。

【白话解】

黄帝说：对于二十五种类型的人，针刺有标准吗？岐伯说：眉毛秀美的，是由于足太阳之经脉，气血都多；眉毛不秀美的，是由于足太阳之经脉，血气都少；如肌肉肥而肤色润泽的，是属于血气有余，肌肉肥而肤色不润泽的，是属于气有余，血不足；肌肉瘦薄，肤色显得不光泽的，是属于气血都不足。审察这些形气有余不足的情况，而用补虚泻实的原则去调和它，就可以知道逆与顺的区别了。

黄帝曰：刺其（诸）阴阳奈何？岐伯曰：按其寸口人迎，以调阴阳^❶，切循其经络之凝涩^❷，结^❸而不通者，（此）［在］于身皆为痛痹，甚则不行，故凝涩。凝涩者，致气以温之^❹，血和乃止。其结络者，脉结血不（和）［行］，决^❺之乃行。故曰：气有余于上者，导而下之；气不足于上者，推而（休）［往］之；其稽留不至者，因而迎之^❻。必明于经隧，乃能持之。寒与热争者，导而行之；其宛陈血（不）结者，侧而予之。必先明知二十五人，（则）［别］血气之所在，左右上下，刺约毕也。

【注释】

❶ 以调阴阳：张介宾曰："寸口在手，太阴脉也。人迎在头，阳明脉也。太阴行气于三阴，阳明行气于三阳，故按其寸口人迎，而可以调阴阳也。"

❷ 凝涩：凝滞不行。

❸ 结：凝结。

❹致气以温之：张介宾曰："血脉凝涩，气不至也。故当留针以补，而致其气以温之。致，使之至也。"

❺决：有"开"义。

❻其稽留不至者因而迎之：马莳曰："针已稽留，而气尚未至，必因而迎之，随即有以推之耳。"张介宾曰："稽留不至，言气至之迟滞者，接之引之，而使其必来也。"

【白话解】

黄帝说：针刺阴经阳经，应怎样呢？岐伯说：按其寸口脉和人迎脉，以察其阴阳的盛衰，并沿着经络切按其有无凝滞不利现象，如有凝结不通，在形体上都会出现痛痹，严重的就不能走路，所以血气凝涩。对于凝涩的病人，当引导其阳气，以温通血气的凝涩，待血脉调和就停止这种疗法。由于凝结，以致脉中郁结，血不畅行，像这样的病，决之使通，血就畅行了。所以说，邪气亢盛在上部的，应该导之下行；如在上部有正气不足的病象，则应取上部腧穴，揉按肌肤，以发其气；若留针已久而气仍未至，应该采用多种手法，迎导其气。必须首先明确经脉的通路，才能掌握治疗方法。如有寒热相争的现象，应宣导以行其气血；若有血分宛陈，日久郁结的，就在所在腧穴针刺。总之，必须先了解二十五种人的类型，分辨在气在血，左右上下各方面的特征，那么针刺的标准，就尽在其中了。

卷 十

五音五味第六十五

【提要】本篇首先介绍了五音所属各种类型的人之间的同类相应的关系；其次阐述了妇人、宦者、天宦不能生须的道理；另外论述了三阴三阳经脉气血多少的规律。

右徵与少徵，调右手太阳上。左商与左徵，调左手阳明上。少徵与大宫，调左手阳明上。右角与大角，调右足少阳下。大徵与少徵，调左手太阳上。众羽与少羽，调右足太阳下。少商与右商，调右手太阳下。桎羽与众羽❶，调右足太阳下。少宫与大宫，调右足阳明下。判角与少角，调右足少阳下。钛商与上商，调右足阳明下钛商与上角，调左足太阳下。

【注释】

❶ 桎羽与众羽：张介宾曰："桎，窒同，局窒不通之义。众，常也。"推张意，"桎羽"似固执的水形之人。"众羽"似指一般水形之人。

【白话解】

属于五音中的右徵和少徵之类的人，应当调治右侧手太阳经的上部。属于左商和左徵之类的人，应当调治左侧手阳明经的上部。属于少徵和大宫之类的人，应当调左侧手阳明经的上部。属于右角与大角之类的人，应当调治右侧足少阳经下部。属于大徵和少徵之类的人，应当调治左侧手太阳经的上部。属于众羽和少羽之类的人，应当调治右侧足太阳经的下部。属于少商和右商一类的人，应当调治右侧手太阳经下部。属于桎羽和众羽之类的人，应当调治右侧足太阳经下部。属于少宫和大宫之类的人，应当调治右侧足阳明经下部。属于大角和少角之类的人，应当调治右侧足少阳下部。属于大商和上商之类的人，应当调治右侧足阳明经下部。属于大商和上角之类的人，应当调治左侧足太阳经下部。

上徵与右徵同，谷麦，畜羊，果杏，手少阴，脏心，色赤，味苦，时夏。上羽与大羽同，谷大豆，畜彘，果栗，足少阴，脏肾，色黑，味咸，时冬。上宫与大宫同，谷稷，畜牛，果枣，足太阴，脏脾，色黄，味甘，时季夏。上商与右商同，谷黍，畜鸡，果桃，手太阴，脏肺，色白，味辛，时秋。上角与大角同，谷麻，畜犬，果李，足厥阴，脏肝，色青，味酸，时春。

【白话解】

上徵和右徵同属火音之人，在五谷为麦，在五畜为羊，在五果为杏，在经脉为手少阴经，在五脏为心，在五色为赤，在五味为苦，在四时为夏。上羽和大羽同属水音之人，在五谷为大豆，在五畜为猪，在五果为栗，在经脉为足少阴经，在五脏为肾，在五色为黑，在五味为咸，在四时为冬。上宫和大宫同属土音之人，在五谷为谷子，在五畜为牛，在五果为枣，在经脉为足太阴经，在五脏为脾，在五色为黄，在五味为甘，在四时为季夏。上商和右商同属金音之人，在五谷为黍，在五畜为鸡，在五果为桃，在经脉为手太阴经，在五脏为肺，在五色为白，在五味为辛，在四时为秋。上角和大角同属木音之人，在五谷为芝麻，在五畜为犬，在五果为李，在经脉为足厥阴经，在五脏为肝，在五色为青，在五味为酸，在四时为春。

大宫与上角，同右足阳明上。左角与大角，同左足阳明上。少羽与大羽，同右足太阳下。左商与右商，同左手阳明上。加宫与大宫，同左足少阳上。质判与大宫，同左手太阳下。判角与大角，同左足少阳下。大羽与大角，同右足太阳上。大角与大宫，同右足少阳上。

【白话解】

属于五音中的大宫与上角的人，都可以调治右侧足阳明胃经的上部。属于左角与大角的人，都可以调治左侧足阳明胃经的上部。属于少羽与大羽的人，都可以调治右侧足太阳膀胱经的下部。属于左商与右商的人，都可以调治左侧手阳明大肠经的上部。属于加宫与大宫的人，都可以调治左侧足少阳胆经的上部。属于质判与大宫的人，都可以调治左侧手太阳小肠经的下部。属于判角与大角的人，都可以调治左侧足少阳胆经的下部。属于大羽与大角的人，都可以调治右侧足太阳膀胱经的上部。属于大角与大宫的人，都可以调治右侧足少阳胆经的上部。

右徵、少徵、质徵、上徵、判徵。

右角、钛角、上角、大角、判角。

右商、少商钛商、上商、左商。

少宫、上宫、大宫、加宫、左（角）宫。

众羽、桎羽、上羽、大羽、少羽。

【白话解】

右徵、少徵、质徵、上徵、判徵等五种，都属于火音的不同类型。右角、钛角、上角、大角、判角等五种，都属于木音的不同类型。右商、少商、钛商、上商、左商等五种，都属于金音的不同类型。少宫、上宫、大宫、加宫、左宫等五种，都属于土音的不同类型。众羽、桎羽、上羽、大羽、少羽等五种，都属于水音的不同类型。

按：此节总结上文，指出五音每音中，又分为五，以合二十五人之数，但核与《阴阳二十五人》亦不尽符。至于医理有何作用，向无明确之说，孙鼎宜谓《类经》隶此于藏象类，题曰《五音五味分配脏腑》，义亦未安。其说似有见。

黄帝曰：妇人无须者，无血气乎？岐伯曰：冲脉、任脉，皆起于胞中❶，上循（背）［脊］❷里，为经（络）［脉］之海❸。其浮而外者，循腹（右）［各］上行，会于咽喉，别而络唇口❹。血气盛则充肤热肉，血独盛则（澹）［灌］渗❺皮肤，生毫毛。今妇人之生，有余于气，不足于血，以其数❻脱血也，冲任之脉，不荣口唇，故须不生焉。

【注释】

❶胞中：杨上善曰："胞下为膀胱，膀胱包尿，是以称胞，即尿脬也。胞门与子户相近，任冲二脉起于中也。"张介宾曰："胞者，子宫是也，此男子藏精

之所，皆得称为子宫。惟女子于此受孕，因名曰胞。"

❷ 脊：指脊椎骨。

❸ 为经脉之海：杨上善曰："十二经脉，奇经八脉，十五络脉，皮部诸络，皆以任冲二脉血气为大，故为海。"

❹ 别而络唇口：杨上善曰："任冲二脉，从胞中起，分为二道：一道后行，内著脊里而上；一道前行，浮外循腹，上络唇口也。"

❺ 灌渗：血液慢慢渗渍皮肤。

❻ 数（shuò 朔）：屡次。

【白话解】

黄帝说：妇人没有胡须，是无血气吗？岐伯说：冲脉和任脉，都是从胞中起始，向上循行于脊椎里边，是经脉之海，那浮行于体表的，沿腹部分别上行，会于咽喉部，别行而环绕唇口。血气盛，就皮肤热；血独盛，就渗渍皮肤，生长毫毛。这妇人生理呢，是气有余，血不足，因为她月月要排出经血，冲任之脉不能荣养口唇，因此不能够长胡须。

黄帝曰：士人有伤于阴，阴（气）[器] 绝而不起，阴不用，然其须不去，其故何也？宦者独去何也？愿闻其故。岐伯曰：宦者去其宗筋❶，伤其冲脉，血泻不复，皮肤内结，唇口不荣，故须不生。

【注释】

❶ 宗筋：指睾丸。杨上善曰："人有去其阴茎，仍有髭须，去其阴核，须必去者，则知阴核并茎，为宗筋也。"

【白话解】

黄帝说：男人损伤了阴器，阴器萎而不起，丧失了作用，但他的胡须不去，而宦者阉割后，独独不长胡须，这是什么缘故？岐伯说：宦者是割掉睾丸以后，损伤了冲脉，血被泻出后不能恢复正常，气郁结在皮肤里，唇口得不到气血的荣养，所以不能生长胡须。

黄帝曰：其❶ 有天宦者，未尝被伤，不脱于血，然其须不生，其故何也？岐伯曰：此天之所不足也，其任冲不盛，宗筋不成❷，有气无血，唇口不荣，故须不生。

【注释】

❶ 其：犹"又"也。

❷ 成：全、备。

【白话解】

黄帝说：又有一种天宦的人，未尝受阉割之伤，也不逐月排出月经，但是他不能生长胡须，这是什么缘故？岐伯说：这当然是先天性的发育不足，他的任冲之脉既不充盛，宗筋亦不全备，有气无血，不能荣养口唇，所以不生长胡须。

黄帝曰：善乎哉！圣人之通万物也，若日月之光影，音声鼓响，闻其声而知其形，其非夫子，孰能明万物之精。是故圣人视其颜色，黄赤者多热气，青白者少热气，黑色者多血少气。美眉者太阳多血❶，通髯极须者少阳多血，美须者阳明多血，此其时然也❷。夫人之常数，太阳常多血少气，少阳常多气少血，阳明常多血多气，厥阴常多气少血，少阴常多血少气，太阴常多血少气，此（天）〔人〕之常数也。

【注释】

❶ 美眉者太阳多血：杨上善曰："太阳之血营眉，故美眉之人，即知太阳多血。"

❷ 此其时然也：此则常如此也。

【白话解】

黄帝说：你说得好极了。圣人明白一切事物的道理，好像日月的光影，音声的鼓响，听到他的声音就可知道他的形状，如果不是夫子你，谁能够说明这一切事物的精义。所以圣人观察人的面部颜色，可以了解他的气血多少。如面现黄赤色的，多血气；面现青白色的，少血气；面现黑色的，多血少气；两眉美好的，属于太阳经多血；通髯和胡须相连的，属于少阳经多血；胡须美好的，属于阳明经多血，常常是这样的。人身经脉，有一定的常规：手足太阳经常多血少气；手足少阳经常多气少血；手足阳明经常多血多气；手足厥阴经常多气少血；手足少阴经常多血少气；手足太阴经常多血少气，这就是人身经脉气血多少的常规。

百病始生第六十六

【提要】本篇提出疾病发生的原因主要是风雨寒暑、清湿喜怒，并指出邪之伤人"必因虚邪之风，与其身形，两虚相得，乃客其形"，否则，就不会引起疾病。另外叙述了外邪侵入体内，是通过皮肤、经络、冲脉、肠胃，由表及里，以致形成积、胀、痛等病变。最后阐明内外三部所生之病、病因及治疗原则。

黄帝问于岐伯曰：夫百病之始生也，皆生于风雨寒暑，清湿喜怒❶。喜怒不节则伤脏❷，风雨则伤上❸，清湿则伤下❹。三部之气，所伤异类，愿闻其会。岐伯曰：三部之气各不同，或起于阴，或起于阳❺，请言其方❻。喜怒不节，则伤脏，脏伤则病起于阴也；清湿袭虚，则病起于下；风雨袭虚，则病起于上，是谓三部。至（于）其淫泆，不可胜数。

【注释】

❶ 风雨寒暑清湿喜怒：杨上善曰："湿从地起，雨从上下，其性虽同，生病有异；寒生于外，清发于内，性是一物，起有内外，所病亦有不同；喜者阳也，怒者阴也，此病之起也。"

❷ 喜怒不节则伤脏：杨上善曰："心主于喜，肝主于怒，二者起之过分，即伤神，伤神即内伤五脏，即中内之部也。"

❸ 风雨则伤上：杨上善曰："风雨从头背而下，故为上部之气。"张介宾曰："风雨袭虚，阴邪之在表也，故起于上。"

❹ 清湿则伤下：杨上善曰："清湿从尻脚而上，故为下部之气。"

❺ 或起于阴或起于阳：杨上善曰："或起于阴，谓臂胻及尻；或起于阳，谓面与项膺背及胁。"

❻ 方：规律，道理。

【白话解】

黄帝问岐伯：各种疾病在开始发生的时候，都是由于风雨寒暑、清湿喜怒等内外因素所致。喜怒没有节制，就会伤及内脏；外感风雨，就会伤及人体的上部；感受湿冷，就会伤及人部的下部。上中下三部之气，所伤于人，各不相同，希望你讲一下其中相通的道理。岐伯说：三部之气各不相同，有的病起于臂胻及臀部，有的病起于面胸背胁，我愿意讲讲它的道理。喜怒没有节制，则伤及内脏，内脏受伤则病起于内部；清湿乘虚袭人筋骨，则病起于下部；风雨乘虚袭人肌表，则病起于上部，这就是百病始生的三个主要部位，待至病邪蔓延深入，那么发生的症状，就不可以数计了。

黄帝曰：余固不能数❶，故问（先）［天］师，愿卒闻其道。岐伯曰：风雨寒热，不得虚邪，不能独伤人。卒然逢疾风暴雨而不病者，盖无虚，故邪不能独伤人，此必因虚邪之风，与其身形，两虚相得，乃客其形。两实相逢，众人肉坚。其中于虚邪也，因于天时，与其身形，参以虚实❷，大病乃成，气有定舍，因此为名，上下（中）［内］外，分为三（员）［贞］。

【注释】

❶ 固不能数（shǔ 暑）：固，与“故”通，犹“困”也。数，计。

❷ 参以虚实：杨上善曰：“参，合也。虚者，形虚也。实者，邪气盛实也，两者相合，故大病成也。”

【白话解】

黄帝说：我因为不能计其病名，所以请问天师。希望详尽地听到其中的道理。岐伯说：风雨寒暑，如不得虚邪之气，也不能够单独伤人。有人突然遇到疾风暴雨，但没发生什么病，这大多是没有虚邪，因此不能伤人。疾病的形成，必因虚邪的贼风，与人形体素虚，两虚相感，病邪才能侵入人体为害。若气候正常，体质强健，这“两实相逢”，多数人皮肉坚实，虚邪是不能侵害的。如为虚邪所伤，那一定由于天时不正之气以及形体衰弱，形虚邪实，两相结合，才成了大病。气有主里主表之处，按着邪气留止的部位，给以名称，有上下内外，分为三部。

是故虚邪之中人也，始于皮肤，皮肤缓则腠理开，开则邪从毛发入，入则抵深，深则毛发立，毛发立则淅然❶，故皮肤痛。留而不去❷，则传舍❸于络（脉），在络之时，痛于肌肉，其痛（之）[止]时（息），大经❹乃代。留而不去，传舍于经，在经之时，洒淅喜惊。留而不去，传舍于输❺，在输之时，六经❻不通，四肢则肢节痛，腰脊乃强❼。留而不去，传舍于伏冲之脉❽，在伏冲之[脉]时，体重身痛。留而不去，传舍于肠胃，在肠胃之时，贲响❾腹胀，多寒则肠鸣飧泄，食不化，多热则溏出糜❿。留而不去，传舍于肠胃之外，募原⓫之间，留著于脉⓬，稽留而不去，息⓭而成积。或著孙（脉）[络]，或著络脉，或著经脉，或著输脉⓮，或著于伏冲之脉，或著于膂筋⓯，或著于肠胃之募原，（上连）[或著]于缓筋⓰，邪气淫泆，不可胜论。

【注释】

❶ 淅然：寒貌。

❷ 去：除。

❸ 传舍：此喻邪气传络、传经、传输等，如旅人之过客舍也。

❹ 大经：经脉。

❺ 传舍于输：指足太阳脉。

❻ 六经：指手之六经，如手太阴经、手阳明经、手少阴经、手太阳经、手厥阴经、手少阳经。

❼ 强（jiàng 将）：与"疆"同。硬直，屈伸困难。

❽ 伏冲之脉：张介宾曰："伏冲之脉，即冲脉之在脊者，以其最深，故曰伏冲。"张志聪曰："伏冲者，伏行腹内之冲脉。"

❾ 贲响：杨上善曰："虚起貌。"

❿ 多热则溏出糜：丹波元简曰："'糜''糜'古通用，乃糜烂也。'溏出糜'，盖谓肠垢赤白滞下之属。"

⓫ 募原：指肠外之脂膜。

⓬ 脉：指募原内之细络。

⓭ 息：止。

⓮ 输脉：杨上善曰："输脉者，足太阳脉，以管五脏六腑之输，故曰输脉。"

⑮ 膂筋：杨上善曰："膂筋，谓肠后脊膂之筋也。"

⑯ 缓筋：宗筋。

【白话解】

所以虚邪伤害人体，开始于侵入皮肤，皮肤弛缓则腠理开泄，腠理开泄，则邪气从毛发侵入，侵入后，到达深部，就会促使毛发竖起，毛发竖起，感觉寒栗，皮肤痛；邪气留而不除，就会传入于络，邪在于络，就会肌肉作痛，如疼痛止时，经脉就要代受其邪；滞留不除，就会传入于经，邪在于经，寒栗畏冷，多惊；滞留不除，就会传入于输脉，邪在于输脉，手之六经不通，四肢感到疼痛，腰脊不能屈伸；滞留不除，就会传入伏冲之脉，邪在于伏冲之脉，会发生体重身痛；滞留不除，就会传入于肠胃，邪在肠胃，腹部虚起发胀，多寒就要发生肠鸣泄泻，食物不化，多热就要便溏，赤白相兼；滞留不除，就会传入于肠胃之外，募原之间，留着于募原细络之中；如仍滞留不除，就会停在这里成为积块。总而言之，邪气侵入人体，或留着于孙络，或留着于络脉，或留着于经脉，或留着于输脉，或留着于伏冲之脉，或留着于脊膂之筋，或留着于肠胃之募原，或留着于宗筋，邪气泛滥在体内，变化多端，不可能说得很完全。

黄帝曰：愿尽闻其所由然❶。岐伯曰：其著孙络之脉而成积者，其积往来上下，（臂）[擘] 手孙络之居也❷，浮而缓，不能句（积）[稽]❸ 而止之，故往来移行肠胃之间，水，凑渗❹ 注灌，濯濯❺ 有音，有寒则（膜）[腹] 膜满雷引❻，故时切痛❼。其著于阳明之经，则挟脐而居，饱食则（益）[脉] 大，饥则（益）[脉] 小。其著于缓筋也，似阳明之积，饱食则痛，饥则安。其著于肠胃之募原也，痛而外连于缓筋，饱食则安，饥则痛❽。其著于伏冲之脉者，揣之应手而动，发手则热气下于两股，如汤沃之状。其著于膂筋在肠后者，饥则积见，饱则积不见，按之不得❾。其著于输（之）脉者，闭塞不通，津液不下，孔窍干壅。此邪气之从外入内，从上下也。

【注释】

❶ 所由然：指成积所由。

❷ 擘手孙络之居也：擘，读曰辟。辟，相著也。指积聚著于孙络之处，是为孙络积。

❸ 句稽：勾留。

❹ 湊渗：谓聚下渗之水。

❺ 濯濯：水声。

❻ 雷引：谓肠鸣如雷而相牵引也。

❼ 故时切痛：故，有"且"义。切痛，急痛。

❽ 饱食则安饥则痛：孙鼎宜曰："饱则肠胃得以充养，故安，饥者反是。"

❾ 饥则积见饱则积不见按之不得：杨上善曰："膂筋，足少阴筋，循脊内，侠膂，在小肠后附脊，因饥则见，按之可得；饱则不见，按之难得。"

【白话解】

黄帝说：希望听到成积的详细原因。岐伯说：邪气留着于孙络的小络而成为积块，积块能够上下移动，因它聚在孙络，络浮而缓，不能勾留其积而固定它，所以它往来移动而慢慢进入肠胃之间，有水的，就会聚渗注灌于内，像有水声；若有寒的，就会腹部胀满雷鸣，相互牵引，并经常急痛。如邪气留着于阳明之经，那积就会夹在脐部周围，饱食后，脉络显现粗大；饥饿时，脉络显现细小。如邪气留着于宗筋的，就像阳明经的积块一样，饱食后，就感觉胀痛；饥饿时，反感觉舒适。如邪气留着于肠胃募原之间的，其疼痛会向外连及宗筋，饱食后，感觉舒适；饥饿时，会感疼痛。如邪气留着于伏冲之脉的，其脉揣揣触手，有动的感觉，手离开后，就似有热气向两股下行，好像热汤浇着一样。如邪气留着于膂筋的，饥饿时，则积可以看清；饱食后，积聚就不易看得清楚，用手按摸也找不到。如邪气留着于输脉的，就会使脉道闭塞不通，津液不能布散，而孔窍干燥。这些都是邪气自外而内，从上而下的一般症状。

黄帝曰：积之始生，至其已成奈何？岐伯曰：积之始生，得寒乃生，厥乃成积也。黄帝曰：其成积奈何？岐伯曰：厥气生足悗，悗生胫寒，胫寒则血脉凝涩，血脉凝涩则寒气上入于肠胃，入于肠胃腹胀，腹胀则肠外之汁沫迫聚不得散，日以成积。卒然多食饮则肠满，起居不节，用力过度，则络脉伤，阳络❶伤则血外溢，血外溢则衄血❷；阴络❸伤则血内溢，血内溢则后血❹；肠胃之络伤，则血溢于肠外，肠外有寒，汁沫与血相搏，则并合凝聚不得散而积成矣。卒然外中于寒，若内伤于忧怒，则气上逆，气上逆则六输❺不通，（温）[卫]气不行，凝血蕴里而不散，津液[凝]涩（渗），著而不去，而积皆成矣。

【注释】

❶ 阳络：上行之络脉

❷ 衄血：衄为阳经之血，宜凉。

❸ 阴络：下行之络脉。

❹ 后血：后血为阴经之血，宜温。

❺ 六输：指六经之输。

【白话解】

黄帝说：积块从开始发生到成病，是怎样的？岐伯说：积块开始发生，是由于受到了寒气，寒厥邪气上行于肠胃，就是形成积块的主要因素。黄帝说：那形成积块的过程，是怎样的？岐伯说：寒厥之气使足部发生疼痛和行走不便，因此引起胫部寒冷，由于胫部寒冷，以致血脉凝涩，血脉凝涩，则寒气自下而上，渐入肠胃之中，寒气入于肠胃后，就引起腹部䐜胀，腹部䐜胀，则肠胃之外的汁沫为寒邪所迫而聚留不散，日久就形成积块。又有人因突然多食多饮，使肠内食物充满，运化困难，又加上起居无节，用力过度，就会使络脉受伤。如阳络伤，就导致血向外溢，血向外溢，就会发生鼻出血；如阴络受伤，就导致血向内溢，血向内溢，就会发生大便出血；如肠胃的络脉受伤，血就溢出肠外，倘若肠外恰好有寒气，汁沫和溢出的血相搏聚，那就并合凝聚散不开了，也可成为积块。又有人因突然在外伤于寒邪，如又在情绪上伤于忧怒，就会使气向上逆，气向上逆，则六经的经气就会壅滞不通，卫气不行，血液凝结，蕴郁于里，不能散开，津液因而凝涩，像这样，久留不除，而积块也就形成了。

黄帝曰：其生于阴者奈何？岐伯曰：忧思伤心；重寒伤

肺❶；忿怒伤肝；醉以入房，汗出当风，伤脾；用力过度，若入房汗出浴，则伤肾。此内外三部之所生病者也。

【注释】

❶重寒伤肺：杨上善曰："饮食外寒，形冷内寒，故曰重寒。肺以恶寒，故重寒伤肺。"

【白话解】

黄帝说：病发生于内脏，是怎样的？岐伯说：忧思会伤心脏；重寒会伤肺脏；愤怒会伤肝脏；醉甚行房，出汗之后，当风受凉，会伤脾脏；用力过多，及房事后，汗出浴于水中，会伤肾脏。这都是身体内外上中下三部所发生的病证。

黄帝曰：善。治之奈何？岐伯曰：察其所痛❶，以知其应，有余不足，当补则补，当泻则泻，毋逆天时❷，是谓至治❸。

【注释】

❶痛：病。

❷毋逆天时：顺于四时。

❸至治：善治。

【白话解】

黄帝说：讲得好。这些病怎样进行治疗呢？岐伯说：观察它的致病之由，借以了解发生的相应症状，对于邪盛有余和正虚不足，当补的就补，当泻的就泻，不违反四时气候和人体的关系，这就是最好的治疗原则。

行针第六十七

【提要】本篇主要说明"百姓之血气，各不同形"，由于体质不同，在针刺时，就有六种反应。全篇对于这种问题的原因和机理，做了比较深刻的探讨。

黄帝问于岐伯曰：余闻九针于夫子，而行之于百姓，百姓之血气各不同形，或神动而气先针行，或气与针相逢❶，或针已出气独行，或数刺乃知，或发针❷而气逆❸，或数刺病益剧❹，凡此六者，各不同（形）［行］，愿闻其方❺。

【注释】

❶ 或气与针相逢：是指针刺后，针感随针适时而至。

❷ 发针：下针。

❸ 气逆：指针感迟。

❹ 剧：严重。

❺ 方：道理。

【白话解】

黄帝问岐伯：我听了你所讲的九针用法，就在民间使用，由于百姓的血气有盛有衰，体质各不相同，所以针下的反应也不一致。有的心神激动，反应先针而来；有的针感与针适时而至；有的已经出针而针感犹存；有的经过数次针刺才有反应而痊愈；有的下针后反应很迟；有的经过数次针刺，病更加重。关于这六种情况，行针后各不相同，希望听一下其中的道理。

岐伯曰：重阳之人❶，其神易动，其气易往❷也。黄帝曰：何谓重阳之人？岐伯曰：重阳之人，（熇熇高高）［矫矫蒿蒿］❸，言语善疾，举足善高，心肺之脏气有余❹，阳气滑盛而扬，故神动而气先行❺。

【注释】

❶ 重阳之人：谓阳有余。

❷ 往：至。

❸ 矫矫蒿蒿：是谓重阳之人勇武气盛。

❹ 心肺之脏气有余：杨上善曰："五脏阴阳者，心肺为阳，肝脾肾为阴，故心肺有余为重阳也。"

❺ 故神动而气先行：杨上善曰："重阳之人，其神才动，其气即行，以阳气多也。故见持针欲刺，神动其气即行，不待针入。"

【白话解】

岐伯说：重阳的人，他的心神易动，针下的反应是容易产生的。黄帝说：什么叫作重阳的人？岐伯说：重阳的人，他的气概，勇武气盛，说话很快，走路举足高，甚是得意，心肺两脏的脏气有余，阳气运行滑利，且充实、洋溢，所以心神稍为触动，就会先出现反应。

黄帝曰：重阳之人而神不先行者❶，何也？岐伯曰：此人颇❷有阴者也。黄帝曰：何以知其颇有阴也？岐伯曰：多阳者多喜，多阴者多怒，数怒者易解，故曰颇有阴，其阴阳之（离）合难，故其神不能先行也。

【注释】

❶ 重阳之人而神不先行者：杨上善曰："自有重阳，要待针入，其气方行，故须问之。"

❷ 颇：略微。

【白话解】

黄帝说：重阳的人，在心神上不能先针而来，是什么缘故？岐伯说：像这样的人，是略微有阴气在内的。黄帝说：怎么知道他是略微有阴气在内呢？岐伯说：多阳的人多喜，多阴的人多怒，屡次发怒却很容易消除，这属于阳中有阴，所以说他是略微有阴气在内。这样的人，阳多阴少，阴阳之合较难，因此他的心神是不能先针而来的。

黄帝曰：其气与针相逢奈何？岐伯曰：阴阳和调（而）血气淖泽滑利，故针入而气出，疾而相逢也。

【白话解】

黄帝说：针感和针适时而至，是怎样的？岐伯说：阴阳和谐的人，血气的运行湿润滑利，所以进针以后，就出现反应，很快地随针适时而至。

黄帝曰：针已出而气独行者，何气使然？岐伯曰：其阴（气）多而阳（气）少，阴气沉而阳气浮，[沉]者内藏，故针已出，气乃随其后，故独行也。

【白话解】

黄帝说：已经出针，而仍有反应，这是什么气促使他这样的呢？岐伯说：这是多阴少阳的人，阴气沉缓，阳气浮腾，沉缓则其气就内藏于里，所以开始很难取得反应，针已拔出，其反应才随后出现，因此说这是独行。

黄帝曰：数刺乃知❶，何气使然？岐伯曰：此人（之）多阴而少阳，其气沉而气往难，故数刺乃知也。

【注释】

❶知：病愈。

【白话解】

黄帝说：频加针刺，病才见好，是什么气使他这样呢？岐伯说：这种人是多阴少阳的，他的阳气沉伏在内，出现针感是比较难的，所以需要频加针刺，病才可以见好。

黄帝曰：针入而气逆者，［其数刺病益甚者，］何气使然？岐伯曰：其气逆与其数刺病益甚者，非阴阳之气，浮沉之势也，此皆粗之所败，（上）［工］之所失，其形气无过焉。

【白话解】

黄帝说：进针后而发生气逆，或频加针刺，病更严重的，这是什么气促使他这样呢？岐伯说：针后发生气逆和频加针刺而病情更趋严重的，绝不是阴阳之气的盛衰和浮沉之势所致，这都是粗率治疗的不良后果，也是医工的错误，与病人的形气是无关的。

上膈第六十八

【提要】本篇首先对上膈和下膈做了鉴别分析，上膈是因于气，表现为食已即吐；下膈是因于虫，表现为食晬时乃出。其次阐述二者的病因，并介绍治疗下膈的刺法及精神、药物疗法。篇中内容，侧重下膈，而题曰"上膈"，以其首出故，并无他意。

黄帝曰：气为上膈者，食饮入而还出，余已知之矣。虫为下膈，下膈者，食晬时❶乃出，余未得其意，愿卒闻之。岐伯曰：喜怒不适，食饮不节，寒温不时，则寒汁（流）[留]于肠中，（流）[留]于肠中则虫寒，虫寒则积聚，守于下管❷，则肠胃充郭❸，卫气❹不营，邪气居之。人食则虫上食，虫上食则下管虚，下管虚则邪气胜之，积聚以留，留则痈成，痈成则下管约❺。其痈在管内者，（即）[则沉]而痛深；其痈在外者，则痈外而痛浮，痈上皮热。

【注释】

❶晬（zuì 醉）时：晬，周年。此假作周时，指一日一夜。

❷管：与"脘"通。

❸郭：廓。

❹卫气：脾气。

❺约：拘束。

【白话解】

黄帝说：因为气机郁结而形成上膈病的，吃进谷物去，随即吐出，我已经知道它的情况了。因为有虫而成为下膈病的，这种病的特征，是吃了东西后，经过一日一夜才吐出来，我不明白它的原因，希望详尽地听一下。岐伯说：这种病的形成，主要是喜怒不合适，饮食无规律，寒温随意，不依气候，以致损伤了胃气，使寒汁留于肠里，寒留肠里则寄生虫感觉寒冷，就会积聚守伏在下脘的部位，因而使肠胃充大，脾气不能营运，而邪气就留住了。人在吃饭时则虫亦上食，虫上食则下脘虚空，下脘虚空，则邪气乘虚侵入，因邪气的积留，便形成了内痈，内痈已成，就会使下脘拘束不利。痈在下脘之内的，就沉而痛深；痈在下脘之外的，就浅而痛浮，痈的部位上的皮肤是发热的。

黄帝曰：刺之奈何？岐伯曰：微按其痈，视气所行❶，先浅刺其旁，稍内益深，还而❷刺之，毋过三行，察其沉浮❸，以为深浅。已刺必熨，令热入中，日使热内❹，邪气益衰，大痈乃溃❺。（伍）以参[伍]禁❻，以除其内，恬憺❼无为，乃能行气，后以（咸）[酸]苦❽，化谷乃下[膈]矣。

【注释】

❶ 视气所行：杨上善曰："以手轻按痛上，以候其气取知，痛气所行有三：一欲知其痛气之盛衰，二欲知其痛之浅深，三欲知其刺处之要，故按以视之也。"

❷ 还而：再与。

❸ 沉浮：浅深。

❹ 热内：热入。

❺ 溃：谓痈疡含有脓血。

❻ 以参伍禁：孙鼎宜曰："参伍即三五，古当有三禁五禁之法，而今亡矣。"

❼ 恬憺：清静。

❽ 酸苦：杨上善曰："酸为少阳，苦为太阳，此二味为温，故食之化谷也。"

【白话解】

黄帝说：刺治这种病证应怎样呢？岐伯说：轻轻按着痈的部位，观察它的气行方向，先在其旁浅刺，慢慢进针渐深，然后再与针刺，别超过三次，看痈之浅深，以考虑针刺的深浅。针刺以后，一定加用温熨法，使热气直达内部，每天都使热气入内，则以前所受的寒邪之气自然日益衰退，大痈就会出了脓血而减轻。并且要用三五禁法，以除去他的体内病因。同时还必须清静无为，才能使正气运行畅达，随后用酸苦的药、食调养，能够消化谷物则下膈病就消去了。

忧恚无言第六十九

【提要】本篇叙述咽、喉咙、会厌、口唇、舌、颃颡等发音器官的功能。至于突然失音，不外由于情志忧恨之内因与寒气客厌之外因，针刺治疗，当取天突。

黄帝问于少师曰：人之卒然忧恚①而言无音者，何道之塞，何气（出）[不] 行，使音不彰②？愿闻其方。少师答曰：咽③（喉）者，水谷之道也。喉咙④者，气之所以上下者也。会厌⑤者，音声之户也。口唇者，音声之扇⑥也。舌者，音声之机⑦也。悬雍（垂）⑧者，音声之关也。颃颡者，分气之所泄也。横骨⑨者，神气 [之] 所使，主发舌者也。故人之鼻洞⑩涕出不收者，颃颡不（开）[闭]，分气失也。是故厌小而（疾）薄，则发气疾，其开阖利，其出气易；其厌大而厚，则开阖难，其（气）出 [气] 迟，故重言⑪也。人卒然无音者，寒气客于厌，则厌不能发，发不能下至⑫，其开阖不致，故无音。

【注释】

❶ 恚（huì 惠）：恨。

❷ 彰：响亮之意。

❸ 咽：指口腔后部，司呼吸与消化。

❹ 喉咙：喉，介于咽和气管之间，是发音器官一部分。喉咙，则为咽部与喉部之统称。

❺ 会厌：覆于气管上口，发声则开，饮食则闭。

❻ 扇：门扇。

❼ 音声之机：张介宾曰："舌动则音生，故谓之机。"

❽ 悬雍：张介宾曰："悬雍者，悬而下垂，俗谓之小舌，当气道之冲，为喉间要会，故谓之关。"

❾ 横骨：喉上之软骨。

❿ 鼻洞：鼻渊。

⓫ 重言：口吃。

⓬ 厌不能发发不能下至：厌不能发，谓不能开也；发不能下，谓不能阖也。

【白话解】

黄帝问少师：人有突然因忧愁恨怒而失音的，是哪一条气血通路阻塞，又是什么气不通畅，以致声音不能响亮？希望听一下其中的道理。少师回答：咽部，是水谷入胃的必经道路。喉咙，是使呼吸能够上下出入的。会厌，就像发声的户。口唇，就像发声的门。舌，就像发声的机关。悬雍，就像发声的关隘。颃颡，气是从此而分出于口鼻的。横骨，是受神气支配而主发声以组成语言的。所以人有鼻渊而流出鼻涕不止的，是颃颡不闭，分气失职所致。至于会厌小而薄的，则出气快，开阖便利，由于出气容易，语言也就爽利；如会厌大而厚的，则开阖不利，出气比较迟缓，所以有口吃的现象。有的人突然发生失音，那是寒邪中于会厌，则会厌不能活动，活动也不正常，开阖已经失去作用，所以就失音了。

黄帝曰：刺之奈何？岐伯曰：足之少阴，上系于舌[本]，络于横骨，终于会厌。两泻其血脉❶，浊气乃辟。会厌之脉，上络任脉，取之天突，其厌乃发也。

【注释】

❶ 两泻其血脉：指刺足少阴和任脉两经之穴。

【白话解】

黄帝说：针治失音，应怎样呢？岐伯说：足少阴肾经，上系于舌根，联系于横骨，终止于会厌。当治疗时，可在足少阴和任脉两经，分别泻其血脉，寒邪的浊气就排除了。会厌之脉，向上过任脉，再取用天突穴，会厌就发音了。

寒热第七十

【提要】本篇讨论瘰疬的病因是由于寒热之毒气留于经脉所致，并指出在鼠瘘尚未着于肌肉而化脓血时，治疗较易。另外举出察目之法，以预测此病之可治与否。篇内所论皆为瘰疬之病，题名曰"寒热"者，是所以著其因耳。

黄帝问于岐伯曰：寒热瘰疬在于颈腋者，皆何气使生？岐伯曰：此皆鼠瘘❶寒热之毒气也，留于脉而不去者也。

【注释】

❶ 鼠瘘：莫文泉曰："瘘之称鼠，取审通经络为义。此病初起曰瘰疬，从

其外命之；已成曰鼠瘘，从其内命之。经称'寒热瘰疬'及'寒热鼠瘘'别之以此。"

【白话解】

黄帝问岐伯：恶寒发热的瘰疬，生在颈项腋下，这是什么气使其发生呢？岐伯说：这都是鼠瘘病，是寒热的毒气稽留在经脉里而不能排除所致的。

黄帝曰：去之奈何？岐伯曰：鼠瘘之本，皆在于脏❶，其末上出于颈腋之（间）[下]，其浮于脉中，而未内著于肌肉，而外为脓血者，易去也。

【注释】

❶ 皆在于脏：张介宾曰："瘰疬必起于少阳，而后延及阳明，二经表里相传，乃至厥阴太阳，俱能为病。大抵因郁气之积，食味之厚，或风热之毒，结聚而成，故其所致之本皆出于脏，而标则见于颈腋之间。"

【白话解】

黄帝说：治疗鼠瘘，应怎样呢？岐伯说：鼠瘘的病机，都开始于内脏，它的标部，循脉而上，发于颈项和腋下。如果毒气浮于经脉之中，而未向内深入肌肉，只是外面化为脓血的，这种病是容易除去的。

黄帝曰：去之奈何？岐伯曰：请从其本引其末❶，可使衰去而绝其寒热。审按其道以予之❷，徐往徐来以去之，其小如麦者，一刺知，三刺而已❸。

【注释】

❶ 本引其末：本，谓脏。末，谓瘘处。

❷ 审按其道以予之：道，谓脏腑脉行之穴道。予，与"与"同，与之针也。

❸ 知已：知、已，同训"愈"。知，谓少愈，已，谓痊愈，则一刺、三刺之别方显。

【白话解】

黄帝说：去除这病，应怎样做呢？岐伯说：应该使内脏正气充实，然后引导鼠瘘邪毒外出，这样，可使邪毒之势逐渐消退，而停止寒热的发作。要审察鼠瘘的部位，按照经脉通路，给予适当的针刺，运用徐往徐来的针法以去瘘毒。如鼠瘘小如麦粒的，针刺一次见效，针刺三次就可完全好了。

黄帝曰：决其生死奈何？岐伯曰：反❶其目视之，其中有赤脉，上下贯瞳子❷，见一脉，一岁死；见一脉半，一岁半死；见二脉，二岁死；见二脉半，二岁半死；见三脉，三岁（而）死。见赤脉不下贯瞳子，可治也。

【注释】

❶ 反：有"拨"义。

❷ 其中有赤脉上下贯瞳子："赤脉"指红色脉络。张介宾曰："目者，宗脉之所聚也；瞳子者，骨之精也。赤脉下贯瞳子，以邪毒之焰，深贼阴分而然，死之征也。"

【白话解】

黄帝说：诊断人的生死，应怎样呢？岐伯说：扒开病人的眼皮看，如果这个人的眼里，见有由上而下贯瞳子的一条赤脉，此人过一年死；见有一条半脉，此人过一年半死；见有两条赤脉，此人过两年死；见有两条半赤脉，此人过两年半死；见有三条赤脉，此人过三年死。如果赤脉没有下贯瞳子，那还是可以医治的。

邪客第七十一

【提要】本篇首先以邪气客人，能令人发生不眠之证，来说明卫气、营气、宗气的运行，并提出治疗不眠的有效方剂。此外用取类比象方法，将人之身形肢节，与日月星辰、山川草木相比拟，说明了天人相应的道理；叙述了手太阴、手厥阴之屈折循行及手少阴无腧的道理；最后详述持针纵舍及针刺宜忌等。

黄帝问于伯高曰：夫邪气之客人也，或令人目不瞑，不（卧）[汗]出者，何气使然？伯高曰：五谷入于胃也，其糟粕、津液、宗气❶分为三隧❷。故❸宗气积于胸中，出于喉咙，以贯心（脉）[肺]，而行呼吸焉。营气者，泌其津液❹，注之于脉，化以为血，以荣四末，内注五脏六腑，以应刻数❺焉。卫气者❻，出其悍气之慓疾，而先行于四末分肉皮肤之间而不休者也。昼日行于阳，夜行于阴，[其入于阴也]，常从足少阴之分间，行于五脏六腑。今（厥）[邪]气客于五脏六腑，则卫气独卫其外❼，（行于阳，不得入于脏。）行于阳则阳气盛，阳气盛则阳跻（陷）[满]；不得入于阴，阴[气]虚，故目不瞑。

【注释】

❶ 宗气：即营卫之积于胸中者。

❷ 三隧：隧，道路。张介宾曰："糟粕之道，出于下焦；津液之道，出于中焦；宗气之道，出于上焦，故分为三隧。"

❸ 故：犹"夫"也，提示之词。

❹ 泌其津液：泌，分泌。廖平曰："泌其津液，水谷所化之气。"

❺ 刻数：指昼夜一百刻，营气一昼夜运行人身五十周，每周二刻。

❻ 卫气者：杨上善曰："卫气起于上焦，上行至目，行手足三阳已，夜从足少阴分，上行五脏，至昼还行三阳。如是行五脏、行六腑者，夜行五脏之时，脏脉络腑，故兼行也，以腑在内故。"

❼ 则卫气独卫其外：杨上善曰："邪气客于内脏腑中，则卫气不得入于脏腑，卫气唯得卫外。"

【白话解】

黄帝问伯高：邪气侵入人体，或使人不能合目而眠，一直不出汗，这是什么原因？伯高说：当五谷进入胃以后，其中的糟粕、津液、宗气，分为三条道路。宗气积于胸中，出于喉咙，以贯通心肺，而流通呼吸之气。营气分泌津液，渗注到经脉里，化为血液，外则营养四肢，内则流注脏腑，以与昼夜百刻的时数相应。卫气却是秉着悍疾之气，首先运行在四肢的分肉、皮肤之中，毫无休止。白天行于阳分，夜间行于阴分，它入于阴分，经常从足少阴肾经的分间开始，按顺序行于五脏六腑。如有邪气侵入五脏六腑，则卫气就会单独捍卫着体表，捍卫着体表，就会使阳气盛，阳气盛就会使阳跻的脉气充满，不得入于阴分，阴气虚，所以不能合目而眠。

黄帝曰：善。治之奈何？伯高曰：补其不足，泻其有余❶，调其虚实，以通其道❷而去其邪，饮以半夏汤一剂，阴阳已通，其卧立至。黄帝曰：善。此所（谓）[以]决渎壅塞❸，经络大通，阴阳[得]和（得）者也。愿闻其方。伯高曰：其汤方以流水千里❹以外者八升，扬之万遍❺，取其清五升煮之，炊以苇薪火，沸置秫米一升，治半夏❻五合，徐炊，令竭❼为一升半，去其滓，饮汁一小杯，日三稍益，以知为度。故❽其病新发者，覆杯则卧，汗出则已矣。久者，三饮而已❾也。

【注释】

❶ 补其不足泻其有余：杨上善曰："不足，阴气也。有余，外阳气。"张介宾曰："补其不足，即阴跷所出足少阴之照海也；泻其有余，即阳跷所出足太阳之申脉也。"

❷ 道：谓卫气行阴之道。

❸ 决渎壅塞：杨上善曰："沟渎水壅，决之则通；阴阳气塞，针液导之，故曰决渎。"壅，塞。

❹ 流水千里：李念莪曰："千里流水，取其流长源远，有疏通下达之义。"

❺ 扬之万遍：孙鼎宜曰："仲景谓之甘澜水，万遍劳之，以助其动性。"

❻ 治半夏：制过的半夏。

❼ 竭：涸。演今义为浓缩。

❽ 故：犹"若"也。

❾ 三饮而已：杨上善曰："三饮者，一升半为一齐，久病三服即差。"

【白话解】

黄帝说：讲得好，治疗这不眠症应怎样呢？伯高说：补其阴的不足，泻其阳的有余，调和它们的虚实之偏，就可以使卫气行阴之道通畅，而排除干扰的邪气，同时再饮以半夏汤一剂，像这样，阴阳之气已通，躺下便立即入睡了。黄帝说：你讲得好。这种治法，是用以决开水道的壅塞，使经络非常通畅，阴阳之气得到调和的。希望听一下半夏方的情况。伯高说：半夏汤方用长流水八升，搅到万遍，取它沉淀后的清水五升去煮，以苇薪火加热，等到大沸，再放入秫米一升，制半夏五合，慢慢地煎煮，使药汤浓缩为一升半，然后去掉药滓，每次饮服一小杯，每天服三次，或稍为增加，以见效为度。如果病是初起，服药后去睡眠，出了汗就会好的。如病程较长的，服 3 剂后也会好的。

黄帝问于伯高曰：愿闻人之肢节，以应天地奈何？伯高答曰：天圆地方，人头圆足方以应之。天有日月，人有（两）[眼]目。（地有九州）[天有九星]，人有九窍。天有风雨，人有喜怒。天有雷电，人有音声。天有四时，人有四肢。天有五音，人有五脏。天有六律❶，人有六腑。天有冬夏，人有寒热。天有十日❷，人有手十指。辰有十二，人有足十指、茎、垂以胭应之❸；女子不足二节，以抱人形❹。天有阴阳，人有夫妻。岁有三百六十五日，人有三百六十[五]节。地有高山，人有肩膝。地有深谷，人有腋胭。地有十二经水，人有十二经脉。地有泉脉，人有卫气。地有草蓂❺，人有毫毛。天有昼夜，人有卧起。天有列星，人有牙齿。地有小山，人有小节。地有山石，人有高骨❻。地有林木，人有募筋。地有聚邑❼，人有胭肉。岁有十二月，人有十二节❽。地有四时不生草，人有无子。此人与天地相应者也。

【注释】

❶六律：即黄钟、太簇、姑洗、蕤宾、夷则、无射，此六种属阳称六律。另有属阴的六种，称六吕。

❷十日：甲、乙、丙、丁、戊、己、庚、辛、壬、癸，是谓天干。

❸人有足十指茎垂以胭应之：张介宾曰："十二辰者，子、丑、寅、卯、辰、巳、午、未、申、酉、戌、亥，是谓地支。故应人之足趾，足趾惟十，并茎、垂为十二。茎者，阴茎也。垂者，睾丸也。"

❹以抱人形：指女子怀胎受孕。

❺草蓂（mì 觅）：蓂，析蓂，大荠。草蓂是谓地上丛生之草。

❻高骨：人身高起之骨，如颧、肩、膝、踝之类。

❼聚邑：聚落邑里。

❽ 十二节：四肢三节，是为十二节。

【白话解】

黄帝问伯高：希望听一下人的四肢百节和天地相应，是怎样的？伯高回答：天体是圆的，地面是方的；人头是圆的，足是方的，这是天地与人相应的。又如天有日月，人有眼目；天有九星，人有九窍；天有风雨，人有喜怒；天有雷电，人有音声；天有四时，人有四肢；天有五音，人有五脏；天有六律，人有六腑；天有冬夏，人有寒热；天有十天干，人有手十指；天有十二地支，人有足十趾和阴茎、睾丸，这是天人相应的。女子缺少阴茎和睾丸，但可以怀胎受孕。天有阴阳，人有夫妻；一年有三百六十五日，人身有三百六十五个穴位；地面上有高山，人体上有肩膝；地面上有深谷，人体上有腋腘；地面上有十二条较大河流，人体上有十二条主要经脉；地面上有云气，人体里有卫气；地面上有众草丛生，人身上有毫毛生长；天有昼夜，人有卧起；天有列星，人有牙齿；地面上有小山，人体上有小骨节；地面上有山石，人体上有高骨；地面上有林木，人体上有膜筋；地面上有群聚的都邑，人体上有隆起的肌肉；一年里有十二月，人体的四肢有十二节；地面上有四季不生草，人有终身不生子女的，这些都是人与天地相应的情况。

黄帝问于岐伯曰：余愿闻持针之数❶，内针之理，纵舍之意，扪皮开腠理❷，奈何？脉之屈折，出入之处，焉至而出，焉至而止，焉至而徐，焉至而疾，焉至而入？六腑之输于身者，余愿尽闻（少）[其]序。别离之处，离而入阴，别而入阳，此何道而从行？愿尽闻其方。岐伯曰：帝之所问，针道毕矣。

【注释】

❶ 数：技巧。

❷ 扪皮开腠理：扪，与"捫"通。此谓开腠理而恐伤皮，故曰"扪皮"。马莳曰："扪分其皮，以开其腠理，而入刺之也。"

【白话解】

黄帝问岐伯：我希望听听运用针刺的技巧，进针的原理，迎随的意义，护卫皮肤以发腠理的针法，这都是怎样的？关于经脉的屈折以及出入的地方，脉气到哪里而出，到哪里而止，到哪里而慢，到哪里而快，到哪里而入？六腑输注于全身的情况，我希望详尽地听到它的次第。其中有关支别离合的地方，或离阳而入阴，或别阴而入阳，这种运行，是从什么通路进行的？我也希望听听它的原因。岐伯说：你所问的问题，针刺的道理都包括其中了。

　　黄帝曰：愿卒闻之。岐伯曰：手太阴之脉，出于大指之端❶，内屈，循白肉际❷，至本节之后太渊留以澹❸，外屈，上于本节❹下，内屈，与阴诸络会于鱼际❺，数脉并注❻，其气滑利，伏行壅骨❼之下，外屈，出于寸口而行❽，上至于肘内廉❾，入于大筋之下，内屈，上行臑阴❿，入腋下，内屈走肺，此顺行逆数之屈折也⓫。心主之脉，出于中指之端⓬，内屈，循中指内廉以上，留于掌中⓭，伏行两骨⓮之间，外屈，出两筋之间，骨肉之际，其气滑利，上（二）［三］寸，外屈，出行两筋之间⓯，上至肘内廉，入于小筋之下，留两骨之会⓰，上入于胸中，内络于心脉。

　　【注释】

　　❶ 出于大指之端：杨上善曰："手太阴脉，从脏行至腕后，一支上大指次指之端，变为手阳明脉，其本从腕后上鱼，循鱼际，出大指之端。"此指少商穴，为手太阴经之井穴。

　　❷ 循白肉际：马莳曰："凡人身经脉阴阳，以紫赤白肉际为界。紫赤者在外属阳，白者在内属阴。"

　　❸ 留以澹：此借水比喻太渊穴的搏动。澹，水摇貌。

　　❹ 本节：指手足指的最上一节，即指与掌相连的关节。

　　❺ 会于鱼际：指鱼际穴，为手太阴肺经之荥穴。

　　❻ 数脉并注：数脉，指手太阴、手少阴、手心主三条经脉。注，流注。

　　❼ 壅骨：指第一掌骨。

　　❽ 出于寸口而行：指经渠穴，为手太阴肺经之经穴。

　　❾ 上至于肘内廉：指尺泽穴，为手太阴肺经之合穴。

　　❿ 内屈上行臑（nào 闹）阴：臑，在肩部以下，肘部以上部分。杨上善

曰："臑阴，谓手三阴脉行于臑中，故曰臑阴。"

⑪ 此顺行逆数之屈折也：手太阴之脉是从胸走手，止于少商。而本节则指脉气从大指之端开始，由手走胸，所以为"逆数屈折"。

⑫ 中指之端：指中冲穴。

⑬ 留于掌中：指劳宫穴。

⑭ 两骨：指中指与食指本节两骨之间。

⑮ 两筋之间：指大陵穴。

⑯ 两骨之会：指曲泽穴。

【白话解】

黄帝说：希望详尽地听一下。岐伯说：手太阴肺经的脉气，出于拇指的尖端，由此屈向内行，沿着白肉际，到本节之后的太渊穴，略留而呈搏动的现象，再屈向外行，上于本节以下，又屈而向内，和诸阴络会合在鱼际部，手太阴、手少阴、手心主几条经脉合并流注，它的气行滑利，伏行在第一掌骨之下，屈而向外，出于寸口循经上行，至于肘内侧，进入大筋的下方，屈而向内，上行于上臑内侧，进入腋窝部，又屈向内行，走到肺脏。这就是手太阴肺经顺行走向，而从远端倒数的屈折运行情况。心主手厥阴经的脉气，出于中指尖端，屈向内行，沿着中指内侧上行，留于掌中，伏行在两骨之间，屈而向外，出前臂掌侧两筋之间，腕关节骨肉之际，它的气行滑利，去腕上行三寸，又屈而向外，出行于两筋之间，上至肘的内侧，入于小筋的下方，留在两骨会合的地方，上入于胸中，向内连络着心脏的经脉。

黄帝曰：手少阴之脉独无腧，何也？岐伯曰：少阴，心脉也。心者，五脏六腑之大主也，精神之所舍也，其脏坚固，邪弗能（容）[客]也。（容）[客]之则心伤，心伤则神去，神去则死矣。故诸邪之在于心者，皆在于心之包络，包络者，心主之脉也❶，故独无腧焉。

【注释】

❶ 心主之脉也：包络为心之外卫，而受心所主宰，所以称之为心主之脉。

【白话解】

黄帝说：手少阴经脉，独无腧穴，为什么？岐伯说：手少阴，是心脏的经脉，也是五脏六腑的大主宰，心神之所潜藏，它的器质坚固，外邪不能侵入，如外邪侵入，就会损伤心脏，心脏受伤则神散去，神散就死了。因此各种外邪留滞在心脏的，都在心脏的包络上，心包络，是心脏所主宰的经脉，既然有它代替心脏受邪，所以手少阴独无腧穴。

黄帝曰：少阴（独）无腧者，不病乎？岐伯曰：其外经[脉]病而脏不病，故独取其经于掌后锐骨之端。其余❶脉出入屈折，其行之徐疾，皆如手（少）[太]阴、心主之脉行也。故本腧者，皆因其气之虚实疾徐以取之，是谓因冲❷而泻，因衰而补，如是者，邪气得去，真气坚固，是谓因天之序❸。

【注释】

❶ 其余：杨上善曰："余，谓十种经脉者也。"

❷ 冲：盛。

❸ 是谓因天之序：是谓因天四时之序，得邪去真存。

【白话解】

黄帝说：手少阴心经没有腧穴，它不生病吗？岐伯说：它在外的经脉有病，而心脏无病，当在外的心经有病时，可以独取心经在掌后锐骨之端的神门穴。其余各条经脉的出入屈折，以及脉气运行的慢快，都像手太阴、心包经那样。因此，这神门穴，就应该根据脉气的虚实疾徐来取用它，也就是说亢盛就用泻法，衰弱就用补法。像这样的治疗，邪气能够排除，正气因之坚实，这就是所谓因天之序。

黄帝曰：持针纵舍❶奈何？岐伯曰：必先明知十二经（脉）之本末❷，皮肤之寒热❸，脉之盛衰滑涩❹。其脉滑而盛者，病日进；虚而细者，久以持❺；大以涩者❻，为痛痹；阴阳如一者❼，病难治。其本末❽尚热者，病尚在；其热已衰者，其病亦去矣。持其尺❾，察其肉之坚脆、大小、滑涩、寒（温）[热]、燥湿。因视目之五色，以知五脏而决死生。视其血脉，察其[五]色，以知其寒热痛痹。

【注释】

❶ 纵舍：纵，纵缓。舍，弗用。

❷ 本末：起处为本，出处为末。

❸ 皮肤之寒热：皮肤热即血气通，寒即脉气壅。

❹ 滑涩：阳气盛而微热，谓之滑。多血少气微寒，谓之涩。

❺ 久以持：久病而不能愈。

❻ 大以涩者：多气少血为大，多血少气为涩。

❼ 阴阳如一者：杨上善曰："阴阳之脉不可辨，故如一也。"马莳曰："人迎气口若一，则脉为关格，病当难治。"

❽ 本末：胸腹为本，四肢为末。

❾ 持其尺：持尺皮肤，决死生。

【白话解】

黄帝说：持针有纵舍之法，是怎样的呢？岐伯说：一定要先知道十二经的起出之处，皮肤的属寒属热，脉象的盛衰滑涩。如果脉象滑而盛的，病就日渐严重；脉象虚而细者，病就日久不愈；脉象大而涩的，是痛痹的病；脉象阴阳如一，不可辨别，病则难治。如胸腹四肢还有热象，则病还存在；如胸腹四肢热已消退，那么病也就痊愈了。察看他的尺肤，借以观察病者的肌肉坚实和脆薄，脉象的大小滑涩，以及病的属寒、属热、属燥、属湿。另外，观察眼睛的五色，因而了解五脏的内在变化而决断死生；再看他的血络，细审肤色的青黑黄赤白，以测候寒热痛痹的病证。

黄帝曰：持针纵舍，余未得其意也❶。岐伯曰：持针之道，欲端以正，安以静，先知虚实，而行疾徐，左（手）[指]执骨，右手循之，无与肉果，泻欲端以正，补必闭肤，（辅）[转]针导气，邪[气不]得淫泆❷，真气得居。黄帝曰：扞皮开腠理奈何？岐伯曰：因其分肉，（左）[在]别其肤❸，微内而徐端之，适神不散❹，邪气得去。

【注释】

❶ 持针纵舍余未得其意也：张介宾曰："不惟病形轻重有纵舍，而持针之际，其进止退留，亦有纵舍，未得其详，因而复问。"

❷邪气不得淫泆：淫泆，即"淫佚"，泛滥。邪气不得淫泆，犹言邪气不得泛滥，而后真气得居。

❸在别其肤：杨上善曰："肤，皮也。以手按得分肉之穴，当穴皮上下针，故曰'在别其肤'也。"

❹适神不散：适，犹"若"也。神，指术者之神，应精心专一。此盖谓在进针时，如医生神不外驰，病邪可以去也。

【白话解】

黄帝说：关于持针纵舍，我还不懂得它的意思呢。岐伯说：针刺操作的方法，要端正安静，首先了解病情的虚实，然后考虑进针的快慢。在进针时，用左手手指握住患者的骨骼，右手按着穴位，别让针被肌肉纤维缠裹住。泻法针要端正，直刺而下；补法必须封闭皮肤上的针眼，又当采用转针手法，以导引其气，使邪气不得泛滥，而真气得以安定。黄帝说：护卫皮肤，开发腠理，是怎样的呢？岐伯说：顺着分肉的纹理，在分开肌肉时，轻轻刺入，而使针正确不偏，如针师精神专一，病邪是一定可以排除的。

黄帝问于岐伯曰：人有八虚❶，各何以候？岐伯答曰：以候五脏。黄帝曰：候之奈何？岐伯曰：肺心有邪，其气留于两肘❷；肝有邪，其气流于两腋❸；脾有邪，其气留于两髀❹；肾有邪，其气留于两腘❺。凡此八虚者，皆机关❻之室，真气之所过，血络之所游，邪气恶血，固不得住留，住留则伤（筋）[经]络，骨节机关不得屈伸，故（病）[拘]挛也。

【注释】

❶八虚：指两肘、两腋、两髀、两腘。

❷其气留于两肘：肺之经脉，自胸中之中府，以入两腋之侠白等穴；心之经脉，自肘上极泉，以行于少海等穴，故肺心虚，外邪易流于两肘。

❸其气流于两腋：肝之经脉，自足大趾之大敦，以行于腋下期门等穴，故肝虚，外邪易流于两腋。

❹其气留于两髀：脾之经脉，自足大趾之隐白，以行于髀之血海等穴，故脾虚，外邪易流于两髀。

⑤ 其气留于两腘：肾之经脉，自足心之涌泉，以行于腘之阴谷等穴，故肾虚，外邪易流于两腘。

⑥ 机关：枢纽或要会的地方。

【白话解】

黄帝问岐伯：人身有八虚，怎样能够分别测候疾病呢？岐伯说：可以测候五脏的疾病。黄帝说：怎样测候呢？岐伯说：肺心有邪气的，其气必流于两肘；肝有邪气的，其气必流于两腋；脾有邪气的，其气必流于两髀；肾有邪气的，其气必流于两腘。这肘腋髀腘称为八虚的部位，都是关节枢纽所在，也是真气所往还，血络所游行的要会之处，邪气和恶血，一定不得驻流，如驻流这些地方，就会伤了经络，因而骨关节不得屈伸，所以会出现拘挛的症状。

通天第七十二

【提要】本篇主要内容是把人分为五种类型，并分别叙述了每一类型的性情、体质和形态等，同时根据他们的生理特点，提出针灸时要注意的问题。

黄帝问于少师曰：余尝闻人有阴阳，何谓阴人，何谓阳人？少师曰：天地之间，六合之内，不离于五，人亦应之，非徒一阴一阳而已也，而略言耳，口弗能遍明也。黄帝曰：愿略闻其意，有贤人圣人，（心）[必]能备而（行）[衡]之乎？少师曰：盖有太阴之人，少阴之人，太阳之人，少阳之人，阴阳和平之人。凡五人者❶，其态不同，其筋骨气血各不等❷。

【注释】

❶ 凡五人者：张介宾曰："太阴、少阴、太阳、少阳者，非如经络之三阴三阳也。盖以天禀之纯阴者太阴，多阴少阳者曰少阴，纯阳者为太阳，多阳少阴者为少阳，并阴阳和平之人，而分为五态也。"

❷ 等：有"同"义。

【白话解】

黄帝问少师：我曾听说人有属阴的、属阳的，什么叫属阴的人？什么叫属阳的人？少师说：天地之间，四方上下之内，都离不开五行的范畴，人体也是和五行相应的，并不是仅有相对的一阴一阳而已，这不过是大概一说，至于其中复杂情况，简单的语言是难以讲明白的。黄帝说：希望听到大致的意思，有贤人圣人，他们是否能够尽到阴阳平衡呢？少师说：一般人的类型，有属于太阴的人，有属于少阴的人，有属于太阳的人，有属于少阳的人，有属于阴阳和平的人。总而言之，这五种类型的人，他们的形态不同，他们的筋骨强弱，气血盛衰，也各不相同。

黄帝曰：其不等者，可得闻乎？少师曰：太阴之人，贪而不仁，下齐湛湛❶，好内而恶出❷，心（和）[抑]而不发❸，不务于时❹，动而后之❺，此太阴之人也。

【注释】

❶下齐湛湛：齐，等。湛湛，喻贪浊。本句是谓贪而不仁者，向下等于贪浊。

❷好内而恶出：内，同纳。好纳而恶出，有所得则喜，有所费则怒。

❸心抑而不发：抑，谓遏制。心抑而不发，犹云遏制内心而不外露，是乃不坦率者。

❹不务于时：时，善。贪而不仁，故不务为善。

❺动而后之：见人之举动而后随之，柔顺之态。

【白话解】

黄帝说：那不同的情况，可以讲给我听吗？少师说：属于太阴的人，性情贪婪而不仁厚，向下等于贪浊，好进恶出，遏制内心活动而不外露，不做好事，看风使舵，随着人家后面跑，这就是属于太阴一类的人。

少阴之人，小贪而贼心❶，见人有亡，常若有得❷，好伤好害，见人有荣，乃反愠怒❸，心（疾）[嫉]❹而无恩，此少阴之人也。

【注释】

❶ 贼心：害人之心。

❷ 见人有亡常若有得：幸灾乐祸。

❸ 愠怒：同义复词。愠，怒。

❹ 心嫉：嫉妒之心。

【白话解】

　　属于少阴的人，贪图小利，而有害人之心，看到别人有了损失，就像拣到便宜一样地高兴，喜好伤人，喜好害人，看到别人的荣耀，反而恼怒，心怀嫉妒，毫无同情别人的心，这就是属于少阴一类的人。

　　太阳之人，居处于于❶，好言大事，无能而虚说，志发于四野❷，举措❸不顾是非，为事如❹常自用，事虽败而常无悔，此太阳之人也。

【注释】

❶ 于于：自得之貌。

❷ 志发于四野：赵庭霞曰："志发于四野者，故旷而肆志也。"

❸ 举措：谓举动措置。

❹ 如：犹"而"也。

【白话解】

　　属于太阳的人，平时自鸣得意，好讲大事，无能却空说大话，有志于四方。举动措置不顾是非，做出事来，经常自以为是，事情失败了，也经常没有悔改之心，这就是属于太阳一类的人。

　　少阳之人，谛谛❶好自贵，有小小❷官，则高自（宜）[宣]，好为外交而不内附❸，此少阳之人也。

【注释】

❶ 谛谛（shì dì 是帝）：谛、谛义同。指审而又审。

❷ 小小：犹言微微。

❸ 而不内附：谓不靠近应亲之人。

【白话解】

　　属于少阳的人，对于事务审慎，好抬高自己，有了微小官职，就以为了不起啦，向外宣扬，好对外交际，而不能靠近应该亲近的人。这就是属于少阳一类的人。

阴阳和平之人，居处安静，无为惧惧❶，无为欣欣❷，婉然❸从物，或与不争，与时变化，尊则谦谦，谭而不治。是谓至治❹。古之善用针艾者，视人五态乃治之，盛者泻之，虚者补之。

【注释】

❶ 无为惧惧：为，犹"有"也。惧惧，恐骇貌。

❷ 欣欣：喜乐。

❸ 婉然：和顺貌。

❹ 至治：指至真妙理。

【白话解】

属于阴阳和平的人，居处安静，没有过度的恐惧，也没有过分的喜乐，和顺地服从一切工作，偶尔有便宜事儿，也不争抢计较，顺着事物的变化而行，有尊贵的地位，却很谦让，即使地位低下，也不媚上。以上所说五种人的类型就是所谓至真妙理啊！古代善用针灸疗法的医工，观察五类人的形态，才分别给予治疗。对气盛的用泻法，气虚的用补法。

黄帝曰：治人之五态奈何？少师曰：太阴之人，多阴而无阳，其阴血浊，其卫气涩，阴阳不和，缓筋而厚皮，不之疾泻❶，不能移❷之。少阴之人，多阴少阳，小胃而大肠，六腑不调，其阳明脉小而太阳脉大❸，必审调之，其血易脱，其气易败❹也。

【注释】

❶ 不之疾泻：之，犹"与"也。疾，急。

❷ 移：去掉。

❸ 而太阳脉大：马莳曰："胃小，故阳明之脉小；肠大，故手太阳小肠之脉大也。"

❹ 败：犹"伤"也。

【白话解】

黄帝说：针治五种不同形态的人，是怎样的？少师说：属于太阴的人，阴偏多，却无阳，他们的阴血重浊，卫气涩滞，阴阳不能调和，形体显现出筋缓皮厚的特征，像这样的人，如果不用急泻针法，就不能够去掉他的病。属于少阴的人，阴多阳少，他们的胃小而肠大，六腑的功能不相协调，因为他的足阳明经脉气偏小，而手太阳经脉气偏大，一定要审慎调治，由于他的血容易耗脱，他的气也是容易伤的。

太阳之人，多阳而少阴，心谨调之，无脱其阴，而泻其阳，（阳）[阴]重脱❶者（易）[阳]狂❷，阴阳皆脱者，暴死不知人也。少阳之人，多阳少阴，经小而络大❸，血在中而气外，实阴而虚阳，独泻其络脉，则强❹气脱而疾，中气不足，病不起也。

【注释】

❶ 重脱：大脱。

❷ 阳狂：阳盛则欲狂。

❸ 经小而络大：张介宾曰："经脉深而属阴，络脉浅而属阳。故少阳之人，多阳而络大，少阴而经小也。"

❹ 强：迫使。

【白话解】

属于太阳的人，阳多阴少，一定谨慎地进行调治，不能再耗脱其阴，只可泻其阳。阴大脱的，就会阳盛而狂；如果阴阳都耗脱的，就会突然死亡，或不知人事。属于少阳的人，阳多阴少，经脉小而络脉大，血脉在中而气络在外，在治疗时，应当充实阴经而泻阳络，但是单独过度地泻其阳络，就会迫使阳气很快地耗脱，以致中气不足，病也就难以痊愈了。

阴阳和平之人，其阴阳之气和，血脉调，谨诊其阴阳，视其邪正，安[其]容仪❶，审有余不足，盛则泻之，虚则补之，不盛不虚，以经取之。此所以调阴阳，别五态之人者也。

【注释】

❶ 安其容仪：看明其容貌仪表。容，读为"颂"。朱骏声曰："面之神气曰颂，面之形状曰貌。"

【白话解】

属于阴阳和平的人，他的阴阳之气和谐，血脉调顺。在治疗时，应当谨慎地观察他的阴阳变化。了解他的邪正盛衰，看明他的容貌仪表，然后细审他是哪一方面有余，哪一方面不足。邪盛就用泻法，正虚就用补法，如果不盛不虚，就治疗病证所在的本经，这就是调和阴阳，辨别五种不同形态人的标准。

黄帝曰：夫五态之人者，相与毋故❶，卒然新会，未知其行也，何以别之？少师答曰：众人❷之属，不（如）[知]五态之人者，故五五二十五人，而五态之人不与焉。五态之人，尤不合于众者也。黄帝曰：别五态之人奈何？少师曰：太阴之人，其状黮黮然❸黑色，（念）[黤]然下意❹，临临然❺长大，（䐃）[腘]然未偻❻，此太阴之人也。

【注释】

❶ 毋故：没有故旧之谊。

❷ 众人：张介宾曰："众人者，即前章阴阳二十五人之谓，与五态之人不同，故不合于众也。"

❸ 黮黮（zhèn 朕）然：深黑色。

❹ 黤然下意：黤，矜庄貌。此谓貌庄严而意念谦下。

❺ 临临然：形容长大。

❻ 腘然未偻：腘，肉之标。腘然未偻，谓项后有肉隆起，如驼背然，而实非伛偻。

【白话解】

黄帝说：对于五种形态的人，医者与他们没有故旧的情谊，突然新会面，不知道他们平日的行为如何，怎样来进行辨别呢？少师回答：在普通人的类别中，不包含五种形态之人的特征，所以有阴阳二十五人的类型，但是五种形态的人，是未掺入其中的，这五种形态的人，是和一般人很不相同的。黄帝说：分别五种形态的人，应怎样呢？少师说：属于太阴的人，他们的外形，肤色是深黑的，外表庄严，意念却谦下，身材很高大，项肉隆起，好像驼背，其实并非伛偻，这就是太阴之人显现在外的样子。

少阴之人，其状清然窃然❶，固❷以阴贼，立而躁（崄）〔险〕❸，行而似伏❹，此少阴之人也。

【注释】

❶ 清然窃然：窃，浅。其状清浅。

❷ 固：与"故"通，"故"犹"特"。

❸ 立而躁险：躁，疾。以喻少阴之人，立则急躁而立不正。

❹ 行而似伏：马莳曰："其行也，伏似伛偻，此其内藏沉思，反侧之心故耳。"

【白话解】

属于少阴的人，他们的外貌是清浅的，特以阴险害人，立而躁险，像站不稳，行而似伏，不能直立，这就是少阴之人显现在外的样子。

太阳之人，其状轩轩储储❶，反身折腘❷，此太阳之人也。

【注释】

❶ 其状轩轩储储：轩，宽悦。储储，褒大自得。

❷ 反身折腘：张介宾曰："言仰腰挺腹，其腘似折也。"

【白话解】

属于太阳的人，他们的外貌宽悦，褒然自得，挺胸凸肚，就像膝腘曲折，这就是太阳之人显现在外的样子。

少阳之人，其状立则好仰，行则好摇❶，其两臂两肘则常出于背❷，此少阳之人也。

【注释】

❶ 立则好仰行则好摇：张介宾曰："立则好仰，志务高也。行则好摆，性多动也。"

❷ 其两臂两肘则常出于背：赵庭霞曰："其两臂两手常出于背者，谓常挽其手于背，此皆轻倨傲慢之状，无叉手掬恭之貌也。"

【白话解】

属于少阳的人，他们的外形，立着就好仰头，行路时就好摇摆，他的两臂两肘又经常挽在背后，这就是少阳之人显现在外的样子。

阴阳和平之人，其状委委❶然，随随❷然，颙颙❸然，愉愉然❹，瞕瞕❺然，豆豆然，众人皆曰君子，此阴阳和平之人也。

【注释】

❶ 委委：美。

❷ 随随：顺从貌。

❸ 颙颙（yóng 喁）然：温貌。

❹ 愉愉然：和也。

❺ 瞕瞕（xuán 旋）：瞕，好貌。此指目言。

【白话解】

属于阴阳和平的人，他们的姿态美好，表现得顺从，态度温恭，颜色和悦，目光和善，慈祥和乐，大家都称他为君子，这就是阴阳和平之人显现在外的样子。

卷 十 一

官能第七十三

【提要】本篇首言用针之理，并言学习针灸必须"上视天光，下司八正"，还必须"法于往古，验于来今"；其次讲述了针刺的具体补泻方法；最后提出"官能"，就是说，根据每一个人的能力、性情、志趣和特点，分别传授不同的技术，使之"各得其能"，故以"官能"名篇。

黄帝问于岐伯曰：余闻九针于夫子，众多矣不可胜数，余推而论之，以为一纪❶。余（司）〔试〕诵之，子听其理，非则语余，请其正道，令可久传，后世无患，得其人乃传，非其人勿言。岐伯稽首再拜曰：请听圣王之道。

【注释】

❶ 以为一纪：杨上善曰："余学之于子，推寻穷问其理，十有二载。"

【白话解】

黄帝问岐伯：我听你讲解九针之学，已经很多，简直不能以数计了，我推寻讨论，业已十二年。我试诵读一下，你听听其中的道理，有不对的就告诉我，请指正里面的错误。使它可以永久传于后世而没有害处，遇到有志于此的，就传授给他；无志于此的，就不必和他说。岐伯叩头再拜说：我希望听一下圣王所讲的针道。

黄帝曰：用针之理，必知形气之所在❶，左右上下❷，阴阳表里，血气多少，行之逆顺❸，出入之合，谋伐有过❹。知解结❺，知补虚泻实，上下❻〔之〕气（门），明通于四海❼，审其所在❽，寒热淋露❾，（以）〔荥〕输异处❿，审于调气，明于经隧⓫，左右支络⓬，尽知其会。寒与热争，能合而调之，虚与实邻⓭，知决而通之，左右不调，（把）〔抓〕而行之，明于逆顺，乃知可治，阴阳不奇⓮，故知起时⓯，审于本末❶，察其寒热，得邪所在，万刺不殆，知官九针，刺道毕矣。

【注释】

❶ 形气之所在：杨上善曰："形之所在肥瘦，气之所在虚实。"

❷ 左右上下：杨上善曰："肝生于左，肺藏于右，心部于表，肾居其里，男女左右，阴阳上下，并得知之。"

❸ 行之逆顺：杨上善曰："营气顺脉，卫气逆行。"张介宾曰："阴气从足上行，至头而下行循臂；阳气从手上行，至头而下行至足。故阳病者，上行极而下；阴病者，下行极而上。反者，皆谓之逆。"

❹ 有过：指邪气恶血。

❺ 结：谓阴阳积聚。

❻ 上下：手足六经及诸经标准。

❼ 四海：指髓、血、气、谷之海。

❽ 审其所在：知其虚实所在。

❾ 淋露：疲困。

❿ 荣输异处：杨上善曰："五行荣输有异。"

⓫ 经隧：杨上善曰："经，正经、奇经也。髓，诸络也。"

⓬ 支络：杨上善曰："支络，小络也，皆知小络所归，大络会处。"

⓭ 邻：接近。

⓮ 奇：读曰倚，有"偏"义。

⓯ 故知起时：张志聪曰："如乘秋则肺先受邪，乘春则肝先受邪之类也。如春甲乙伤于风者为肝风，以夏丙丁伤于风者为心风之类也。"

⓰ 本末：指病之本标。

【白话解】

黄帝说：用针治病的道理，一定要知道形气所在的部位，左右上下的区别，阴阳表里的关系，血气的或多或少，以及脉气在全身的逆行和顺行，由里出表或由表入里的会合处所等等。这样，才能铲除邪气恶血。更要懂得解其结聚，并了解补泻上下之气的虚实，透彻理解气海、血海、髓海、水谷之海的作用，知道虚实之所在。如果寒热病久不愈而身体疲困，那是由于腧穴部位不同，就需要审慎地调和脉气，弄明经与络以及散在左右的支络，都要知道它们的关键所在。若有寒与热相争的现象，必须参合各种情况进行调治；对于虚实相似的症状，应当决断而明其是非；左右不相协调的疾病，应用爬而行之的手法。明白病的属逆属顺，才可进行治疗。不偏于阴，不偏于阳，才知起病与时令的关系。考察疾病的标与本，观察寒热变化，就可知道病邪所在的部位，然后进行针刺治疗，即使刺一万遍，也不会发生事故。能够知道用九针的原则，针刺的道理也就说尽了。

明于五输，徐疾所在❶，屈伸出入，皆有条理。言阴与阳，合于五行，五脏六腑，亦有所藏，四时八风❷，尽有阴阳。各得其位，合于明堂❸，各处色部❹，五脏六腑，察其所痛，左右上下，知其寒温，何经所在，审（皮）[尺]肤之寒温滑涩❺，知其所苦，膈有上下❻，知其气所在。先得其道，稀而疏之，稍深以留，故能徐入之。大热在上，推而下之，从下上者，引而去之❼，视前（痛）[病]者，常先取之❽。大寒在外，留而补之，入于中者，从合泻之。针所不为，灸之所宜。上气不足，推而扬之❾，下气不足，积而从之❿，阴阳皆虚，火自当之⓫，厥而寒甚，骨廉陷下，寒过于膝，下陵三里，阴络所过，得之留止，寒入于中，推而行之⓬。经陷下者，火则当之；结络坚紧，火所治之⓭。不知所苦⓮，两跷之下，男阴女阳，良工所禁，针论毕矣。

【注释】

❶ 明于五输徐疾所在：马莳曰："五脏有井荥输经合之五腧，六腑有井荥输原经合之六腧。然六腑之原并于输，则皆可称为五腧也。徐疾者，针法也。"

❷ 八风：东方婴儿风、南方大弱风、西方刚风、北方大刚风、东北方凶风、东南方弱风、西南方谋风、西北方折风。

❸ 明堂：指鼻。

❹ 各处色部：脏腑有病，其色必反映于面部之相应部位。

❺ 审尺肤之寒温滑涩：《灵枢·论疾诊尺》："尺肤滑，其淖泽者，风也；尺肤涩者，风痹也；尺肤热甚，脉盛躁者，病风也；尺肤寒，其脉小者，泄、少气。"

❻ 膈有上下：杨上善曰："谷入于胃，清气上肺，故在膈上；浊气留入胃中，在于膈下。"

❼ 从下上者引而去之：如病邪从下而上，则引而越之。

❽ 常先取之：先取其本。

❾ 上气不足推而扬之：杨上善曰："上气不足，谓膻中气少，可推补令盛。'扬'，盛也。"

❿ 下气不足积而从之：杨上善曰："下气不足，谓肾间动气少者，可补气聚。'积'，聚也。'从'，顺也。"

⓫ 火自当之：火，指灸言。自，犹"则"也。

⓬ 推而行之：张介宾曰："寒留于络，而入于经，当用针推散而行之。"

⓭ 火所治之：张介宾曰："寒气凝聚，或陷于经，或结于络，皆当以火逐之。"

⓮ 不知所苦：张介宾曰："寒邪在肌肉血脉之间，有不痛不仁不知所苦者。"

【白话解】

明白五腧穴的徐疾手法所在，经脉走行的屈伸出入都有一定的条理。讲人体的阴阳，是和五行相合的。五脏六腑，分别有藏神藏谷的功能；四时八风的变化，全有阴阳的关系。人的面部，也有各属于阴阳五行的部位，而会合在鼻部，并在各部显现出不同的色泽，可以测候五脏六腑的疾病。观察他的疼痛部位，结合他的面部左右上下所显现的颜色，就可知道疾病的属寒属温，在哪条经脉有病了。审查尺肤所表现的寒温滑涩，知道他的疾病属于哪种病苦，再诊查膈肌上下，可以知道病气所在。首先掌握经脉的通路，然后取穴，要少而精专，或深刺，或留针，因此使正气徐徐内入。病人上部出现大热，当用推而下之的针法；如病邪从下向上发展，就引病邪向下而排除之；同时注意病人以前的病史，应该先按以前情况取穴，以治其因。体表出现寒象的，在针刺时，采用留针而补之使热的针法；如寒邪深入于里，应当选取合穴用针以泻之。凡针刺不适宜的病，就用灸法较为适宜。对上气不足的病，当用"推而扬之"的针法；对下气不足的病，当采用"积而从之"的针法；若阴阳皆虚的病，可以采用灸法治疗。厥逆而寒象严重的，或骨侧的肌肉下陷，或寒冷过于两膝，都当在三里穴施灸。又如阴络所过之处，受了寒邪，留滞在内，寒邪深入到了内脏，就当用"推而行之"的针法；经脉陷下的，就用艾灸治疗；络脉结而坚紧的，也当用艾灸治疗。如果病是不痛不仁，不感觉有什么痛苦，就选用阳跷脉申脉、阴跷脉照海二穴治疗；如果男子误用阴跷，女子误用阳跷，这是高明针师所禁忌的。以上针法的主要理论讲的已详尽了。

用针之服，必有法则，上视天光，下司八正❶，以辟奇邪，而观❷百姓，审于虚实，无犯其邪。是得天之露，遇岁之虚，救而不胜，反受其殃，故曰：必知天忌，乃言针意。法于往古，验于来今❸，观于窈冥❹，通于无穷，粗之所不见，良工之所贵，莫知其形，若神髣髴❺。

【注释】

❶ 上视天光下司八正：杨上善曰："学用针法，须上法日月星辰之光，下司八节正风之气。"司，察。八正，指四立、二分、二至。

❷ 观：示。

❸ 法于往古验于来今：杨上善曰："法于往古，圣人所行，逆取将来得失之验，亦验当今是非之状。"

❹ 窈冥：不可见。

❺ 髣髴：即仿佛。似有似无之意。

【白话解】

关于学习用针，一定要有法则。上要观察日月星辰之运行规律，下要了解八个节气之正常情况，为的是避免四时不正之气，而提示百姓知道，使他们审察虚实，能够预防，不致为虚邪实邪侵袭。如天之风雨不时，或遇到时令不正，医工救护，不能掌握气候变化的情况，就反会使病情趋于危险，所以说必须知道天时的宜忌，然后才可谈到针法的意义。取法于古人的学术，用现实来检验，观察人体不可见的东西，通晓变化无穷的疾病。这些，是粗工所认识不到，而良工却认为是宝贵的。它之所以难知，是由于看不到形迹，它的神妙好像若有若无。

邪气之中人也，洒淅❶动形。正邪❷之中人也微，先见于色，不知于其身，若有若无，若亡若存，有形无形，莫知其情❸。是故上工之取气，乃救其萌芽❹；下工守其已成，因败其形。

【注释】

❶ 洒淅：振寒貌。

❷ 正邪：指劳动出汗后，感受之风邪。

❸ 情：犹"实"也。

❹ 萌芽：邪气初客，未病之病。

【白话解】

邪气侵入到人体后，人体便有寒栗怕冷的症状。正邪侵入到人体，表现轻微，先表现在气色方面，而身体没有什么感觉，像有病又像无病，像病邪消失，又像病邪还留存，像有病形，又像无病形，不易知道真实的病情。所以高明的医生可以根据脉气的微小变化，治疗疾病于萌芽状态；低劣的医生在疾病形成后才进行治疗，会使病人的身体受到严重损害。

是故工之用针也，知气之所在，而守其门户❶，明于调气，补泻所在，徐疾之意，所取之处。泻必用员❷，切❸而转之，其气乃行，疾（而）[入]徐出，邪气乃出，伸而迎之，（遥）[摇]大其穴，气出乃疾。补必用方❹，外引其皮，令当其门，左引其枢❺，右推其肤，微旋而徐推之，必端以正，安以静，坚心无解，欲微以留，气下而疾出之，推其皮，盖其外门，真气乃存。用针之要，无忘其神❻。

【注释】

❶ 门户：指孔穴。

❷ 泻必用员：员，与"圆"通，圆活。杨上善曰："员谓之规，法天而动，泻气者也。"

❸ 切：直迫病所。

❹ 补必用方：杨上善曰："方谓之矩，法地而静，补气者也。泻必用方，补必用员，彼出《素问》。此是《九卷》方圆之法，神明之中，调气变化不同故尔。"

❺ 枢：杨上善曰："枢，谓针动也。"

❻ 无忘其神：张志聪曰："用针之要，贵在得神，盖存己之神，以俟彼之

神也。"

【白话解】

所以医工用针，应该知道脉气的运行所在，按照相应的孔穴治疗。同时明白调和气行的关键，什么应补，什么应泻，进针或快或慢，以及所当取用穴位等等。泻法须用流利圆活的手法，直迫病所而转针，正气就可正常运行。进针快些，出针慢些，邪气就会随针散出，进针时，屈伸而迎其气之来，出针时，摇大针孔，就更促使邪气快速排出。补法须用端正从容的手法，外引皮肤，使正当其穴，左手引针，右手推针进入皮肤，轻微捻转，缓缓进针，针身一定端正，并且精神安静，心坚不懈地进行刺治，待气至以后，要略微留针，等到气已下流，就要极快出针，随即按压穴位的皮肤，扪住针孔，真气就内存不泄。用针的关键，别忘了得神。

雷公问于黄帝曰：针论曰：得其人乃传，非其人勿言。何以知其可传？黄帝曰：各得其人，任之其❶能，故能明其事。雷公曰：愿闻官能❷奈何？黄帝曰：明目者，可使视色❸。聪耳者，可使听音❹。捷疾辞语者❺，可使传论语。徐而安静，手巧而心审谛❻者，可使行针艾，理血气而调诸逆顺，察阴阳而兼诸方。缓节柔筋而心和调者，可使导引行气❼。疾毒言语轻人者，可使唾痈呪病❽。爪苦手毒，为事善伤者，可使按积抑❾痹。各得其能，方乃可行，其名乃彰。不得其人，其功不成，其师无名。故曰：得其人乃（言）[传]，非其人勿（传）[言]，此之谓也。手毒❿者，可使试按龟，置龟于器下而按其上，五十日而死矣；手甘⓫者，复生如故也。

【注释】

❶ 其：以。

❷ 官能：杨上善曰："人受命于天，各不同性，性既不同，其所能亦异，量能用人，则所为必当。"

❸ 明目者可使视色：杨上善曰："视面部五行变色，知其善恶。"

❹ 聪耳者可使听音：杨上善曰："听病人五音，即知其吉凶。"

❺ 捷疾辞语者：捷，疾。捷、疾，两字一义。杨上善曰："其知接疾，其辩敏给，此可为物说道以悟人。"

❻ 审谛：详尽仔细。

❼ 缓节柔筋而心和调者可使导引行气：杨上善曰："身则缓节柔筋，心则和性调顺。调柔之人，导引则筋骨易柔，行气则其气易和。"

❽ 疾毒言语轻人者可使唾痈呪病：疾，与"嫉"同。杨上善曰："心嫉毒言好轻人，有此二恶，物所畏之，故可使之唾祝。"

❾ 抑：治。

❿ 手毒、喻手狠。

⓫ 手甘：喻手善。

【白话解】

雷公问黄帝：《针论》所说："得其人乃传，非其人勿言"，怎样知道他是可以传授的人呢？黄帝说：传授学术，要分别找到适当的人才，教他可以胜任的工作，所以能够明达其事。雷公说：希望听一下怎样才能量材取用呢？黄帝说：目明的人，可以使他看色泽；耳聪的人，可以使他听声音；口齿流利，善于言辞的人，可以使他传达言论；语言徐缓安静，手巧，心又仔细，可以使他操作针灸，以疏通血气，调治一切逆顺反常病证，观察阴阳变化而兼行许多治疗方法；手缓筋柔，心性和顺的人，可以使他导引行气；嫉妒、刻薄，说话轻视人的人，可以使他做"唾痈呪病"的事；爪甲粗，下手狠，做事爱伤人的人，可以使他按揉积聚，治疗痹证。总之，使每个人各尽其能，各种治疗方法才可以推行，名声才可以显扬。如果传授的不得其人，不仅没有功效，老师也没有名誉。所以说"得其人乃传，非其人勿言"，也就是这个意思。至于如何知道手毒的方法，可叫手狠的人试按乌龟，放乌龟于器具的下面，而在上按压，到五十天乌龟就死了，如果手善的，按压五十天则乌龟仍然活着。

论疾诊尺第七十四

【提要】 本篇论述通过诊尺肤的缓急、小大、滑涩及肌肉的坚脆，可以测候内脏盛衰和病变情况；另外观察眼的颜色，可以测候病在何经或预断死期远近；最后，论述了"四时之变，寒暑之胜"的规律是"重阴必阳，重阳必阴"，并指出四季伏邪可能发生的疾病。所以题曰"论疾诊尺"者，以本篇侧重论诊尺肤故也。

黄帝问于岐伯曰：余欲无视色持脉，独（调）[诊] 其尺❶，以言其病，从外知内，为之奈何？岐伯曰：审其尺之缓急、小大、滑涩，肉之坚脆❷，而病形定矣。

【注释】

❶ 独诊其尺：马莳曰："脉在内，肉在外，内外相应。故审其脉，验其肉，而病形自定也。愚谓诊人脉时，惟臂至尺泽可验，难以周身知之，故只以尺言也。"

❷ 肉之坚脆：杨上善曰："肉坚脆者，谓尺分中肉之坚脆也。"

【白话解】

黄帝问岐伯：我想不要经过望色诊脉，仅是诊查尺肤的部位，就可以说明这病的原因，从外面能知道内在的变化，怎样才能够做到呢？岐伯说：审查尺肤的缓急、小大、滑涩和肌肉的坚实脆弱，是什么病形就可以确定了。

视人之目窠❶上微痈❷，如新卧起伏，其颈脉动❸，时咳❹，按其手足上，窅而不起者❺，风水肤胀也。

【注释】

❶ 目窠：眼睑。

❷ 痈：肿起。

❸ 其颈脉动：杨上善曰："颈脉，足阳明人迎也。动，不以手按之，见其动也。"

❹ 时咳：指水邪侵肺。

❺窅（yǎo 咬）而不起者：是谓按手足部位，凹陷深，不能随手而起。

【白话解】

看到病人的眼睑略微浮肿，像刚睡起的样子，而且颈脉明显地搏动，时作咳嗽，用手指按在病人手足上，被按的凹陷处，深而不能随手而起，这就是风水肤胀的症状。

尺肤滑其淖泽者❶，风也。尺肉弱（者），解你❷，安卧脱肉❸者，寒热，不治。（尺肤滑而泽脂者，风也。）尺肤涩者，风痹也。尺肤粗如枯鱼之鳞者，水（洙）[淡]饮也。尺肤热甚，脉盛躁者，病温也，其脉盛而滑者，（病）[汗]且出也。尺肤寒，其脉小者，泄、少气。尺肤炬然，先热后寒者，寒热也。尺肤先寒，久（大）[持]之而热者，亦寒热也。

【注释】

❶其淖泽者：其，犹"而"也。淖泽，谓柔润光泽。

❷解你：身体倦怠。

❸安卧脱肉：丹波元简曰："安卧脱肉，为阴阳亏败，乃寒热虚劳之候，故不治。"

【白话解】

尺肤滑而柔润光泽的，是风病。尺部的肌肉脆弱，身体倦怠，爱睡眠，肌肉消瘦的，是寒热虚劳之证，不易治愈。尺肤涩而无滑润之感的，是风痹。尺肤粗糙像干鱼鳞似的，是水湿和痰饮的病。尺肤很热，脉现盛大而躁动的，是温病；如脉虽盛而现滑利的，是汗将出的征象。尺肤很寒，脉现细小的，是泄利或气虚的病。尺肤热得像火，先热而后寒的，是寒热病；尺肤扪之先寒，久持之而逐渐转热的，也是寒热病。

肘所独热者，腰以上热；手所独热者，腰以下热。肘前❶独热者，膺前热；肘后❷独热者，肩背热。臂中❸独热者，腰腹热；肘后（粗）[廉]以下三四寸热者，肠中有（虫）[热]。掌中热者，腹中热；掌中寒者，腹中寒。鱼上白肉有青血脉者，胃中有寒。

【注释】

❶ 肘前：从肘向手为肘前。

❷ 肘后：从肘向肩为肘后。

❸ 臂中：从肘至腕中间为臂。

【白话解】

肘部皮肤单独发热的，主腰以上发热；手部单独发热的，主腰以下发热；肘的下方单独发热的，主胸前发热；肘的上方单独发热的，主肩背发热；臂中单独发热的，主腰腹有热；肘后廉以下三四寸发热的，主肠中有热；掌心发热的，主腹中有热；掌心发冷的，主腹中有寒。手鱼际白肉部有青色脉络的，主胃中有寒。

尺炬然热，人迎大者，当夺血。尺（坚）[紧]（大）[人迎]脉小甚，少气，悗有加，立死。

【白话解】

尺肤发热灼手，人迎脉大的，主失血。尺肤紧，人迎脉很小的，就是气虚，如加见烦闷症状，会立即死亡。

目赤色者病在心，白在肺，青在肝，黄在脾，黑在肾。黄色不可名者❶，病在胸中❷。

【注释】

❶ 黄色不可名者：色黄而有黑白青赤之间色。

❷ 胸中：膈中。

【白话解】

眼睛赤红色的，疾病在心经；发白色的，疾病在肺经；发青色的，疾病在肝经；发黄色的，疾病在脾经；发黑色的，疾病在肾经。发黄且兼杂其他颜色不可名状的，疾病在胸中。

诊目（痛）[病]，赤脉从上下者，太阳病；从下上者，阳明病；从外走内者，少阳病。

【白话解】

诊查眼病，眼里有赤脉从上向下的，属于足太阳经的病；如眼里赤脉从下向上的，属于足阳明经的病；若眼里赤脉从外角走向内的，属于足少阳经的病。

诊寒热［瘰疬］，赤脉上下（至）［贯］瞳子，见一脉，一岁死；见一脉半，一岁半死；见二脉，二岁死；见二脉半，二岁半死；见三脉，三岁死。

【白话解】

诊查寒热瘰疬的病，眼里有赤脉，从上下贯穿瞳子的，见有一条赤脉，过一年死；见有一条半赤脉，过一年半死；见有两条赤脉，过两年死；见有两条半赤脉，过两年半死；见有三条赤脉，过三年死。

诊龋齿痛，按其阳［明］之来，有过者独热❶，在左左热，在右右热，在上上热，在下下热。

【注释】

❶ 有过者独热：手阳明经脉象太过，则大肠热；足阳明经脉象太过，则胃热。

【白话解】

诊查龋齿痛，可按手足阳明经的来路，如经脉太过，就会有热，在左的左热；在右的右热；在上的上热；在下的下热。

诊血脉❶者，多赤多热❷，多青多痛❸，多黑为久痹，多赤、多黑、多青皆见者，寒热❹。

【注释】

❶ 血脉：指各部之络脉。

❷ 多赤多热：杨上善曰："络脉具有五色，然众络以色偏多者，候其别病。瘅热在中，气溢皮肤，故络黄赤也。"

❸ 多青多痛：杨上善曰："邪客分肉之间，迫肉初痛，故络青也。"

❹ 寒热：杨上善曰："赤青为阳色，黑为阴色，二色俱见，当知所病有寒热也。"

【白话解】

诊查络脉，多赤色的多热，多青色的多痛，多黑色的是久痹的病，如果多赤、多黑、多青三色都见的，就属于寒热相兼的病。

身痛（而）［面］色微黄，齿垢黄，爪甲上黄，黄疸也，安卧，小便黄赤，脉小而涩者，不嗜食❶。

【注释】

❶ 不嗜食：杨上善曰："安卧，小便黄赤，脉小涩，脾病，故不嗜食也。"

【白话解】

身痛，面色略微黄些，齿垢黄，指甲上也出现黄色，这就是黄疸病。好卧，小便颜色黄赤，脉小并涩的，就会出现不嗜食的症状。

人病，其寸口之脉与人迎之脉小大等及其浮沉等者，病难已也❶。

【注释】

❶ 病难已也：杨上善曰："人病，寸口之脉，秋浮冬沉；人迎之脉，春小夏大，纵病易已。四时大小浮沉皆同，即四时脉乱，故难已也。"

【白话解】

有病的人，他的寸口脉与人迎脉，搏动力量大小以及浮沉相等的，像这样，病是难以好的。

女子手少阴脉动甚者❶，妊子。

【注释】

❶ 手少阴脉动甚者：王冰曰："手少阴脉，谓掌后陷者中，当小指动而动手者也。动，谓动脉也。动脉者，大如豆，厥厥动摇也。"

【白话解】

诊查女子的脉，如发现手少阴心脉动甚的，主怀孕。

婴儿病，其头毛皆逆上者❶，必死。耳间青脉起者，掣痛❷。大便（赤）［青］瓣，飧泄❸，脉小者，手足寒，难已；飧泄，脉小，手足温，泄易已。

【注释】

❶ 其头毛皆逆上者：小儿发逆上，啼笑面暗，色不变，是痫候。

❷ 掣痛：掣疭。

❸ 飧泄：杨上善曰："饮食不消，为飧泄也。"

【白话解】

婴儿有了病，如头发都向上逆的，一定死亡。若耳间有青脉隆起的，主筋肉抽搐，腹痛。若大便里排出有青瓣的东西，消化不良而腹泻，脉小，手足寒冷的，这就难以治愈；消化不良而腹泻，脉小，但手足温暖的，那泄泻就容易治愈。

四时之变，寒暑之胜，重阴必阳，重阳必阴❶，故阴主寒，阳主热，故寒甚则热，热甚则寒，故曰：寒生热，热生寒❷，此阴阳之变也。故曰：冬伤❸于寒，春生瘅热❹；春伤于风，夏生（后）［飧］泄❺肠澼；夏伤于暑，秋生痎疟❻；秋伤于湿，冬生咳嗽❼。是谓四时之序也。

【注释】

❶ 重阴必阳重阳必阴：杨上善曰："日中阳陇，必降为阴；夜半阴极，必升为阳。"

❷ 寒生热热生寒：杨上善曰："十一月极寒，一阳爻生，即寒生热；五月一阴爻生，即热生寒。"

❸ 伤：过多。

❹ 春生瘅热：杨上善曰："人之冬月，受寒过多，至春必属瘅热之病，此为寒生热也。"

❺ 春伤于风夏生飧泄：王冰曰："风中于表，则内应于肝，肝气乘脾，故飧泄。"

❻ 夏伤于暑秋生痎疟：王冰曰："夏暑已甚，秋热复壮，两热相攻，故为痎疟。痎，瘦也。"

❼ 秋伤于湿冬生咳嗽：王冰曰："秋湿既多，冬水复王，水湿相得，肺气又衰，故冬寒甚则为嗽。"

【白话解】

四时气候的变化，寒暑的更胜，是阴过盛一定转变为阳，阳过盛一定转变为阴，由于阴主寒，阳主热，所以寒过甚就会变热，热过甚就会变寒，因此也可以说：寒极能生热，热极能生寒，这就是阴阳相对变化的道理。所以说：冬天被寒气所伤，到春天就会发生温热的病。春天被风气所伤，到夏天就会发生腹泻、痢疾。夏天被暑气所伤，到秋天就会发生疟疾。秋天被湿气所伤，到冬天就会发生咳嗽。这就是说由于四时气候变化而生病的规律。

刺节真邪第七十五

【提要】本篇包括五节、五邪、解结与推引、真邪四个部分，首先讨论了振埃、发蒙、去爪、彻衣、解惑等五节的病证，介绍了五节针法以及对五邪的治疗原则与针刺方法；其次论述解结，举出"治厥""一经上实下虚而不通"的施治原则，指出推引有推而上之、引而下之、推而散之等三种不同的应用方法；最后对真气和邪气的区别加以阐释。

　　黄帝问于岐伯曰：余闻刺有五节❶奈何？岐伯曰：固有五节：一曰振埃❷，二曰发蒙❸，三曰去爪，四曰彻衣，五曰解惑。黄帝曰：夫子言五节，余未知其意。岐伯曰：振埃者，刺外经❹，去阳病也。发蒙者，刺腑输❺，去腑病也。去爪者，刺关节（肢）［之支］络❻也。彻衣者，尽刺诸阳之奇输❼也。解惑者，尽知调阴阳，补泻有余不足，相倾移也❽。

【注释】

❶ 刺有五节：刺法有五个简要标准。

❷ 振埃：振落尘埃。

❸ 发蒙：开发蒙聩。

❹ 外经：杨上善曰："外经者，十二经脉入腑脏者，以为内经；行于四肢及皮肤者，以为外经也。"

❺ 腑输：杨上善曰："六腑，三十六输，皆为腑输也。"

❻ 关节之支络：杨上善曰："关，四肢也，四关诸节，人身大节也。支络，孙络也。"

❼ 奇输：杨上善曰："诸阳奇输，谓五十九刺，故曰尽也。"张志聪曰："奇输者，六腑之别络也。"

❽ 相倾移也：阴阳补泻，不可拘执，故曰相互反复变化。

【白话解】

黄帝问岐伯：我听说刺法有五节的说法，它们是怎样的？岐伯说：确实有五节的说法，一叫作振埃，二叫作发蒙，三叫作去爪，四叫作彻衣，五叫作解惑。黄帝说：你所说的五节，我不知道它们的意义。岐伯说：振埃的刺法，就是针刺四肢和皮肤的经穴，治疗阳病；发蒙的针法，就是针刺六腑的腧穴，治疗六腑的病；去爪的针法，就是针刺关节的支络；彻衣的刺法，就是针刺六腑的别络；解惑的针法，就是完全了解调和阴阳的作用，补不足，泻有余，相互反复变化。

黄帝曰：刺节言振埃，夫子乃言刺外经，去阳病，余不知其所谓也，愿卒闻之。岐伯曰：振埃者，阳气大逆，上满于胸中，愤（瞋）[膜]❶肩息，大气逆上，喘喝❷坐伏，病恶埃烟，饱不得息，请言振埃，尚疾于振埃❸。黄帝曰：善。取之何如？岐伯曰：取之天容❹。黄帝曰：其咳上气，穷诎❺胸痛者，取之奈何？岐伯曰：取之廉泉❻。黄帝曰：取之有数乎？岐伯曰：取天容者，无过一里❼，取廉泉者，血变而止。帝曰：善哉。

【注释】

❶愤膜：谓发胀。愤，发。

❷喝：谓大呵出声。

❸尚疾于振埃：尚，有"当"义。杨上善曰："刺之去病，疾于振埃，故曰振埃也。"

❹天容：穴名，在耳下曲颊后。

❺穷诎（qū屈）：杨上善曰："气不申。"

❻廉泉：穴名，在颌下结喉上中央舌本间。

❼一里：一寸。

【白话解】

黄帝说：刺节针法中所说的振埃，你说是刺外经，以治疗阳病，我不知所指的是什么，希望详尽地听一下。岐伯说：振埃的刺法，是治疗阳气大逆，积满胸中，发胀，抬肩呼吸，胸中之气逆上，或喘或呵，坐伏不安，怕尘埃和烟雾，感觉咽喉噎塞，呼吸困难。所谓振埃的命名，是比喻针刺捷效，比振落灰尘还要快。黄帝说：讲得好。应取什么穴位呢？岐伯说：当取天容穴。黄帝说：如果咳逆上气，气不舒畅，胸痛，应取什么穴位呢？岐伯说：当取廉泉穴。黄帝说：取用这两个穴，有一定常规吗？岐伯说：针刺天容穴，不要过了一寸。针刺廉泉穴，看到病人面部血色改变就止针。黄帝说：讲得好。

　　黄帝曰：刺节言发蒙，余不得其意。夫发蒙者，耳无所闻，目无所见。夫子乃言刺腑输，去腑病，何输使然？愿闻其故。岐伯曰：妙乎哉问也！此刺之（大）约❶，针之极❷也，神明之类也，口说书卷，犹不能及也，请言发蒙耳，尚疾于发蒙也。黄帝曰：善。愿卒闻之。岐伯曰：刺此者，必于日中❸，刺其听宫❹，中❺其眸子，声闻于耳❻，此其输也。黄帝曰：善。何谓声闻于耳？岐伯曰：(刺邪)〔已刺〕以手坚按其两鼻窍而疾偃❼，其声必应于针也❽。黄帝曰：善。此所谓弗见为之，而无目视，见而取之，神明相得者也。

【注释】

❶ 约：要点。

❷ 极：顶端。

❸ 日中：杨上善曰："日中正阳，故开耳目，取日中也。"

❹ 刺其听宫：听宫，穴名，是手太阳小肠经、手少阳三焦经、足少阳胆经三经的会穴。

❺ 中：应。

❻ 声闻于耳：孙鼎宜曰："目病刺听宫，而其效应于眸子，抽针按其两鼻，而针下有声，故曰'声闻于耳也'。"

❼ 疾偃：疾，与"急"同。《广雅·释言》："偃，仰也。"

❽ 其声必应于针也：杨上善曰："针听宫时，按鼻仰卧者，感气合出于耳目，即耳通目明矣。"

【白话解】

　　黄帝说：刺节针法中所说的发蒙，我不知道其中的含义。关于发蒙的作用，是治疗耳无所闻、目无所见的病变，你却说是刺腑腧，以治疗六腑的病，那是什么腧穴才会使它这样呢？希望听到其中的缘故。岐伯说：你问得妙极了。这是刺法中的要点，用针妙处的顶端，是属于神明一类的。口里说过，记之于卷，还是不能表达出来。所谓发蒙的命名，是比喻它的疗效比启发蒙聩还要快。黄帝说：讲得好，希望详尽地听一下。岐伯说：针刺这耳无所闻、目无所见的病，必须在中午的时候，刺听宫穴，使针感直应瞳子，还要使耳内听到作响的声音，这就是治疗本病的主要腧穴。黄帝说：讲得好，什么使耳内有声音可以听到呢？岐伯说：针已刺入后，就让病人用手紧按两个鼻孔而快速仰卧，这样，必然有声音应针而响。黄帝说：讲得好，这真所谓没有看见怎样去做，眼看不到别的，却像看见经脉所在而取穴操作。这样得心应手，真达到神明相得的程度了。

黄帝曰：刺节言去爪，夫子乃言刺关节（肢）［之支］络，愿卒闻之。岐伯曰：腰脊者，身之大关节也❶。肢胫者，人之（管以）［所以］趋翔❷也。茎垂❸者，身中之机❹，阴精之候，津液之道也。故饮食不节，喜怒不时，津液内溢，乃下留于睾❺，（血）［水］道不通，日大不休❻，俯仰不便，趋翔不能，此病（荥）［荥］然❼有水，不上不下❽，铍石❾所取，形不可匿，（常）［裳］不得蔽，故命曰去爪。帝曰：善。

【注释】

❶ 身之大关节也：杨上善曰："腰脊于手足关节为大，故曰大关节也。"

❷ 趋翔：《大藏记·曾子事父母》王聘珍《解诂》："趋，走也。翔，行而张拱也。"

❸ 茎垂：指阴茎。

❹ 身中之机：杨上善曰："阴茎在腰，故中身。阴茎垂动，有造化，故曰机也。"

❺ 乃下留于睾：杨上善曰："言饮食多水，溢流入阴器囊中。"

❻ 日大不休：杨上善曰："水道既闭，日日长大也。"

❼ 荥然：杨上善曰："荥然，水聚也。"

❽ 不上不下：杨上善曰："不上者，上气不通；不下者，小便及气下不

泄也。"

❾ 铍石：铍指铍针；石即砭石。

【白话解】

黄帝说：刺节针法中所说的去爪，你说就是针刺关节之支络，希望详尽地听一下。岐伯说：腰脊是人身较大的关节；下肢和足胫部，是人行走的器官；阴茎是身中的生育器官，有排出阴精的功能，也是津液输出的道路。所以饮食不节，喜怒不时，引起津液内溢，就会下流于阴囊里，因为水道不通，阴囊水肿日益增大不止，俯仰困难，行走不能。这种病，是由于有水蓄聚，上气不通，下又不能从小便排泄，可用铍针或砭石去水。阴囊水肿之形不能藏匿，下裳不能掩蔽，治疗这种病，主要在于泻水，因此名曰去爪。黄帝说：讲得好。

黄帝曰：刺节言彻衣，夫子乃言尽刺诸阳之奇输，未有常处也，愿卒闻之。岐伯曰：是阳气有余而阴气不足，阴气不足则内热，阳气有余则外热，内热相搏，热于怀炭，外畏绵帛近，不可近身，又不可近席，腠理闭塞，则汗不出，舌焦唇槁，腊❶干嗌燥，饮食不让❷美恶。黄帝曰：善。取之奈何？岐伯曰：取之于其天府、大杼三痏，又刺中膂❸，以去其热，补足手太阴以去其汗❹，热去汗稀，疾于彻衣。黄帝曰：善。

【注释】

❶ 腊：干肉。

❷ 让：辞。其义可推演为"辨"。

❸ 中膂：杨上善曰："大杼内输，皆是足太阳脉气所发，泻阳气之要穴也。"孙鼎宜曰："按内输即中膂，一名脊内输。"

❹ 补足手太阴以去其汗：杨上善曰："手太阴主气，足太阴主谷气，此二阴气不足，为阳所乘，阴气不泄，以为热病。故泻盛阳，补此二阴，阳去，二阴得实，阴气得通，流液，故汗出热去。"

【白话解】

黄帝说：刺节针法中所说的彻衣，你说就是都刺在六腑的别络，是没有固定部位的。希望详尽地听一下。岐伯说：这是阳气有余，阴气不足的病。阴气不足，就会发生内热；阳气有余，就会发生外热，两热互相抟聚，就感到比怀着炭火还要热。对外怕绵绸一类的衣服贴身，身热不可接近草席。同时因为腠理闭塞，而不出汗，舌干唇槁，肌肤干燥，喉咙燥，内热极盛，饮食无味，分不出好坏来。黄帝说：讲得好。怎样取穴治疗呢？岐伯说：取手太阴的天府穴，足太阳的大杼穴，各刺三次，再针刺足太阳的中膂俞，以去其热，补足太阴脾经、手太阴肺经，使他出汗，等到热退，汗渐少了，病也就痊愈，奏效比彻衣还要快。黄帝说：讲得好。

　　黄帝曰：刺节言解惑，夫子乃言尽知调阴阳，补泻有余不足，相倾移也，惑何以解之？岐伯曰：大风❶在身，血（脉）[气]偏虚，虚者不足，实者有余，轻重不得，倾侧宛伏❷，不知东西，不知南北，乍上乍下，乍反乍复，颠倒❸无常，甚于迷惑❹。黄帝曰：善。取之奈何？岐伯曰：泻其有余，补其不足，阴阳平复❺，用针若此，疾于解惑。黄帝曰：善。请藏之灵兰之室❻，不敢妄出也。

【注释】

❶大风：杨上善曰："大风，谓是痱风等病也。"

❷倾侧宛伏：杨上善曰："手足及身不能倾侧也。宛，谓宛转也。"按：《千金》卷八第一："心中风者，其人但得偃卧，不得倾侧。"其说可与杨注互证。

❸颠倒：指起止。

❹迷惑：杨上善曰："志昏性失也。"

❺阴阳平复：平复，谓平调如旧。《素问·调经论》王注："平，谓平调也。"《疟论》王注："复，谓复旧也。"杨上善曰："尽知阴阳虚实，行于补泻使和也。"

❻灵兰之室：黄帝藏书之室。

【白话解】

　　黄帝说：刺节针法中所说的解惑，你说就是完全了解调和阴阳的作用，补不足，泻有余，使虚实相互改变，这样的病理现象，怎么才可以了解呢？岐伯说：人身中了大风，血气就要偏虚，属虚的必正气不足，属实的就邪盛有余，因而四肢的轻重感觉不相称，身体倾斜，辗转俯伏，不知东西南北，病证忽上忽下，忽轻忽重，起止不定，比一般神志迷惑还要重些。黄帝说：讲得好，怎样取穴治疗呢？岐伯说：泻其有余，补其不足，使阴阳平调如常，运用针法像这样，很快就将疑惑解除了。黄帝说：讲得好，让我把这些理论藏在灵兰之室，不敢轻易泄露出去。

黄帝曰：余闻刺有五邪，何谓五邪？岐伯曰：病有（持）[时] 痛者，有容大❶者，有狭小❷者，有热者，有寒者，是谓五邪。黄帝曰：刺五邪奈何？岐伯曰：凡刺五邪之方，不过五章❸，瘅❹热消灭，肿聚散亡，寒痹益温，小者益阳❺，大者必去，请道其方。

【注释】

❶ 容大：指实。

❷ 狭小：指虚。

❸ 章：条目。

❹ 瘅：热病。

❺ 小者益阳：小，指虚。阳，指壮。

【白话解】

黄帝说：我听说有刺五邪的针法，什么叫作五邪？岐伯说：病有痈肿的，有属实的，有属虚的，有属热的，有属寒的，这就叫作五邪。黄帝说：刺治五邪的病是怎样的？岐伯说：一般针刺五邪的方法，不过五条：瘅热的病证应该消除热邪；肿和积聚的病应该消散；寒痹的病应该益气温通；虚邪的病应该益其阳气；实邪的病应该排除邪气。让我再说明它们的方法。

凡刺痈邪，无迎陇❶，易俗移性❷，不得脓，（脆）[诡]道更行❸，去其乡❹，不安处，所乃散亡。诸阴阳过痈者，取之其输泻之❺。

【注释】

❶ 无迎陇：杨上善曰："陇，大盛也。痈之大盛将有脓，不可迎而泻之也。"

❷ 易俗移性：杨上善曰："易其常行法度之俗，移其先有寒温之性。"马莳曰："如易风俗，如移性情相似，须缓以待之。"

❸ 诡道更行：诡，不同。此承上言，如不得脓，须易不同之道更刺。杨注所谓"更量脓之所在，上下正旁，以得为限"。

❹ 去其乡：离开固定部位。

❺ 诸阴阳过痈者取之其输泻之：马莳曰："凡诸阴阳经之有病生痈者，取其本经之输穴以泻之，如手太阴输穴太渊之类。"

【白话解】

凡是针刺痈邪，不能迎着痈邪盛势轻用泻法，应该和缓地像改变风俗、转移性情一样地耐心施治。如果不得脓，就应改换不同的方法进行针刺，脱离固定部位，不可停留在一定处所，这样，病邪就会消失。主要是在经过痈毒部位的各条阴经、阳经上，取用它们的本经输穴以泻之。

凡刺大邪❶，（日）[曰] 以小❷，泄（夺）其有余，乃益虚❸。剽其通❹，针其邪，肌肉亲❺，视之毋有反其真❻。刺诸阳分肉间。

【注释】

❶ 大邪：实邪。

❷ 曰以小：是使实邪减小。

❸ 益虚：杨上善曰："益虚，取和也。"

❹ 剽其通：谓急于疏通病邪。

❺ 肌肉亲：杨上善曰："亲，附也。以针干邪，使邪气得去，肌肉相附也。"

❻ 视之毋有反其真：杨上善曰："视邪气无有，反其真气乃止也。"

【白话解】

凡是针刺实邪，是使实邪减小。泻其有余，就可由亢进变为平和。在进行针刺时，要急于疏通病邪，刺中病邪的所在，使肌肉相附，观察邪气已经排除，真气恢复乃止针。所应注意的是，因实邪多在三阳，当以针刺诸阳经的分肉为主。

凡刺小邪❶，（日）[曰] 以大❷，补其不足乃无害，视其所在迎之界❸，远近尽至，其不得外❹，侵而行之乃自费❺。刺分肉间。

【注释】

❶ 小邪：虚邪。

❷ 大：充实。

❸ 界：杨上善曰："界，畔际也。"

❹ 远近尽至其不得外：杨上善曰："视虚实畔界，量真气远近，须引至虚中，令实不得外而不至也。"

❺ 侵而行之乃自费：杨上善曰："侵，过也。补须实，知即止，补过即损正气。费，损也。"

【白话解】

凡是针刺虚邪，是使正气充实。补其不足，虚邪就不至为害。补的方法是观察虚的所在部位，迎着气行的界域，使远近的经气尽至。如果补法用得太过就会有损，当针刺分肉之间。

凡刺热邪，越而（苍）[沧]❶，出游不归乃无病❷，为开通辟门户，使邪得出病乃已。

【注释】

❶ 越而沧：越，与"曰"通。而、以义同。"曰以沧"与下"曰以温"相对。沧，寒。

❷ 出游不归乃无病：杨上善曰："热气不归，病则愈也。"张介宾曰："出游，行散也。归，还也。凡刺热邪者，贵于速散，散而不复，乃无病矣。"

【白话解】

凡是针刺热邪，是使热邪由热转凉，邪被疏散后，不再发热，就可以没有病。在施术时，当开辟针孔，使热邪得以排出，病就可以痊愈。

凡刺寒邪，（日）[曰]以温❶，徐往（徐来）[疾出]致其神❷，门户已闭气不分❸，虚实得调其气存也。

【注释】

❶ 温：张介宾曰："温者，温其正气也。"

❷徐往疾去致其神：杨上善曰："徐往而入，得温气已去；疾而出针，以致神气为意也。"

❸分：分散。

【白话解】

凡是针刺寒邪，是使人气温和，用针应该徐入疾出，以引导其神。出针后，针孔已闭，气不分散，虚实得以调和，真气也就内存而固密了。

黄帝曰：官针❶奈何？岐伯曰：刺痈者用铍针，刺大者用锋针，刺小者用员利针，刺热者用镵针，刺寒者用毫针也。

【注释】

❶官针：用针。

【白话解】

黄帝说：针刺五邪，怎样选用针具呢？岐伯说：刺痈邪的病当用铍针；刺实邪的病当用锋针；刺虚邪的病当用圆利针；刺热邪的病当用镵针；刺寒邪的病当用毫针。

请言解论，与天地相应，与四时相副❶，人参天地，故可为解❷。下有渐洳❸，上生苇蒲，此所以知形气之多少也❹。阴阳者，寒暑也，热则滋雨而在上，根荄少汁。人气在外，皮肤缓❺，腠理开，血气减，（汁）［汗］大泄，皮淖泽❻。寒则地冻水冰，人气在中，皮肤致，腠理闭，汗不出，血气强，肉坚涩。当是之时，善行水者，不能往冰❼；善穿地者，不能凿冻；善用针者，亦不能取四厥；血脉凝结，坚搏❽不往来者，亦未可即柔❾。故行水者，必待天温冰释冻解，而水可行，地可穿也。人脉犹是也，治厥者，必先熨调和其经❿，掌与腋、肘与脚、项与脊以调之，火气已通，血脉乃行⓫，然后视其病，脉淖泽者⓬刺而平之，坚紧者⓭，破而散之，气下乃止，此所谓以解结⓮者也。

❶ 副：符合。

❷ 故可为解：杨上善曰："人法天地，故可为解。人应天地之数，故请言之。"

❸ 渐洳：有"浸湿"之义。

❹ 此所以知形气之多少也：杨上善曰："见苇蒲之茂悴，知渐洳之多少；观人形之强弱，识血气之盛衰。"

❺ 缓：柔和弛缓。

❻ 淖泽：湿润。

❼ 不能往冰：杨上善曰："水之性流，故谓之往。言水可往，而冰不可流。"

❽ 搏：结聚。

❾ 柔：谓按摩。

❿ 必先熨调和其经：杨上善曰："冬月用针者，须姜椒桂酒之中，熨令经脉淖泽调适，然后可行针。"

⓫ 火气已通血脉乃行：张介宾曰："凡掌腋肘脚项脊之间，皆豁大节之交会，故当熨之温之，则火气通而血脉行。"

⓬ 脉淖泽者：张介宾曰："淖泽者，卫气浮也。"

⓭ 坚紧者：张介宾曰："坚紧者，邪气实也。"

⓮ 解结：张介宾曰："结者，邪之所聚，刺去其邪，即解结之谓也。"

【白话解】

让我再谈谈解结的理论吧！它和天地相适应，又和四时相副合，由于人体与天地相配合，所以可用来说明什么是解结。例如，下有湿润的沼泽，上面生长芦苇，从芦苇的茂悴，想见沼泽面积的多少。因此，从人体外形的强弱，也就可知道血气的多少了。至于阴阳变化，就是比喻四时的寒暑。炎热蒸发于上，草木的根茎缺少水分；人的体气受了熏蒸，皮肤弛缓，腠理开发，血气衰减，汗液大泄，皮肤有湿润的现象。在寒冷的气候中，地冻水冰，人的阳气沉伏于内，皮肤致密，腠理闭塞，汗不出，血气强，肌肉坚涩。在这严寒的时候，善于航行的人，不能在冰上行舟；善于穿地的人，也不能凿开冰冻的地层。由此可知善于用针的人，也不能取四肢厥逆的脉，脉如因寒凝结，坚聚不能往来流畅的，也未可就加以按摩。所以在水中航行的人，一定等待气候温和，冰消冻解，才开始行舟；在解冻以后，才能凿地。人体的经脉也和这种情况一样，治疗厥逆，一定先用熨法，调和经脉，在两掌、两腋、两肘、两脚以及项和背脊等关节交会之处，施行熨灸，温热之气到达，血脉就恢复运行，然后再观察他的病情，如脉过于滑润的，就针刺使它平复；如脉现坚紧的，就针刺以破散郁滞，待厥逆之气下行，就可止针。像这样，就是解结的方法。

　　用针之类❶，在于调气❷，气积于胃，以通营卫❸，各行其道。宗气留于海，其下者注于气街❹，其上者走于息道❺。故厥在于足❻，宗气不下，脉中之血，凝而留止，弗之火调❼，弗能取之。

【注释】

❶ 类：法则。

❷ 在于调气：杨上善曰："气之不调则病，故疗病者在于调气也。"

❸ 以通营卫：杨上善曰："卫气起于胃之外口，营气起于胃之内口，营行脉中，卫行脉外。今用针调于胃气，通于营卫，使各行其道。"

❹ 宗气留于海其下者注于气街：杨上善曰："谷入于胃，其气清者，上注于肺，浊者下流于胃，胃之气，上出于口，以为噫气。肺之宗气，留积气海，乃胸间动气也，动气下者，注于气街，生肺脉者也。"

❺ 其上者走于息道：杨上善曰："肺之清气，积于海者，走于息道，以为呼吸也。"

❻ 厥在于足：杨上善曰："厥，谓逆冷。胸之动气，不循脉行，下至于足。"

❼ 弗之火调：按："之"与"以"义通，"以"有"用"义。《太素》杨注所谓"冬不用火调"是也。

【白话解】

　　用针的法则，主要是在于调气。水谷精气积聚在于胃中，以交通营卫，使之各循其道运行周身。宗气留积在胸中的气海，它下行就流注到气冲穴，它上行，就走向呼吸道。所以足部发生厥冷现象，是由于宗气不能循经下行，因而脉中的血液，凝滞留止，如果不先用温熨调和血行，就不能够进行针刺。

用针者，必先察其经络之实虚，切而循之，按而弹之，视其应动者❶，乃后取（之）而下之。六经调者❷，谓之不病，虽病，谓之自已也。一经上实下虚而不通者，此必有横络盛加于大经❸，令之不通，视而泻之，此所谓解结也。

【注释】

❶ 其应动者：张介宾曰："视其气之应手而动者，其微其甚，则虚实可知，然后用法取之，而气自下矣。"

❷ 六经调者：杨上善曰："三阳三阴，六经相得，不可有病。"

❸ 此必有横络盛加于大经：盛加，谓多加。杨上善曰："大经随身上下，故为纵也；络脉旁引，故为横也。正经上实下虚者，必是横络受邪，盛加大经，以为病者。"

【白话解】

用针治疗，一定首先仔细察看经络的虚实，循摸按切，揉按皮肤，弹动穴位，观察它的变动情况，然后取适当穴位，针刺以去其病。如果手足六经脉气调和，就可说是没有病的征象，即使有些小病，也可以说是能够自愈的。若在某一经脉，出现上实下虚而不通的现象，这必是横络受邪，多加于正经之中，使它壅滞不通。看准了而施用泻法，这就是所谓解结的方法。

上寒下热❶，先刺其项太阳，久留之❷，已刺则熨项与肩胛，令热下合乃止❸，此所谓推而上之者也。

【注释】

❶ 上寒下热：杨上善曰："上寒，腰以上寒，下热，腰以下热。"张介宾曰：

"上寒下热者，阳虚于上，而实于下也。"

❷ 久留之：杨上善曰："久留针者，推别热而使上也。"

❸ 令热下合乃止：杨上善曰："热既聚于肩项，须令合之，故熨使下也。"张介宾曰："温熨肩项之间，候其气至，上热与下相合，乃止其针。"

【白话解】

腰以上寒，腰以下热，应该首先针刺项间足太阳穴位，并作较长时间的留针。针刺后，就在项与肩胛部施行温熨，使热气向下相合才可止针，这所谓推热而使之上的针法。

上热下寒，视其虚脉而陷之于经络者取之，气下乃止，此所谓引而下之❶者也。

【注释】

❶ 引而下之：杨上善曰："腰以上热，腰以下冷，视腰以下有虚脉陷于余经及络者，久留针使气下乃止，故曰引而下之者也。"

【白话解】

腰以上热，腰以下寒，当观察哪一条虚脉陷于经络，取适当穴位治疗，阳气下达乃止。这所谓引热下行的针法。

大热遍身，狂而妄见、妄闻、妄言，视足阳明及大络取之❶，虚者补之，血而实者泻之。因（其）[令]偃卧，居其头前，以两手四指挟按颈动脉，久持之，卷而切推，下至缺盆中，而复止如前，热去乃止，此所谓推而散之者也。

【注释】

❶ 视足阳明及大络取之：杨上善曰："足阳明主气，其气强盛，狂妄见闻及妄言，多因此脉，故取阳明正经及络以去之也。"

【白话解】

周身高热，热极发狂而妄见、妄闻、妄言，观察足阳明胃经的正经和络脉而取穴治疗，如看阳明经络属虚的，就用补法；如有瘀血而属实的，就用泻法。另外使病人仰卧，医者居于其头部的前面，用两手的拇指、食指按压病人的颈部人迎动脉，做较长时间按压，再屈指切按，从上下推到缺盆之中，再重复从上下推连续进行，一直待热去才停止，这就是所谓推而散之的方法。

黄帝曰：有一脉生数十病者，或痛、或痈、或热、或寒、或痒、或痹、或不仁，变化无穷，其故何也？岐伯曰：此皆邪气之所生也。黄帝曰：余闻气者，有真气，有正气，有邪气，何谓真气？岐伯曰：真气者，所受于天，与谷气并而充身也。正气者，正风也，从一方来，非实风，又非虚风也。邪气者，虚风之贼伤人也，其中人也深，不能自去。正风者，其中人也浅，合而自去，其气来柔弱，不能胜真气，故自去。

【白话解】

黄帝说：有在一经之中会发生几十种病的，或痛、或为痈、或发热、或发冷、或痒、或为痹、或麻木不仁，变化无穷，这是什么原因呢？岐伯说：这都是由于邪气所引起的。黄帝说：我听说气呀，有真气，有正气，有邪气的不同，什么叫作真气？岐伯说：真气就是所受先天的精气和饮食后的谷气合并而充养周身的；正气，也称为正风，它是从符合四时变化的某一个方向而来，不是实风，也不是与四时相反的虚风；邪气，就是虚风，虚风是能够伤害人的，它伤害人的身体比较深，不能自行消散。正风伤人浅，合于体内的真气后，就会自去，因为正风之气，其势柔弱，不能够伤害体内真气，所以会自行消散的。

虚邪之中人也，洒淅动形，起❶毫毛而发腠理。其入深，内搏❷于骨，则为骨痹❸。搏于筋，则为筋挛。搏于脉中，则为血闭不通，则为痈。搏于肉，与卫气相搏❹，阳胜者则为热，阴胜者则为寒，寒则真气去，去则虚，虚则寒。搏于皮肤之间，其气外发，腠理开，毫毛摇，气往来行，则为痒；留而不去，则痹；卫气不行，则为不仁。

【注释】

❶ 起：竖起。

❷ 搏：损。

❸ 骨痹：病证为骨重难以动作，骨髓酸痛，冒凉气。

❹ 搏：搏斗。

【白话解】

虚邪中伤人体，表现于外的，会出现寒栗、毫毛竖起、腠理开发等现象。如果邪气深入，向内而伤于骨，就会成为骨痹。伤于筋，就会成为筋挛。伤于脉，就会造成血行不通，以致发展成痈。伤于肌肉，和卫气相搏击，阳邪偏胜就出现热证，阴邪偏胜就出现寒证，寒邪会迫使真气离去，从而造成阳虚，阳气已虚，则产生阴寒。伤于皮肤，邪气外发于肤表，腠理开发，毫毛脱落，邪气往来，就会发痒；邪气滞留不去，就会成为痹病；卫气流行不畅，就会成为麻木不仁的病。

虚邪偏客于身半，其入深，内居荣卫，荣卫稍衰，则真气去，邪气独留，发为偏枯。其邪气浅者，脉偏痛。

【白话解】

虚邪偏中于人体的一半，如果邪气深入，内犯荣卫，使荣卫功能衰减，则真气离去，邪气独留在里面，就发为半身不遂。如果邪气轻的，就发生半身偏痛。

虚邪之入于身也深，寒与热相搏，久留而内著❶，寒胜其热，则骨疼肉枯，热胜其寒，则烂肉腐肌为脓，内伤骨，内伤骨为骨蚀。有所疾前筋，筋屈不得伸，邪气居其间而不反，发于筋（溜）[瘤]。有所结，气归之，卫气留之，不得反，津液久留，合❷而为肠（溜）[瘤]，久者数岁乃成，以手按之柔。已有所结，气归之，津液留之，邪气中之，凝结日以易甚，连以聚居，为昔瘤❸，以手按之坚。有所结，深中骨❹，气因于骨，骨与气并，日以益大，则为骨（疽）[瘤]。有所结，中于肉，（宗）气归之，邪留而不去，有热则化而为脓❺，无热则为肉（疽）[瘤]。凡此数气者，其发无常处，而有常名也。

【注释】

❶ 著：居。

❷ 合：结。

❸ 昔瘤：昔，与"腊"同，肉干则坚。本节之瘤，称曰"昔瘤"，即谓其瘤坚硬。

❹ 有所结深中骨：杨上善曰："先有聚结，深至骨边。"

❺ 有热则化而为脓：杨上善曰："先有聚气为热，营邪居热，则坏肉以为

痈脓。"

【白话解】

虚邪如深入到人的体内，寒邪与热气相互搏击，久留不去，而居于内，若寒胜过热，就会引起骨疼肉枯；热胜过寒，就会肌肉腐烂而化为脓，向内侵伤到骨，就成为骨蚀。至于邪气结聚，中于筋，使筋屈曲不得伸展，邪气再久留其间而不退，就会发生筋瘤。如邪有所结，气一定郁于内，因而卫气也留滞不能正常循行，以致津液久留于肠胃之间，聚结成为肠瘤，这种病，有的时间较长，要好几年才会形成，用手按摸，它是柔软的。邪有所结，气郁于内，津液留滞，邪气中伤，血气凝结一天比一天严重，接连地积聚起来，就成为昔瘤，用手按摸是坚硬的。邪有所结，深入到了骨骼，由于邪气伤骨，骨与邪气相并合，一天比一天增大，就成为骨瘤。邪有所结，入到肌肉，气郁于内，邪气留结不去，在内有热的，就腐烂肌肉而化为脓；没有热象的，就可成为肉瘤。上述的几种邪气，它的发作没有一定的部位，但是都有固定的病名的。

卫气行第七十六

【提要】本篇主要介绍卫气在人体内的运行情况及其与针刺的关系，强调"病在于三阳，必候其气于于阳而刺之；病在于三阴，必候其气在阴分而刺之"，如果"失时反候"，则"百病不治"。像这样的针法，是应仔细研究而加以运用的。

黄帝问于岐伯曰：愿闻卫气之行，出入之合❶，何如？岐伯曰：岁有十二月，日有十二辰❷，子午为经，卯酉为纬❸。天周二十八宿，而一面七星❹，四七二十八星，房昂为纬，虚张为经❺。是故房至毕为阳，昂至心为阴❻，阳主昼，阴主夜。故卫气之行，一日一夜五十周于身，昼日行于阳二十五周，夜行于阴二十五周，周于五脏❼。

【注释】

❶ 出入之合：马莳曰："或出阳经以入阴经，或出阴经以入阳经。"

❷ 日有十二辰：古用子、丑、寅、卯、辰、巳、午、未、申、酉、戌、亥计时，将一天分为十二辰，每一辰相当现在两小时。

❸ 子午为经卯酉为纬：子为北、午为南，从北到南的连线称为经线；卯为东、酉为西，从东到西的连线称为纬线。张介宾曰："天象定者为经，动者为纬。子午当南北二极，居其所而不移，故为经；卯酉常东升西降，列宿周旋无已，故为纬。"

❹ 天周二十八宿而一面七星：张介宾曰："天分四面，东西南北。一面七星，如角、亢、氐、房、心、尾、箕，东方七宿也。斗、牛、女、虚、危、室壁，北方七宿也。奎、娄、胃、昴、毕、觜、参，西方七宿也。井、鬼、柳、星、张、翼、轸，南方七宿也。"

❺ 房昴为纬虚张为经：房星在东方，昴星在西方，从房星到昴星称为纬。虚星在北方，张星在南方，从虚星到张星称为经。

❻ 房至毕为阳昴至心为阴：张介宾曰："自房至毕，其位在卯辰巳午未申，故属阳而主昼。自昴至尾，其位在酉戌亥子丑寅，故属阴而主夜。"按：二十八宿，分为阴阳两个方面，各十四宿。从房星至毕星，其中有毕、觜、参、井、鬼、柳、星、张、翼、轸、角、亢、氐、房十四星，其经过是从早晨至傍晚之时，故称阳。从昴星至心星，也各十四宿，其中有心、尾、箕、斗、牛、女、虚、危、室、壁、奎、娄、胃、昴十四星，其经过是从黄昏至黎明之时，故称阴。

❼ 昼日行于阳二十五周夜行于阴二十五周周于五脏：杨上善曰："昼行于足三阳终而复始二十五周，夜行五脏终而复始二十五周也。"

【白话解】

黄帝问岐伯：我希望听到卫气的运行和阴经、阳经的出入之机是怎样的。岐伯说：一年有十二个月，一天有十二个时辰，子午分在南北，成为直线的经；卯酉分在东西，成为横线的纬。天体环行于二十八宿之间，每一方向有七个星宿，东西南北四方总共二十八个星宿。自东至西，从房宿到昴宿为纬；自北至南，从虚宿到张宿为经。因此，房宿到毕宿为阳，昴宿到心宿为阴。阳主白天，阴主夜间，所以卫气的运行，在一昼夜里，循行全身五十周，白天循行于阳二十五周，夜间循行于阴二十五周，环周于五脏之间。

是故平旦阴[气]尽，阳气出于目❶，目张则气上行于头，循项下足太阳，循背下至小指之端。其散❷者，别于目锐眦，下手太阳，下至手小指之（间）[端]外侧。其散者，别于目锐眦，下足少阳，注小指次指之间。以上循手少阳之分❸，侧下至小指之间。别者以上至耳前，合于颔脉❹，注足阳明，以下行至跗上，入五指之间。其散者，从耳下下手阳明，入（大指）[次指]之间，入掌中❺。其至于足也，入足心，出内踝下，行阴分，复合于目，故为一周。

【注释】

❶ 阳气出于目：杨上善曰："卫气出目，循足太阳气出于目也。"张介宾曰："太阳始于睛明，故出于目。"

❷ 散：谓经脉分支。

❸ 以上循手少阳之分：以上，谓自足少阳经进入手少阳经之分支。

❹ 颔脉：颔的经脉，如承泣、颊车等。

❺ 入掌中：杨上善曰："手阳明脉气虽不至掌中，卫之悍气，循手阳明络至掌中。"

【白话解】

因此到黎明的时候，阴气已尽，阳气就浮出于目，眼睛睁开，气就上行于头，沿项部下行足太阳经，再循背部向下到足小趾之端（至阴穴）。其分支，从目外眦别出，向下沿着手太阳经，下行到手小指外侧端（少泽穴）。另一条分支，也从目外眦别出，沿足少阳经下行，注入足小趾和第四趾之间（窍阴穴）。又从足少阳经进入手少阳之分支，下行到手小指之间（关冲穴）。其中别行的上行至耳前，聚于颔脉，注入足阳明经，下行到足背上，入于足中趾之间（厉兑穴）。它的另一分支，又从耳下循手阳明经，进入手次指之间（商阳穴），再入掌中。卫气至于足部，入足心，出于内踝，下行阴分后，再向上会合于目内眦，这就是卫气运行的一周。

是故日行一舍❶，人气行一周与十分身之八；日行二舍，人气行三周于身与十分身之六；日行三舍，人气行于身五周与十分身之四；日行四舍，人气行于身七周与十分身之二；日行五舍，人气行于身九周；日行六舍，人气行于身十周与十分身之八；日行七舍，人气行于身十二周在身与十分身之六；日行十四舍，人气二十五周于身有奇分与十分身之二，阳尽于阴，阴受气矣。其始入于阴，常从足少阴注于肾，肾注于心❷，心注于肺❸，肺注于肝❹，肝注于脾❺，脾复注于肾为周❻。是故夜行一舍，人气行于阴脏一周与十分脏之八，亦如阳行之二十五周，而复合于目。阴阳一日一夜，合有奇分十分身之（四）[二]，与十分脏之二，是故人之所以卧起之时有早晏者，奇分❼不尽故也。

【注释】

❶ 日行一舍：古人指太阳运转为"日行"。舍，犹"宿"也。一舍，指二十八宿之一宿。

❷ 肾注于心：杨上善曰："肾脉支者，从肺出络心，故卫气循之，注心者也。卫气夜行五脏，皆从能克注于所克之脏，以为次也。"

❸ 心注于肺：杨上善曰："心脉直者手少阴，复从心系却上肺，故卫气循心注肺者也。"

❹ 肺注于肝：杨上善曰："肺脉支者，复从肝别贯膈，上注肺，故卫气循肺注肝者也。"

❺ 肝注于脾：杨上善曰："肝脉侠胃，胃脉络脾，故得肝脉注于脾也。"

❻ 脾复注于肾为周：杨上善曰："脾脉足太阴从下入少腹，气生于肾，故卫气循之注肾者也。"张介宾曰："此言卫气夜行阴分，以相克为序。故肾心肺肝脾，相传为一周，而复注于肾也。"

❼ 奇分：指有余或不足奇零之数。

【白话解】

因此，日行一宿，卫气就在人体运行一周又十分之八；日行二宿，卫气就在人体运行三周又十分之六；日行三宿，卫气就在人体运行五周又十分之四；日行四宿，卫气就在人体运行七周又十分之二；日行五宿，卫气就在人体运行九周；日行六宿，卫气就在人体运行十周又十分之八；日行七宿，卫气就在人体运行十二周又十分之六；日行十四宿，卫气就在人体运行二十五周又有余数十分之二。卫气在白天行尽阳分之后，属于夜间的阴分便承受其气。在开始注入阴分时，一般是从足少阴经传注到肾脏；由肾传注到心脏；由心传注到肺脏；由肺传注到肝脏；由肝传注到脾脏；由脾又传注到肾脏而成为一周。所以夜行一宿的时间，卫气在人身的阴脏运行了一周又十分之八，也像白天在阳分运行二十五周，而重新会合于目内眦。阴分和阳分在一昼夜里，当有余数为周身的十分之二和阴脏的十分之二。人的卧起有早有晚，是由于在计算上有奇零余数的缘故。

　　黄帝曰：卫气之在于身也，上下往来不以期，候气而刺之奈何？伯高曰：分有多少❶，（日）［至］有长短，春秋冬夏，各有分理，然后常以平旦为纪❷，以夜尽为始❸。是故一日一夜，水下百刻❹，二十五刻者，半日之度也❺，常如是毋已，日入而止，随日之长短，各以为纪而刺之❻。谨候其时，病可与期❼；失时反候者，百病不治。故曰：刺实者，刺其来也；刺虚者，刺其去也。此言气存亡之时，以候虚实而刺之。是故谨候气之所在而刺之，是谓逢时。在于三阳，必候其气在于阳而刺之；病在于三阴，必候其气在阴分而刺之。

【注释】

❶ 分有多少：马莳曰："春分后日长，秋分后日短。"

❷ 平旦为纪：纪，标准。张介宾曰："候气之法，必以平旦为纪，盖阴阳所交之候也。"

❸ 夜尽为始：谓夜尽则气始行于阳。

❹ 水下百刻：张介宾曰："一昼一夜凡百刻，司天者纪以漏水，故曰水下百刻。"

❺ 二十五刻者半日之度也：一日一百刻，指昼夜各为五十刻，半个白天，即为二十五刻。

❻ 各以为纪而刺之：张介宾曰："分一日为二，则为昼夜；分一日为四时，则朝为春，日中为夏，日入为秋，夜半为冬。故当以平旦为阳始，日入为阳止，

各随日之长短，以察其阴阳之纪而刺之也。"

❼病可与期：是谓可以预知其病将愈的时候。

【白话解】

黄帝说：卫气在人身之中，或上、或下、或往、或来地运行不已，如候气而进行针刺，应怎样呢？伯高说：春分、秋分之日有长短，夏至、冬至之日也有长短，春秋冬夏的昼夜长短各有一定规律，然后以平旦作为标准，以夜尽为卫气行于阳分的开始。一日一夜之中，漏水注下尽了一百刻，二十五刻就是白日半天的度数，经常像这样环周不已，到日落的时候，才算是白昼终止，随着日出日入的长短，分别作为标准而进行针刺。如能谨慎地候其气行时机而行针，就可以预知疾病将愈的日期；若失掉气行时机，或违反了候气，就会百病难以治愈。所以说，针刺邪实之证，当刺其来势而泻之；针刺气虚之证，当刺其去势而补之。这就是说在气行盛衰之时，以观察虚实而进行针刺。因此，谨慎地候气所在部位而及时针刺的，叫作逢时。病在三阳经的，一定候其气在阳分的时候而刺之；病在三阴经的，一定候其气在阴分的时候而刺之。

水下一刻，人气在太阳❶；水下二刻，人气在少阳❷；水下三刻，人气在阳明❸；水下四刻，人气在阴分❹。水下五刻，人气在太阳；水下六刻，人气在少阳；水下七刻，人气在阳明；水下八刻，人气在阴分。水下九刻，人气在太阳；水下十刻，人气在少阳；水下十一刻，人气在阳明；水下十二刻，人气在阴分。水下十三刻，人气在太阳；水下十四刻，人气在少阳；水下十五刻，人气在阳明；水下十六刻，人气在阴分。水下十七刻，人气在太阳；水下十八刻，人气在少阳；水下十九刻，人气在阳明；水下二十刻，人气在阴分。水下二十一刻，人气在太阳；水下二十二刻，人气在少阳；水下二十三刻，人气在阳明；水下二十四刻，人气在阴分。水下二十五刻，人气在太阳，此半日之度也。从房至毕一十四舍，水下五十刻，日行半度，回行一舍，水下三刻与七分刻之四。《大要》曰：常以日之加于宿上也，人气在太阳。是故日行一舍，人气行三阳行与阴分，常如是无已，（天与）[与天]地同纪，纷纷盼盼❺，终而复始，一日一夜，水下百刻而尽矣。

【注释】

❶ 人气在太阳：人气，指卫气。太阳，指手足太阳。

❷ 少阳：指手足少阳。

❸ 阳明：指手足阳明。

❹ 阴分：张介宾曰："阴分，则单以足少阴经为言，此卫气行于阳分之一周也。"

❺ 纷纷盼盼（pā 葩）：气虽似乱而有章。

【白话解】

漏水下注一刻，卫气在手足太阳经；漏水下注二刻，卫气在手足少阳经；漏水下注三刻，卫气在手足阳明经；漏水下注四刻，卫气在阴分。漏水下注五刻，卫气又出阳分，在手足太阳经；漏水下注六刻，卫气在手足少阳经；漏水下注七刻，卫气在手足阳明经；漏水下注八刻，卫气在阴分。漏水下注九刻，卫气在手足太阳经；漏水下注十刻，卫气在手足少阳经；漏水下注十一刻，卫气在手足阳明经；漏水下注十二刻，卫气在阴分。漏水下注十三刻，卫气在手足太阳经；漏水下注十四刻，卫气在手足少阳经；漏水下注十五刻，卫气在手足阳明经；漏水下注十六刻，卫气在阴分。漏水下注十七刻，卫气在手足太阳经；漏水下注十八刻，卫气在手足少阳经；漏水下注十九刻，卫气在手足阳明经；漏水下注二十刻，卫气在阴分。漏水下注二十一刻，卫气在手足太阳经；漏水下注二十二刻，卫气在手足少阳经；漏水下注二十三刻，卫气在手足阳明经；漏水下注二十四刻，卫气在阴分。当漏水下注二十五刻的时候，卫气又在手足太阳经，这就是卫气运行半日的度数。若以全日计算，则太阳从房宿到毕宿，周历了十四宿，大约漏水下注五十刻，这是日行半度的时间。从昴宿到心宿，又周历了十四宿，漏水下注五十刻，这是日行于昼夜一周的时间。每当日行周历一宿，需时三刻又一刻的七分之四。古经《大要》篇说：通常在日行每一宿时，卫气一定运行于手足太阳经。所以日行一宿的过程，卫气就运行了三阳经和阴分。像这样没有休止地运行，与天地变化规律是一致的，纷繁有序，终而复始，一日一夜，漏水下注百刻，卫气就完成了在人身运行五十周次。

九宫八风第七十七

【提要】本篇所谓"九宫"是指四方、四隅、中央九个方位，"八风"是指八方之风。它的内容，是就九宫的方位，讨论八风对人体的危害，并提出风能伤人，避之应如避矢石，堪称预防疾病的警戒。

合八风虚实邪正

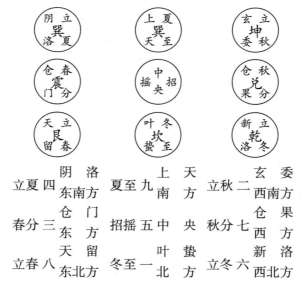

太一常以冬至之日❶，居叶蛰之宫四十六日❷，明日居天留四十六日❸，明日居仓门四十六日❹，明日居阴洛

四十五日 ⑤，明日居天宫四十六日 ⑥，明日居玄委四十六日 ⑦，明日居仓果四十六日 ⑧，明日居新洛四十五日 ⑨，明日复居叶蛰之宫，曰 ⑩ 冬至矣。

【注释】

❶ 太一常以冬至之日：张介宾曰："太一者，北辰也。太者至尊之称，一者万数之始，为天元之主宰，故曰太一，即北极也。北极居中不动，而斗运于外。斗有七星，附者一星，自一至四为魁，自五至七为杓，斗杓旋指十二辰，以建时节，而北极统之，故曰北辰。斗杓所指之辰，谓之月建，即气令所王之方，如冬至节月建在正北，故云太一居叶蛰之宫。"

❷ 居叶蛰之宫四十六日：周岁三百六十六日，分属八宫，每宫四十六日，惟阴洛、新洛两宫，只四十五日。"叶蛰"为北方坎宫，主冬至、大寒、小寒三节气。

❸ 明日居天留四十六日：张介宾曰："明日，即上文四十六日之次日，谓起于四十七日也。'天留'艮宫也，主立春、雨水、惊蛰三节，连前共九十二日而止。"

❹ 明日居仓门四十六日：张介宾曰："仓门，震宫也。自九十三日起，当春分、清明、谷雨三节，共四十六日，至一百三十八日而止。"

❺ 明日居阴洛四十五日：张介宾曰："阴洛，巽宫也。自一百三十九日起，主立夏、小满、芒种三节，共四十五日，至一百八十三日而止。"

❻ 明日居天宫四十六日：张介宾曰："天宫，离宫也。主夏至、小暑、大暑三节，共四十六日，至二百二十九日而止。"

❼ 明日居玄委四十六日：张介宾曰："玄委，坤宫也。主立秋、处暑、白露三节，共四十六日，至二百七十五日而止。"

❽ 明日居仓果四十六日：张介宾曰："仓果，兑宫也。主秋分、寒露、霜降三节，共四十六日，至三百二十一日而止。"

❾ 明日居新洛四十五日：张介宾曰："新洛，乾宫也。主立冬、小雪、大雪三节，共四十五日，至三百六十六日，周一岁之全数而止。"

❿ 曰：语首助词。

【白话解】

太一通常从冬至那天，居正北方叶蛰宫四十六天；期满后的次日，移居东北方天留宫四十六天；期满后的次日，又移居正东方仓门宫四十六天；期满后的次日，又移居东南方阴洛宫四十五天；期满后的次日，又移居正南方上天宫四十六天；期满后的次日，又移居西南方玄委宫四十六天；期满后的次日，又移居正西方仓果宫四十六天；期满后的次日，又移居西北方新洛宫四十五天；期满后的次日，又重回到叶蛰宫，就又到了冬至日。

太一日游，以冬至之日，居叶蛰之宫，数所在，日从一处，至九日，复反于一❶，常如是无已，终而复始。

【注释】

❶ 至九日复反于一：马莳曰："太一所游之日，假如冬至居叶蛰之宫，照图数所在之日，从一处至九，冬至为一，立秋为二，春分为三，立夏为四，中央为五，立冬为六，秋分为七，立春为八，夏至为九，复反于冬至之一。"

【白话解】

太一游行的日子，开始在冬至那天，居在叶蛰宫，推算它所在的地方，每天迁徙一处，到第九天，又返回到属于一数的坎位，经常像这样而不休止，终而复始地运行着。

太一移日，天必应之以风雨，以其日风雨则吉，岁美民安少病矣，先之则多雨，后之则多（汗）[旱]。

【白话解】

太一在交节过宫的那天，必有风雨出现。若是当天风雨和调，就会年景好，民安少病。如先期几天出现风雨，就会岁中多雨；后期几天出现风雨，就会岁中多旱。

太一在冬至之日有变❶，占在君；太一在春分之日有变，占有相；太一在中宫之日有变，占在吏；太一在秋分之日有变，占在将；太一在夏至之日有变，占在百姓。所谓有变者，太一居五宫之日，（病）[疾]风❷折树木，扬沙石。各以其所主占贵贱❸，因视风所从来而占之。风从其所居之乡来为实风❹，主生，长养万物。从其冲后来为虚风❺，伤人者也，主杀主害者。谨候虚风而避之，故圣人（日）[曰]：避虚邪之道，如避矢石然，邪弗能害，此之谓也。

【注释】

❶ 有变：气候变化。

❷ 疾风：烈风。

❸ 贵贱：指上文君、相、吏、将、百姓言。

❹ 实风：张介宾曰："所居者，太一所居之乡也。如月建居子，风从北方来，冬气之正也；月建居卯，风从东方来，春气之正也；月建居午，风从南方来，夏气之正也，月建居酉，风从西方来，秋气之正也。四隅十二建，其气皆然。气得其正者，正气王也，故曰实风，所以能生长，养万物。"

❺ 从其冲后来为虚风：张介宾曰："冲者，对冲也。后者，言其来之远，远则气盛也。如太一居子，风从南方来，火反胜也；太一居卯，风从西方来，金胜木也；太一居午，风从北方来，水胜火也；太一居酉，风从东方来，木反胜。气失其正者，正气不足，故曰虚风，所以能伤人，而主杀主害，最当避也。"

【白话解】

太一在冬至的那天，气候如有变化，预测当感应在君；太一在春分的那天，气候如有变化，预测当感应在相；太一在中宫的那天，气候如有变化，预测应在吏；太一在秋分的那天，气候如有变化，预测当感应在将；太一在夏至的那天，气候如有变化，预测当感应在百姓。所谓有气候变化，就是在太一分别居于五宫的那一天，出现暴风折断树木，扬沙石。分别从太一所主的方位占验哪类贵贱的人受病。占验的依据，就是看风势所来的方向。风从当令的方位来，叫作实风，主生，长养万物。如风从当令相对的方位而来，叫作虚风，能够伤人，主杀害。人人应该谨慎预测虚风的出现而躲避它。所以圣人说：躲避虚风，就像躲避矢石一样，如此外邪才不致侵害，就是这个意思。

是故太一（入）徙立于中宫，乃朝八风❶，以占吉凶也。风从南方来，名曰大弱风，其伤人也，内舍于心，外在于脉，气主热。风从西南方来，名曰谋风，其伤人也，内舍于脾，外在于肌，其气主为弱。风从西方来，名曰刚风，其伤人也，内舍于肺，外在于皮肤，其气主为燥。风从西北方来，名曰折风，其伤人也，内舍于小肠，外在于手太阳脉，脉绝则溢，脉闭则结不通，善暴死。风从北方来，名曰大刚风，其伤人也，内舍于肾，外在于骨与肩背之膂筋，其气主为寒也。风从东北方来，名曰凶风，其伤人也，内舍于大肠，外在于两胁腋骨下及肢节。风从东方来，名曰婴儿风，其伤人也，内舍于肝，外在于筋纽❷，其气主为（身）湿。风从东南方来，名曰弱风，其伤人也，内舍于胃，外在肌肉，其气主体重。此八风皆从其虚之乡来，乃能病人。三虚相搏，则为暴病卒死。两实一虚，病则为淋露❸寒热。犯其雨湿之地，则为痿。故圣人避风，如避矢石焉。其有三虚而偏中于邪风，则为击仆❹偏枯矣。

【注释】

❶ 八风：八方之风。

❷ 筋纽：筋之相结处。

❸ 淋露：疲困。

❹ 击仆：谓动而仆倒。

【白话解】

所以太一迁移立在中宫，才能面向八风，以测候吉和凶。例如风从南方而来，叫作大弱风，它对人的伤害，内可侵入心脏，外则留于血脉，其气主热病。风从西南方而来，叫作谋风，它对人的伤害，内可侵入脾脏，外则留于肌肉，其气主弱病。风从西方而来，叫作刚风，它对人的伤害，内可侵入肺脏，外则留于皮肤，其气主燥病。风从西北方而来，叫作折风，它对人的伤害，内可侵入小肠，外则留于手太阳之脉，如脉绝，就邪气满溢；脉闭，就结塞不通，病人多突然死亡。风从北方而来，叫作大刚风，它对人的伤害，内可侵入肾脏，外则留于骨骼和肩背部筋膜，其气主寒病。风从东北方而来，叫作凶风，它对人的伤害，内可侵入大肠，外则留于两腋两胁和四肢关节。风从东方而来，叫作婴儿风，它对人的伤害，内可侵入肝脏，外则留于筋的连结之处，其气主湿病。风从东南方而来，叫作弱风，它对人的伤害，内可侵入于胃，外则留在肌肉，其气主体重病。总而言之，这八种风，都是来自虚乡，所以才能使人患病。值得注意的，是虚人逢虚年，再受虚风，三虚相迫，就会骤然得病，突然死亡。如果两实一虚，发病就会是劳倦、寒热相杂等证。如在雨湿地方，中了湿气，就会成为痿病。所以明智的人，躲避风邪，就像躲避矢石一样。如果有三虚的人，又偏中了邪风，就会仆倒在地，以致半身不遂。

卷 十 二

九针论第七十八

【提要】本篇论述九针与天地、人体之间的关系及其互相配合问题；另外，对九针的形状、性能及在治疗上的作用，也作了详细说明；并指出用针注意的要点，强调针刺时要观察形态，进行辨证论治。

黄帝曰：余闻九针于夫子，众多博大矣，余犹不能窹❶，敢问九针焉生？何因而有名？岐伯曰：九针者，天地之（大）数也，始于一而终于九❷。故曰：一以法天，二以法地，三以法人，四以法时，五以法音，六以法律❸，七以法星❹，八以法风，九以法野❺。

【注释】

❶ 窹：明白。

❷ 始于一而终于九："一"为数之始，"九"为数之终。在任何算式中，只有从一数至九数，为最基本之数字，因此谓"始于一而终于九"。

❸ 律：指六律，即黄钟、大簇、姑洗、蕤宾、夷则、无射。

❹ 星：指北斗七星，即天枢、天璇、天玑、天权、玉衡、开阳、摇光。

❺ 野：指九州（冀、兖、青、徐、荆、扬、豫、梁、雍）之分野。

【白话解】

黄帝说：我听你讲九针的学问，是很丰富渊博的，但是我还不明白，敢问九针是怎样产生的，因为什么而有各种不同的名称？岐伯说：九针是遵循天地间的数而产生的，开始于一，终止于九。一针是取法于天，二针是取法于地，三针是取法于人，四针是取法于四时，五针是取法于五音，六针是取法于六律，七针是取法于七星，八针是取法于八风，九针是取法于九野。

黄帝曰：以针应❶九之数奈何？岐伯曰：夫圣人之

起 ❷ 天地之数也，一而九之，故以立九野，九而九之，九九八十一，以起黄钟数 ❸ 焉，以针应数也。

【注释】

❶ 应：类比。

❷ 起：立。

❸ 黄钟数：黄钟九寸，每寸九分，共计八十一分。《淮南子·天文训》："一生二，二生三，三生万物，天地三月而为一时，以三参物，三三如九。故黄钟之律九寸而宫音调，因而九之，九九八十一，故黄钟之数立焉。黄者，土德之色；钟者，气之所种也。"

【白话解】

黄帝说：将针和九个数字相类比，是怎样的？岐伯说：圣人所立的天地阴阳变化的数字，是由一到九作为基本数，所以当时据此建立了九州的分野。九与九相乘，九九八十一，便创造了黄钟之数。以针与数相类比，因此有了九针的名称。

一者天也，天者阳也，五脏之应天者肺，肺者五脏六腑之盖也，皮者肺之合也，人之阳也。故为之治［镵］针，必以大其头而锐其末，令无得深入而阳气出。

【白话解】

第一种针，比象于天，天属于阳，在人体五脏中，与天相应的是肺，肺在脏腑中位置最高，是五脏六腑的华盖，皮毛外合于肺，属于人的体表。因此，为了治疗皮毛部位的病证，制作了镵针，必须针头大，末端锋利，使不能深刺，如果深了，是要泄伤阳气的。

二者地也，人之所以应土者，肉也。故为之治［员］针，必筒 ❶ 其身而员其末，令无得伤肉分，伤则气得竭。

【注释】

❶ 筒：与"筒"通。马莳曰："筒以竹为之，其体直，故谓直为筒。"

【白话解】

第二种针比象于地，地属于土，在人体上，与土相应的是肉。因此，为了治疗肌肉的病证，制作了圆针，必须针身直。针尖圆，使它不能损伤肌肉，如伤了肌肉，则正气就会衰减的。

三者人也，人之所以成生者，血脉也。故为之治 [锃] 针，必大其身而员其末，令可以按脉勿陷，以致其气，令邪气独出。

【白话解】

第三种针比象于人，人之所以生长，是由于血脉不断运行。为了治疗血脉的病证，制作了锃针，针身大，针尖圆，使它可以按摩脉络，而不致深陷于肌肉里面，以招引正气，使之流畅，使病邪单独由内排出。

四者时也，时者，四时八风之客于经络之中，为（瘤）[瘤] 病者也。故为之治 [锋] 针，必筒其身而锋其末，令可以泻热出血，而瘤病竭。

【白话解】

第四种针比象于四时，四时的意思，是说人如受了四季八方的风邪，侵袭到经络里边，就会发生久治不愈的病证。为了治疗这种瘤疾，制作了锋针，针身直，针尖锐利，使它可以泻热出血，发泄瘤疾。

五者音也，音者冬夏之分，分于子午，阴与阳别，寒与热争，两气相搏，合为痈脓者也。故为之治 [铍] 针，必令其末如剑锋，可以取大脓。

【白话解】

第五种针比象于五音。五数位于一九两数的中间，在九宫数里，一代表冬至与子，五代表夏至与午，五居中央，既然分开冬夏，因而分开子午。这比喻人体也是阴与阳有别，寒与热相争，两气相互搏击，合并而成痈肿。为了治疗这种病证，制作了铍针，必使针尖形如剑锋，可以有刺破痈肿并排脓之用。

六者律也，律者，调阴阳四时而合十二经脉，虚邪客于经络而为暴痹者也。故为之治 [员利] 针，必令尖如氂，且员且锐，中身微大，以取暴气。

【白话解】

第六种针比象于六律，六律的意思，是六律六吕要协调阴阳四时，借以比喻人体的十二经脉。如果人身阴阳不调，外邪乘虚侵犯经脉，就会发生急性发作的痹病。为了治疗这种痹病，制作了圆利针，必使针尖如毛，又圆又尖，针身略粗，用它治疗突然发作的痹病。

七者星也，星者人之七窍，邪之所客于经，而为痛痹，舍于经络者也。故为之治［毫］针，令尖如蚊虻喙，静以徐往，微以❶久留，正气因之，真邪俱往，出针而养❷者也。

【注释】

❶ 微以：微，非。以，犹"可"也。

❷ 养：久留。

【白话解】

第七种针比象于七星，星的意思，好像人的七窍。如外邪侵犯了经脉，就会成为痛痹，潜藏于经络里。因此，为了治疗这种病证，制作了毫针，使针尖纤细像蚊虻的嘴，静而徐缓地进针，不可长时间留针，使正气因而充实，经气、邪气都受到了针刺的影响，出针以后，要较长时间按着针孔，以使气不外泄。

八者风也，风者人之股肱八节❶也，八正❷之虚风，八风伤人，内舍于骨解腰脊节腠（理）之间，为深痹也。故为之治［长］针，必（长）［薄］其身，锋其末，可以取深邪远痹。

【注释】

❶ 股肱八节：股，指由胯至膝盖部分。肱，指由肘到肩部分。八节，指左右髋、膝、肩、肘。

❷ 八正：指二分、二至、四立之八节气。

【白话解】

第八种针，比象于风，风从八方而来，好像人体的股肱八节一样。八个节气的贼风伤人，在人体内，深入于骨缝腰脊关节之间，而成为深部的痹病。因此，为了治疗这个病证，制作了长针，必须针身薄，针尖锋利，使它可以治疗邪气深、时间久的痹病。

九者野也，野者人之节解皮肤之间也，淫邪流溢于身，如风水之状，而溜不能过于机关大节者也。故为之治［大］针，令尖如挺，其锋微员，以取大气之不能过于关节者也。

【白话解】

第九种针，比象于九野，九野的意思，是借喻人的周身关节皮肤。病邪偏盛流溢于身，像风水的症状，不能够通过关节。因此，为了治疗这种病证，制作了大针，使针尖像小竹筒一样，尖锋略圆，以治疗水气停留，大气不能通过关节的病证。

黄帝曰：针之长短有数❶乎？岐伯曰：一曰镵针（者），取法于巾针，去末［半］寸（半），卒锐之，长一寸六分，主热在头身也。二曰圆针，取法于絮针❷，箧其身而卵其锋，长一寸六分，主治分［肉］间气。三锃针，取法于黍粟之锐，长三寸半，主按脉取气，令邪出。四曰锋针，取法于絮针，箧其身，锋其末，长一寸六分，主（痛）［泻］热出血。五曰铍针，取法于剑锋，广二分半，长四寸，主大痈脓，两热争者也。六曰员利针，取法于氂，（针）微大其末，反小其身，令可深内也，长一寸六分，主取痈痹者也。七曰毫针，取法于毫毛，长一寸六分，主寒热痛痹在络者也。八曰长针，取法于綦针❸，长七寸，主取深邪远痹者也。九曰大针，取法于锋针，其锋微员，长四寸，主取大气不出关节者也。针形毕矣，此九针大小长短法也。

【注释】

❶ 数：等差。

❷ 絮针：孙鼎宜曰："絮针，古者缝絮之针也。"刘衡如曰："絮针当以箧其身为特征。故员针与锋针末虽不同，而皆取法于此针。"

❸ 綦针：长针。

【白话解】

黄帝说：针的长短有差别吗？岐伯说：第一叫作镵针，模仿巾针的式样做的，在离针半寸的部位，就尖锐突出，针长一寸六分，主治邪热在头身的疾病。第二叫作圆针，模仿絮针的式样做的，针身直圆形，针尖圆像卵，长一寸六分，主治邪在分肉之间的疾病。第三叫锃针，模仿黍粟圆而微尖的形状，长三寸半，主要是按脉取气，使邪外出。第四叫作锋针，也是模仿絮针式样做的，针身直圆形，针锋锐利，长一寸六分，主治泻热出血。第五叫作铍针，模仿宝剑的剑锋做的，宽二分半，长四寸，主治痈肿大脓及寒热两气相搏。第六叫作圆利针，模仿氂毛细长挺直的形状做的，针尖稍大，针身反小，使针可以深入，长一寸六分，主治痈病、痹病。第七叫作毫针，模仿纤细的毫毛做的，长一寸六分，主治寒热痛痹，邪在于络的疾病。第八叫作长针，模仿綦针的式样做的，长七寸，主治深邪病久的痹病。第九叫作大针，模仿锋针做的，针锋微圆，长四寸，主治关节间的大气不能流通。如上所述，针的形式就说完了，这也是九针大小长短的标准。

黄帝曰：愿闻身形应九野❶奈何？岐伯曰：请言身形之应九野也，左足应立春，其日戊寅己丑❷。左胁应春分，其日乙卯❸。左手应立夏，其日戊辰己巳❹。膺喉首头应夏至，其日丙午❺。右手应立秋，其日戊申己未❻。右胁应秋分，其日辛酉❼。右足应立冬，其日戊戌己亥❽。腰尻下窍应冬至，其日壬子❾。六腑膈下三脏应中州❿，其大禁，大禁太一所在之日及诸戊己⓫。凡此九者⓬，善候八正所在之处⓭，所主左右上下。身体有痈肿者，欲治之，无以其所直⓮之日溃治之，是谓（天）［大］忌日也。

【注释】

❶九野：张介宾曰："九野，即八卦九宫之位也。"

❷其日戊寅己丑：张介宾曰："此左足应艮宫，东北方也。立春后，东北节气也。寅丑二日，东北日辰也。故其气皆应于艮宫。然乾坤艮巽，四隅之宫也；震兑坎离，四正之宫也。土王于四季。故四隅之宫，皆应戊己，而四正之宫，各有所王。"

❸ 左胁应春分其日乙卯： 张介宾曰："此左胁应震宫也。左胁，正东方也。春分后，正东节气也。乙卯日，东方之正也，故其气皆相应。"

❹ 其日戊辰己巳： 张介宾曰："立夏后，东南节气也。戊辰己巳，东南日辰也，故其气皆相应。"

❺ 膺喉首头应夏至其日丙午： 张介宾曰："膺喉首头应离宫，正南方也。夏至后，正南节气也。丙午日，南方之正也。故其气皆相应。"

❻ 右手应立秋，其日戊申己未： 张介宾曰："此右手应坤宫，西南方也。立秋后，西南节气也。戊申己未，西南日辰也，故其气皆相应。"

❼ 右胁应秋分其日辛酉： 张介宾曰："此右胁应兑宫，正西方也。秋分后，正西节气也。辛酉日，西方之正也，故其气皆相应。"

❽ 右足应立冬其日戊戌己亥： 张介宾曰："此右足应乾宫，西北方也。立冬后，西北节气也。戊戌己亥，西北日辰也，故其气皆相应。"

❾ 腰尻下窍应冬至其日壬子： 张介宾曰："此腰尻下窍应坎宫，正北方也。冬至后，正北节气也。壬子日，北方之正也，故其气皆相应。"

❿ 六腑膈下三脏应中州： 张介宾曰："此膈下应中宫也。膈下，腹中也。三脏，肝脾肾也。六腑三脏俱在膈下腹中，故应中州。"

⓫ 大禁太一所在之日及诸戊己： 张介宾曰："大禁者，在太一所在之日及诸戊己日。盖戊己属土，虽寄王于四季，而实为中宫之长，故其气应。"

⓬ 九者： 九，谓太一在各宫（八宫）及四季之戊己，合为九禁。

⓭ 善候八正所在之处： 张介宾曰："正，正风也。八正，即八方正气之所在，太一之谓也。八宫定，则八正之气可候矣。"

⓮ 直： 与"值"同，遇到。

【白话解】

黄帝说：我希望听到人的形体和九州区划相应，是怎样的呢？岐伯说：让我说明身形和九野相应的情况吧！左足与立春相应，它所值的是戊寅、己丑二日。左胁与春分相应，它所值的是乙卯日。左手与立夏相应，它所值的是戊辰、己巳二日。胸膺咽喉头部与夏至相应，它所值的是丙午日。右手与立秋相应，它所值的是戊申、己未二日。右胁与秋分相应，它所值的是辛酉日。右足与立冬相应，它所值的是戊戌、己亥二日。腰尻及前后二阴与冬至相应，它所值的是壬子日。六腑及胸膈以下的肝、脾、肾三脏与中宫相应，它的大禁日期是太一所在之日及各戊己日。所有以上九者，能够测候八正所在之处及其相应于形体左右、上下的部位。有痈肿的病人，打算治疗，不能在它相应的时日里进行针刺，这就是所谓的大忌日。

形乐志苦，病生于脉，治之以灸刺。形苦志乐，病生于筋，治之以熨引❶。形乐志乐，病生于肉，治之以针石❷。形苦志苦，病生于咽（喝）[嗌]，治之以甘药。形数惊恐，筋脉不通，病生于不仁，治之以按摩醪药❸。是谓[五]形[志也]。

【注释】

❶ 熨引：熨，谓药熨。引，谓导引。

❷ 针石：王冰曰："卫气留满，以针泻之；结聚脓血，石而破之。石，谓石针，则砭石也。"

❸ 醪药：谓酒药。

【白话解】

形体安乐，精神苦闷，病发生在经脉方面，治疗应该用针灸。形体劳苦，精神愉快，病发生在筋骨之间，治疗应该用熨引的方法。形体安乐，精神愉快，病发生在肌肉方面，治疗应该用针刺和砭石。形体劳苦，精神苦闷，病发生在咽喉，治疗应该用甘药调养。形体屡次遭受惊恐，筋脉运行不畅，如病，就发生肢体不仁的症状，治疗应该用按摩、药酒。这就是所谓五种形志的病。

五脏气❶：心主噫❷，肺主咳❸，肝主语❹，脾主吞❺，肾主欠❻。六腑气：胆为怒，胃为气逆哕，大肠小肠为泄❼，膀胱不约为遗溺❽，下焦溢为水❾。

【注释】

❶ 五脏气：杨上善曰："五脏从口中所出之气，皆是人常气之变也。"

❷ 心主噫：王冰曰："象火炎上，烟随焰出，心不受秽，故噫出之。"

❸ 肺主咳：王冰曰："象金坚劲，扣之有声，邪击于肺，故为咳也。"

❹ 肝主语：王冰曰："象木枝条，而形支别，语宣委曲，故出于肝。"

❺ 脾主吞：王冰曰："象土包容，物归于内，翕如皆受，故为吞也。"

❻ 肾主欠：王冰曰："象水下流，上生云雾，气郁于胃，故欠生焉。"

❼ 大肠小肠为泄：王冰曰："大肠为传导之腑，小肠为受盛之腑。受盛之气既虚，传导之司不禁，故为泄利也。"

❽ 膀胱不约为遗溺：王冰曰："三焦脉虚，不约下焦，则遗溺也。"

❾ 下焦溢为水：王冰曰："下焦为分注之所，气窒不泻，则溢而为水。"

【白话解】

五脏之气失调，要发生不同的症状。心主要是噫气；肺主要是咳嗽；肝主要是多语；脾主要是吞酸；肾主要是呵欠。六腑之气失调，胆易发怒；胃易哕逆；大肠小肠易为泄泻；膀胱不能约束易遗溺；下焦泛溢，易发水肿。

五味：酸入肝，辛入肺，苦入心，甘入脾，咸入肾，（淡入胃，）是谓五味。

【白话解】

五味入胃，各入其所喜之脏。酸味先入于肝；辛味先入于肺；苦味先入于心；甘味先入于脾；咸味先入于肾。这就是所谓五味各有所入的道理。

五并：精气并肝则忧，并心则喜，并肺则悲，并肾则恐，并脾则（畏）[饥]，是谓五精之气并于脏也。

【白话解】

五脏的精气相并，分别有不同的病发生。精气并于肝，就会忧虑；精气并于心，就会喜笑；精气并于肺，就会悲哀；精气并于肾，就会惊恐；精气并于脾，就会善饥。这就是所谓五脏的精气乘虚相并于各脏所引起的疾病。

五恶：肝恶风，心恶热，肺恶寒，肾恶燥，脾恶湿，此五脏气所恶也。

【白话解】

五脏所恶：肝厌恶风，心厌恶热，肺厌恶寒，肾厌恶燥，脾厌恶湿，这就是五脏之气的厌恶。

五液：心主汗，肝主泣，肺主涕，肾主唾，脾主涎，此五液所出也。

【白话解】

五脏各有所化生的水液，心脏主化生汗液；肝脏主化生泪液；肺脏主化生涕液，肾脏主化生唾液；脾脏主化生涎液。这就是五液的化生。

五劳①：久视伤血，久卧伤气，久坐伤肉，久立伤骨，久行伤筋，此五久劳所病也。

【注释】

❶ 劳：力极。

【白话解】

五种太过的疲劳，分别有不同的损伤。久视就会伤血，久卧就会伤气，久坐就会伤肉，久立就会伤骨，久行就会伤筋。这就是五种过久疲劳所致之病。

五走：酸走筋，辛走气，苦走血，咸走骨，甘走肉，是谓五走也。

【白话解】

五味入于五脏，有它不同的走向。酸味走向筋；辛味走向气；苦味走向血；咸味走向骨；甘味走向肉。这就是所谓五味走向五脏的概况。

五裁①：病在筋，无食酸；病在气，无食辛；病在骨，无食咸；病在血，无食苦；病在肉，无食甘。口嗜而欲食之，不可多也，必自裁也②，命曰五裁。

【注释】

❶ 裁：节制。

❷ 必自裁也：杨上善曰："筋气骨肉血等，乃是五味所资，以理食之，有益于身。从心多食，致招诸病，故须裁之。"

【白话解】

食用五味，应该有所节制。病在筋的，不可多食酸味；病在气分的，不可多食辛味；病在骨的，不可多食咸味；病在血分的，不可多食苦味；病在肌肉的，不可多食甜味。嘴里想吃这些五味，也不可过多，必须自行节制，这就叫作五裁。

五发：阴病发于骨，阳病发于血，（以味发于气）［阴病发于肉］，阳病发于冬，阴病发于夏。

【白话解】

五脏之病的发生，分别有不同的部位和不同的季节。肾阴的病发生在骨髓；心阳的病发生在血脉；脾阴的病发生在肌肉；肝阳的病来源于冬；肺阴的病来源于夏。

五邪：邪入于阳，则为狂；邪入于阴，则为血痹；邪入于阳，转则为癫疾；邪入于阴，转则为瘖；阳入之于阴，病静；阴出之于阳，病喜怒。

【白话解】

五脏为邪气所侵会发生什么病变呢？病邪入于阳，就会发狂；病邪入于阴，就会形成血痹；病邪入于阳，阳与邪相搏，就会引起头部疾患；病邪入于阴，阴与邪相搏，就会引起瘖哑；病邪由阳而入于阴，病就平静；病邪由阴而出于阳，病就多怒。

五藏：心藏神，肺藏魄，肝藏魂，脾藏意，肾藏精志也❶。

【注释】

❶肾藏精志也：杨上善曰："肾有二枚，左箱为肾，藏志也，在右为命门，藏精也。"

【白话解】

五脏各有所藏的精神意识活动，心脏藏神，肺脏藏魄，肝脏藏魂，脾脏藏意，肾脏藏精与志。

五主：心主脉，肺主皮，肝主筋，脾主肌，肾主骨。

【白话解】

五脏对躯体各部分，分别有其所主，心脏主宰血脉，肺脏主宰皮肤，肝脏主宰筋膜，脾脏主宰肌肉，肾脏主宰骨。

阳明多血多气，太阳多血少气，少阳多气少血，太阴多血少气，厥阴多血少气，少阴多气少血。故曰刺阳明出血气，刺太阳出血恶❶气，刺少阳出气恶血，刺太阴出血恶气，刺厥阴出血恶气，刺少阴出气恶血也。

【注释】

❶ 恶（wù 悟）：憎恨。引申有不可之义。

【白话解】

手足阳明经多血多气，手足太阳经多血少气，手足少阳经多气少血，手足太阴经多血少气，手足厥阴经多血少气，手足少阴经多气少血。因此说，刺阳明经可以出血出气；刺太阳经，可以出血，不可出气；刺少阳经，可以出气，不可出血；刺太阴经，可以出血，不可出气；刺厥阴经，可以出血，不可出气；刺少阴经，可以出气，不可出血。

足阳明太阴为表里，少阳厥阴为表里，太阳少阴为表里，是谓足之阴阳也。手阳明太阴为表里，少阳心主为表里，太阳少阴为表里，是谓手之阴阳也。

【白话解】

足阳明胃经与足太阴脾经为表里，足少阳胆经与足厥阴肝经为表里，足太阳膀胱经与足少阴肾经为表里，这就是足三阴经与足三阳经的表里关系。手阳明大肠经与手太阴肺经为表里，手少阳三焦经与手厥阴心包络经为表里，手太阳小肠经与手少阴心经为表里，这就是手三阴经与手三阳经的表里关系。

岁露论第七十九

【提要】 本篇主要讨论贼风邪气、寒温不和对人体的危害。所以名曰"岁露"，是因为"露有其二，一曰春露，主生万物；二曰秋露，主衰万物，比秋风露"，因此篇名岁露。

　　黄帝问于岐伯曰：经言夏日伤暑，秋病疟❶，疟之发以时，其故何也？岐伯对曰：邪客于风府❷，（病）循膂❸而下，卫气一日一夜，常大会于风府，其明日（日）下一节❹，故其日作晏❺。此其先客于脊背也，故每至于风府则腠理开，腠理开则邪气入，邪气入则病作，此所以日作尚晏也。卫气之行风府，日下一节，二十一日下至尾底，二十二日入脊内，注于（伏）[太]冲之脉，其行九日，出于缺盆❻之中，其气上行，故其病稍益（至）[早]。其内（搏）[薄]❼于五脏，横连募原❽，其道远，其气深，其行迟，不能日作，故次日乃蓄积❾而作焉。

【注释】

　　❶夏日伤暑秋病疟：王冰曰："夏暑已甚，秋热复壮，两热相攻，故为痎疟。"

　　❷风府：穴名。

　　❸膂：脊柱两侧之肉。

　　❹节：脊骨之节。

　　❺故其日作晏：晏，晚。王冰曰："邪气远，则逢会迟，故发暮也。"

　　❻缺盆：即天突穴。

　　❼薄：逼近。

　　❽募原：指胸腹部脏腑之间的系膜。

　　❾蓄积：聚集。

【白话解】

　　黄帝问岐伯：经典里说过，夏天为暑气所伤，到了秋天，一定发生疟疾，而疟疾的发作，有一定的时间，这是什么缘故？岐伯回答：邪气侵入风府，就沿着脊背逐日向下移行，卫气环行了一日一夜，就在风府处会合，到了次日，循序下移脊骨一节，因此，疟疾的发作，也就一天比一天晚，这是邪气先已侵入脊背的关系。每当卫气运行到风府时，腠理就开放，腠理开放，邪气就会侵入身体，邪气侵入了，病就发作，这就是发作日渐推迟的原因。卫气离开风府，每日要下移一节，经过二十一日，下移到尾骨底，二十二日又入于脊内，流注于太冲之脉，再循脉上行，到了九日，出于缺盆的中间，因气行日高，所以它的发病时间也就稍提前了。如邪气逼近五脏，横连募原，它的道路较远，邪气深藏在内，周行的时间较迟，就不能每日发作，所以隔一天，邪气聚集，才会发作起来。

黄帝曰：卫气每至于风府，腠理乃发，发则邪入焉。其卫气日下一节，则不当风府奈何？岐伯曰：（风府无常）［风无常府］，卫气之所应，必开其腠理，气之所舍（节）❶，则其府也。

【注释】

❶ 气之所舍：杨上善曰："卫气发腠理，邪舍之处，其病日作也。"

【白话解】

黄帝说：卫气每到风府以后，腠理就开放了，腠理开放，邪气得借机侵入，因而发了病。现在卫气逐日下移一节，如果卫气并没有恰到风府，会怎样呢？岐伯说：风邪侵入，没有固定地方，但卫气与邪气相搏所引起的反应，一定使腠理开放，邪气留止了，则病就会发作的。

黄帝曰：善。夫风之与疟也，相与同类❶，而风常在，而疟特❷以时休，何也？岐伯曰：风气留其处，疟气随经络沉以内搏，故卫气应乃作也。帝曰：善。

【注释】

❶ 相与同类：杨上善曰："因腠理开，风入脏内，至时而发，名之为疟。然则风之与疟，异名同类。"

❷ 特：却。

【白话解】

黄帝说：以上讲得好。风邪和疟疾，情况相似，同属于邪气一类，但风邪的病常在，疟疾的发作，却有时休止，这是什么原因？岐伯说：风邪致病常留止于所病部位，疟疾是随着经络，依次传入内脏，所以卫气与疟邪相应时，就会发作的。黄帝说：讲得好。

黄帝问于少师曰：余闻四时八风之中人也，（故）［因］

有寒暑，寒则皮肤急而腠理闭，暑则皮肤缓而腠理开。贼风邪气，因得以入乎？将❶必须八正虚邪，乃能伤人乎？少师答曰：不然。贼风邪气之中人也，不得以时❷，然必因其开也，其入深，其内极病，其病人也卒暴；因其闭也，其入浅以留，其病也徐以（迟）［持］。

【注释】

❶ 将：犹"抑"也。

❷ 不得以时：张介宾曰："凡四时乖戾不正之气，是为贼风邪气，非如太一所居，八正虚邪之有常候。此则发无定期，亦无定位，故曰不得以时也。"

【白话解】

黄帝问少师：我听说四时八风伤害人体，因而有寒暑的不同。人体受了寒，皮肤就紧绷，腠理闭密；人体受了暑，皮肤就弛缓，腠理开张。贼风邪气，是因为寒暑不同，得以侵入人体呢，还是一定要感受八风的虚邪，才能伤害人体呢？少师回答：不是的，贼风邪气伤害人体，没有固定时间，但有两种情况：在人体腠理开张的时候，邪气侵入得深，向内侵入得也快，它使人发病是突然的。若在腠理密闭的时候，邪气侵入得浅，留止在表部，它使人发病，是徐缓持久的。

黄帝曰：有寒温和适，腠理不开，然有卒病者，其故何也？少师答曰：帝弗知邪入乎？虽平居，其腠理开闭缓急，其故常有时也。黄帝曰：可得闻乎？少师曰：人与天地相参也，与日月相应也。故月满则海水西盛❶，人血气（积）［清］，肌肉充，皮肤致❷，毛发坚，腠理郄❸，烟垢著❹。当是之时，虽遇贼风，其入浅不深。至其月郭空，则海水东盛，人气血虚，其卫气去，形独居，肌肉减，皮肤（纵）［缓］，腠理开，毛发残，（膲理薄）烟垢落。当是之时，遇贼风则其入深，其病人也卒暴。

【注释】

❶ 月满则海水西盛：杨上善曰："日为阳也，月为阴也。东海阳也，西海阴也。月有亏盈，海水之身，随月虚实也。月为阴精主水，故月满西海盛也。"

王子律曰："海水初八起汐，十五大潮，念三落汐，是以卫气应月满而盛，至念三而去形也。"

❷ 致：致密。

❸ 郄：俗作"却"，闭。

❹ 烟垢著：形容体表明显黑粗。垢，浊。

【白话解】

黄帝说：有的人能够寒暑和适，腠理也不开泄，但是猝然发病了，那是什么缘故？少师回答：你不知道邪气侵入吗？虽然是平静地生活着，但腠理开闭和皮肤缓急，常时有变化。黄帝说：可以讲给我听吗？少师说：人与天地相参，与日月的移动也是相应的。所以月圆的时候，就影响到海水西盛，人身也会感到血气清畅，肌肉充实，皮肤致密，毛发坚固，腠理闭合，体表黑粗。在这种时候，虽然遭到贼风，其侵入的部位是浅而不深。到了月亮亏缺的时候，就影响到海水东盛，人身也会感到血气虚，卫气散，形体独存，肌肉消瘦，皮肤松缓，腠理开泄，毛发残缺，体表黑粗的现象衰减。在这种时候，如遭到贼风，其侵入的部位是会深的，其促使人发病，也是非常急的。

黄帝曰：其有卒然暴死（暴病）者何也？少师答曰：三虚者，其死暴疾也；得三实者，邪不能伤人也。黄帝曰：愿闻三虚。少师曰：乘年之衰❶，逢月之空❷，失时之和❸，因为贼风所伤，是谓三虚。故论不知三虚，工反为粗。帝曰：愿闻三实。少师曰：逢年之盛，遇月之满，得时之和，虽有贼风邪气，不能危之也。黄帝曰：善乎哉论！明乎哉道！请藏之金匮，命曰三实，然此一夫之论也❹。

【注释】

❶ 乘年之衰：杨上善曰："人年七岁，加于九岁，至十六岁，名曰年衰。如是恒加九岁，至一百六，皆年之衰也。非岁露年，以其人实邪不伤。故人至此年，名曰乘也。"

❷ 逢月之空：月空，指月缺不全。杨上善曰："月郭空时，人具八虚，当此虚时，故曰逢也。"

❸ 失时之和：指四时气候失和，如春不温、冬不寒等。

❹ 然此一夫之论也：杨上善曰："此举一夫之论，以类众人也。"

【白话解】

黄帝说：人有猝然暴死的，是什么缘故？少师回答：遇到三虚的人，他的死亡是突然而快速的；遇到三实的人，邪气就不能够伤害他。黄帝说：我希望听到三虚。少师说：在岁气不及的虚年，遇到月亮亏缺的时候，四时气候又失和，因而为贼风所伤，这叫作三虚。如论病不懂得三虚，这样的医生是粗疏的。黄帝说：我希望听到三实。少师说：逢上岁气有余的盛年，遇到月亮圆满的时候，又得着四时调和的气候，虽然有贼风邪气，也不能伤害人体。黄帝说：你的论述好极了！道理也讲得透彻！请把它藏在金匮里面，命名为三实。像以上说的，仅是针对一个人的情况讲的。

黄帝曰：愿闻岁之所以皆同病者，何因而然？少师曰：此八正之候也❶。黄帝曰：候之奈何？少师曰：候此者，常以冬至之日，太一立于叶蛰之宫❷，其至也，天必应之以风雨者矣。风（雨）从南方来者，为虚风，贼伤人者也。其以夜（半）至也，万民皆卧而弗犯也，故其岁民少病。其以昼至者，万民懈惰而皆中于虚风，故万民多病。虚邪入客于骨而不发于外，至其立春，阳气大发，腠理开，因立春之日，风从西方来，万民又皆中于虚风，此两邪❸相搏，经气结代❹者矣。故诸逢其风而遇其雨者，命曰遇岁露❺焉。因岁之和，而少贼风❻者，民少病而少死；岁多贼风邪气，寒温不和，则民多病而死矣。

【注释】

❶ 此八正之候也：正，方。候，观察。本句犹云观察八方之风。

❷ 太一立于叶蛰之宫：太一，即北辰；叶蛰，为坎宫，位于正北方。此谓冬至日，北斗星斗柄指向正北方。

❸ 两邪：张介宾曰："冬至中之，立春又中之，此两邪也。"

❹ 经气结代：由于"两邪相搏"以致经气留止不畅，发生疾病。

❺ 岁露：莫文泉曰："岁露者，谓岁气不及，虚风困之。民受虚风之邪，即被困成病。"

❻ 贼风：即虚风。

【白话解】

黄帝说：我希望听到在一年里很多人都生起病来，因为什么会这样？少师说：这需要观察八方之风。黄帝说：怎样观察呢？少师说：观察这种情况，要在冬至那天，太一立于叶蛰之宫的时候去观察，因为太一移行到这天，必定有风。如风是从南方来的，便称为虚风，能够伤人的身体。如果风是夜里来的，人都躺下睡了，无人触犯它，所以在这年生病的人就少些。如果风在白昼出现，人们疏于防护，就可能都被虚风所伤，所以多数人会生病的。如冬季被虚邪侵入到骨部，没有发泄于外，到了立春以后，阳气大发，腠理开。又在立春那天，风从西方来，人们都被西方的虚风所中，这样就会使冬天伏邪和春天新邪相互搏击，致经气滞止不畅，发生疾病。因此，凡是从正面受的风或遇到的雨，叫作遇到岁露。由于岁气调和，少有贼风发生，人民患病的就少，死亡的也少；如果在一年里多贼风邪气，气候忽冷忽热，不能调和，则人民多病，死亡的也较多。

黄帝曰：虚邪之风，其所伤贵贱何如？候之奈何？少师答曰：正月朔日，太一居天留之宫，其日西北风，不雨，人多死矣。正月朔日，平旦北风，春，民多死。正月朔日，平旦北风行，民病多者，十有三也。正月朔日，日中北风，夏，民多死。正月朔日，夕时北风，秋，民多死。终日北风，大病死者十有六。正月朔日，风从南方来，命曰旱乡❶，从西方来，命曰白骨，将国有殃，人多死亡。正月朔日，风从东方来，发屋，扬沙石，国有大灾也。正月朔日，风从东南方行，春有死亡。正月朔，天和温不风，籴贱，民不病；天寒而风，籴贵，民多病。此所谓候岁之风，䑀❷伤人者也。二月丑不风❸，民多心腹病。三月戌不温❸，民多寒热。四月巳不暑❸，民多瘅病。十月申不寒❹，民多暴死。诸所谓风者，皆发屋，折树木，扬沙石，起毫毛，发腠理者也。

【注释】

❶ 旱乡：指南方。

❷ 戕：与"残"通。

❸ 丑不风戌不温巳不暑：张介宾曰："二三四月，以阳王之时，而丑日不风，戌日不温，巳日不暑，阴气盛而阳不达也。"

❹ 十月申不寒：张介宾曰："十月以阴王之时，而申日不寒，阳气胜而阴不藏也，故民多暴死。"

【白话解】

黄帝说：属于虚邪的风，它伤人或轻或重，怎样观察呢？少师回答：正月初一日，太一移居于天留宫，这一天，起西北风，不下雨，就会有许多人因病致死的。正月初一日，早晨起北风，人民生病，多达十分之三。正月初一日，平旦时，起北风，当年的春季，人民多因病致死。正月初一日，在中午的时候，起北风，当年的夏季，人们多因病致死。正月初一日，在傍晚的时候起北风，当年的秋季，人们多因病致死。如整天起北风，就会大病流行，死亡的人数要有十分之六。正月初一日，风从南方来，叫作旱乡，从西方来，叫作白骨，将会有灾殃在全国流行，人们多因病致死。正月初一日，风从东方来，摇撼房屋，飞沙走石，国内将有大灾流行。正月初一日，风从东南方吹过，当年春季，人会发生死亡。正月初一日，天气温和，不起风，米价低廉，人们没有什么疾病；如严寒、暴风，米价昂贵，人们就要多患疾病，这就是所谓观察一年风能伤害人体的一般概况。二月的丑日不起风，人们多心腹病；三月的戌日不温暖，人们多寒热病；四月的巳日不热，人们多瘅热病；十月的申日不寒，人们多暴死的病。凡以上所说的风，都是指能摇撼房屋，拔折树木，飞沙走石，吹得人毫毛竖起，腠理开张，不同于寻常的大风。

大惑论第八十

【提要】 本篇首先阐述了登高俯视发生的复视、眩晕、迷惑的病理机制；次论善忘、善饥而不嗜食、不得卧、不得视、多卧、少瞑、猝然多卧等七个病证的病理机制。篇题曰"大惑"者，是因为首出登高迷惑而先加以讨论的原因。

黄帝问于岐伯曰：余尝上于清泠①之台，中阶而顾，匍匐而前则惑。余私异之，窃内怪之，独瞑独视，安心定气，久而不解。独（博）[转]独眩，披发长跪②，俯而视之，后久之不已也，卒然自（上）[止]，何气使然？岐伯对曰：五脏六腑之精气，皆上注于目而为之精。精之窠为眼，骨之精为瞳子，筋之精为黑眼③，血之精为络其窠，气之精为白眼，肌肉之精为约束④，（裹）[裹]撷筋骨血气之精而与脉并为系⑤，上属于脑，后出于项⑥中。故邪中于项，因逢其身之虚，其入深，则随眼系以入于脑，入于脑则脑转，脑转则引目系急，目系急则目眩以转矣。邪其精⑦，其精所中不相比也则精散，精散则视歧，视歧见两物。目者，五脏六腑之精也，营卫魂魄之所常营⑧也，神气之所生也。故神劳则魂魄散，志意乱。是故瞳子黑眼法于阴，白眼赤脉法于阳也，故阴阳合传而精明也⑨。目者，心使也，心者，神之舍也，故神精乱而不转，卒然见非常处，精神魂魄，散不相得，故曰惑也。黄帝曰：余疑其然。余每之东苑⑩，未曾不惑，去之则复⑪，余唯独为东苑劳神乎？何其异也？岐伯曰：不然也。心有所喜，神有所恶，卒然相惑，则精（气）乱，视误故惑，神移乃复。是故间者为迷，甚者为惑。

【注释】

❶ 清泠：清凉。张介宾曰："台之高者其气寒，故曰清泠之台。"

❷ 长跪：谓披发长垂而曲。跪，有拜义，拜则膝必弯曲，故引申有曲义。

❸ 黑眼：黑眼珠。

❹ 约束：眼胞。

❺ 裹撷（xié 协）筋骨血气之精而与脉并为系：张介宾曰："以衣衽收物谓之撷。脾属土，所以藏物。故裹撷筋骨血气四脏之精，而并为目系。"

❻ 项：颈的后部。

❼ 邪其精：杨上善曰："五精合而为眼。邪中其精，则五精不得比和。"

❽ 营：往来。

⑨ 故阴阳合传而精明也：阴，指骨筋肝肾之阴；阳，指血气心肺之阳。此阴阳四精合聚，而眼之精明生焉。

⑩ 东苑：清泠之台在东苑。

⑪ 复：复常。

【白话解】

黄帝问岐伯：我曾经登上了清泠之台，走到台阶中间环顾四面，向前爬行，就觉得视力迷惑。我暗地里诧异，心里很奇怪，或闭目，或睁眼看，安心定气，但长时间不能消除，头部觉得或转或眩，当时散开头发，低头向下直视，经过很长的时间，目眩神荡的现象还没有好转，突然这种现象就停止了，这是什么气使得这样的？岐伯回答：人体五脏六腑的精气，都向上贯注于眼部，而有了视物精明的作用。精气的窝穴是眼，骨之精是瞳子；筋之精是黑睛；血之精是两眦血络和眼窝；气之精是白睛；肌肉之精是眼胞，包罗筋骨血气的精气，与眼的脉络合并，便形成目系。目系向上连属于脑，向后出于项中。所以如有邪气中于项部，正遇到人体衰弱，那么邪气就会深入，随着目系入于脑部，邪入脑部后就发生头脑晕转，从而牵引着目系紧张。目系紧张，就出现眼睛眩晕，而看东西像转动一样。如邪侵犯眼部的精气，其所侵的精气不能协调，就会使精气耗散。因精气的耗散，就出现复视的现象，看一物像有两物一样。人的眼睛，是五脏六腑精气的汇聚地，营卫魂魄相互往来，因而它的神气形成了视物的主要功能。所以神气过劳，就会使魂魄飞扬，志意紊乱。因此说瞳子和黑睛属于阴脏，白睛及赤脉属于阳脏，这筋骨血气阴阳两脏合聚，就能保持精明视物的功能活动。眼睛，要受心的役使，心是神的居处，因此在神分精乱不能和聚的时候，突然看见非常的地方，精神魂魄，散乱而不相和，所以就有迷惑的现象。黄帝说：我怀疑你说的这些，我每往东苑，一登台后，没有不迷惑的，离开了就恢复正常，我是单为东苑这个地方劳神吗？为什么这样奇怪呢？岐伯说：不是的。心里有所喜欢，精神上又有所厌恶，爱憎两种情绪，突然相感，就会使精神紊乱，视物两歧，以致迷惑。待精神意识转移，就会恢复正常了。像以上所说的情况，轻的叫作迷，重的叫作惑。

黄帝曰：人之❶善忘者，何气使然？岐伯曰：上气不足，下气有余，肠胃实而心肺虚，虚则营卫留于下，久之不以时上，故善忘也。

【注释】

❶之：若。

【白话解】

黄帝说：有人如果健忘，是什么气使他这样的？岐伯说：这是由于在上的脏气不足，在下的脏气有余，也就是肠胃之气充实，心肺之气虚弱。心肺气虚，就会使营卫之气留滞肠胃，较长时间，不能上注输布全身，因此，气血两虚，所以成为健忘的病。

黄帝曰：人之善饥而不嗜食者，何气使然？岐伯曰：精气并于脾❶，热气留于胃，胃热则消谷，谷消故善饥。胃气逆上，则胃脘寒，故不嗜食也。

【注释】

❶精气并于脾：杨上善曰："精气，阴气也。胃之阴气，并在脾内，则胃中独热。"

【白话解】

黄帝说：有人如果常觉得饿而不爱吃东西，是什么气使他这样的？岐伯说：阴气聚合在脾脏，阳热之气留于胃中，胃热过盛，就容易消化，所以常觉得饥饿。胃气逆上，便引起胃脘虚寒，所以不爱吃东西。

黄帝曰：病而不得卧者，何气使然？岐伯曰：卫气不得入于阴，常留于阳。留于阳则阳气满，阳气满则阳跷盛，不得入于阴则阴气虚，故目不瞑矣❶。

【注释】

❶故目不瞑矣：张介宾曰："卫气昼行于阳，夜行于阴，行阳则寤，行阴则寐，此其常也。若病而失常，则或留于阴，或留于阳，留则阴，阳有所偏胜，有偏胜则有偏虚，而寤寐亦失常矣。"

【白话解】

黄帝说：因病而不得安卧入睡，是什么气使得这样呢？岐伯说：

这是由于卫气不入于阴分，经常留在阳分，就会使阳气充满，因而阳跷的脉气偏盛。卫气既不得入于阴分，而阴气虚，所以不能闭目入睡。

黄帝曰：（病）目［闭］而不得视者，何气使然？岐伯曰：卫气留于阴，不得行于阳。留于阴则阴气盛，阴气盛则阳跷满，不得入于阳则阳气虚，故目闭也 ❶。

【注释】

❶ 故目闭也：杨上善曰："卫气留于五脏，则阴跷盛不和。惟阴无阳，所以目闭不得视也。以阳主开，阴主闭也。"

【白话解】

黄帝说：眼睛闭着而不能看东西，是什么气使他这样呢？岐伯说：这是由于卫气在阴分运行，不得入于阳分。卫气行于阴分，就会使阴气充盛，阴气偏盛，阴跷的脉气就充满。卫气既不得入于阳分，阳气就虚，所以眼睛闭着。

黄帝曰：人之多卧者，何气使然？岐伯曰：此人肠胃大而皮肤（湿）［涩］，而分肉不解焉。肠胃大则卫气留久，皮肤（湿）［涩］则分肉不解，其行迟。夫卫气者，昼日常行于阳，夜行于阴，故阳气尽则卧，阴气尽则寤。故肠胃大，则卫气行留久；皮肤（湿）［涩］，分肉不解，则行迟。留于阴也久，其气不清，则欲瞑，故多卧矣。其肠胃小，皮肤滑以缓，分肉解利，卫气之留于阳也久，故少瞑焉。

【白话解】

黄帝说：人如喜欢卧睡，是什么气使他这样的？岐伯说：这一类人肠胃肥大，皮肤粗涩，分肉不滑利。因为肠胃肥大，卫气停留的时间就长；皮肤粗涩，则分肉不滑利，卫气的运行也显得迟缓。卫气的运行规律，白天行于阳分，夜间行于阴分，所以夜间阳气衰了，就要睡觉；黎明阴气衰了，就会觉醒。肠胃肥大，则卫气运行和停留较久；皮肤粗涩，分肉不滑利，卫气运行迟缓。卫气停留在阴分的时间长，其气不清，就想合着眼睛，所以喜欢卧睡。如肠胃小，皮肤滑润舒缓，分肉也较滑利，卫气留于阳分时间长些，所以就不想睡了。

黄帝曰：其非常经也，卒然多卧者，何气使然？岐伯曰：邪气留于上膲，上膲闭而不通，已食①若②饮汤，卫气留久于阴而不行，故卒然多卧焉③。

【注释】

❶已食：过食。

❷若：或。

❸故卒然多卧焉：杨上善曰："邪气留于上焦，上焦之气不行。或因饮食，卫气留于心肺，故闷而多卧。"

【白话解】

黄帝说：如果不是经常好睡，突然喜欢卧睡，这是什么气使他这样呢？岐伯说：这是邪气留滞在上焦，使上焦之气闭而不通，吃得过饱，或多喝汤水，使卫气反留于阴分，不能行达阳分，所以突然就想睡觉了。

黄帝曰：善。治此诸邪奈何？岐伯曰：先其脏腑，诛其小过，后调其气，盛者泻之，虚者补之，必先明知其形志之苦乐，定①乃取之。

【注释】

❶定：成熟。

【白话解】

黄帝说：讲得好。治疗这些邪气，应怎样呢？岐伯说：先观察他的脏腑情况，消除那些轻微的邪气，然后调理营卫之气。邪气盛的用泻法，正气虚的用补法，必须明确了解患者的形志苦乐，很成熟了，然后取穴进行治疗。

痈疽第八十一

【提要】本篇首先指出痈疽的病因是由于"血泣则不通，不通则卫气归之，不得复反，故痈肿"；其次列举了猛疽等十八种痈疽，并叙述了内治、外治方法，对后世外科启发很大。

黄帝曰：余闻肠胃受谷，上焦出气，以温分肉，而养骨节，通腠理。中焦出气如露，上注溪谷❶，而渗孙脉，津液和调，变化而赤为血，血和则孙脉先满溢，乃注于络脉，皆盈，乃注于经脉。阴阳❷已张，因息乃行，行有经纪，周有道理，与天合同，不得休止。切而调之❸，从虚去实，泻则不足，疾则气减，留则先后。从实去虚，补则有余。血气已调，形气乃持。余已知血气之平与不平，未知痈疽之所从生，成（则）[散] 之时，死生之期，有远近，何以度❹之，可得闻乎？

【注释】

❶ 溪谷：《素问·气穴论》："肉之大会为谷，肉之小会为溪，肉分之间，溪谷之会，以行荣卫，以会大气。"

❷ 阴阳：阴，营气。阳，卫气。

❸ 切而调之：杨上善曰："切，专志也。用心专志，调虚实也。"

❹ 度（duó 夺）：推测。

【白话解】

黄帝说：我听说肠胃纳受了谷物，由上焦输出卫气，以温润分肉，濡养骨节，通达腠理。中焦输出营气，像雾露之溉，注入溪谷，渗透于细小的孙络，津液和调，经变化而为红色的血液。血液和合，孙脉就先满溢，从而注入络脉，络脉都充满了，就注入经脉，营卫之气充满，随着呼吸运行全身。如同日月的运行有一定的度数，所以气血周行，也有一定规律，与天道一样，是不会休止的。病有虚实，专心进行调治。用泻法消除实邪，泻过度了，就会伤正而不足。在针刺时，出针要快，就可减去邪气。如果留针先后如一，病情就不易好转。用扶正的方法，消除虚弱的现象，补过度了，就会实有余而助长余邪。血气如调和了，形与气之间就相互保持正常。我已知道血气的平衡与不平衡的道理，但是不知道痈疽是从哪里产生的，形成消散的时日，死生的日期，日期的或远或近，是怎样推测？可以让我听到其中的道理吗？

岐伯曰：经脉（留）[流] 行不止，与天同度❶，与地合纪❷。故天宿失度❸，日月薄蚀，地经失纪，水道流溢，草萱不成，五谷不殖❹，径路❺不通，民不往来，巷聚邑居，则别离异处，血气犹然❻，请言其故。夫血脉营卫，周流不休，上应星宿，下应经数❼。寒邪客于经络之中则血泣❽，血泣则不通，不通则卫气归之❾，不得复反，故痈肿。寒气化为热，热胜则腐肉，肉腐则为脓，脓不泻则烂筋，筋烂则伤骨，骨伤则髓消，不当骨空，不得泄泻❿，血枯空虚，则筋骨肌肉不相荣，经脉败漏，熏⓫于五脏，脏伤故死矣。

【注释】

❶ 与天同度：谓与天之运行相同。度，运。

❷ 与地合纪：谓与地之通道相合。纪，道。

❸ 天宿失度：宿，即星宿。天宿失度，谓天之日月诸星运行失其常度。

❹ 殖：生长。

❺ 径路：道路。

❻ 犹然：谓若此。

❼ 经数：指地经之数。杨注所谓"人之血气合于天地"是也。

❽ 泣：与"涩"通，谓血行不利。

❾ 不通则卫气归之：归，应训为"藏"，引申有"蕴积"之义。此言血如凝泣不通，则卫气蕴积不畅，故生痈肿。

❿ 不得泄泻：谓骨空则气不得舒散。

⓫ 熏：灼。

【白话解】

岐伯说：经脉流行不止，与天之运行相同，与地之通道相合，所以天之日月诸星运行失其常度，就会出现日月薄蚀；地之分划失其常道，就会发生水流泛滥，草枯不能成长，五谷不能繁殖。再举例说，道路不通，民众彼此不能往来，或聚集街巷，或居住小邑，分开在不同的地方。血气运行的情况也像这样，我讲一下其中的缘故。人身的血脉营卫，是周流不止的。向上说，象征着星宿，向下说，象征着地道。如果有寒邪侵入经络，就会使血脉凝涩不通，不通就使卫气蕴积不畅，不能正常往返运行，所以聚成痈肿了。从此寒邪化热，热胜就腐烂肌肉，肌肉腐烂便成脓。脓不排除就烂筋，烂筋就伤骨，骨伤就消髓，髓消而骨空，气既不得疏散，血也就亏损，因而筋骨肌肉不能相互荣养，经脉败泄，内灼五脏，五脏受到了伤害，就会死亡了。

黄帝曰：愿尽闻痈疽之形，与忌日名❶。岐伯曰：痈发于嗌中，名曰猛疽，猛疽不治，化为脓，脓不泻，塞咽，半日死；其化为脓者，泻则合豕膏❷，［毋］冷食，三日而已。

【注释】

❶ 与忌日名：杨上善曰："一问痈疽形状，二问死生忌日，三问痈疽名字也。"

❷ 豕膏：即猪油。

【白话解】

黄帝说：我希望听一下痈疽的形态和它们的忌日及名称。岐伯说：痈疮发生在咽部的，叫作猛疽。不赶快治疗，就会急速化脓，如不将脓排除，堵塞了咽喉，半天就死。若化为脓的，就排脓并口含猪油，别吃冷食，三天能愈。

发于颈，名曰夭疽❶，其痈大以赤黑，不急治，则热气下入渊液，前伤任脉，内熏肝（肺）［脉］，熏肝（肺）［脉］十余日而死矣。

【注释】

❶ 夭疽：发于两耳后左右颈上。

【白话解】

痈疡生在颈部的，叫作夭疽。夭疽的形状，大而赤黑，如不赶快治疗，热毒之气就会下入渊液，向前会伤及任脉，向内就灼伤肝脉，十几天就能死亡。

阳（留）［气］大发，消脑留项，名曰脑烁❶，其色不乐，项痛而如刺以针，烦心者死，不可治。

【注释】

❶ 脑烁：热毒极盛，消烁脑髓，故名脑烁。

阳邪之气亢盛，消烁脑髓，而流注于项部的，叫作脑烁。外形并不肿赤，脑项疼痛像针刺一样。进而心中烦躁不安，这种病，是不治的死证。

发于肩及臑，名曰疵痈，其状赤黑，[不]急治（之），此令人汗出至足，不害五脏，痈发四五日逞❶炳之。

【注释】

❶ 逞：快。

【白话解】

痈生在肩及臑部的，叫作疵痈。它的外观呈赤黑色，不急速治疗，能使患者出汗直到足部，但不致损害五脏。在痈疡发作四五天的时候，赶快灸治之。

发于腋下赤坚者，名曰米疽，治之以砭石，欲细而长❶，疏砭之，涂以豕膏，六日已，勿裹之。其痈坚而不溃者，为马刀挟瘿❷，急治之。

【注释】

❶ 欲细而长：张介宾曰："砭石欲细者，恐伤肉也；欲长者，用在深也。"

❷ 马刀挟瘿：莫文泉曰："马刀，当亦部位之名，与侠瘿相近，大约是颈侧腘肉在耳之下，而略近于后，下当肩井之上，揣之曲肖马刀者。颈侧腘肉之名马刀，犹掌侧白肉之名鱼乎。"按：《太素》："瘿"作"婴"是。《荀子·富国》杨注："婴，系于颈也。""挟婴"即指疽发颈前，犹结缨处也。

【白话解】

疽生在腋下色赤而坚硬的，叫作米疽。治疗用细而长的砭石，稀疏地进行砭刺，再涂以油膏，六日就痊愈，不必包裹。如坚硬而不溃破的，就是马刀挟缨一类痈疡，应急速治疗。

发于胸，名曰井疽，其状如大豆，三四日起，不早治，下入腹，不治，七日死矣。

【白话解】

疽发生在胸部的，叫作井疽。它的形状像大豆一样，在初起的三四天里，如不早治，毒邪下入腹部。入腹仍不治疗，七日便会死亡。

发于膺❶，名曰甘疽，（色青，）其状如榖实菰蒌❷，常苦寒热，急治之，去其寒热，十岁❸死，死后出脓。

【注释】

❶膺：胸旁高肉处，逼近在乳上。

❷菰蒌：瓜蒌。

❸岁：疑为"日"字之误。

【白话解】

疽生在胸的两旁，叫作甘疽。它的形状好像楮实和瓜蒌。常发寒热，应快治疗，以去掉寒热症状，如不治疗，十日便死亡，死后脓会流出的。

发于胁，名曰败疵，败疵者女子之病也❶，（灸）[久]之，其（病）[状]大痈脓，治之，其中乃有生肉大如赤小豆，剉䔖翘❷草根各一升，以水一斗六升煮之，竭为取三升，则强饮，厚衣坐于釜上，令汗出至足，已。

【注释】

❶女子之病也：李念莪曰："胁者，肝之部也。妇人多郁怒，故患此疮。"

❷䔖翘：今之连翘。

【白话解】

病发生在胁部的，叫作败疵。这是说女子容易发生这类病。时间长了，它的形状可变成大痈，生脓，其中有生肉，像赤小豆那样大。在治疗时，当用连翘、草根各一升，用水一斗六升煮汁，熬到三升，就强忍着喝下，再穿厚衣坐在热锅上，使汗出直到足，就会好的。

发于股胫，名曰股胫疽，其状不甚变，而痈脓搏骨❶，不急治，三十日死矣。

【注释】

❶而痈脓搏骨：脓著于骨，即今人之所谓贴骨痈。

疽生在股胫部的，叫作股胫疽。它的外观没有太大变化，但痈脓附贴骨上，不赶快治疗，三十天内就会死亡。

发于尻^❶，名曰锐疽，其状赤坚大，急治之，不治，三十日死矣。

【注释】

❶ 尻：尻尾，骨骶，穴名长强。

【白话解】

疽生在臀部长强穴附近的，叫作锐疽。它的外形红大坚硬，应抓紧治疗，如不快治，三十日内就会死亡。

发于股阴，名曰赤施，不急治，六十日死，在两股之内，不治，十日而当死。

【白话解】

疽生在大腿内侧的，叫作赤施疽。不赶快治疗，六十天内可以死亡。在两大腿的内侧都发生的，不治疗，十天内就会死亡。

发于膝，名曰疵痈，其状大痈^❶，色不变，寒热，如坚石，勿石，石之者死，须其柔，乃^❷石之者生。

【注释】

❶ 痈：肿。

❷ 乃：然后。

【白话解】

生在膝部的，叫作疵痈。它的外形肿大，皮色不变，有寒热、坚硬如石，别刺破，刺破便死。要用手慢慢地揉之，然后以冷石熨之，可活下来。

诸痈疽之发于节而相应者^❶，不可治也。发于阳者^❷，百日死；发于阴者^❸，三十日死。

【注释】

❶ 诸痈疽之发于节而相应者：张介宾曰："诸节者，神气之所游行出入也，

皆不宜有痈毒之患。若其相应，则发于上而应于下，发于左而应于右，其害尤甚，为不可治。"

❷ 发于阳者：杨上善曰："丈夫阴器曰阳。"张介宾曰："发于三阳之分者，毒浅在腑，其死稍缓。"

❸ 发于阴者：杨上善曰："妇人阴器曰阴。"张介宾曰："发于三阴之分者，毒深在脏，不能出一月也。"

【白话解】

凡痈疽生在关节上下左右相对的部位，是不可治的。生在阳经部位的，百日死；生在阴经部位的，在三十日内死。

发于胫❶，名曰兔啮❷，其状赤至骨，急治之，不治害人也。

【注释】

❶ 胫：膝下胫骨。

❷ 兔啮（niè 聂）：啮，咬。因其初起红肿疼痛，有如兔咬，故名。

【白话解】

疽生在膝下胫骨的，名叫兔啮疽。它的外形红赤，深入骨部，应该急速治疗，如不急治，会伤人的。

发于内踝，名曰走缓❶，其状痈也，色不变，数石其输❷，而止其寒热，不死。

【注释】

❶ 走缓：张志聪曰："痈疽之变，有病因于内，而毒气走于外者；有肿见于外，而毒气走于内者，此邪留于脉而不行，故名曰走缓。"

❷ 数石其输：杨上善曰："石其输者，以冷石熨其所由之输也。"

【白话解】

疽生在内踝的，叫作走缓。它的外形像痈，肉色并不改变，常用砭石砭其患处，如消除了寒热现象，就不会死亡。

发于足上下❶，名曰四淫❷，其状（大）［如］痈，［不］急治之，百日死。

❶ 足上下：杨上善曰："足上下者，足跗上下也。"

❷ 四淫：谓毒邪聚于两足上下。

【白话解】

疽生在足上下的，叫作四淫。它的外形如痈，如不急速治疗，百日内就会死亡。

发于足旁❶，名曰厉痈，其状不大，初（如）［从］小指发，急治之，去其黑者，不消辄益，不治，百日死。

【注释】

❶ 足旁：杨上善曰："旁，谓足内外之侧也。"

【白话解】

疽生在足旁的，叫作厉痈。它的外形不大，最初是从足小趾发生，应急速治疗，发黑色的地方，当设法消除，如不消除，就要加重。如不治疗，一百天内可致死亡。

发于足指，名脱（痈）［疽］，其状赤黑，死不治；不赤黑，不死。不衰❶，急斩之，不则死矣。

【注释】

❶ 衰：谓病衰退。

【白话解】

疽生在足趾的，叫作脱疽。它的外形呈现赤黑色，是不治的死证；没有赤黑色，是不会死的。但经过治疗，而病势并无衰退之象，就应急速切去足趾。如不切去，也会死的。

黄帝曰：夫子言痈疽，何以别之？岐伯曰：营卫稽留于经脉之中，则血泣而不行，不行则卫气从之而不通，壅遏而不得行，故热。大热（不止），热胜则肉腐，肉腐则为脓。然不能陷，骨髓不为燋❶枯，五脏不为伤，故命曰痈。

【注释】

❶ 燋：与"焦"同。

【白话解】

黄帝说：你所说的痈和疽，怎么来区别呢？岐伯说：营气稽留在经脉里，血液就涩滞不行，卫气因而不能畅通，主要是受了壅遏。因此产生大热，热势过盛，便会使肉腐，肉腐就易化为脓，但不会内陷肌肤与骨髓里面，骨髓不致干枯，五脏也不会受伤，这叫作痈。

黄帝曰：何谓疽？岐伯曰：热气淳❶盛，下陷肌肤，筋髓枯，内连五脏，血气竭，当其痈下，筋骨良肉皆无余，故命曰疽。疽者，上之皮夭❷以坚，（上）[状]如牛领之皮。痈者，其皮上薄以泽。此其候也。

【注释】

❶淳：大。

❷夭：黑暗无泽。

【白话解】

黄帝说：什么叫疽呢？岐伯说：热气大盛，毒邪下陷肌肤、筋髓、骨肉之中，向里连及五脏，因而血气枯竭，当其痈的部位，筋骨好肉都已腐烂无余，这叫作疽。疽是皮色黑暗不润、坚厚，形状像牛颈下的皮。痈是皮薄而色光亮。这些就是痈和疽的诊别方法。